Cuide su cuerpo

Disfrute a plenitud la mejor etapa de su vida

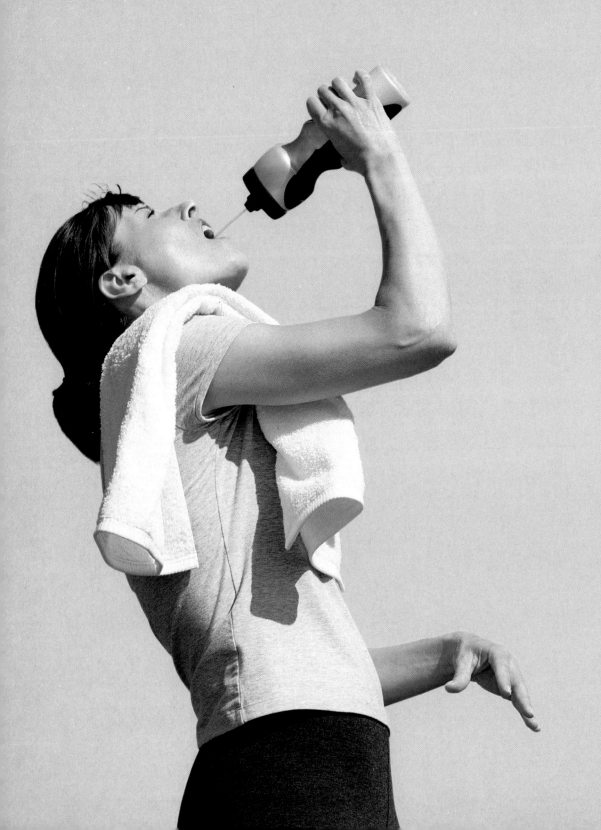

Reader's Digest

¡Manténgase
en excelente
condición
física!

Cuide su cuerpo

Disfrute a plenitud la mejor etapa de su vida

Buenos Aires • México • Nueva York

Cuide su cuerpo

CORPORATIVO READER'S DIGEST MÉXICO,
S. DE R.L. DE C.V.

Departamento Editorial Libros:
Arturo Ramos Pluma, Nayeli Torres Padilla

Asistente Editorial: Gabriela Centeno
Lectura Final: Patricia Elizabeth Wocker
Madrigal

Título original de la obra: Looking After Your
Body © 2001 The Reader's Digest Association
Inc., Pleasantville, Nueva York, Estados Unidos
de América

Edición propiedad de Reader's Digest México,
S.A. de C.V., preparada con la colaboración de
Alquimia Ediciones, S.A. de C.V.

Traducción:
María de la Luz Broissin Fernández

Revisión especializada:
Dr. José Galante Chicurel
Cardiólogo egresado de la Universidad
Nacional Autónoma de México y del Instituto
Nacional de Cardiología "Ignacio Chávez" y
Miembro Titular de la Sociedad Mexicana de
Cardiología.

Los créditos de la página 416 forman parte de
esta página.

D.R. 2004 Reader's Digest México, S.A. de C.V.
Edificio Corporativo Opción Santa Fe III
Av. Prolongación Paseo de la Reforma 1236,
Piso 10, Col. Santa Fe, Delegación Cuajimalpa
C.P. 05348, México, D.F.

Visite www.selecciones.com

Esta primera edición se terminó de imprimir el
20 de diciembre de 2004, en los talleres de
Gráficas Monte Albán, S.A. de C.V.,
Fraccionamiento Agroindustrial La Cruz,
Municipio del Marqués, Querétaro, México.
La figura del pegaso y las palabras
Selecciones, Selecciones del Reader's Digest
y Reader's Digest son marcas registradas.

ISBN 968-28-0378-0

Editado en México por Reader's Digest México,
S.A. de C.V.

Impreso en México
Printed in Mexico

Nota a los lectores

Este libro tiene propósitos informativos y no
busca sustituir el diagnóstico hecho por un
profesional de la medicina. Los editores de
Reader's Digest reprueban la automedicación
y recomiendan que quien presente síntomas o
tenga problemas de salud consulte inmediatamente al médico.

ANTES DE EMPEZAR

Disfrutar la vida es un objetivo que comparten todos los seres humanos. Cuando son niños, por su naturaleza disfrutan cualquier momento y cualquier pretexto para pasarla bien. Ya de jóvenes, buscan sus diversiones de acuerdo con sus preferencias y afinidades. A medida que van pasando los años, las obligaciones abarcan una parte cada vez más importante de la vida y a veces son la causa de que las personas dejen de lado aspectos importantes de su persona, como la salud. Y eso no debería suceder. En Cuide Su Cuerpo, el lector maduro encontrará todos los alicientes para, desde hoy mismo, hacer un alto en el camino y tomar las riendas de su vida. No es demasiado tarde para que se olvide de los mitos relacionados con la edad y se adapte a su realidad actual.

La salud es el aspecto primordial que se trata en las páginas de esta obra. El lector recordará (o aprenderá) cómo debe cuidar su cuerpo, qué alimentos hay que proporcionarle, a qué signos de enfermedad tiene que estar alerta.

En la primera parte del libro se hace una revisión de lo que implica envejecer (¡todos empezamos a envejecer desde que nacemos!), un proceso automático e irreversible, y de lo que se puede hacer para convertir al tiempo en un aliado. Entre los consejos que se dan están: seguir la dieta adecuada para cada persona (se ofrecen unas cuantas recetas de cocina que lo harán reconciliarse con la palabra dieta), practicar ejercicio de manera moderada y de acuerdo con cada uno (es importante consultar con el médico antes de empezar cualquier programa de ejercicio), mostrar una buena actitud ante la vida, cultivar las amistades, y algo muy importante: seguir aprendiendo siempre, ya que la salud de toda persona también se relaciona con la salud de su mente.

En la segunda parte del libro se repasan algunas de las enfermedades que pueden aquejar a los adultos mayores y se ofrece un plan de prevención que incluye dieta, ejercicio, opciones médicas, complementos, salud natural y estilo de vida.

A lo largo de todo el libro encontrará los recuadros ¡Cuídese!, Solución sencilla, Dato, Medicamentos y Síntomas, que le dan en pocas palabras mucha detallada información. Hay también algunos recuadros con ayuda de los cuales usted mismo se puede hacer un Autoexamen y estar más enterado, para que así, cuando vaya con el médico a hacerse las revisiones de rutina, comprenda mejor lo que éste le dice.

No lo olvide: empiece desde ya y siéntase bien toda la vida. El mejor momento para empezar es ahora.

LOS EDITORES

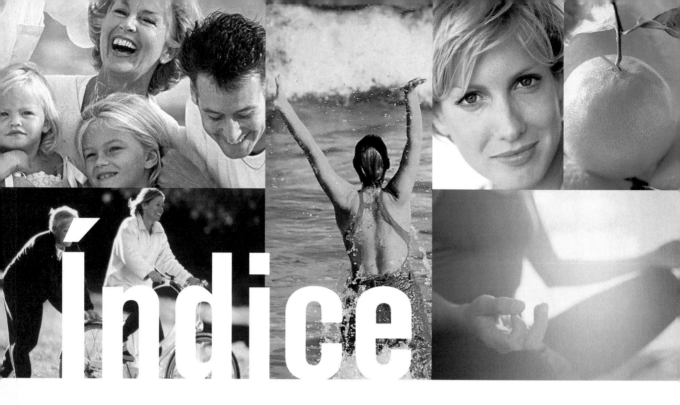

Índice

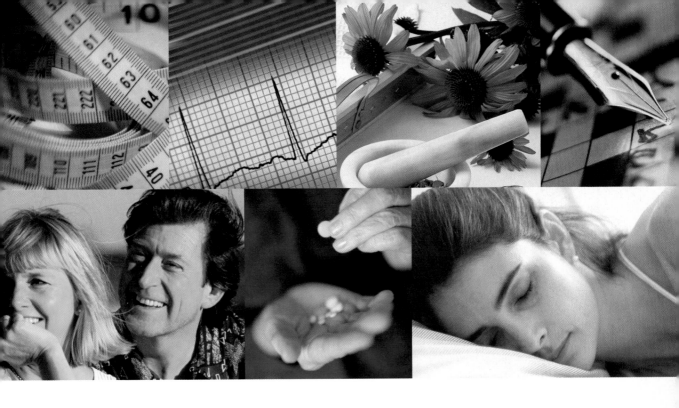

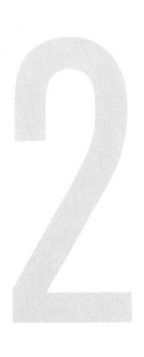

ENFERMEDADES DE LA A A LA Z

290-399

2

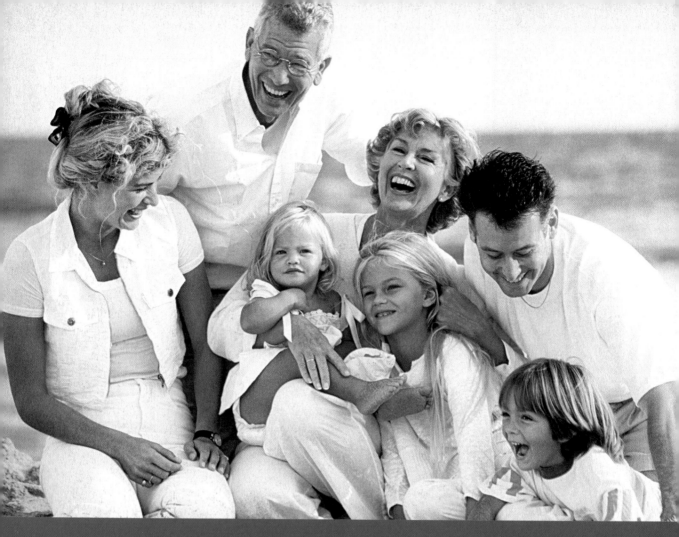

INTRODUCCIÓN

Detenga el reloj

Envejecimiento: Nuevo enfoque

El envejecimiento no es como solía ser. Si se imagina frágil o enfermizo, borre esa imagen. Nuevas investigaciones indican que la clave para vivir más tiempo y más sanos está en nuestras manos.

Si nuestros abuelos hubieran sabido lo que nosotros sabemos acerca de la salud y el envejecimiento, habrían vivido más tiempo y permanecido más activos en edad avanzada. Ellos no pudieron beneficiarse de los notables hallazgos que han cambiado el concepto del envejecimiento, pero usted sí.

Empiece con la idea revolucionaria de que no tiene que sentirse más enfermo al envejecer. Quizá suene demasiado bonito para ser verdad, pero así es. Al dar pasos pequeños para proteger su salud ahora, usted llevará una vida llena de vitalidad a los 80, 90 y tal vez más.

Algunas investigaciones demuestran lo anterior. En 1958 se inició un estudio que observó la salud de más de 1,000 personas. Los resultados fueron sorprendentes. A pesar de nuestro concepto de lo que significa envejecer, el estudio indicó que los cambios físicos causados sólo por el envejecimiento y no por enfermedad son *casi insignificantes*. En otras palabras, el envejecimiento no es una enfermedad. Mientras usted no resulte afectado por un trauma o una enfermedad importante, puede permanecer sano y fuerte durante toda su vida.

Quizá piense que su destino ya ha sido marcado por sus genes. Si es así, piénselo de nuevo. En 1984 se inició un nuevo proyecto de investigación sobre el envejecimiento. Los científi-cos médicos, como biólogos celulares, sociólogos, neuropsicólogos, especialistas en genética y otros, estudiaron los diferentes aspectos de cómo envejecemos y cómo podríamos permanecer jóvenes más tiempo.

Su descubrimiento más notable fue que el estilo de vida tiene un desempeño más importante que los genes para determinar nuestra salud. Por ejemplo, la investigación del estudio sobre gemelos criados por separado indicó que sólo el 30% del envejecimiento físico es causado por los genes. El resto incluye factores como la alimentación, la actividad, los riesgos de salud y la frecuencia con que se hace exámenes médicos.

Cómo envejecer bien

¿Se ha preguntado por qué algunas personas envejecen mejor que otras? Los investigadores están descubriendo hoy los secretos de su éxito. Parece que "las personas que envejecen debidamente":

- permanecen física y mentalmente activas
- toman medidas preventivas para evitar enfermedades graves
- se mantienen ligadas a la vida, con una actitud positiva y vinculadas socialmente.

Quienes envejecen bien pueden incluso estar mejor al envejecer. En otro estudio, los científicos siguieron el progreso de 4,000 personas de 70 a

---

DATO

Sólo cerca del 30% de lo que creíamos que era "envejecer" es en realidad inevitable. El resto depende de usted.

79 años de edad. Examinaron periódicamente su desempeño mental y físico. Las pruebas físicas valoraron su habilidad para usar las manos, el tronco y las piernas, así como su equilibrio y modo de andar.

Durante el estudio de ocho años, más de la mitad mantuvo su nivel de funcionamiento y cerca de 25% lo mejoró. Aquellos con mayor probabilidad de mejorar tenían un alto grado de salud mental y física y hacían al menos un poco de ejercicio. El estudio reforzó el concepto de que la edad funcional depende de uno.

La guía del propietario

Si comparara su cuerpo con un auto, ¿qué apariencia tendría? ¿Un potente auto deportivo? ¿Un resistente sedán que empieza a mostrar su edad? ¿O un viejo bebedor de gasolina ruidoso a punto de ir al deshuesadero? Sin importar lo que pase por su mente, quizá comprenda que la cantidad de atención que le dedica a su cuerpo *se nota*.

La mejor forma de conservar en buen estado su auto es dándole mantenimiento de rutina. Es lo mismo con su cuerpo. Tome este libro como un manual del propietario, la guía para mantener su cuerpo en excelente estado los años venideros.

La Parte I, Plan para una buena salud, le indica lo que puede hacer ahora por su cuerpo: pequeños pasos que debe dar para sentirse y verse mejor, y vivir más tiempo. Por ejemplo, en el primer capítulo, Coma para envejecer bien, descubrirá que unas nueces al día pueden reducir hasta 40% el riesgo de un ataque cardíaco. Hay pruebas para saber si su dieta actual lo envejece y para aprender a elegir con facilidad los alimentos, por ejemplo, por su color. En otros capítulos descubrirá:

- que si toma un multivitamínico cada día puede vivir más tiempo (Capítulo 3)
- ejercicios excelentes y fáciles para la espalda (Capítulo 4)

¿Necesita trabajo corporal? Un poco de cuidado y mantenimiento puede hacer que su cuerpo se vea más joven y funcione mejor para que pueda recorrer más kilometraje en su vida.

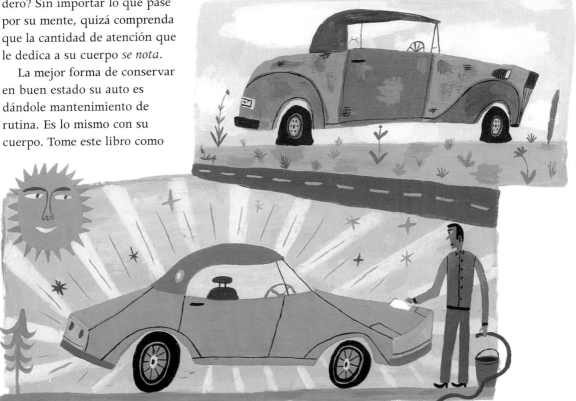

- pruebas de revisión sencillas que pueden salvar su vida (Capítulo 5)
- un plan exitoso de seis semanas para ayudarlo a dejar de fumar (Capítulo 6)
- eliminadores de estrés de probada eficacia que realmente mejoran su sistema inmunitario (Capítulo 7)
- el sorprendente vínculo emocional para seguir bien en la madurez y aun después (Capítulo 8)
- soluciones naturales para mejorar su vida sexual (Capítulo 9)
- formas fáciles para ejercitar el cerebro y mantener la agudeza mental (Capítulo 10)
- secretos para dormir mejor (Capítulo 11)
- tratamientos determinantes contra las arrugas (Capítulo 12).

> "Sólo está envejeciendo" ya no es una excusa que pueda darle su médico, así que no la adopte usted. Envejecer no es una enfermedad.

La Parte II, Enfermedades de la A a la Z, es su guía para solucionar problemas. Aquí conocerá los trastornos comunes asociados con la edad y las señales que debe observar. Los planes de prevención lo ayudarán a evitar padecimientos de mayor riesgo.

Por ejemplo, ¿sabía que beber dos o tres vasos de leche al día ayuda a disminuir la presión arterial? ¿Que los productos de soya lo protegen contra el agrandamiento de la próstata? ¿Que la terapia de la aspirina protege contra el cáncer de co-lon? Si puede evitar o contrarrestar los padecimientos descritos en esta sección, irá por buen camino para permanecer sano toda su vida.

Redefina su edad

Si Sean Connery a los 62 años era considerado uno de los hombres más atractivos y John Glenn volvió a estar en órbita a los 77, habría que redefinir el término "viejo". Modernice su imagen.

No espere la incapacidad En un estudio, la gente que se ejercitaba, controlaba su peso y evitaba fumar, vivió más tiempo que la que no lo hacía. Tuvo también menos incapacidades y éstas aparecieron en edad más avanzada, por lo que en general tuvo menos años de mala salud.

No espere a estar débil Sin importar su edad, el ejercicio puede fortalecerlo. En un estudio de la década de 1990, un grupo de mujeres entre 75 y 93 años mejoraron la fortaleza de los músculos de los muslos en un promedio de 25%, en 12 semanas. Aunque lo único que se necesitó fue ejercicio moderado de manera regular, la mejoría tuvo el efecto de "rejuvenecer" sus piernas entre 16 y 20 años.

No espere a que su cerebro falle No debe sentir pánico porque tiende a perder las llaves del auto u olvidar nombres; quizá su mente se encuentra mejor de lo que usted piensa. No se sabe que la función mental disminuya en forma significativa con la edad, a menos que la cause una enfermedad. Un estudio acerca de cómo afecta el envejecimiento la función mental ha observado, desde 1956, a más de

Superaron a los olímpicos

¿Sabía usted que en los Juegos Olímpicos de adultos mayores varios ganadores superaron a algunos de los ganadores de medallas de oro? Keefe Lodwig, de 53 años, nadó 100 m estilo libre en 57.93 segundos y superó por 1.67 segundos a Johnny Weissmuller, ganador de la medalla en 1928. Otros ganadores hicieron su mayor esfuerzo, como Bob Bailey, que nadó 100 m estilo libre en 52.62 segundos cuando tenía 53 años. Como estudiante lo había hecho en 52.7 segundos.

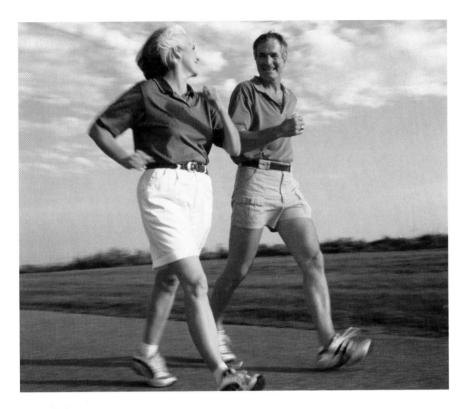

Algunos gerontólogos creen que puede añadir dos años a su vida si inicia un ejercicio aeróbico enérgico, al menos tres sesiones de 30 minutos a la semana, a los 40 años.

3,000 adultos mentalmente sanos. Hasta 2001, el estudio descubrió que el desempeño en las áreas de significado verbal, orientación espacial, fluidez oral, razonamiento inductivo y habilidad numérica empieza a disminuir levemente a los 74 años. Sin embargo, la mayoría de los participantes mantiene o mejora su nivel de desempeño al menos en un área.

No espere a que termine su vida sexual En una encuesta reciente a 1,384 adultos de 45 o mayores, más de la mitad de los encuestados sanos dijeron que tenían relaciones sexuales una vez a la semana. En un estudio de personas de 60 años o mayores, 80% de las que tenían pareja practicaban el sexo al menos una vez al mes. Las personas mayores reportan más satisfacción en su vida sexual que la gente joven. En la publicación *Passionate Marriage,* el doctor David Schnarch indica que la vida amorosa a los 60 puede ser mejor que a los 20. "En esta etapa, la gente tiene el mejor sexo de su vida y todo se debe a la madurez", dice.

Usted tiene el control

Puede permanecer activo y productivo al envejecer. Quizá no corra un maratón, aunque podría hacerlo. No sería la primera persona en sorprender al mundo con hazañas físicas que alguna vez se consideró que competían sólo a la juventud. Hoy es más evidente que nunca: tenemos que "usar o perder" ese terreno.

Toda actividad (física, mental, social y espiritual) retarda o contrarresta el proceso de envejecimiento, igual que los actos simples, como comer sanamente y hacerse los exámenes médicos necesarios. La investigación indica que nunca es tarde para empezar. Empiece ahora.

> ## " Así lo dijeron... "
>
> Piense en su futuro con la sensación de que todo es posible. Katia Gómez, de 50 años, dice que sus padres siempre hablaban de "cuando nos jubilemos" como si dijeran "cuando crezcamos". Tenían pensado irse a vivir a un pueblo pequeño y dar clases.
>
> "Cuando se jubilaron, diseñaron una casa y se encargaron de casi toda la construcción. A los 70 años añadieron una habitación y una cochera y sólo pidieron ayuda a los vecinos para colocar el techo.
>
> "Me transmitieron la sensación de que la vida es una serie de oportunidades. Cuando termino con algo, continúo con lo siguiente", dice ella.

15 ideas para detener el reloj

Hacer pequeños cambios en su rutina cotidiana es todo lo que necesita para detener el tiempo. Céntrese en estas 15 formas sencillas y directas para permanecer sano y bien. Pronto notará la diferencia.

1 Coma lo bueno

¿Sabía usted que comer pescado una vez a la semana disminuye el riesgo de muerte cardíaca repentina? La buena nutrición es algo más que consumir menos grasa. Es conocer la diferencia entre las grasas buenas y las malas, prestar más atención a la variedad y las proporciones de los alimentos que come, y volver un hábito las buenas elecciones nutricionales (lo más difícil para casi todos). Por ejemplo, aunque comer cinco o más porciones de frutas y verduras al día reduce el riesgo de cáncer en 20%, menos del 40% de los adultos mayores lo hacen. Si ha tenido malos hábitos nutricionales por mucho tiempo, no podrá cambiarlos de pronto, pero puede mejorar su dieta gradualmente.

2 Esté activo

Mantenerse físicamente activo es lo mejor que puede hacer para cuidar su salud. Los estudios indican que el 40% de las personas de más de 50 años no hacen ejercicio, y más de una cuarta parte de todos los hombres y 4 de cada 5 mujeres entre 70 y 75 años no pueden caminar 400 m. Tan sólo 20 minutos de ejercicio al día pueden hacerle mucho bien, en especial si se apega a una rutina de manera regular y elige las formas de ejercicio que necesita para desarrollar resistencia, fortaleza, equilibrio y flexibilidad.

3 Complemente su dieta

Quizá sepa que si toma suficientes vitaminas antioxidantes C y E y betacaroteno, estará deteniendo el reloj. Si en verdad desea permanecer joven, hay otros complementos que debe conocer. La vitamina B_{12} es importante, puesto que las deficiencias de este nutrimento (un problema común en personas de más de 60 años) pueden causar demencia y pérdida de la memoria. Otro complemento es el calcio, que no sólo previene la osteoporosis, sino que también ayuda a prevenir el tipo más común de apoplejía.

4 Vigile su peso

Todos sabemos que la obesidad puede causar problemas graves de salud y acortar la vida. Incluso 5 o 10 kg de peso extra pueden significar un riesgo innecesario, en especial si la mayor parte de ese peso está alrededor de la cintura. Con la edad, el metabolismo se hace más lento y no quema las calorías que solía quemar. Eso implica disminuir la cantidad de alimentos que come, ejercitarse más, o combinar ambas cosas.

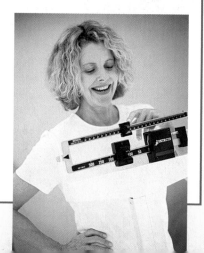

5 **Sea bueno con sus huesos** Si es mujer, no espere hasta después de la menopausia para tratar el riesgo de osteoporosis. Usted empieza a perder densidad ósea al menos una década antes de la menopausia, por lo cual necesita consumir suficiente calcio y vitamina D todos los días, dejar de fumar y hacer ejercicio de inmediato. Al acercarse a la menopausia, discuta los pros y los contras de la terapia de reemplazo hormonal con su médico. Si es hombre, no piense que es inmune a la osteoporosis. El riesgo en usted aumenta con mayor lentitud que en una mujer, pero al llegar a los 70 u 80 años puede ser significativo. Después de los 50, 1 de cada 3 mujeres y 1 de cada 12 hombres desarrollan osteoporosis.

7 **Limite el alcohol** Es verdad que una o dos copas al día disminuyen el riesgo de enfermedades cardíacas y apoplejía, pero no piense que debe empezar a beber para obtener esos beneficios. El ejercicio y la dieta pueden lograr los mismos resultados. Mientras más envejece, más lo afecta el alcohol. Un aperitivo y una copa de vino con la comida son una cosa cuando se

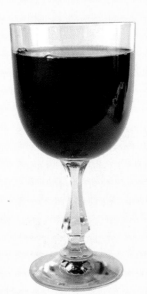

tienen 40 o 50 años, pero otra muy diferente a los 70, ya que el alcohol se metaboliza con más lentitud y usted está más propenso a las caídas. Además, demasiado alcohol aumenta el riesgo de cáncer de mama en las mujeres.

6 **Que lo examinen** Muchas personas odian molestar a su médico, pero él puede ser su mejor amigo cuando se trata de prevenir problemas de salud. La hipertensión arterial suele no detectarse, por lo que tomarse la presión arterial con regularidad tiene la ventaja de prevenir complicaciones, como problemas cardiovasculares y renales. Quizá pueda evitar una neumonía (uno de los principales asesinos de los adultos mayores) y una gripe (y los problemas que la acompañan) si le

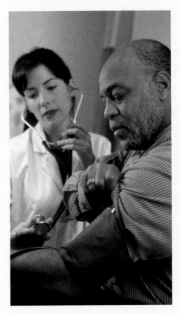

ponen una vacuna con neumococos. Nunca lamentará la detección de cáncer o de diabetes en una etapa temprana, cuando aún hay tiempo para hacer algo al respecto. Entérese de las pruebas que necesita hacerse y cuándo (vea la pág. 146), y asegúrese de hacérselas.

8 **Diga no al tabaquismo** Las afecciones cardíacas, el cáncer y la apoplejía son la causa de al menos 1 de cada 2 muertes en la actualidad y el tabaquismo es la causa que las sigue. Si aún tiene este hábito y desea vivir, déjelo antes de pensar en hacer otra cosa. No importa cuántas veces lo haya intentado; la próxima vez puede dar resultado si obtiene la ayuda necesaria. Vea la pág. 168 para hacer esto con éxito. Si es fumador consumado, sus probabilidades de dejar de fumar son mayores si tiene más de 65 años. Respecto al tabaquismo pasivo, una investigación indicó que los no fumadores, expuestos al humo de segunda mano, tienen una probabilidad 20 a 30% mayor de desarrollar cáncer pulmonar. Cada año mueren varios cientos de personas por cáncer pulmonar causado por el tabaquismo pasivo.

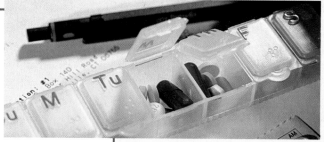

9 Conozca sus medicamentos

Quizá usted, con la edad, tome varios medicamentos . El mayor problema con la "polifarmacia" es el riesgo de interacciones entre los distintos medicamentos y las interacciones con la comida, el alcohol y las hierbas. ¿Sabía que beber alcohol cuando toma analgésicos puede dañar su hígado? ¿Que 1 de cada 4 casos de impotencia se debe a los efectos secundarios de los medicamentos? ¿Que al envejecer es más sensible a los medicamentos y quizá necesite disminuir la dosis? No puede darse el lujo de no saber acerca de los medicamentos.

10 No sufra accidentes ni caídas

Conduzca con precaución y use el cinturón de seguridad. Si es hombre de 55 a 64 años, su probabilidad de morir en un accidente automovilístico es del doble que el de una mujer de su edad, sobre todo si tiene problemas visuales o auditivos o reflejos lentos. En casa, el riesgo de caerse es mayor al envejecer. Retire objetos peligrosos y ejercítese para mejorar el equilibrio.

11 Evite el estrés

Al envejecer, tiende a experimentar nuevos tipos de estrés. Quizá tenga más responsabilidad que antes en el trabajo o unos padres ancianos que atender. Tal vez la jubilación no es lo que pensaba o se siente solo después de la muerte de su cónyuge. El estrés crónico aumenta el riesgo de enfermedades cardíacas, cáncer y problemas digestivos, y puede incluso afectar su memoria. Aprender a manejar el estrés puede ayudarlo a vivir más tiempo. Parece que las personas que han vivido hasta los 100 años tienen mejores formas de manejar el estrés en su vida que el promedio de la gente. Varias técnicas pueden ayudarlo a manejar el estrés de manera más efectiva.

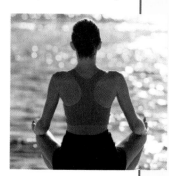

12 Piense joven

Para permanecer con vitalidad, necesita participar en forma activa en la vida y romper con viejas rutinas. Así que encuentre una pasión o propósito y disfrútelo. Involúcrese en algún trabajo voluntario, pruebe un nuevo tipo de comida, inicie un jardín, adopte una mascota. Es importante desafiar sus facultades. Aprender cosas nuevas estimula nuevas conexiones en el cerebro. Juegue bridge, resuelva crucigramas desafiantes, únase a un círculo de lectura. Aprenda cerámica o toque un instrumento.

13 Conserve sus dientes

Antes, al envejecer, la gente usaba dentaduras postizas. Si prefiere conservar sus dientes, una visita al dentista debe estar en su calendario al menos una o dos veces al año. El uso diario del hilo dental y el cepillado son una parte importante en el cuidado preventivo de su salud. La infección por enfermedad de las encías puede extenderse al corazón y quitarle años a su vida.

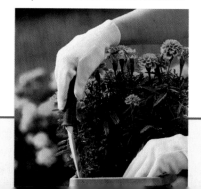

Un pequeño esfuerzo sirve de gran ayuda

No tiene que convertirse en fanático de la salud ni hacer un gran cambio en su estilo de vida para vivir más y permanecer sano. Con hacer algunos cambios fáciles gradualmente, como los sugeridos abajo, logrará una mejor salud en poco tiempo. El secreto es continuarlos y no volver a los viejos hábitos.

PASO SENCILLO	TIEMPO INVERTIDO	BENEFICIO PRINCIPAL
Añada fresas a su cereal por la mañana	Minutos	La vitamina C ayuda a evitar las cataratas. Reduce el daño en articulaciones causado por la osteoartritis.
Cambie a un cereal que contenga 5 g de fibra por porción	Ninguno	Disminuye el riesgo de padecer diabetes tipo 2 y afecciones cardíacas, y ayuda a perder peso.
Tome un multivitamínico que contenga 200 mcg de ácido fólico	Segundos	Para la buena salud general y la prevención de males cardíacos. Reduce el riesgo de cáncer de colon.
Resuelva un crucigrama	20 minutos	Al desafiar a su cerebro, lo obliga a desarrollar nuevas dendritas (fibras finas que conectan las neuronas). Cuantas más conexiones hay, más ágil es el cerebro.
Camine aprisa 30 minutos seis veces al mes	Tres horas al mes	Ayuda a prevenir la osteoporosis y el riesgo de muerte prematura.
Duerma lo suficiente	De 7½ a 8 horas	Fortalece su sistema inmunológico y reduce 30% el riesgo de muerte prematura.
Coma pescado al menos una vez a la semana	30 minutos	Disminuye 40% el riesgo de ataque cardíaco. Reduce el riesgo de varios tipos de cáncer y calma los síntomas de la artritis reumatoide.
(Para mujeres) Hágase una mamografía	Una hora	Puede reducir hasta 30% el riesgo de morir de cáncer de mama.

14 **Duerma lo suficiente** El sueño profundo y tranquilo puede ser más difícil de alcanzar al envejecer. El sueño adecuado es muy importante para envejecer bien y ha sido vinculado con el buen funcionamiento del sistema inmunitario y la salud cardiovascular. Al aprender cómo cambiar sus patrones de sueño y conservar este gran reconstituyente, usted añadirá calidad y cantidad a su vida. También, puede reparar su mente y su cuerpo si aprende a relajarse y lo hace con más frecuencia.

15 **Conserve a sus amigos** Mantener los vínculos con la familia y los viejos y nuevos amigos es mucho más importante de lo que creemos, según una investigación reciente. Se demostró que tener una red social contribuye a una vida más prolongada y reduce la necesidad de visitas al médico y al hospital. Si cuenta con un sistema de apoyo, es más probable que soporte los padecimientos físicos, el estrés y los problemas emocionales, y que disfrute más la vida. Mientras más sean las personas con las que hable, mejor será para usted.

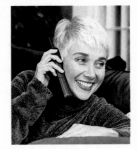

Los misterios del envejecimiento

La vida tiene límites; no podemos vivir eternamente. Pero conforme el conocimiento del proceso del envejecimiento avanza, los científicos trabajan en lo que pueda ayudar a detener los años.

El cuerpo envejece, pero ¿por qué? ¿Las células se deterioran por el simple uso y desgaste? ¿O están programadas para morir en cierto tiempo? Existen dos teorías principales acerca de lo que sucede en las células.

Los radicales libres

La teoría sobre los efectos de los radicales libres en el cuerpo, propuesta por el médico investigador Denham Harman, es "el descubrimiento más grande desde los gérmenes". Los radicales libres son moléculas de oxígeno inestables que tienen sólo un electrón en lugar del par usual, por lo que intentan pegarse a otras moléculas. Al hacerlo, dañan las proteínas, los lípidos y el ADN en las células del cuerpo, en un proceso llamado oxidación. Imagine una manzana cortada sobre un plato: se oxida y se pone café. Eso es lo que ocurre en el interior del cuerpo.

Aunque los radicales libres son causados por todo tipo de contaminantes (humo de los automóviles y del tabaco, alimentos fritos), son también un subproducto de los procesos metabólicos naturales del cuerpo. Ésa es la paradoja del oxígeno: nos da vida y energía, pero también produce radicales libres que atacan

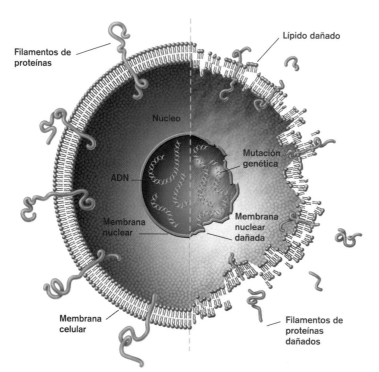

Filamentos de proteínas

Lípido dañado

Núcleo

Mutación genética

ADN

Membrana nuclear

Membrana nuclear dañada

Membrana celular

Filamentos de proteínas dañados

Cómo dañan los radicales libres a las células

Antes y después del daño de los radicales libres: a la izquierda, una célula sana tiene filamentos de proteínas uniformes y una membrana celular flexible. A la derecha, los radicales libres dañaron el ADN del núcleo, rompieron los filamentos de proteínas y distorsionaron los lípidos, lo cual favorece la destrucción de la membrana celular.

a las células. Con el tiempo, las células dañadas pierden la capacidad para soportar la infección y la enfermedad, y mueren. Los antioxidantes (vitaminas, minerales, enzimas y otros compuestos) ayudan a neutralizar los radicales libres. Como el daño causado por éstos aumenta con la edad, debemos comer más frutas y verduras ricas en antioxidantes.

El reloj interno

Otra teoría sugiere que las células tienen un reloj interno. El profesor Leonard Hayflick, de la Universidad de California, descubrió que las células se dividen cierto número de veces (el "límite Hayflick"), con distintos límites para cada especie. Las células de un pollo se dividen entre 15 y 35 veces. Las células humanas se dividen de 50 a 60 veces antes de morir.

¿Por qué las células no se dividen indefinidamente? Los cromosomas tienen pequeños segmentos finales llamados telómeros, que evitan que el ADN se deshaga (imagine la pieza plástica al final de una agujeta) y permiten que se divida. Cada vez que la célula se divide, el telómero se acorta. Cuando el telómero desaparece, la célula ya no se divide y se vuelve una célula "chatarra". Al apilarse estas células, interfieren con otras y deterioran tejidos y órganos.

Una enzima llamada telomerasa anula el límite Hayflick y rejuvenece los telómeros. Se crea normalmente en el esperma y en las células del huevo, pero "se apaga" en otras células del cuerpo. Las células cancerosas también la producen. El desafío para los científicos es descubrir cómo usar el poder de la telomerasa sin desencadenar el desarrollo canceroso. Los ayudaría a saber cómo re-

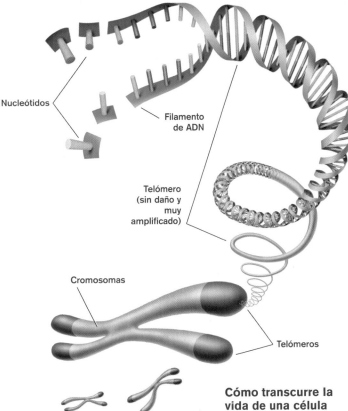

Cómo transcurre la vida de una célula
Los cromosomas están formados por filamentos de ADN que se duplican para crear información genética para una nueva célula. Al dividirse un filamento de ADN, su segmento final o telómero se acorta; cuando está demasiado corto, la célula ya no puede dividirse.

emplazar la piel quemada o dañada, curar enfermedades como la degeneración macular y alargar la vida.

Evite lo que hace que los telómeros se encojan con mayor rapidez: el tabaco, la exposición al sol y la radiación, el estrés, las lesiones y las infecciones. Retrase el ritmo de la división celular consumiendo muchos antioxidantes (té verde, brócoli y tomates) y tomando vitaminas C y E.

¿Puede vivir más tiempo si come menos?

Reduzca calorías para combatir el daño causado por los radicales libres y disminuir la división celular. Eso indican los estudios de investigadores de Okinawa, cadena de islas desde Japón hasta Taiwán con cuatro veces más personas centenarias que Europa Occidental. Se presume que la expectativa de vida larga se debe al bajo contenido calórico de la dieta natural de sus habitantes. Su sangre contiene niveles muy bajos de radicales libres, lo cual demuestra que por comer menos sufren menos daño causado por los radicales libres.

Su expectativa de vida

¿Alguna vez pensó que podría vivir un siglo? No rechace la idea. Ahora es posible. En la Edad de Hielo la gente vivía en promedio 18 años, mientras que en el Imperio Romano cerca de 26 años.

Expectativas de vida en el mundo

Las expectativas de vida son distintas en cada parte del mundo. La dieta, el estilo y el nivel de vida, y el cuidado de la salud son factores que influyen en la vida promedio de las personas. Quizá los secretos contra el envejecimiento de la dieta asiática hacen de Japón un país con habitantes longevos.

Si cuida su salud, ¿cuánto puede vivir? Los longevos superan el límite de la expectativa de vida promedio, que hoy es de 78 años para las mujeres y de 73 para los hombres, en México. En 1930, era de 35 años para las mujeres y de 33 para los hombres.

Jeanne Calment, la persona más longeva que se conoce, vivió 122 años (la expectativa de vida máxima). En muchas especies, el promedio de vida es seis veces la edad de madurez.

En México existen 7 millones de ancianos y la proporción de personas de más de 60 años aumentó de 5.6%, en 1970, a 7.3%, en 2000. La expectativa de vida promedio mundial duplicó a la de hace 200 años.

Los científicos esperan lograr descubrimientos en los próximos 50 años para prolongar la vida humana. En tanto, ¿cómo puede vivir más y permanecer con buena salud para disfrutar en verdad esos años extra?

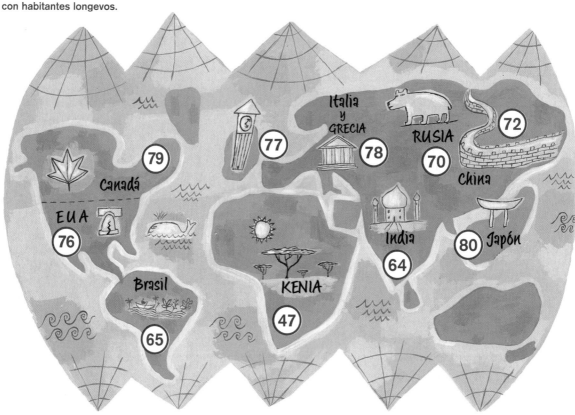

Qué nos dicen los longevos

Las personas que llegan a los 100 años o más nos dejan saber cómo lo lograron. Muchas de las personas más ancianas del mundo tienen más vitalidad que las que son algunas décadas más jóvenes. En un estudio reciente, los especialistas examinaron los hábitos de las personas centenarias y aprendieron que:

- la mayoría comía en forma sensata y moderada (sólo 1% eran obesos)
- la mayoría vivieron casi toda su vida en un segundo o tercer piso, por lo que tuvieron que hacer ejercicio y conservaron su vigor
- casi no fumaban ni abusaban del alcohol
- 25% no tenía ningún trastorno cognitivo
- 15% aún vivían en forma independiente y 35% vivían con amigos o familiares
- solían tener una actitud calmada, optimista y positiva.

Los centenarios también comparten otros hábitos. La habilidad para adaptarse a los desafíos de la vida parece ser importante para la longevidad. El secreto de esta habilidad es multifacético, pero contiene elementos como optimismo, compasión, sentido del humor, fe religiosa, indiferencia ante la muerte y satisfacción con la vida. Casi todos ellos además disfrutaban de vínculos cercanos con la familia y los amigos.

De estas cualidades, el optimismo es muy importante. Se compararon los índices de mortalidad de personas que habían presentado una prueba de personalidad 30 años antes y se vio que los pesimistas tenían un riesgo 19% mayor de muerte prematura que los optimistas.

¿Por qué las mujeres viven más tiempo?

La mayoría de los centenarios son mujeres (sobrepasan a los hombres 9 a 1). Para explicar el motivo, los investigadores señalan las diferencias de comportamiento, biológicas, sociales y psicológicas entre los sexos. Considere lo siguiente:

HOMBRES

Los hombres se arriesgan más Es más factible que mueran por comportamiento imprudente o no saludable, o por violencia, en particular en la juventud (15 a 24 años) o en la edad mediana (55 a 64). Quizá influyen las hormonas sexuales. La testosterona (vinculada con la agresión) se produce en mayor cantidad en el primer pico de mortalidad en el rango de 15 a 24 años. Se cree que la testosterona aumenta el colesterol "malo" y reduce el "bueno" en la edad mediana, lo cual los hace más vulnerables a las afecciones cardíacas y la apoplejía.

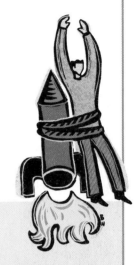

Tienen relojes más rápidos El ritmo metabólico más rápido de los hombres hace que sus "relojes" sean más rápidos, más vulnerables a descomponerse y detenerse.

MUJERES

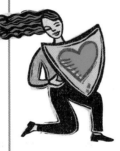

Las mujeres tienen protección inherente Tienen la ventaja de que los estrógenos protegen su corazón, al menos hasta la menopausia. Actúan como antioxidantes y neutralizan los radicales libres que dañan las células y aceleran el envejecimiento. El ciclo menstrual ayuda a las mujeres a liberar el almacenamiento excesivo de hierro en su cuerpo, el cual contribuye a formar los radicales libres.

Las mujeres viven más Las mujeres padecen más enfermedades crónicas (artritis, osteoporosis y problemas autoinmunes) y los hombres tienen padecimientos mortales, como afecciones cardíacas y apoplejía. No es que no haya más mujeres que mueran por cardiopatías que antes, sino que entre los hombres la proporción de las enfermedades mortales es mayor. Más mujeres viven con sus enfermedades de las que mueren a causa de ellas.

Las mujeres tienen ayuda "eXtra" Los científicos descubrieron un gen en el cromosoma X que repara el ADN. En el hombre, el uso de esta capacidad de reparación es limitado porque tiene sólo un cromosoma X. En la mujer, que tiene dos cromosomas X, su segundo cromosoma X sirve para compensar los genes de su primer cromosoma X que se dañan con el paso del tiempo.

¿Qué sucede al envejecer?

Como la muerte, el envejecimiento es inevitable. La mayoría de
los cambios físicos que lo acompañan son menores de lo que
piensa y una actitud sensata ayuda a aliviar muchos de ellos.

Usted está destinado a experimentar algunos cambios que son normales al envejecer. El truco es aceptar las cosas que no puede controlar y hacerse cargo de las que están bajo su control. He aquí un resumen de lo que le espera.

Ojos no muy brillantes La primera señal de que está envejeciendo es la lejanía a la cual sostiene el periódico. Si lo hace estirando el brazo y sus ojos se cansan, quizá tenga presbiopía ("vista cansada"). El cristalino se vuelve menos flexible y no puede cambiar con facilidad para ver de lejos y luego de cerca. Después de los 40 años tiene mayor riesgo de padecer glaucoma, un aumento de presión en la parte delantera de los ojos que daña el nervio óptico y produce puntos de ceguera o pérdida de la visión periférica. Puede desarrollar cataratas, que opacan el cristalino y restringen la visión. La detección temprana es importante en ambos casos.

¿Qué fue eso? A los 20 años se inicia la pérdida de la audición. Los sonidos de alta frecuencia empiezan a desvanecerse primero y cerca de los 65 años quizá ya no escuche los de baja frecuencia, antes de que sea notable la pérdida auditiva. No todos pierden la audición, pero más de una tercera parte de las personas de más de 65 años tienen problemas importantes. Los cambios en el oído interno afectan el equilibrio.

Piel delgada Al envejecer, la piel se adelgaza. En forma gradual se pierden las provisiones de grasa, junto con las sustancias de las proteínas de colágeno y elastina y los aceites naturales de la piel. Al adelgazarse la piel y estar más transparente, se pueden ver venas pequeñas a través de ella. Quizá vea algunas áreas demasiado pigmentadas o manchas de vejez, que no son dañinas. El sol sí es dañino y empeora las arrugas y el estado general de la piel, además de que causa cáncer en la piel.

Limite estos problemas bebiendo suficiente agua, usando protector solar, comiendo una dieta balanceada rica en frutas y verduras, y limpiando la piel con suavidad. Aunque no recuperará la piel con la que nació, la tretinoína mejora la apariencia y la textura cutáneas. Las cremas con tretinoína, disponibles sólo con receta médica, retiran las células muertas y aumentan la producción de colágeno, filamentos de proteína que protegen la piel.

Sin dolor Quizá note que su sentido del tacto no es tan fino como solía ser. Las deficiencias en la dieta, los problemas de circulación y los efectos normales del

Altas y bajas del envejecimiento

Esto es lo que le puede suceder
a la gente al envejecer. Recuerde

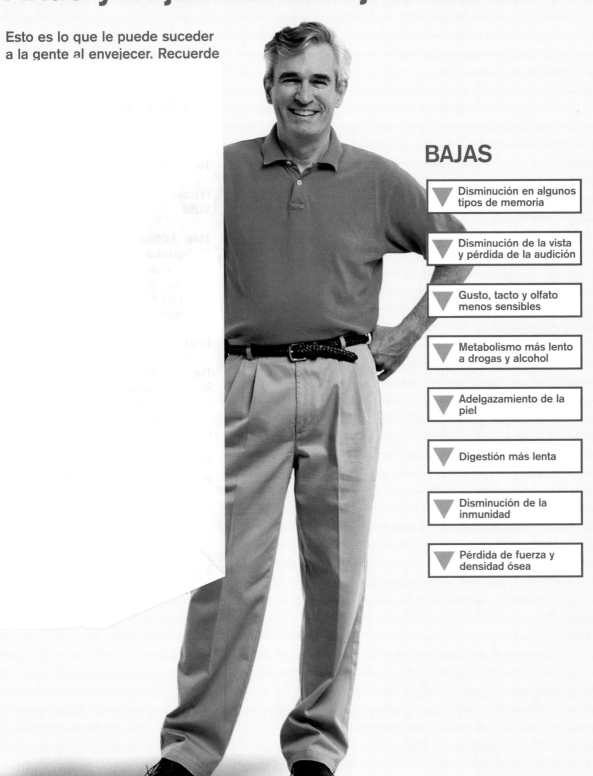

BAJAS

▼ Disminución en algunos
tipos de memoria

▼ Disminución de la vista
y pérdida de la audición

▼ Gusto, tacto y olfato
menos sensibles

▼ Metabolismo más lento
a drogas y alcohol

▼ Adelgazamiento de la
piel

▼ Digestión más lenta

▼ Disminución de la
inmunidad

▼ Pérdida de fuerza y
densidad ósea

Recargue su cerebro

Al nacer, su cerebro tiene 100,000 millones de neuronas. Cada neurona tiene ramificaciones o dendritas que se extienden hacia otras neuronas y pasan los mensajes y pensamientos. Aunque el cerebro empieza a perder neuronas antes de la madurez, la pérdida es un porcentaje pequeño del total de las células, y pueden estimularse las neuronas restantes para que produzcan nuevas dendritas al esforzar más la mente.

Se demostró que mientras más piensa, más conexiones nuevas crea el cerebro. Estudios de autopsias indican que los graduados universitarios que permanecieron mentalmente activos tuvieron hasta 40% más conexiones cerebrales que los que no terminaron la educación secundaria. Aprender un idioma, resolver crucigramas o hacer alguna actividad nueva puede ser toda la estimulación que necesite. Tocar un instrumento musical es un desafío, porque necesita coordinar diferentes partes del cerebro (leer, escuchar y tocar) al mismo tiempo.

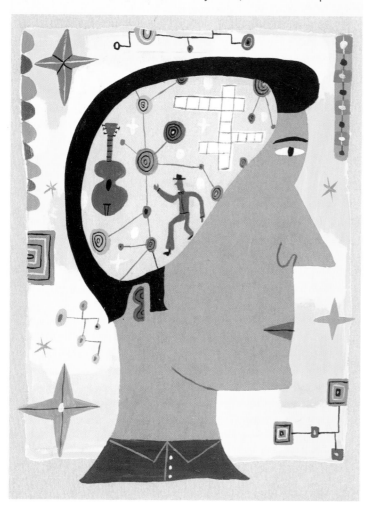

envejecimiento en su sistema nervioso influyen en el deterioro. Quizá no sienta el dolor o las temperaturas extremas con la misma rapidez que cuando era joven. Eso lo hace más vulnerable a la insolación, la congelación y las quemaduras. Tenga cuidado en los climas extremosos.

¿Era ajo o cebolla? Puede tener o no problemas con su capacidad para saborear y oler, pero el número de sus papilas gustativas disminuirá y las terminaciones nerviosas en la nariz se volverán menos sensibles. El sentido del gusto está relacionado con el sentido del olfato, puesto que el cerebro interpreta las señales de ambos para determinar los sabores. Si cualquiera de los dos está dañado, su apetito puede disminuir y usted no obtendrá todos los nutrientes que necesita. Además, tal vez empiece a ponerle demasiada sal a la comida.

Obstrucción Quizá al envejecer se le engruesen y se le pongan rígidas las válvulas y las paredes del corazón y las arterias, el ritmo cardíaco sea más lento y el corazón crezca. El riesgo más común es que se acumulen depósitos de grasa en el interior de las arterias coronarias, lo cual en forma gradual las endurece y estrecha, por lo que el corazón tiene que esforzarse más para bombear la sangre. Este padecimiento, llamado aterosclerosis, reduce el flujo de sangre al corazón, lo cual produce un dolor temporal en el pecho llamado angina. Se pueden desprender trozos de placa y éstos bloquear una arteria y causar un ataque cardíaco o una apoplejía. Los niveles altos de colesterol, la hipertensión y el tabaquismo empeoran este padecimiento. La buena noticia es que, a menos que su corazón esté enfermo, trabajará hasta los 70, 80 o 90 años tan bien como cuando era joven.

 Denme aire Como el corazón, los pulmones pueden funcionar sanamente hasta que usted esté anciano. Los pulmones, las paredes del pecho y el diafragma se vuelven menos elásticos, por lo que quizá no pueda aspirar tanto oxígeno como cuando era joven. Quizá sólo note esto cuando se ejercita o viaja a altitudes altas.

Movimiento más lento La digestión se vuelve más lenta al envejecer, pero en lo demás no cambia. Quizá disminuyan un poco las enzimas digestivas, por lo cual algunos nutrientes, como la vitamina B_{12} y la vitamina C, no se absorberán totalmente de la comida. El hígado tardará más tiempo en metabolizar los medicamentos, y el alcohol y los efectos de ambos se sentirán más pronto.

 Desgaste del cerebro Después de los 30 años, el cerebro empieza a perder neuronas, y a los 80 pesa 7% menos de lo que pesaba cuando tenía 25 años. Pero son pocas las pérdidas cognitivas que pueden atribuirse al envejecimiento. Primero, al envejecer el cerebro, la velocidad a la cual procesa la información es más lenta. Segundo, algunos tipos de memoria disminuyen (como la habilidad para recordar un nombre o una palabra). Sin embargo, nada de esto afecta su pensamiento y funcionamiento mental ni su capacidad para seguir siendo independiente.

 Pérdida ósea Hasta los 30 años creamos más hueso del que perdemos. Después de los 40, podemos perder 1% de la masa ósea cada año. Las mujeres llegan a perder hasta 20% de la densidad ósea en los cinco a siete años siguientes al inicio de la menopausia, lo cual aumenta mucho el riesgo de sufrir fracturas. Puede evitar mucha de esta pérdida con calcio y ejercicios de levantamiento de pesas, y algunas mujeres pueden llevar a cabo la terapia de reemplazo hormonal.

 Realidades reproductivas Los cambios reproductivos que experimentará con la edad son graduales y no impiden su capacidad para disfrutar el sexo. Los hombres adultos que son activos sexualmente producen hormonas sexuales y espermatozoides igual que cuando eran más jóvenes. Pero pueden tener problemas en la próstata, la cual se agranda y presiona la uretra. Las mujeres tienen una gran disminución de los niveles de hormonas, lo cual origina la menopausia, que tiene implicaciones significativas en la salud, pero bien atendida, los problemas se superan.

 ¿Es inmune? La glándula timo, que gobierna la producción de células T (la principal línea de defensa del cuerpo contra infecciones y enfermedades), se achica al envejecer, por lo que tiene menos capacidad para combatir las enfermedades. Por fortuna, la medicina moderna eliminó o redujo la repercusión de muchas enfermedades infecciosas. Y medidas sencillas, como tomar ciertas vitaminas y hierbas, y dormir lo suficiente, mejoran su inmunidad.

La buena noticia: a menos que tenga una enfermedad cardiovascular, su corazón trabajará hasta los 80 o los 90 años tan bien como cuando tenía 20.

DATO A los 55 años, el metabolismo empieza a cambiar. Necesita en promedio 145 calorías menos al día que las que necesitaba a los 35 años.

AUTO EXAMEN

Valore sus propios riesgos de salud

Puede hacer que sus años de madurez y de vejez sean más sanos y vitales valorando sus riesgos de salud. El recuadro de la derecha indica cómo calcular su calificación total.

1 ¿Cuál es su presión arterial?
A 120-139/80 o más baja
B 140-159/85
C 160-170/90
D 180/90 o más alta

2 ¿Cuál es su colesterol total?
A Menos de 200 mg/dl
B De 200 a 250 mg/dl
C De 250 a 300 mg/dl
D Más de 300 mg/dl

3 ¿Hasta qué edad vivieron sus padres?
A 90 años o más
B De 75 a 89 años
C Menos de 75 años

4 ¿Ha tenido alguna de estas enfermedades?
B Gingivitis o periodontitis
C Diabetes
C Cardiopatías
C Osteoporosis
D Diabetes mal controlada
D Cardiopatía con ataque cardíaco
D Cáncer
D Apoplejía

5 ¿Tiene un historial familiar de diabetes, cardiopatías, apoplejía, hipertensión, cáncer u osteoporosis?
A Ninguna de ellas
B Una de ellas
C Dos o tres
D Cuatro o más

6 ¿Cuánto peso ha aumentado desde que tenía 18 años?
A Menos de 7 kg
B De 7 a 11 kg
C De 12 a 18 kg
D Más de 18 kg

7 ¿Fuma?
A No, o dejó de fumar hace cinco o más años
C No, pero está expuesto al humo pasivo una hora o más al día
D Sí

8 ¿Bebe alcohol diariamente?
A No
B Hasta tres copas (mujer) o cuatro copas (hombre)
D Sí, más de cuatro copas (mujer) o cinco (hombre)

9 ¿Toma drogas?
A Nunca
B Marihuana, ocasionalmente
C Marihuana, con frecuencia
D Cocaína u otras drogas

10 ¿Cuáles son sus hábitos al conducir?
A Conduce siempre al límite de velocidad o menos
B Conduce hasta 24 km por arriba del límite
C Usa teléfono celular mientras conduce
C Conduce más de 24 km por arriba del límite
D Conduce después de beber alcohol

11 ¿Con qué frecuencia hace ejercicio?
A Cinco o más veces a la semana (30 minutos o más)
B Tres o cuatro veces a la semana
C Una o dos veces a la semana
D Nunca

12 ¿Cuántos de estos grupos de alimentos incluye en su dieta diaria?
• Granos integrales (cereal, pan, pasta, arroz)
• Frutas
• Carnes, aves, pescado, frijol, chícharos, nueces
• Verduras
• Productos lácteos
A Cuatro o más grupos al día
B Tres grupos al día
C Dos grupos al día
D Menos de dos grupos al día

13 ¿Con qué frecuencia desayuna sanamente?
A Cinco o más días a la semana
C Tres o cuatro días a la semana
D Dos o menos días a la semana

14 ¿Cuántas frutas y verduras come?
A Cinco o más porciones al día
C Tres o cuatro porciones al día
D Dos o menos porciones al día

15 ¿Con qué frecuencia come carne roja?
A Una vez a la semana o menos
B Dos a cinco veces a la semana
C Seis o siete veces a la semana
D Más de siete veces a la semana

16 ¿Con qué frecuencia come pescado?

A Dos o más veces a la semana

B Una vez a la semana

D Una vez cada dos semanas o menos

17 ¿Toma con regularidad complementos de vitaminas y minerales?

Multivitamínico

A Uno al día

B Ninguno

Vitamina C

A 40 mg al día

D Ninguno

Vitamina D

A 10 mcg al día

B 5 mcg al día

D Ninguno

Calcio

A 700 mg al día

B De 400 a 500 mg al día

C 100 mg al día

D Ninguno

18 ¿Tiene una vida social sana?

A Ve a amigos o grupos sociales seis o más veces al mes

A Tiene buen sentido del humor

B Ve a amigos o grupos sociales dos o tres veces al mes

C Tiende a tomar las cosas demasiado en serio y se preocupa mucho

D Se deprime con frecuencia

D Ve a amigos o grupos sociales menos de una vez al mes

19 ¿Cuál es su nivel de estrés?

A No está bajo un gran estrés

C Tiene preocupaciones financieras u otro tipo de estrés crónico similar

D Tuvo un hecho estresante en su vida (pérdida del trabajo, muerte en la familia, divorcio, reubicación o enfermedad grave) el año pasado.

20 ¿Cuál es su estado civil?

A Casado

C Soltero, divorciado o viudo

Cómo interpretar sus respuestas

Encierre en un círculo las respuestas. Para obtener su calificación, cuente las letras y agrúpelas en A, B, C y D. Y lea sus resultados.

Mayoría de A ¡Felicidades! Tiene un riesgo menor de problemas de salud que la mayoría de la gente. Aun así, descubrirá en este libro nuevas formas para controlar el proceso de envejecimiento.

Mayoría de B Felicítese por actuar mejor que mucha gente, pero podría rezagarse si no es proactivo respecto a su salud.

Mayoría de C Quizá envejece igual que la mayoría de la gente, lo cual significa que podría tener problemas si no toma medidas para estar más sano. No se preocupe: le proporcionaremos ayuda: se sorprenderá de lo fácil que será.

Mayoría de D Tiene mucho que recuperar, no se retrase. Su riesgo de tener problemas de salud es alto; siga los consejos de este libro, pues pueden ser determinantes en su salud.

MEJORE SU CALIFICACIÓN

Dése una A extra por cada uno de los hábitos de la lista de abajo que practique. ¿Mejoró su calificación? Esto es lo que pasa cuando empieza a tomar incluso las medidas más pequeñas para lograr una buena salud. Si no practica ninguno de esos buenos hábitos de salud extra, quizá sea el momento de que empiece a pensar en ellos.

¿Usted...

- usa hilo dental y se cepilla los dientes a diario?
- come varios productos de tomate a la semana?
- se vacuna contra la gripe (si tiene más de 65 años o existe el riesgo de que la contraiga)?
- tiene una vida sexual satisfactoria?
- duerme bien, de 7 a 8 horas cada noche?
- practica yoga o meditación?
- juega con rompecabezas o crucigramas?
- tiene una mascota?

PARTE

1

Plan para una buena salud

Estos capítulos ofrecen consejos prácticos y docenas de estrategias sencillas para mantenerlo en forma, sano, en buen estado físico, sin estrés y con una apariencia estupenda; todo lo que usted necesita para sentirse mejor y vivir una vida más feliz y prolongada.

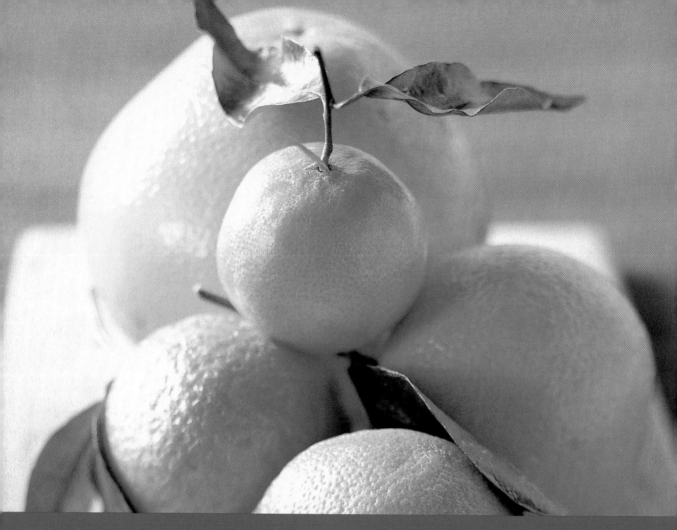

CAPÍTULO

1

Coma para envejecer bien

¿Qué es una dieta saludable?

Comer bien es la clave para una buena salud durante toda la vida. Una dieta balanceada retrasa el envejecimiento y previene enfermedades crónicas que muchos adultos mayores padecen.

Comer es uno de los mayores placeres de la vida y un arma poderosa para mejorar o dañar su salud. Con el tiempo, lo que come afecta su peso, los niveles de colesterol, la presión arterial, la regulación de insulina, la función cerebral, la salud emocional y el sistema inmunitario. Lo que pone en su plato, día tras día, desempeña un papel importante, junto con los genes, para determinar si tendrá una vida sana y prolongada o un ataque cardíaco, apoplejía, diabetes o cáncer.

Se calcula que entre una tercera parte y la mitad de los problemas de salud que sufren los adultos mayores están relacionados directa o indirectamente con la nutrición. Con sólo unos pequeños cambios, como comer pescado al menos dos veces por semana, añadir una o dos porciones extras de verdura a su dieta cotidiana y cambiar el cereal del desayuno, hará mucho para dar a su cuerpo lo que necesita para conservarse bien.

Medicina comestible

La búsqueda de la eterna juventud siempre ha llevado a buscar una dieta que evite la enfermedad y prolongue la vida. Hoy muchos investigadores científicos están involucrados y esto es lo que han descubierto acerca de una dieta saludable:

- Es rica en granos integrales, frutas y verduras.
- Es baja en grasa saturada, que se encuentra en carnes grasosas y productos lácteos enteros.
- Proporciona calorías adecuadas, pero no excesivas.

Para ilustrar el equilibrio adecuado de alimentos en una dieta saludable, imagine una pirámide. En la base están los granos y sus productos, que deben ser la base de su dieta, junto con frutas y verduras; luego sigue una cantidad modesta de proteínas y porciones chicas de azúcar y grasa.

¿Qué es lo bueno de este modo de comer? Está asociado con un menor riesgo de enfermedades graves, desde afecciones cardíacas hasta diabetes. En todo el mundo, cuando los investigadores hallan personas con niveles

Plan de comidas para gente de más de 70

Los investigadores proponen un plan especial, basado en una pirámide, para personas de más de 70 años. El plan considera cambios en las necesidades nutrimentales. La pirámide es similar a la habitual, complementada con esto:

- **Agua** La base de la pirámide es ocho vasos de agua. El agua es importante para la salud en todas las edades. Al envejecer, la sed ya no es un indicador confiable de la necesidad de líquido del cuerpo y debemos recordar beber más.
- **Complementos** Un piso más en la cima de la pirámide son los complementos de calcio, vitamina D y vitamina B_{12}. No todos los necesitan, pero hay motivos para tener en cuenta complementos o comida fortificada en esta etapa de la vida. Al envejecer perdemos la capacidad de absorber vitamina B_{12} de la comida, no ingerimos suficiente calcio en la dieta y necesitamos más vitamina D. Consulte al médico.

bajos de enfermedad crónica, descubren el mismo patrón alimentario: la llamada dieta "basada en plantas".

Hay varias y todas son distintas: la mediterránea, con mucho aceite de oliva, es más rica que la asiática, la cual tiene un nivel total de grasa bajo. Pero ambas incluyen muchos granos integrales, frutas, verduras y pocas grasas saturadas. Quizá estas tradiciones culinarias no sean la

fuente de la eterna juventud, pero sí son la mejor manera de ayudarse a tener una vida más larga y sana.

La dieta mediterránea

Durante siglos, la gente mediterránea ha comido una dieta colorida rica en sabores, que además la protege contra enfermedades crónicas de la época moderna: afecciones cardíacas, diabetes tipo 2, apoplejía y cáncer,

El equilibrio de la buena comida

La pirámide alimentaria es una guía para obtener todos los nutrimentos esenciales que se necesitan al día. Cuando elija panes y cereales, piense en obtener al menos la mitad de sus porciones de variedades de granos integrales para tener fibra y nutrimentos adicionales. Un plan alimentario saludable no debe excluir ningún alimento; sólo elija ocasionalmente alimentos con alto contenido de grasa, azúcar y sal.

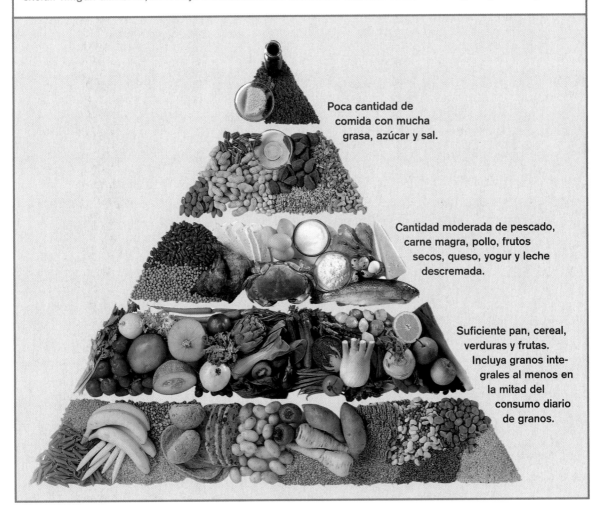

Poca cantidad de comida con mucha grasa, azúcar y sal.

Cantidad moderada de pescado, carne magra, pollo, frutos secos, queso, yogur y leche descremada.

Suficiente pan, cereal, verduras y frutas. Incluya granos integrales al menos en la mitad del consumo diario de granos.

como el de colon. En un estudio reciente, los hombres y las mujeres entre 65 y 80 años que siguieron la dieta mediterránea tuvieron 31% menos probabilidades de morir en los siguientes nueve años que los que no la siguieron.

La dieta refleja la comida tradicional de Grecia, el sur de Italia, el sur de Francia, España, Portugal, Turquía e Israel (panes, granos, frijoles, pescado, verduras, frutas y aceite de oliva, pero muy poca carne roja, helados o bocadillos altamente procesados). La dieta mediterránea no tiene poca grasa, pero su grasa es en su mayoría monoinsaturada y proviene en especial del aceite de oliva, los frutos secos y el pescado. Esa grasa "buena" no causa enfermedades cardíacas, como lo hace la grasa saturada de la carne roja.

Las nuevas investigaciones indican que este patrón de dieta es en particular útil para las personas con riesgo no sólo de enfermedad cardíaca, sino también de diabetes tipo 2. Para estas personas, un poco más de grasa "buena" no sólo es sabrosa, sino también saludable.

Mientras no coma en exceso ni permita que se acumulen calorías, la dieta mediterránea (con granos, verduras, frijoles y frutas como alimentos principales, y aceite de oliva como la fuente principal de grasa) es saludable prácticamente para todos. Y es aún más saludable si incluye otra característica fundamental de la vida mediterránea tradicional: mucha actividad física.

La dieta asiática

En el pasado, la dieta asiática tradicional y un estilo de vida más activo eran de gran valía en los bajísimos índices de enfermedades cardíacas en áreas como la China rural. En el sureste de Asia, los índices aumentan a medida que los estilos de vida se occidentalizan, por la globalización.

Las dietas tradicionales de China, Japón y parte del resto de Asia tienen como base las plantas: en ellas abundan el arroz o los fideos, las frutas, las verduras verdes y otras; la proteína se encuentra en alimentos de soya que reducen el colesterol y en el pescado, que es saludable para el corazón. Incluyen muy poca carne roja y productos lácteos, así que las grasas saturadas son pocas. (El calcio lo obtienen de verduras ricas en ese mineral y alimentos de soya enriquecidos con él.)

La dieta asiática contiene poca grasa total, y como la grasa contiene muchas calorías, esta dieta es un patrón alimentario útil si trata de controlar su peso. Todas las personas que la han saboreado saben que la cocina asiática es una forma deliciosa de comer. Una advertencia: los

Agua, siempre agua

¿Bebe suficiente? Debe beber ocho vasos de 225 ml de líquido al día; el agua es la mejor elección. Si bebe suficiente agua, reduce el riesgo de desarrollar cálculos en el riñón, incluso si ya tuvo uno, y de desarrollar cáncer en la vejiga. El agua ayuda a regular la temperatura del cuerpo.

El agua no es la única fuente de líquido. Casi todas las verduras y frutas son 80 a 95% agua; las bebidas frutales también cuentan, pero evite las bebidas gaseosas pues tienen mucha azúcar. Incluso el café y el té son parte del consumo total de líquidos, aunque actúan como diuréticos y anulan parcialmente los beneficios. El té y el café descafeinados son elecciones acertadas.

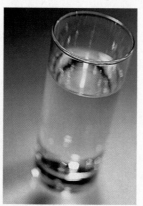

Las necesidades nutrimentales cambian

Al envejecer, necesitamos más de algunos nutrimentos y menos de otros. Debemos limitar el consumo de sal de 2,500 a 3,000 mg al día porque a los riñones les cuesta trabajo excretarla. Necesitamos menos vitamina A porque el cuerpo la absorbe y almacena con más facilidad, así que limite la dosis del complemento a 700 mcg si es hombre y a 600 mcg si es mujer. También necesitamos menos calorías.

NUTRIMENTOS QUE NECESITA	¿POR QUÉ?	FUENTES DE ALIMENTOS SANOS
Calcio (700 a 800 mg. Se recomiendan de 1,200 a 1,500 mg para hombres y mujeres de más de 50 años)	Al acelerarse la pérdida ósea, la absorción de calcio de la comida disminuye.	Productos lácteos, jugos fortificados con calcio, tofu con calcio, verduras de hojas verde oscuro, sardinas.
Vitamina D (10 mcg para mayores de 65 años)	Al envejecer producimos menos vitamina D de la luz del sol. Además la intolerancia a la lactosa puede hacernos disminuir el consumo de leche.	Cereales fortificados, hígado, huevos. 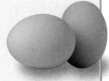
Vitamina E (10 mg al día)	El daño celular por los radicales libres aumenta en los últimos años. La vitamina E y otros antioxidantes detienen el proceso.	Semillas de girasol, almendras, cacahuates, aceites vegetales, germen de trigo, cereales fortificados, aguacates, mangos.
Vitamina C (60 mg al día. Añada 20 mg si fuma)	Vea vitamina E, arriba. La vitamina C ayuda a mantener sano el tejido conectivo.	Frutas cítricas y sus jugos, papas, tomates, brócoli, verduras de hojas verde oscuro.
Vitamina B_{12} (1 mcg al día)	El estómago produce menos ácido, que ayuda a digerir la vitamina B_{12}, importante para el humor, la memoria, la inmunidad y para reducir los niveles altos de homocisteína, factor de riesgo de ataque cardíaco y apoplejía.	Res, cerdo, pescado, leche, queso, huevos. La forma sintética de vitamina B_{12} (en alimentos fortificados y complementos) se absorbe mejor que la vitamina B_{12} de las fuentes de alimentos.
Folato/ácido fólico (200 mcg al día)	La vitamina ayuda a contrarrestar los niveles elevados de homocisteína, que aumenta el riesgo de ataque cardíaco y apoplejía.	Hígado, frijol, brócoli, verduras de hojas verde oscuro, coliflor, naranjas, jugo de naranja. La vitamina en alimentos fortificados y en complementos se absorbe mejor que la de fuentes de alimentos.
Vitamina B_6 (2 mg al día)	Vea ácido fólico, arriba.	Cereal fortificado, hígado, plátano, cerdo, pollo, pescado graso (salmón, atún, macarela), papas horneadas, chícharos enlatados.
Carotenoides como betacaroteno, luteína, licopeno (no exceda la dosis diaria recomendada)	Los carotenoides son antioxidantes con varias propiedades contra el envejecimiento y para combatir enfermedades.	Tomates cocidos o enlatados, verduras de hojas verde oscuro.

AUTO EXAMEN

¿Cómo es su dieta?

Este cuestionario lo ayudará a reconocer lo que hace bien o mal, en relación con la comida para una mejor salud.

1 **¿Cuántas porciones de alimentos ricos en calcio come al día? Una porción equivale a un vaso de 200 ml de leche descremada o semidescremada, 1 porción chica (150 g) de yogur o 30 g de queso duro.**
   A Dos o tres porciones o más
   B Una o dos porciones
   C Ninguna o una porción

2 **Al hacer sándwiches, ¿qué tipo de pan usa con más frecuencia?**
   A Integral o con granos
   B Pan negro
   C Pan blanco

3 **¿Qué es lo que come normalmente en el desayuno?**
   A Cereal, pan tostado o yogur
   B Café negro/nada
   C Desayuno tradicional cocinado

4 **¿Cuántas porciones de verduras come al día? Una porción equivale a 3 cucharadas de verduras cocidas o 1 plato de ensalada.**
   A Cuatro o más porciones
   B Dos porciones
   C Ninguna o una porción

5 **¿Cuántas frutas come al día? Una porción equivale a media fruta fresca, 3 cdas. de ensalada de fruta o 150 ml de jugo de fruta.**
   A Cuatro o más porciones
   B Dos porciones
   C Ninguna o una porción

6 **¿Cuántas unidades de alcohol bebe al día? Una unidad equivale a 275 ml de cerveza, 1 copa de vino, 1 medida de licor (25 ml).**
   A Hasta tres unidades (hombres); hasta dos unidades (mujeres)
   C Tres o más (hombres); dos o más (mujeres)

7 **¿Añade sal a la comida?**
   A Rara vez o nunca
   B Sólo al cocinar
   C Al cocinar y en la mesa

¿Y su calificación?

Si respondió de 7 a 10 preguntas A
¡Felicidades! Come una dieta saludable que añadirá años a su vida.

Si respondió de 5 a 7 preguntas A y el resto en su mayoría B ¡No está mal! Tan sólo unos cambios y su diieta será saludable.

Si respondió de 0 a 4 preguntas A y el resto B y C Su dieta necesita cambiar, pero el hecho de responder este cuestionario muestra su interés en mejorar sus hábitos alimentarios. Siga con la lectura y aprenda a desafiar el proceso de envejecimiento.

Clave de las respuestas
1 Los productos lácteos son buena fuente de calcio, básico para huesos y dientes fuertes. Coma 2 o 3 porciones de este grupo al día (con poca grasa o sin grasa son mejores). Buenas fuentes no lácteas: leche de soya fortificada con calcio, jugo de naranja, almendras, pescado con huesos enlatado.

2 El pan integral y el de granos, con grano integral, contienen mucha fibra. Tres porciones diarias reducen 30% el riesgo de tener afecciones cardíacas y disminuyen el riesgo de apoplejía y diabetes.
3 Las personas que desayunan tienen un consumo mayor de vitaminas y minerales. No desayunar significa que es más probable que tome refrigerios durante la mañana y que coma demasiado.
4 y 5 Debe comer al menos 5 porciones de frutas y verduras al día. Coma una variedad de ambas y trate de comerlas de colores variados para obtener una amplia gama de nutrimentos y fitoquímicos.
6 Cantidades moderadas de alcohol, en particular de vino tinto, tienen efectos benéficos para el corazón, en especial para la gente mayor. Trate de no beber alcohol al menos uno o dos días a la semana.
7 Reduzca el consumo de sal a 6 g al día. Lea las etiquetas de los alimentos procesados, porque 75% del consumo de sal está "oculto" en alimentos preparados. Consumir mucha

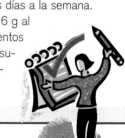

8 ¿Cuántas porciones de pescado come a la semana?
A Dos o más a la semana
B Dos o tres al mes
C Rara vez o nunca

9 ¿Qué de lo siguiente se aplica a usted?
A Como pasteles, galletas u otros dulces sólo pocas veces a la semana y el postre lo sustituyo con fruta.
B Como pasteles, galletas u otros dulces en porciones pequeñas muchos días a la semana.
C Como a menudo pasteles, galletas u otros dulces.

10 ¿Qué acostumbra beber con las comidas y entre éstas?
A Agua, leche descremada, jugo de fruta.
B Té, café, bebidas de dieta.
C Refrescos o jugos azucarados.

sal aumenta el riesgo de hipertensión, que causa afecciones cardíacas y apoplejía.

8 Si come pescado al menos una vez a la semana, disminuye el riesgo de tener una afección cardíaca.

9 Casi todos comemos mucha azúcar, que desplaza alimentos más nutritivos y añade calorías extra que van a la cintura. Muchos postres azucarados y refrigerios tienen mucha grasa. No coma más de 2 porciones al día. Una equivale a 2 galletas, una barra chica de chocolate, una galleta danesa o 1 cdita. copeteada de jalea o miel.

10 El agua es tan importante que se considera un nutrimento esencial, aunque no tiene calorías y sólo cantidades mínimas de minerales. Beba 8 vasos de agua al día.

restaurantes chinos suelen preparar la carne con mucha grasa, así que elija platillos al vapor y verduras extra, evite la comida frita y haga del arroz el ingrediente principal.

Dieta sana en 8 pasos

Seguir una dieta saludable no es difícil. He aquí unas guías acertadas para ayudarlo a mantenerse sano y disfrutar sus alimentos.

- **Disfrute la comida** Saboree cada bocado; comparta las comidas con amigos y familiares. Incluso si está solo, siéntese a la mesa, no frente al televisor. Cocinar una comida, en lugar de comprarla ya preparada, añade placer a la experiencia de comerla.

- **Coma alimentos variados** Incluso en la comida más pequeña, trate de crear una variedad interesante de sabores, texturas y colores en su plato.

- **Coma la cantidad indicada para tener un peso saludable** Al envejecer necesitamos menos calorías y solemos subir de peso. Hay mayor riesgo de tener cardiopatías, diabetes y otros males.

- **Coma bastantes alimentos ricos en hidratos de carbono y fibra** Los granos integrales son parte de esta guía: la gente que come al menos tres porciones de granos integrales al día tiene un riesgo menor de afecciones cardíacas y diabetes.

- **Coma una variedad de frutas y verduras al día** Coma tantas frutas y verduras como pueda: no sólo son buenas en términos de vitaminas y minerales, sino que lo ayudan a ingerir menos calorías y satisfacen su hambre. Además, la fruta le proporciona líquido extra en un día caluroso.

SOLUCIÓN SENCILLA
Comer mucha fruta y verdura no tiene que ser intimidante. No se apegue sólo a sus favoritas y atrévase a probar algo que no haya comido antes. Busque recetas e ideas para servir nuevas formas de comer frutas y verduras. Escalfe, hornee o ase las frutas; coma algunas verduras crudas; añada mango, naranja o melón a una ensalada verde mixta.

- **No coma demasiados alimentos con mucha grasa** Las dietas con muy poca grasa ya no se usan; todas necesitan un poco de grasa. Lo que importa es reducir la cantidad de grasa saturada que come.

- **Evite bebidas y alimentos azucarados** Una gran parte de nuestras calorías procede del azúcar, en especial de los refrescos. Un agasajo de vez en cuando no tiene importancia si es

Tallarines con salsa verde

La espinaca y el berro son fuentes excelentes de vitamina C y betacaroteno, y proporcionan cantidades útiles de varias vitaminas B. Los chícharos son fuente de proteína y contienen mucha fibra. La salsa ligera es cremosa, pero no tiene el espesor de una salsa clásica para pasta.

Rinde 4 porciones

225 g de espinacas baby, sin los tallos gruesos
100 g de berros, sin los tallos gruesos
125 g de chícharos
500 g de tallarines frescos
2 cditas. de maicena

200 ml de jocoque
4 cdas. de perejil picado
6 ramitos de albahaca fresca, en pedazos
Sal y pimienta

1 Enjuague las espinacas y los berros; colóquelos en una cacerola grande con apenas agua en las hojas. Tape y cocine a fuego medio 2 minutos; revuelva las verduras ocasionalmente hasta que se reduzcan.

2 Añada los chícharos y caliente, sin tapar, 2 minutos (debe haber suficiente líquido en la cacerola para cocinar los chícharos). Ponga las verduras y su líquido en un tazón. Deje aparte.

3 Cueza la pasta en una cacerola grande con agua hirviendo, por 3 minutos o según las indicaciones del paquete, hasta que esté al dente.

4 Mezcle la maicena con el jocoque, hasta formar una pasta; póngala en la cacerola que usó para cocer las verduras. Cocine a fuego medio hasta que burbujee. Añada las verduras, el perejil, la albahaca y sazone al gusto; revuelva bien. Caliente la salsa y retire la cacerola del fuego.

5 Escurra la pasta y añádala a la salsa. Revuelva bien para mezclar con la salsa y sirva.

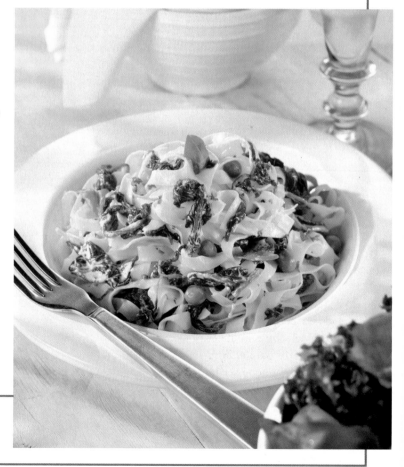

INFORMACIÓN NUTRIMENTAL Por porción: 215 calorías, 11 g de proteína, 30 g de hidratos de carbono, 4 g de fibra, 6 g de grasa (3 g de grasa saturada), 0 mg de colesterol, 170 mg de sodio

Ensalada de nopales con queso

Los nopales ayudan a reducir los niveles altos de colesterol. Sirva este platillo aderezado con queso panela y rebanadas de tomate para darle un toque colorido.

Rinde 4 porciones
6 nopales, tiernos y limpios
1 cebolla, chica, picada
6 cdas. de vinagre balsámico
4 tomates, picados
1 tomate, cortado en rebanadas
delgadas, para adornar
½ kg de queso panela
1 cda. de aceite de oliva
Sal al gusto

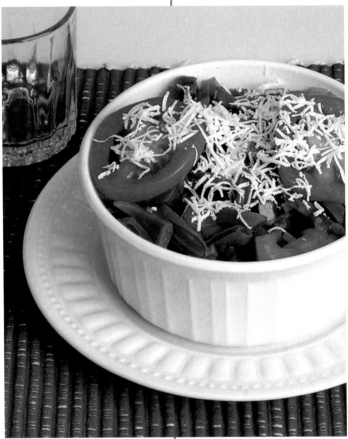

1 En un tazón chico ponga a marinar la cebolla picada con el vinagre, el aceite de oliva y la sal al gusto.
2 Corte los nopales en tiras delgadas y luego córtelas en tres partes.
3 Ponga a cocer los nopales en una cacerola con agua hirviendo y muy poca sal. Cuando estén cocidos, escúrralos y colóquelos en una ensaladera.
4 Cuando la cebolla ya esté marinada, revuélvala y añada el vinagre y las tiras de nopal. Agregue el tomate picado y mezcle bien.
5 Corte el queso panela en tiras delgadas. Coloque las tiras sobre la ensalada, junto con las rebanadas de tomate, para adornar. Sirva a temperatura ambiente.

INFORMACIÓN NUTRIMENTAL Por porción: 277 calorías, 20 g de proteína, 44 g de hidratos de carbono, 2 g de fibra, 8 g de grasa (3 g de grasa saturada), 18 mg de colesterol, 715 mg de sodio

sensato respecto a su consumo de comidas azucaradas y grasosas.

- **Si bebe alcohol, beba con medida** Beber con moderación (hasta dos copas al día para la mujer y tres para el hombre) es agradable y puede ser bueno para usted. El alcohol eleva los niveles de colesterol "bueno" LAD, que expulsa del cuerpo al colesterol LBD o "malo". Inhibe la formación de coágulos en la sangre, que pueden causar ataque cardíaco o apoplejía. El vino tinto tiene beneficios extras. Sus pigmentos rojo oscuro son ricos en antioxidantes, evitan la oxidación del LBD y reducen el riesgo de que se pegue a las paredes de las arterias. Pero recuerde que el efecto del alcohol es mayor al envejecer, altera el sentido del equilibrio y la percepción espacial, por lo que podría sufrir una caída.

La verdad acerca de la grasa

Contrario a la creencia popular, no toda la grasa es mala. Algunos tipos de grasa incluso ayudan al corazón. Lo importante es elegir las clases adecuadas de grasa y vigilar el consumo de calorías.

Pero ¿debe comer una dieta con poca, moderada o mucha grasa? Los expertos en nutrición creen que en realidad no importa la dieta que siga, siempre y cuando consuma grasas "buenas".

Las grasas "malas"

Evite las grasas saturadas, presentes en cortes grasosos de carne roja, mantequilla, productos lácteos enteros, crema, manteca y aceites tropicales (palma, semilla de palma y coco). La grasa saturada eleva el nivel del colesterol LBD que se pega a las arterias y aumenta el riesgo de afecciones cardíacas, y se vincula con el cáncer de pulmón, colon y próstata.

Hay otro tipo de grasa mala, presente en muchos alimentos procesados. Se llama grasa trans, un aceite vegetal endurecido en forma artificial llamado también aceite parcialmente hidrogenado, y es tan malo para el corazón como la grasa saturada. Las grasas trans se encuentran en la margarina dura, la comida rápida y en algunas galletas, pasteles, pastas, pays de carne, quesos duros y otras comidas procesadas.

Las grasas "buenas"

Las grasas saturadas y las grasas trans aumentan el riesgo de enfermedades cardíacas y las grasas insaturadas lo disminuyen, al reducir el colesterol LBD ("malo"). La grasa monoinsaturada, el mejor tipo, abunda en los aceite de oliva y de canola, en frutos secos, semillas y aguacate. Las grasas muy poliinsaturadas, como la del aceite de maíz y de cártamo, reducen el colesterol, pero en exceso aumentan el riesgo de cáncer, así que úselas con moderación.

Otras grasas poliinsaturadas se hallan en el pescado grasoso de agua salada. Dichas grasas son los ácidos grasos omega-3 y se cree que protegen contra las enfermedades cardíacas y algunos tipos de cáncer.

Los investigadores calculan que cambiando sólo el 5% de las calorías de grasas saturadas a insaturadas se disminuye 42% el riesgo de un ataque cardíaco mortal.

Aceite de oliva	Aceite de canola	Aceite de maíz	Aceite de girasol	Aceite de cártamo
14%	6%	13%	11%	9%
9%	36%	62%	69%	78%
77%	58%	25%	20%	13%

Grasa saturada

Grasa poliinsaturada

Grasa monoinsaturada

Elección de un aceite para cocinar
Los aceites vegetales no son iguales. El de oliva y el de canola no se fabrican de igual forma. Tienen un alto porcentaje de grasa monoinsaturada saludable para el corazón y deben ser su primera opción para cocinar y hornear. Los de maíz, girasol y cártamo tienen más grasas poliinsaturadas, son menos estables y es factible que produzcan radicales libres dañinos.

Pastel de chocolate con frambuesas

Este agasajo que hace agua la boca contiene apenas 2 g de grasa por porción.

Rinde 9 porciones
185 g de harina
55 g de cacao en polvo
1 cdita. de polvos para hornear
½ cdita. de bicarbonato de sodio
½ cdita. de sal
250 g de azúcar
125 g de puré de manzana sin endulzar
1 huevo o 2 claras de huevo
240 ml de leche descremada o de agua
2 cditas. de esencia de vainilla
55 g de mermelada de frambuesa sin semillas
450 g de frambuesas frescas (puede sustituirlas con uvas azucaradas)
Azúcar glas

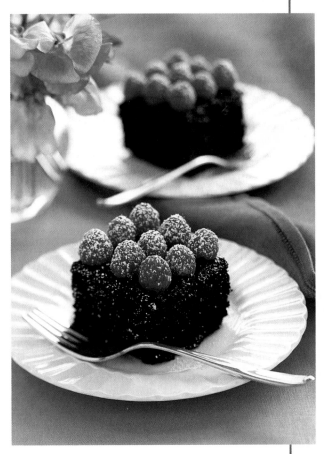

1 Precaliente el horno a 180°C. Rocíe un molde para horno de 20 x 20 x 5 cm con aceite en aerosol para cocinar. Espolvoréelo con cacao.
2 En un tazón mediano, bata juntos la harina, el cacao en polvo, los polvos para hornear, el bicarbonato de sodio y la sal.
3 En un tazón grande, bata juntos a velocidad baja el azúcar, el puré de manzana y el huevo, hasta mezclar bien. Incorpore la leche y la vainilla. Añada la mezcla de harina y bata bien. Vierta en el molde.
4 Hornee de 40 a 45 minutos o hasta que al introducir un palillo en el centro, salga limpio. Enfríe en el molde sobre una rejilla 10 minutos. Voltee el pastel sobre la rejilla o un platón para enfriarlo totalmente.
5 Para servir, derrita la mermelada en una cacerola, a fuego bajo. Úntela sobre el pastel frío. Cubra con las frambuesas y espolvoree con azúcar glas.

INFORMACIÓN NUTRIMENTAL Por porción: 256 calorías, 5 g de proteína, 58 g de hidratos de carbono, 3 g de fibra, 2 g de grasa (1 g de grasa saturada), 24 mg de colesterol, 268 mg de sodio

Formas fáciles de eliminar la grasa

Al cocinar

• Retire la piel de las aves antes de cocinarlas.
• Ase u hornee la carne en lugar de freírla.
• Use cacerolas antiadherentes y menos aceite.
• Para quitarles la grasa a los caldos y salsas, refrigérelos y retire la grasa cuando suba y se endurezca, o compre una jarrita especial para ello.
• Use papas en puré en lugar de crema, para añadir cuerpo y riqueza a sopas "cremosas".

Al hornear

• En lugar de un huevo entero, use dos claras.
• Reduzca un tercio el aceite de las recetas o reemplace la mitad con yogur o puré de manzana. En pasteles de fruta, use puré de ciruela en lugar de parte del aceite.
• Use queso crema con poca grasa, cottage o ricotta, en lugar de variedades con mucha grasa.
• Use leche descremada evaporada y no crema.

Alimentos que dan energía

Los hidratos de carbono tuvieron una mala acogida en el pasado, pero son la base de una dieta saludable. El truco es comer más hidratos de carbono complejos, ricos en fibra, que simples.

Los hidratos de carbono son los bloques para construir una dieta saludable. Alimentan al cuerpo, que los convierte en energía básica: glucosa o azúcar en la sangre. Si limita el consumo de hidratos de carbono, el cuerpo convertirá parte de la proteína y un poco de la grasa que come en glucosa (las transforma en hidratos de carbono mediante un complicado proceso). Es mucho más saludable dar al cuerpo la cantidad adecuada de hidratos de carbono indicados.

Los hidratos de carbono se dividen en dos tipos básicos: simples y complejos. Los simples incluyen alimentos como pan blanco, arroz blanco, pasta y azúcar. Los hidratos de carbono complejos incluyen alimentos como panes integrales, arroz integral y cereales integrales,

que aún tienen intactos el germen nutritivo y las capas externas ricas en fibra. Los vegetales con almidón, como el maíz y el frijol, tienen muchos nutrientes y fibra y poca azúcar. Para una mejor salud, coma tres porciones de granos integrales al día.

Una dieta con muy pocos hidratos de carbono complejos y muchos granos refinados aumenta el riesgo de desarrollar diabetes. No se sabe con exactitud cómo nos protegen los granos integrales, pero sabemos que son mejores que los granos refinados, como en el pan blanco, que ya no tienen la mayor parte de su fibra benéfica, vitamina E y B_6, ácido fólico y otras vitaminas esenciales de gran importancia al envejecer.

Los siguientes consejos lo ayudarán a añadir a su dieta más hidratos de carbono de granos integrales ricos en fibra:

- Lea las etiquetas. Las harinas "integrales" o de "grano entero" deben estar en primero o segundo lugar en la lista de ingredientes (en algunos panes blancos no están).
- Reemplace una tercera parte de la harina blanca por harina integral en hot cakes hechos en casa y cuando hornee.
- Coma germen de trigo. Es crujiente y tiene ventajas nutrimentales (vitamina E y otras vitaminas, minerales y fibra) no presentes en el pan refinado. Añada una

Los panes y cereales integrales ricos en fibra protegen contra las afecciones cardíacas y la diabetes.

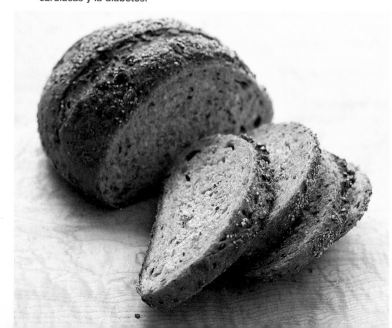

Ensalada de col con manzana, yogur y nueces

Esta deliciosa y apetitosa ensalada se prepara con mucha facilidad. Es sumamente saludable y refrescante. Puede prepararla con diferentes variedades de manzanas.

Rinde 8 porciones
4 tazas de col picada
1 manzana Golden mediana, sin corazón y cortada en cubitos
1 manzana Red Delicious mediana, sin corazón y cortada en cubitos
2 cdas. de semillas de girasol, tostadas, sin sal
1½ envases de yogur natural, con bajo contenido de grasa (225 g)
2 cditas. de vinagre de manzana
1 cdita. de miel
225 g de nueces, en mitades

1 En un tazón grande, mezcle la col picada y las manzanas.
2 En un tazón mediano, revuelva bien el vinagre, el yogur, las semillas de girasol, la miel y las nueces. Vierta esta mezcla sobre la col y las manzanas e incorpore perfectamente.
3 Refrigere durante una hora. Puede servir en una ensaladera o en porciones individuales.

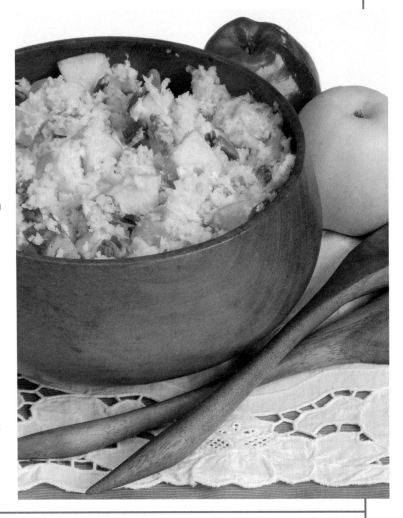

INFORMACIÓN NUTRIMENTAL Por porción: 255 calorías, 7 g de proteína, 20 g de hidratos de carbono, 2 g de fibra, 18 g de grasa (3 g de grasa saturada), 3 mg de colesterol, 15 mg de sodio

cucharada a los cereales del desayuno y al yogur, o al hornear panes, panecillos y hot cakes.
- Opte por el arroz integral y disfrute su rico sabor.
- Una papa horneada, cubierta de queso con poca grasa, yogur, crema agria o una cucharadita de mantequilla o margarina, es nutritiva y tiene mucha fibra, al igual que los camotes, que contienen mucho betacaroteno.
- Los frijoles, las lentejas y los chícharos son ricos en proteínas y fibra, lo cual los hace unos sustitutos excelentes de la carne. Enjuague bien los frijoles enlatados (o remoje los frijoles secos) antes de cocinarlos; las lentejas no necesitan remojo.
- Los chícharos son una buena fuente de fibra. Cocínelos como guarnición o añádalos a sopas y estofados calientes.

¿Cuánta fibra come?

1 **¿Qué frutas come con más frecuencia?**
A Manzanas, naranjas, plátanos o bayas
B Uvas o sandía
C Jugo de naranja u otros jugos

2 **¿Qué acostumbra desayunar?**
A Cereal integral o avena con leche
B Café, pan tostado untado con algo
C Desayuno cocinado tradicional

3 **¿Qué verduras come con más frecuencia cada semana?**
A Chícharos, zanahorias, brócoli, hojas oscuras
B Lechuga y tomates
C Ninguna

4 **¿Con qué frecuencia come al menos tres cucharadas copeteadas de frijoles de cualquier tipo en un platillo principal, sopa o ensalada?**
A Una vez al día
B Dos o tres veces a la semana
C Una o dos veces al mes

5 **¿Qué tipo de pan come casi todos los días de la semana?**
A Integral o de granos
B Negro o de centeno solo o con alcaravea
C Blanco, italiano o francés

Su calificación

Si respondió 4 o 5 preguntas con A ¡Bien! Reduce el riesgo de afecciones cardíacas, diabetes y problemas intestinales al comer mucha fibra.

Si respondió 3 preguntas con A y el resto en su mayoría con B Ahí va, pero puede hacerlo mejor y obtener más protección valiosa para su salud.

Si respondió sólo 1 o 2 preguntas con A y el resto con B y C Es tiempo de actuar. Cambie sólo un hábito para empezar. Cambie a un cereal integral o prepare los sándwiches con pan integral y no con blanco.

Clave de las respuestas

1 Manzanas, plátanos, naranjas y bayas tienen más fibra que la sandía. La fruta en jugo pierde la mayor parte de su fibra. Una naranja mediana contiene 2.7 g de fibra, pero un vaso de jugo de naranja de 150 ml tiene sólo 0.2 g.

2 El cereal integral, caliente o frío, es la mejor forma de iniciar el día, con 3 a 5 g de fibra por porción. Una rebanada de pan tostado integral contiene 2 g, pero un desayuno cocinado contiene cantidades mínimas de fibra.

3 Los chícharos, el brócoli, las espinacas y las zanahorias tienen mucha fibra. Una porción mediana de chícharos contiene 3.5 g de fibra, el brócoli 2 g y las espinacas y las zanahorias 1.9 g. La lechuga y los tomates tienen menos. Varíe las verduras con poca y mucha fibra, pues proporcionan vitaminas, minerales y fitoquímicos.

4 Los frijoles tienen mucha fibra. Una porción de 75 g tiene 5 g de fibra. Cuentan también como una de las cinco frutas o verduras necesarias.

5 En los panes busque etiquetas que digan "100% integral" o "grano entero", ambos ricos en fibra. El color no es un indicador confiable, pues algunos panes cafés contienen color añadido. Lo mejor es leer la etiqueta de los ingredientes.

Enfóquese en la fibra

La fibra es la parte de los hidratos de carbono que el cuerpo no digiere fácilmente, pero es esencial para la salud. Está presente en todos los alimentos vegetales enteros: granos integrales, verduras, frutas, frijoles, semillas y frutos secos. Los productos animales: carne, aves, pescado y productos lácteos, no tienen fibra.

Hay dos tipos de fibra. La fibra soluble (en frijoles, lentejas, manzanas, peras y avena) ayuda a estabilizar la glucosa en sangre y disminuye los niveles de colesterol. La fibra insoluble (en muchos granos, cereales, semillas y verduras) mejora la salud del intestino al ayudar a la comida a pasar por el colon.

Tiene muchos beneficios: prevención de estreñimiento, prevención y tratamiento de diverticulitis (inflamación dolorosa de pequeñas bolsas a lo largo de la pared del colon), reducción de colesterol en sangre, mejor control de glucosa en sangre y menor riesgo de afecciones cardíacas y diabetes. Siga estos consejos:

- Aumente en forma gradual el consumo de fibra, en varias semanas, hasta 18 g al día. Beba agua (por lo menos 8-10 vasos al día) o el volumen extra de fibra hará lenta o bloqueará la función intestinal.
- Aunque el salvado es una fuente rica en fibra, impide que el cuerpo absorba hierro, cinc, cobre y calcio. Úselo poco. Es mucho mejor obtener más fibra de los granos integrales, frutas, verduras, frijoles y legumbres. Le darán minerales, vitaminas y fitoquímicos al mismo tiempo.

La dulce historia

A todos nos gusta mucho el azúcar, que es un hidrato de carbono simple. Nuestro consumo de azúcar suele proporcionar 18% de las calorías que consumimos (arriba del límite recomendado de 10%).

Aunque no hay nada malo en el azúcar, recuerde que añade calorías sin vitaminas ni minerales. Los alimentos azucarados elevan el nivel de triglicéridos, grasas en la sangre que aumentan el riesgo de afecciones cardíacas. El azúcar en sí no causa diabetes, pero una dieta con mucha azúcar y granos refinados y pocos granos integrales ricos en fibra

aumenta el riesgo de diabetes tipo 2. El azúcar causa caries dental. Los alimentos azucarados añaden calorías adicionales y dificultan el control del peso. Reemplazan también a alimentos más nutritivos en su dieta.

El azúcar está en todas partes. Está en muchos alimentos procesados (salsa catsup, sopas y aderezos para ensaladas) y es necesario un esfuerzo consciente para moderar su consumo. Aquí tiene cómo empezar:

- No tome refrescos que no sean de dieta.
- Busque azúcares ocultos en las etiquetas de los alimentos: azúcar morena, endulzante de maíz, jarabe de maíz, fructosa, jugo de fruta concentrado, glucosa (dextrosa), miel de maíz con fructosa, miel, azúcar invertido, lactosa, maltosa, melaza, mascabado, azúcar de mesa (sucrosa) y jarabe. Si aparecen como primero o segundo ingrediente o hay varios, evite esos alimentos con mucha azúcar.
- Diluya con agua o agua mineral los jugos de fruta azucarados. La fruta entera tiene fibra y azúcares naturales y no eleva tanto la glucosa en la sangre como los jugos.
- Evite alimentos con "poca grasa" y mucha azúcar y calorías.
- Use poca azúcar en el café o el té.

Elija bien la proteína

Todos necesitamos proteína, pero no mucha. Elija las fuentes más nutritivas, como frijoles, lentejas, chícharos, alimentos de soya, pescado, aves y cortes de res o cerdo magros. Los productos lácteos sin o con poca grasa y los huevos son buenas fuentes de proteína. Obtenga fibra de proteína vegetal de grasas omega-3 (del pescado) y de minerales como hierro y cinc (en las carnes magras).

El poder de las frutas y verduras

Sus padres tenían razón al decirle que comiera verduras. Comer suficientes verduras bien cocidas es una de las mejores —y agradables— formas de prevenir el cáncer y otras enfermedades.

Todos están de acuerdo en que es recomendable comer más frutas y verduras. Las razones aumentan al envejecer. No sólo son nutritivas (una rica fuente de vitamina C, betacaroteno, ácido fólico, fibra, potasio y magnesio, con poca o ninguna grasa ni sodio y pocas calorías), sino también una fuente única de los poderosos fitoquímicos que protegen de enfermedades. Éstos son algunos de sus beneficios:

- **Peso** Comer más fruta y verdura es una forma importante para controlar el peso. Tienen pocas calorías y mucha fibra y agua que lo hacen sentirse satisfecho. Los investigadores descubrieron que mientras más amplia es la variedad de verduras que come la gente, más delgada está.

- **Cardiopatías** Las frutas y las verduras tienen mucha fibra, potasio, antioxidantes y ácido fólico, que protegen contra las afecciones cardíacas. En estudios demográficos, las personas que comen más frutas y verduras tienen una probabilidad entre 15 y 40% menor de desarrollar afecciones cardíacas que las que comen menos.

- **Presión arterial** Una forma efectiva de reducir la hipertensión es comer de 8 a 10 porciones chicas de frutas y verduras al día, junto con al menos tres porciones de productos lácteos semidescremados. El efecto es similar al de los medicamentos para reducir la presión arterial. Y comiendo así se suele bajar de peso, lo cual ayuda a reducir la presión arterial.

- **Cáncer** La gente que come cinco o más porciones al día de frutas y verduras tiene la mitad de probabilidades de morir de cáncer que la que come una porción o ninguna. Algunos productos proporcionan más protección. En encuestas demográficas, las verduras más asociadas con un menor riesgo de cáncer son: cebollas, ajo, zanaho-

Superestrellas antioxidantes

Las frutas y las verduras con mucho color son ricas en antioxidantes, ayudan a proteger contra enfermedades crónicas y pueden hacer lento el proceso de envejecimiento. Los antioxidantes son moléculas con carga positiva que se combinan con los radicales libres con carga negativa y los vuelven inocuos. Los investigadores midieron recientemente el potencial antioxidante de las frutas frescas y las verduras; calificaron a cada una por su "capacidad radical de absorbencia de oxígeno". A mayor número, mayor la capacidad para neutralizar los radicales libres. Las calificaciones de capacidad se basan en una porción de 90 g. Éstas son las 14 con calificación más alta.

FRUTAS		VERDURAS	
Arándanos	2400	Col	1770
Fresas	1540	Espinacas	1260
Frambuesas	1220	Coles de Bruselas	980
Ciruelas	949	Ramitos de brócoli	890
Naranjas	750	Betabel	840
Uvas rojas	739	Pimientos rojos	710
Cerezas	670	Elote amarillo	400

Muffins de fresa

Las fresas en estos deliciosos muffins son una fuente excelente de vitamina C. Además, la harina integral de trigo contiene vitaminas, fibra y proteínas.

Rinde 8 muffins
1½ tazas de harina de trigo integral
8 cdas. de azúcar morena
1 cda. de polvos para hornear
½ taza de harina
1¼ tazas de leche descremada
¼ de cdita. de sal
½ taza de fresas, picadas
¼ de taza de margarina
Aceite vegetal en aerosol

1 Precaliente el horno a 220°C. Rocíe ligeramente los moldes para muffins con el aceite vegetal en aerosol o recúbralos con papel.
2 En un tazón grande, mezcle la harina de trigo integral, la harina, el azúcar, los polvos para hornear y la sal. Luego forme una fuente en el centro de la mezcla.
3 En un tazón chico, mezcle bien la leche descremada con la margarina, previamente derretida. Añada la mezcla de leche a la mezcla de harina y revuelva hasta que los ingredientes secos estén húmedos. Incorpore las fresas.

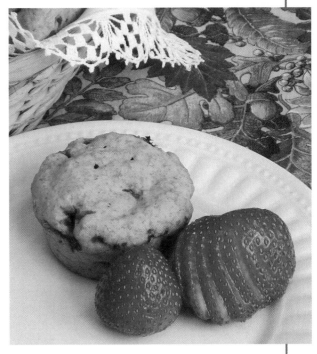

4 Vierta la mezcla en moldes para muffins. Llene sólo dos terceras partes de los moldes (para dejar espacio y que no se salgan cuando se esponjen). Hornee a 220°C durante 25 minutos o hasta que los muffins estén un poco dorados.

INFORMACIÓN NUTRIMENTAL Por muffin: 220 calorías, 4.5 g de proteína, 38 g de hidratos de carbono, 2 g de fibra, 7 g de grasa (0 g de grasa saturada), 0 mg de colesterol, 550 mg de sodio

rias, tomates (en especial cocidos) y verduras como el brócoli, la col, la col rizada, las coles de Bruselas y la coliflor. Un estudio indicó que los hombres que comieron tres o más porciones de estas verduras a la semana tuvieron un riesgo 41% menor de cáncer de próstata que los que comieron menos de una porción semanal.

- **Longevidad** Los amantes de la fruta tienen una ventaja mayor: un estudio reciente de hombres entre 54 y 80 años indicó que los que comieron más fruta vivieron más tiempo.

Llene su plato

No resulta difícil añadir más frutas y verduras a su dieta. Cómprelas frescas o congeladas (ahora hay disponible una variedad mucho mayor que antes de productos congelados) en su próxima visita al supermercado y luego pruebe estas sugerencias.

Formas para comer más verduras

- En invierno, enriquezca su sopa con verduras congeladas, directamente del congelador.
- En verano, aderece la ensalada con ejotes y chícharos en vaina para añadir sabor y color. Cuéza-

¡CUÍDESE!
Las frutas y las verduras frescas pueden tener microorganismos que causan enfermedades. Lávelas con el agua fría de la llave, en especial las frutas y las verduras como la lechuga y las bayas que se comen crudas. Si las come cocidas, igual lávelas primero.

NUTRICIÓN

Las frutas que contienen mucha vitamina C incluyen chabacanos, melón chino, toronja, melón gota de miel, kiwi, mango, naranja, piña, ciruela, fresa, mandarina y sandía.

los primero un poco y enfríelos bajo la llave del agua fría.

- La salsa es un aderezo nutritivo y muy sabroso para el pollo o el pescado al vapor o en microondas.

Formas de comer más frutas

- Ponga la fruta en un frutero en la cocina o comedor. Algunas frutas se conservan mejor en el refrigerador; colóquelas al nivel de los ojos de quienes comen "refrigerios". Las investigaciones indican que si la fruta está visible, es más probable que la coman.
- El cereal y el yogur son mejores con fruta: añada bayas frescas, arándanos secos o una mitad de manzana o de plátano.
- Evite esa barra de chocolate y saboree una mezcla de frutas secas (pasitas, chabacanos, cerezas, higos, duraznos y ciruelas). No las coma en exceso porque la fruta seca contiene muchas calorías.
- Inicie la buena costumbre de licuar: los licuados de fruta son rápidos, deliciosos y una buena forma de comer la fruta.
- Coma melón como aperitivo antes de la cena. Es una forma deliciosa de iniciar una comida.
- Opte por postres frutales: panes de fruta o manzanas al horno.

Ensalada de cangrejo, elote y aguacate

El aguacate proporciona grasa monoinsaturada, buena para el corazón; el cangrejo es una fuente de proteína y los berros contienen fitoquímicos que combaten el cáncer.

Rinde 4 porciones
1 lata (400 g) de granos de elote, escurridos
2 cdas. de salsa de tomate
1 cebollín, finamente picado
1 ramo de berros, recortados
1 aguacate cortado a la mitad, pelado, sin hueso y rebanado
1 cda. de jugo de limón fresco
225 g de carne de cangrejo cocida (o martín calamar o filete de calamar en trocitos)
2 cdas. de cilantro finamente picado
40 totopos

1 Mezcle los granos de elote, la salsa y la cebolla en un tazón. Ponga los berros en 4 platos y adorne con rebanadas de aguacate. Rocíe el aguacate con jugo de limón.
2 Añada la mezcla de elotes y cangrejo a los platos. Espolvoree el cilantro picado. Acomode una pila de totopos junto a cada plato antes de servir.

INFORMACIÓN NUTRIMENTAL Por porción: 298 calorías, 17 g de proteína, 39 g de hidratos de carbono, 5.5 g de fibra, 10 g de grasa (1 g de grasa saturada), 57 mg de colesterol, 493 mg de sodio

AUTO EXAMEN

¿De qué color es su dieta?

1 Está sentado ante su desayuno habitual. Observe lo que va a comer. ¿Qué colores naturales encuentra en los alimentos de su desayuno?
A Rojo, amarillo o naranja y café
B Marrón y blanco

2 Salió a almorzar a un restaurante y saborea una ensalada que se sirvió de la barra. En términos de color, ¿cómo describiría la apariencia de su ensalada?
A Verde en las orillas, con algunas partes de color rojo y naranja y más verde esparcido por el plato
B Varios tonos de verde
C Verde en los bordes, con partes blancas en el centro

3 ¿Con qué frecuencia come refrigerios que le manchen la boca o los dedos?
A Rara vez
B Una vez a la semana
C Una vez al día

4 Observe el cajón de verduras de su refrigerador. ¿Cuántos colores diferentes puede contar?
A Cuatro o más
B Tres
C Uno o dos

5 Observe el platillo que cenará. ¿Cuántos colores diferentes puede ver?
A Cuatro o más
B Tres
C Uno o dos

Su calificación

Mayoría de A ¡Excelente! Su dieta tiene sustancias vegetales que preservan la salud.

Mayoría de B Bastante bien. Quizá come las mismas dos o tres frutas y verduras cada semana. Aventúrese más. Pruebe una fruta o una verdura nueva cada semana.

Mayoría de C No se sienta mal. Casi toda la gente encaja en esta categoría. Lea la sección de frutas y verduras y descubra lo que le falta.

Clave de las respuestas
1 El desayuno típico (pan tostado, cereal, avena) tiene almidón y color blanco o marrón. La fruta añade colores vibrantes al desayuno. Añada fresas, arándanos o kiwi al cereal o al yogur en lugar del plátano habitual, y obtenga más fibra y nutrimentos.
2 Una barra de ensaladas es una mina de oro de nutrición. No hay nada malo en elegir sólo ensalada verde (B), pero pierde muchos sabores, texturas y nutrimentos diferentes. Si se inclina por el color blanco con mucha mayonesa (C) (ensaladas con pasta, papas y huevo), come mucha grasa y calorías. Las barras de ensaladas ofrecen una gran variedad que quizá no tendría en su refrigerador. Aproveche y sírvase al menos cinco verduras distintas.
3 Los refrigerios con color brillante añadido suelen estar muy procesados y tener mucha azúcar o grasa. Pruebe la fruta de colores oscuros, como frambuesas o arándanos.
4 Es una maravilla natural que las frutas y las verduras tengan hermosos colores. Éstos necesitan toda la ayuda posible, porque aunque están entre los alimentos más nutritivos, ocupan un asiento trasero en la dieta promedio. Decídase a comer al menos cuatro frutas y verduras distintas cada semana.
5 Una cena típica de pollo con papas asadas o fritas puede resultar demasiado monótona, tanto en color como en nutrimentos. Mientras más color tenga su comida, mayor será la variedad de elementos nutritivos que obtenga. Seleccione al menos cuatro colores diferentes en su próxima cena (rojo, verde, amarillo, naranja o morado). Pruebe el betabel caliente, para variar un poco.

Nueve superalimentos

Combata con efectividad las enfermedades cambiando su dieta un poco. Asegúrese de incluir estos nueve alimentos, que tienen propiedades especiales que mejoran la salud.

Comer para envejecer bien es algo más que comer alimentos ricos en nutrimentos sin muchas calorías. Algunos alimentos contienen compuestos que podrían retardar el proceso de envejecimiento. Se llaman fitoquímicos o sustancias químicas vegetales y gracias a ellos las frutas y las verduras son tan buenas para la salud.

Soya

Como todos los frijoles, los de soya contienen muchos minerales (incluso hierro) y microelementos. Muchos alimentos de soya, como el tofu y la leche de soya, se procesan o mejoran con calcio, vital para hombres y mujeres al envejecer. La soya es fuente excelente de proteína, sobre todo si disminuye el consumo de carne.

Pero lo que realmente distingue a la soya es que contiene estrógenos vegetales llamados isoflavones, con propiedades únicas que preservan la salud. Por ejemplo, ayudan contra la osteoporosis formando hueso, y algunos estudios indican que la soya ayuda a calmar ciertos síntomas de la menopausia. Los isoflavones también se estudian por su potencial para proteger contra algunos cánceres.

La soya reduce los niveles altos de colesterol. Se sabe que 25 g de proteína de soya disminuyen el colesterol total de 5 a 10% y se puede obtener esa cantidad en 350 g de tofu, en 1.2 litros de leche de soya o en cuatro cucharadas copeteadas de proteína de soya en polvo. Puede empezar así:

- Vierta leche de soya (preparada con frijoles de soya cocidos y machacados) sobre su cereal favorito. (Busque una marca fortificada con calcio.) Use leche de soya en lugar de leche de vaca en recetas de natillas y postres horneados.
- Use tofu firme en platillos sofritos y cremoso en dips y para untar.
- Prepare un sándwich con queso de soya tostado.
- Elija yogures a base de soya y cómalos como refrigerio o úselos en licuados de fruta.
- Muchas hamburguesas "vegetarianas" son a base de soya. Si no le gusta una marca, pruebe otra.
- Las "carnes" de soya, como la carne de soya molida, pueden no contener niveles altos de isoflavones (lea la etiqueta), pero son una buena opción para la carne. Elija marcas con poco sodio y grasa.
- El tempeh, alimento de soya fermentada, es firme y chicloso, bueno para platillos sofritos. Estófelo en salsa de soya. Pruebe el tempeh ahumado en sopa de chícharos, en lugar de cerdo.
- El miso, pasta de frijol de soya fermentada, se usa como base de sopa o se añade al caldo de pollo. Una advertencia: el miso puede ser alto en sodio; busque una marca que no contenga mucho.

Sustancias químicas vegetales que combaten enfermedades

Los científicos aislaron algunas sustancias químicas poderosas que hay en alimentos vegetales y que ayudan a combatir las enfermedades. Para beneficiarse de ellas, coma una amplia variedad de frutas y verduras frescas, granos enteros, frijoles y soya, junto con mariscos y ocasionalmente uno o dos huevos.

ALIMENTOS	FITOQUÍMICO	BENEFICIO
Alimentos de soya, frijoles, té	Isoflavones	Compuestos similares a estrógenos que protegen de cardiopatías, osteoporosis y algunos cánceres.
Semilla de linaza, germen de trigo, soya	Lignanos	Similar a isoflavones, arriba.
Té (verde, chino oolong y negro)	Catequinas y teaflavinas	Antioxidantes poderosos que ayudan a prevenir la oxidación del colesterol LBD ("malo") y las cardiopatías.
Bayas, uva negra, manzana	Ácido elágico	Un antioxidante poderoso.
Frutas cítricas	Tangeretina y nobiletina Limoneno	Antioxidantes. Inhiben coágulos en la sangre, quizá ayudan a prevenir las cardiopatías. Inhiben la actividad de las proteínas que desencadenan el desarrollo celular, quizá ayudan a prevenir el cáncer.
Arándanos, fresas, frambuesas, zarzamoras, cerezas, uvas negras	Antocianinas	Antioxidantes. Inhiben la síntesis del colesterol.
Cebolla, brócoli, col rizada, bayas, manzanas, té	Quercetina	Un antioxidante muy poderoso que protege contra las cardiopatías y el cáncer.
Brócoli, col, coles de Bruselas, col rizada, brócoli con tallo tierno	Isotiocianatos, como sulforafano e indoles	Quizá los compuestos en la comida que más protegen contra el cáncer descubiertos a la fecha.
Ajo y cebollas	Alicina y otros sulfatos alílicos	Reducen la tendencia de coágulos en la sangre, quizá protegen contra las cardiopatías y la apoplejía.
Legumbres, frijol, soya, semillas, granos enteros	Inhibidores de proteasa	Ayudan a reparar el ADN y el desarrollo celular fuera de control; quizá protegen contra el cáncer.
Tomates, pimientos rojos, toronja rosada, guayaba, sandía	Licopeno	Antioxidantes que están siendo estudiados por su capacidad de proteger contra el cáncer, en especial el de próstata.
Brócoli, coles de Bruselas, col rizada, espinacas, elote, yemas de huevo	Zeaxantina y luteína	Previenen la degeneración macular (trastorno de la vista relacionado con la edad).
Alimentos de soya, frutos secos, semillas, germen de trigo	Esteroles	Reducen los niveles de colesterol en sangre.
Frutos secos, alimentos de soya, legumbres, frijol	Saponinas	Ayudan a disminuir los niveles de colesterol en sangre.

Grasas buenas del pescado

El pescado graso es mejor fuente de ácidos grasos omega-3 buenos para el corazón que el pescado blanco. Veamos.

FUENTES IMPORTANTES	FUENTES MODERADAS	FUENTES POBRES
Macarela	Robalo	Bacalao
Sardina arenque	Fletán	Platija
Salmón	Salmón ahumado	Abadejo
(enlatado o fresco)	Lubina	Huachinango
Sardinas		Lenguado
Esturión		Atún (enlatado)
Trucha		
Atún		

Pescado

El pescado graso de océano, rico en ácidos grasos omega-3, protege contra las enfermedades cardíacas al reducir los niveles altos de triglicéridos (factor de riesgo de diabetes) y la tendencia a que la sangre forme coágulos que obstruyan las arterias. Un estudio relacionó el comer pescado una sola vez a la semana con una reducción de 40% de enfermedades cardíacas. Puede incluso prevenir de muerte repentina por ataque cardíaco y parece que ayuda a evitar un segundo ataque cardíaco a quienes ya tuvieron uno. En un estudio con sobrevivientes de ataques cardíacos,

Macarela con tomates, ajo y hierbas

Puede sustituir la macarela con cualquier pescado graso (atún, salmón, fletán o trucha) o usar un pescado menos graso, como bacalao o huachinango si prefiere.

Rinde 4 porciones
600 g de filetes de macarela
¼ de cdita. de sal
3 tomates medianos, maduros, sin
    semillas y picados
2 cditas de ajo, finamente picado
1 cda. de jugo de limón fresco
1 cda. de hojas de romero frescas o 1
    cdita. de hojas de romero secas
1 cda. de tomillo fresco, picado, o 1
    cdita. de tomillo seco

1   Precaliente el horno a 220°C. Ponga el pescado en un platón refractario y espolvoréele sal. Cúbralo con los tomates y el ajo. Rocíe el jugo de limón, el romero y el tomillo.
2   Hornee de 8 a 12 minutos, según el grueso de los filetes, o hasta que el pescado esté opaco en el centro y la carne se separe en capas con facilidad.

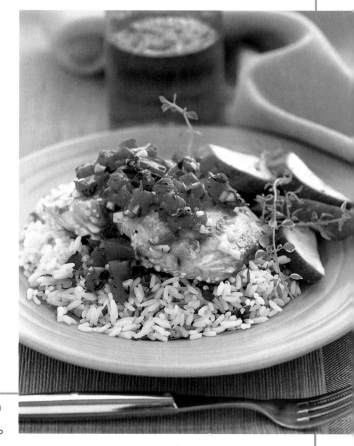

INFORMACIÓN NUTRIMENTAL Por porción: 252 calorías, 30 g de proteína, 6 g de hidratos de carbono, 0.8 g de fibra, 12 g de grasa (3 g grasa saturada), 68 mg de colesterol, 267 mg de sodio

Licuado tropical de soya

Ésta es una rica forma de añadir soya a su dieta. La fruta brinda una buena cantidad de vitamina C y betacaroteno.

Rinde una porción de 350 ml
55 g de piña, en cubos
55 g de mango, en cubos
2 fresas, sin el pedúnculo
225 g de leche de soya con poca grasa
El jugo de ½ lima

1   Ponga la piña, el mango, las fresas, la leche de soya y la lima en la licuadora o el procesador de alimentos. Licue bien; detenga la licuadora para limpiar los lados del vaso si es necesario. Vierta en una copa alta y adorne con hojitas de menta.

INFORMACIÓN NUTRIMENTAL **Por porción:** 193 calorías, 5 g de proteína, 42 g de hidratos de carbono, 2.5 g de fibra, 3 g de grasa (0 g de grasa saturada), 0 mg de colesterol, 98 mg de sodio

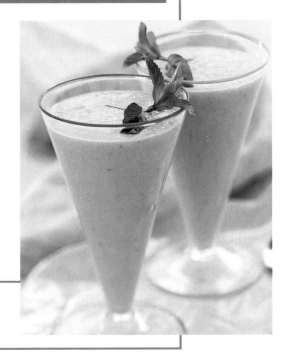

los que comieron pescado dos veces a la semana tuvieron 29% menos probabilidades de tener un segundo ataque. Una dieta con pescado también se ha relacionado con un riesgo menor de cáncer, en especial de esófago, estómago y colon. Alivia incluso la depresión, pues aumenta la producción del cuerpo de serotonina, sustancia química del cerebro que afecta el estado de ánimo. Un estudio indicó que la gente que comía pescado menos de una vez por semana tenía 31% más de probabilidades de sufrir depresión que la que lo comía con mayor frecuencia.

- Coma pescado al menos una vez por semana. Algunas buenas opciones son robalo, trucha, arenque, atún, macarela y salmón.
- Que el temor a la grasa no lo aparte del pescado graso. Suele tener menos grasa y calorías que la carne más magra.
- Los mariscos son buenos. Incluso los camarones, altos en colesterol, son bajos en grasa saturada y tienen grasas omega-3. Inclúyalos en una dieta baja en colesterol.
- El pescado magro, como platija y bacalao, es una buena fuente de proteína, casi sin grasa saturada.
- Para consumir pocas calorías, coma el pescado horneado, escalfado, al vapor o asado, no frito.

Ajo

Cocinar con ajo es una forma excelente de añadir sabor sin aumentar grasa, calorías ni sodio, y puede obtener beneficios adicionales para la salud. Varios estudios indican que un diente de ajo al día disminuye el colesterol alto y hay pruebas de que el ajo reduce la tendencia de la sangre a formar coágulos, otro beneficio potencial para el corazón. Quien come mucho ajo (y cebollas) tiene un riesgo menor de cáncer de estómago y quizá de cáncer de mama. Coma el ajo crudo o, para maximizar el ingrediente activo en platillos cocinados, pruebe esto: corte, pique o machaque un diente de ajo y déjelo reposar 10 minutos antes de añadirlo a su platillo, para dar tiempo a que se forme la alicina, el compuesto de sulfuro del que se derivan todos los beneficios potenciales del ajo.

Brócoli

Todas las verduras verdes favorecen la salud, pero el brócoli y sus primos de la familia de la col son especiales.

No sólo contienen muchas vitaminas y fibra, sino también una clase de fitoquímicos llamados isotiocianatos. Algunos estudios indican que estos compuestos protegen contra una amplia variedad de cánceres, pues al estimular el hígado aumenta la producción de enzimas que combaten el cáncer. La familia de las crucíferas, a la que pertenece la col, es grande; incluye coles de Bruselas, col, coliflor, col rizada, colinabo, mastuerzo, rábanos, oruga, espinaca, nabo sueco, nabo y berros.

Quiche de brócoli sin corteza

Este plato es ideal para un almuerzo o cena ligeros; o puede cortar la quiche en cuadritos para servirla como bocadillo o canapé. Puede sustituir el brócoli por col rizada picada y cocida u otras verduras verdes, y el queso Emmental por manchego o Chihuahua.

Rinde 4 porciones
4 huevos medianos
225 g de queso ricotta
1 cdita. de mostaza
½ cdita. de sal
⅛ de cdita. de pimienta
280 g de brócoli cocido y picado
150 g de queso Emmental, rallado

1 Precaliente el horno a 180°C. Rocíe un molde cuadrado para horno, de 23 cm, con aceite en aerosol. En un tazón grande, bata juntos los cuatro huevos, el queso ricotta, la mostaza, la sal y la pimienta.
2 Coloque el brócoli y el queso Emmental en el molde. Vierta encima la mezcla de huevo.
3 Hornee de 40 a 50 minutos o hasta que al insertar un cuchillo en el centro de la quiche, salga limpio. Deje reposar la quiche 10 minutos para que se enfríe un poco. Rebánela y sírvala con una colorida ensalada fresca y crujiente.

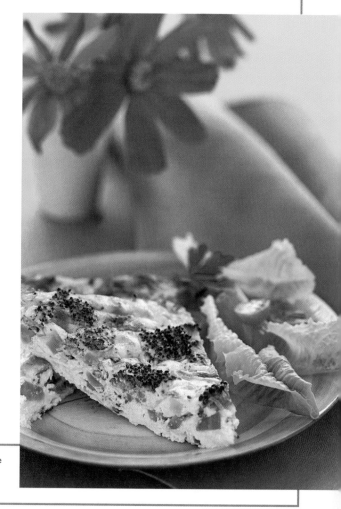

INFORMACIÓN NUTRIMENTAL Por porción: 335 calorías, 226 g de proteína, 10 g de hidratos de carbono, 1.6 g de fibra, 25 g de grasa (13 g de grasa saturada), 303 mg de colesterol, 986 mg de sodio

Ensalada de espinacas con pera y nueces

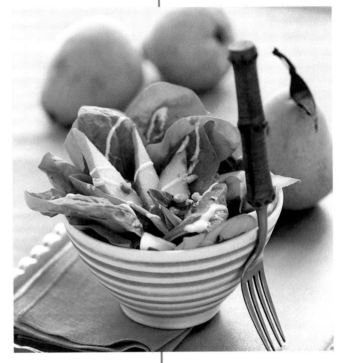

La espinaca es rica en ácido fólico, betacaroteno y vitamina C y, junto con la pera, proporciona una cantidad importante de fibra. El aderezo de yogur le da calcio; el ajo y las nueces son buenos para el corazón.

Rinde 4 porciones
170 g de yogur natural semidescremado
1 diente de ajo, machacado
1 cda. de aceite de oliva
¼ de cdita. de mostaza de Dijon
450 g de espinacas, lavadas, sin tallos y en trozos del tamaño de un bocado
1 pera, sin corazón, en rebanadas delgadas
30 g de nueces picadas

1 Bata el yogur, el ajo, el aceite y la mostaza en procesador de alimentos o licuadora de 30 a 60 segundos o hasta tener una mezcla homogénea.
2 Mezcle la espinaca, la pera y las nueces en un tazón grande. Vierta el aderezo sobre la ensalada y revuelva bien.

INFORMACIÓN NUTRIMENTAL Por porción: 153 calorías, 7 g de proteína, 15 g de hidratos de carbono, 3.5 g de fibra, 9 g de grasa (1 g de grasa saturada), 1 mg de colesterol, 131 mg de sodio

El brócoli es rico en un isotiocianato llamado sulforafano, uno de los compuestos protectores de este tipo más poderosos que se han descubierto. Como el sulforafano sobrevive al calor al cocinarlo, sirva el brócoli crujiente o bien cocido. Incluso crudo es delicioso, cortado en ramitos, en una ensalada.

Nuevo en algunos supermercados es el brócoli de tallo tierno, que parece una cruza de espárragos y brócoli. Es un agente poderoso en la lucha para combatir el cáncer porque contiene niveles muy altos de glucosinolato, un isotiocianato que los científicos han identificado como eficaz contra un amplio rango de cánceres, incluidos los de pulmón, estómago, colon y recto.

El brócoli de tallo tierno contiene 45% más de glucosinolatos que el brócoli tradicional, y como se come completo, se obtienen más beneficios y no se desperdicia nada.

Los berros contienen un isotiocianato que se destruye fácilmente con el calor. Aun así, cocinados son muy nutritivos, pero coma algunos crudos o cocidos ligeramente al vapor.

Tomates

La sustancia que hace que el tomate sea rojo ayuda a mantener sano el cuerpo. Es un pigmento vegetal llamado licopeno, un antioxidante poderoso. Varios estudios indican que el licopeno reduce el riesgo de cáncer de próstata. Un estudio reciente indicó que en promedio los hombres

NUTRICIÓN
Una porción mediana de brócoli contiene casi 100% de la dosis diaria recomendada de vitamina C.

¿Desea vivir muchos años? Coma tomates. Contienen un compuesto llamado licopeno que ayuda a combatir el cáncer y mejora el sistema inmunitario.

que comían 10 porciones de productos de tomate a la semana tenían 35% menos probabilidades de desarrollar dicha afección. Hay pruebas de que el licopeno combate los cánceres de pulmón, páncreas y tracto digestivo. Estudios entre la población indican que quien come más tomate tiene menos probabilidades de desarrollar enfermedades cardíacas.

- Los tomates frescos son deliciosos y ricos en vitamina C; pero al cocinarlos, se libera el licopeno de las paredes de las células y el cuerpo lo absorbe mejor.
- Las salsas de tomate comerciales contienen licopeno en forma muy absorbible, así que puede elegir su marca favorita.
- Para sazonar los tomates de lata, saltee una cebolla picada en un poco de aceite de oliva, hasta que se ablande; añada salsa y un tomate fresco grande picado, un poco de ajo fresco picado y orégano seco. Cómalo con pasta.
- Para una pizza muy saludable, prepárela u ordénela con salsa de tomate extra y verduras; pídala con poco queso o elimínelo.

Espinacas

Popeye estaba equivocado. Las espinacas no lo van a hacer fuerte, pero una investigación preliminar indica que ayudan a conservar la vista. Se cree que protegen contra la causa más común de ceguera en personas de más de 65 años, la degeneración macular. En un estudio, la gente que comía espinacas (y otras verduras verde oscuro como acelgas y col riza-

da) dos o cuatro veces a la semana tuvo 46% menos probabilidades de desarrollar degeneración macular que la gente que las comía menos de una vez al mes. Los científicos creen que la luteína y la zeaxantina, dos fitoquímicos de la familia de los carotenoides, ayudan a la mácula (un pequeño punto en el centro de la retina) a eliminar la muy dañina luz ultravioleta. Las espinacas son una buena fuente de vitaminas A, C y E.

- Lave muy bien las espinacas para retirar la tierra. Ponga las hojas en un tazón grande lleno de agua y luego sáquelas; repita con agua limpia hasta que no quede tierra.
- Pruebe las espinacas baby. Ponga una gota de aceite de oliva en una cacerola grande antiadherente; ponga ésta al fuego hasta que se caliente sin humear. Incorpore las espinacas frescas, lavadas y escurridas, y revuelva hasta que se reduzcan, unos dos minutos.
- Coma espinacas baby en ensalada.

Té

¿Quién hubiera dicho que el té es tan saludable? Contiene muchos compuestos antioxidantes, llamados catequinas, que protegen contra las enfermedades cardíacas, la apoplejía y el cáncer. El té verde es el que contiene más catequinas (27% peso seco), seguido del té chino oolong (23%). El té negro (4%) incluso tiene suficientes de estos compuestos para causar efecto. Beba té cuando se le antoje una bebida caliente.

No se inquiete demasiado por el contenido de cafeína del té. Una taza de té negro tiene, en promedio, sólo 35 mg de cafeína, menos que el café ligerito. El té verde tiene, en promedio, sólo 25 mg. (Mientras más remoje el té, más cafeína suelta.)

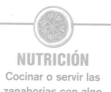

NUTRICIÓN

Cocinar o servir las zanahorias con algo de aceite mejora la absorción del cuerpo de betacaroteno.

Algunas ideas para la hora del té:

- Pruebe té verde de buena calidad. Es una bebida suave y refrescante y no necesita azúcar ni leche.
- Prepare un buen té negro o verde. Ponga a hervir agua fría, caliente una tetera con agua hirviendo y luego vierta las hojas de té; deje reposar el té negro de 4 a 5 minutos y el verde de 3 a 4 minutos.

Arándanos

Todas las bayas (arándanos, fresas, frambuesas) contienen mucha vitamina C, fibra y antioxidantes que protegen contra las cardiopatías y el cáncer. Los arándanos morados, así como los agrios, protegen al tracto urinario de infecciones, pues evitan que las bacterias que las ocasionan se peguen a las paredes celulares. Un estudio en animales incluso indica que las bayas pueden ayudar a prevenir la decadencia cognitiva relacionada con la edad, y que los arándanos morados ayudan a mejorar el equilibrio, una cualidad importante, ya que el peligro de caer aumenta con la edad. Unos consejos:

- Lave todas las bayas con agua fría antes de comerlas, para quitarles polvo y bacterias.
- Añada arándanos morados al cereal o al yogur, para obtener un sabor dulce.
- Compre bayas mixtas congeladas. En muchos supermercados las venden en bolsas individuales.
- Caliente un paquete de bayas mixtas y viértalas sobre helado semidescremado o añádalas a una mezcla para hornear panecillos.

Frutos secos

Con mucha grasa y calorías, los frutos secos son alimentos nutritivos que no deberían comerse, mas no es así.

Estudios de población indican que los hombres y las mujeres que comen frutos secos varias veces a la semana tienen menos probabilidades de morir de enfermedades cardíacas que quienes rara vez los comen. Comer un puñado de frutos secos, como nueces, cuatro o cinco veces a la semana reduce 40% el riesgo de ataque cardíaco, según una investigación. Es muy probable, porque la grasa de los frutos secos es insaturada, con ácidos grasos omega-3 (nueces y pacanas son los que contienen más).

Los frutos secos tienen mucha vitamina E y magnesio, fitoquímicos únicos que protegen la salud, y compuestos, como las saponinas, que protegen contra el cáncer.

Añádalos a la ensalada (vea Ensalada de espinacas con pera y nueces, pág. 55). Tueste los frutos secos para obtener más sabor: póngalos rebanados o picados en una sartén antiadherente y caliente a fuego medio 2 o 3 minutos. Sacuda la sartén a menudo para evitar que se quemen. Luego añada los frutos tostados a su ensalada favorita o mézclelos en panes horneados en casa y postres.

Una o dos cucharadas de frutos secos es suficiente. No los coma en exceso, pues 50 g de cacahuates contienen 280 calorías. Mejor inclúyalos en la dieta en vez de otros alimentos con mucha grasa, como tocino o queso.

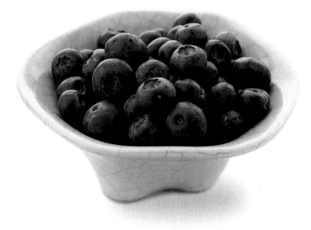

De todas las frutas y verduras estudiadas, los arándanos morados son los que tienen mayor poder antioxidante. Y son deliciosos.

Alimentos funcionales

Los supermercados empiezan a vender alimentos enriquecidos con varios compuestos que protegen la salud. Algunos de ellos sí mejoran la salud; otros son sólo un desperdicio de dinero.

Hace 2,000 años, Hipócrates, el "padre de la medicina" griego, escribió: "Que su comida sea su medicina" Quizá nunca imaginó que añadiríamos medicina a la comida; sin embargo, eso es lo que empezamos a encontrar en los anaqueles de los supermercados.

Desarrollados primero por los japoneses, los llamados "alimentos funcionales" tienen ingredientes añadidos que mejoran la salud. Varían desde margarinas que reducen el colesterol hasta huevos enriquecidos con las grasas saludables para el corazón que tiene el pescado. Cuidado: en esta categoría encontrará también algunos que no ayudan a la salud y que sólo son un gasto inútil.

Medicina o mercadotecnia

¿Deprimido? ¿Qué tal unas papas fritas preparadas con hierba de San Juan o un jugo de fruta con ginkgo para mejorar el poder del cerebro?

Definitivamente éstas no son buenas ideas. Los complementos de hierbas se usan mejor con propósitos

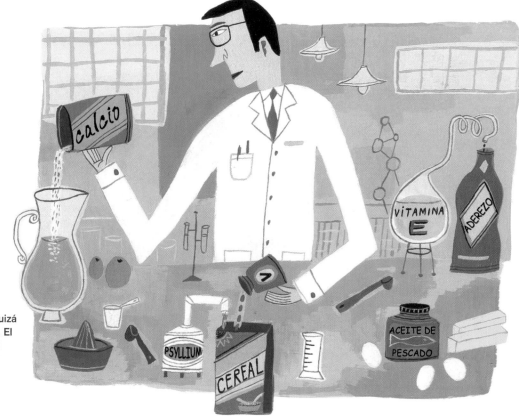

¿Se come mejor con ayuda de la química? Quizá sí, quizá no. El lema es: "El consumidor debe estar alerta"

específicos en dosis controladas por períodos limitados. La cantidad de hierba de San Juan en esas papas quizá sea tan baja que no le hará daño, pero tampoco bien, y las papas fritas añadirán calorías a su dieta.

Por otro lado, algunos alimentos funcionales mejoran la dieta contra el envejecimiento. Debe buscar esto:

- Un alimento saludable que vaya a incluir en una dieta bien balanceada. Por ejemplo, un jugo de naranja fortificado con calcio. El jugo de naranja es un alimento nutritivo en sí, y si necesita calcio extra, ésta es una forma excelente de obtenerlo. Pero los dulces son dulces y lo mismo sucede con las papas fritas, y ninguna cantidad de aderezo los hará nutritivos.
- El ingrediente añadido debe haber demostrado científicamente que es benéfico (pocos lo son).
- Debe tener buen sabor.

Buenas opciones

1 Alimentos para el corazón Si tiene el colesterol alto, la dieta puede disminuirlo, y si añade algunos alimentos funcionales, puede disminuirlo de 5 a 10% o más.

- Se aprobó que unas margarinas que reducen el colesterol indiquen que pueden reducir niveles elevados de colesterol. Contienen compuestos vegetales (esteroles, estanoles) que interfieren con la absorción del colesterol.
- Los cereales a base de avena, ricos en fibra soluble, ayudan a reducir el colesterol elevado, igual que el salvado de avena.
- Los alimentos enriquecidos con proteína de soya son benéficos. Se asegura que comer 25 g de proteína de soya al día reduce el colesterol.

2 Ayudan a los huesos El calcio se encontraba antes principalmente en los productos lácteos. Ahora lo encuentra añadido a ciertos jugos de fruta, cereales para el desayuno y barras de cereal.

En general es algo bueno: la mayoría de la gente obtiene muy poco calcio, importante para prevenir la osteoporosis y controlar la presión arterial. ¡Adelante! Beba jugo fortificado con calcio. Recuerde: el calcio necesita vitamina D para ser en verdad efectivo; considere un complemento de vitamina D, en particular si tiene más de 65 años o no se asolea mucho. No exceda la dosis de calcio: 700 mg al día son suficientes.

3 Alimentos mejorados con vitaminas La vitamina E es soluble en grasa. Al disminuir la grasa, solemos disminuir las fuentes de vitamina E, como frutos secos, semillas y aceites. Por eso no es sorprendente ver productos fortificados con vitamina E. Júzguelos con mucho escepticismo: ¿comería este tipo de alimentos de cualquier manera?, ¿se han demostrado sus beneficios?, ¿saben bien? Si desea cambiar a un producto enriquecido con vitamina E, hágalo, siempre que no añada calorías adicionales a su dieta.

4 Mejor un huevo A algunos huevos se les ha añadido ácidos grasos omega-3, las grasas "buenas" de huevos de gallinas alimentadas con dieta vegetariana de semillas ricas en omega-3. Un huevo grande de éstos contiene casi 1 g de omega-3 (75% del requerimiento diario). La gente sana puede comer hasta siete huevos a la semana. Pero como contienen colesterol, consulte antes si usted tiene el colesterol alto.

Comida, amigos y diversión

Comer de manera saludable no es sólo incluir nutrientes que combatan la enfermedad. Compartir una comida con la familia y amigos da más beneficios y placeres que la comida de su plato.

El acto de comer puede ser un vínculo entre la familia y los amigos. La palabra *compañero* viene de las palabras latinas *cum* (con) y *pane* (pan). Compartir el pan es una ocasión para la conversación, una experiencia social, una fuente de placer sencilla y una oportunidad para relajarse. Para muchas personas, el acelerado ritmo de la vida dificulta planear comidas juntos. Para otros, el aislamiento significa que suelen comer solos. La soledad es un factor de riesgo para una mala nutrición. Los estudios indican que las personas mayores que viven solas tienen mayor probabilidad de saltarse comidas y seguir dietas de mala calidad. En un estudio en el que los investigadores crearon un "índice de soledad" para 61 personas de 60 años y mayores, aquellas con el índice más alto tuvieron mayor probabilidad de consumir pocas calorías y calcio.

Por otra parte, el matrimonio da una ventaja extra de salud: mejor nutrición. En un estudio de más de 4,000 personas de 55 años o mayores, los hombres y mujeres que vivían con sus cónyuges seguían una dieta mejor que las que cocinaban para una sola persona. Si enviudó recientemente, éste es un tiempo muy vulnerable. Los estudios indican que hasta dos años después de la muerte del cónyuge, los adultos mayores viudos comen dietas muy pobres.

Aproveche al máximo las horas de las comidas, sin importar sus circunstancias. Almuerce con un nuevo amigo. Forme un club de cenas con amigos e invite a uno o dos amigos a una cena informal de vez en cuando. Así nutrirá sus amistades y su cuerpo al mismo tiempo.

Aunque es recomendable cuidar lo que come, no es necesario ser obsesivo respecto a la comida y la salud. Comer bien no debe sentirse como una privación. El placer que obtiene de la comida es importante, en especial si lo lleva a probar una

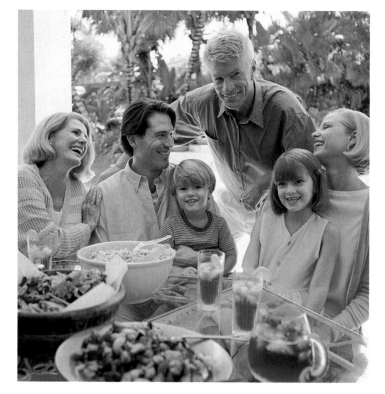

Cualquier comida que reúne a amigos o familiares es, en cierto aspecto, saludable.

Fajitas de cerdo asado y verduras

Si decide invitar a uno o dos amigos a cenar a última hora, ésta es una comida saludable.

Rinde 4 porciones
Escabeche (receta abajo, derecha)
1 filete de cerdo, 350 g
1 diente de ajo, en mitades
2 pimientos rojos, en mitades, sin semillas y en tiritas de 5 mm de ancho
2 cebollas moradas chicas, en mitades y en rebanadas de 5 mm de ancho
1 calabacita grande, en rebanadas de 5 mm
4 tortillas de harina, de 20 cm, calientes (vea nota)
Salsa fresca, yogur semidescremado o crema agria y cilantro picado para adornar (opcional)

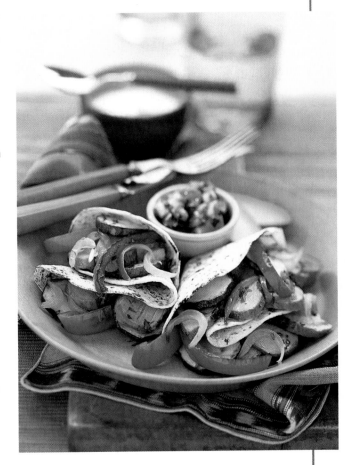

1   Precaliente el horno a 230°C. Vierta la mitad del escabeche en una bolsa de plástico sellable. Frote el cerdo con el ajo; ponga la carne en la bolsa, a marinar. Selle la bolsa y deje aparte, a temperatura ambiente, mientras prepara las verduras.

2   En un tazón grande, mezcle los pimientos, las cebollas y la calabacita con el resto del escabeche. Cubra una charola para hornear de 45 x 25 cm con papel de aluminio y rocíe con aceite en aerosol. Extienda las verduras sobre el aluminio. Ase 35-40 minutos. Revuelva ocasionalmente.

3   Retire el cerdo del escabeche y colóquelo en una charola para asar chica. Ase de 20 a 25 minutos o hasta que la temperatura interna del cerdo registre 67°C en un termómetro para carne de lectura instantánea.

4   Saque el cerdo del horno y déjelo reposar 5 minutos antes de rebanarlo. Reparta el cerdo rebanado y las verduras entre las tortillas calientes. Enróllelas y sírvalas adornadas.

Escabeche Mezcle los ingredientes siguientes en una jarra: 4 cdas. de jugo de limón, 2 cdas. de vinagre de vino tinto, 1 cda. de aceite de oliva, 2 cdas. de comino molido, 2 dientes de ajo picados y de ¼ a ½ cdita. de pimienta negra molida gruesa.

Nota Apile las tortillas y envuélvalas en papel de aluminio. Coloque el paquete en el horno, junto con la carne y las verduras, durante los últimos 5 minutos del asado.

INFORMACIÓN NUTRIMENTAL Por porción: 278 calorías, 22 g de proteína, 34 g de hidratos de carbono, 2.5 g de fibra, 6 g de grasa (1 g de grasa saturada), 50 mg de colesterol, 634 mg de sodio

variedad de alimentos. La investigación indica que cuanto más variada sea su dieta, en especial si incluye una amplia variedad de frutas y verduras, más probable es que se mantenga sano. Por otra parte, quien come una variedad muy limitada de alimentos tiene más probabilidades de desarrollar cardiopatías.

Hoy hay disponible en supermercados y tiendas una gran variedad de alimentos, así que experimente.

Ocho semanas para comer mejor

Los hábitos alimentarios son sólo eso: hábitos. Si intenta modificarlos de una vez, muy pronto volverá a lo acostumbrado. Si hace cambios pequeños cada semana, en ocho semanas tendrá una nueva forma de comer que podrá mantener toda la vida.

	DOMINGO	LUNES	MARTES
SEMANA 1	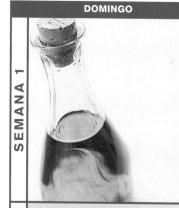	**Anote aceite de oliva extravirgen** en su lista. Empiece a usarlo en lugar de mantequilla o margarina en platillos salteados o sofritos. Prepare su aderezo francés con 4 cdas. de aceite de oliva y 2 cdas. de vinagre; añada sal, pimienta y hierbas secas al gusto.	
SEMANA 2		**Elija una fruta o una verdura** que no acostumbre comer y pruébela esta semana. Elija algo de temporada, ya sea mango (exquisito en ensaladas y una fuente excelente de betacaroteno), o espinacas o col rizada (ambas son antioxidantes excelentes que puede agregar a las sopas en el último minuto para lograr una retención máxima de nutrientes).	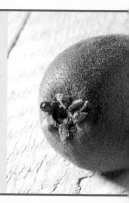
SEMANA 3	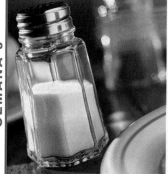	**Si es como la mayoría de nosotros,** usted consume demasiado sodio. La mayor parte no procede del salero, sino de los alimentos procesados, como sopas de lata. Empiece a leer las etiquetas de los alimentos para que se dé cuenta de cuánto sodio está incluyendo en su dieta. Su deseo por la sal bajará al ir disminuyendo su consumo.	
SEMANA 4	**Su siguiente proyecto** es empezar a eliminar las grasas trans de su dieta. Busque en las etiquetas de los alimentos "aceite parcialmente hidrogenado". Use aceite de oliva o de canola, y no mantequilla ni margarina dura.	**El ajo puede reducir** la presión arterial y evitar algunos cánceres. Añada un diente de ajo machacado al aderezo para ensalada. Puré de papa con ajo: añada dientes de ajo pelados y en mitades al cocer las papas y macháquelos.	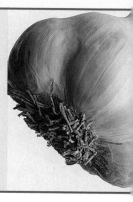

MIÉRCOLES	JUEVES	VIERNES	SÁBADO

Elija una cena rica en fibra,

a base de vegetales, en lugar de su cena acostumbrada de carne, para esta noche. Pruebe la receta de la pág. 77 o consulte libros de cocina para otras ideas creativas al cocinar. Enjuague las verduras de lata antes de usarlas, para eliminar parte de la sal.

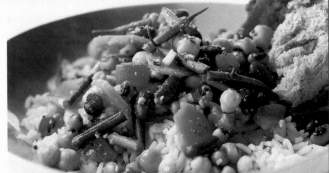

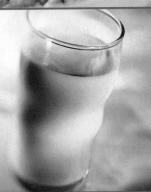

Si aún bebe leche entera,

es tiempo de empezar a hacer el cambio. Consuma primero leche semidescremada, que ya tiene sólo la mitad de la grasa, y bébala un mes. Una vez acostumbrado al sabor, está listo para probar la leche descremada, con la misma cantidad de proteína y calcio que la semidescremada, pero sólo una cantidad muy pequeña de grasa. Si en verdad no le gusta, regrese a la leche semidescremada, que seguramente le parecerá una opción más cremosa.

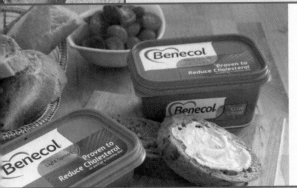

Al hacer la compra para la semana

compre un nuevo tipo de margarina. Si necesita controlar el colesterol, pruebe marcas que contengan ingredientes que ayuden a disminuirlo.

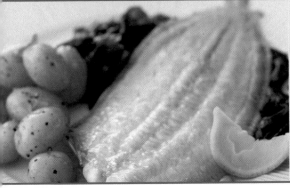

¿Pescado para la cena?

Además de ayudar al corazón, el pescado es una comida rápida. Escalfado en una cacerola con un poco de vino o agua, está listo en tan sólo 10 minutos. (Cocínelo de 8 a 10 minutos por cada 2.5 cm de grueso.) Cocine el pescado en el horno de microondas; es aún más rápido.

Ocho semanas para comer mejor

	DOMINGO	LUNES	MARTES

SEMANA 5

Elija un alimento de soya para probarlo

Si ha evitado el tofu por su textura, pruebe la variedad firme o extrafirme. Congele el tofu y desmorónelo en una salsa de chile. Pruebe la leche de soya con su cereal. Añada miso (pasta de frijol de soya) a las sopas. Prepare una hamburguesa de soya. Experimente hasta encontrar la marca que le guste.

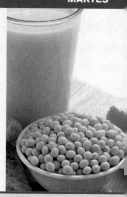

SEMANA 6

¿Toma café?

Si lo hace, trate de sustituir por té una de sus tazas de café diarias. El té ofrece beneficios antioxidantes que no tiene el café y protege contra las cardiopatías y el cáncer. El té verde ofrece más beneficios para la salud, pero el té negro también es saludable. Experimente con diferentes variedades de té (a granel o en bolsitas).

SEMANA 7

Ataque su hábito de refrigerios

Tenga zanahorias miniatura en el refrigerador; un puñado satisface su necesidad de vitamina A del día. Pruebe el yogur de vainilla o de limón semidescremado con germen de trigo espolvoreado. O disfrute unas almendras tostadas. Ponga un puñado de almendras sin sal en una hoja de papel de aluminio, bajo la llama del asador, unos minutos. Vigílelas y revuélvalas al poco tiempo, para evitar que se quemen. Sáquelas y póngales poca sal.

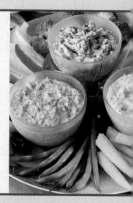

SEMANA 8

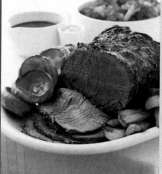

Haga de este domingo

un pretexto para comer con su familia o sus amigos. No importa lo que sirva (pruebe lasaña preparada con verduras asadas como berenjena, calabacitas y pimientos verdes). Sólo disfruten el tiempo que pasen juntos.

Tenga en el congelador verduras congeladas

Puede agregarlas instantáneamente a las comidas (añádalas a los platillos sofritos) y lo ayudan a lograr su objetivo de cinco o más porciones de frutas y verduras al día. Como la congelación es la mejor forma de conservar los nutrientes de los alimentos frescos, suelen ser tan nutritivas como las que encuentra frescas en el mercado.

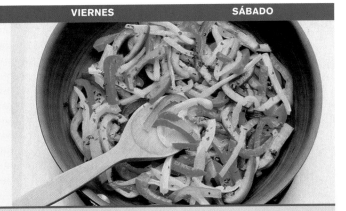

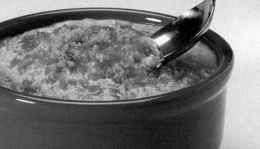

Haga un cambio en su desayuno

Escoja avena, buena para el corazón, o un nuevo cereal para el desayuno (uno que tenga 3 g o más de fibra por porción y menos de 3 g de grasa). Añada sabor con bayas frescas o arándanos secos. Evite los cereales tipo granola (son como granola tostada y endulzada), a menos que los consiga con poca grasa. Prepare su granola: mezcle 2 tazas de avena con 1 taza de frutas secas y semillas y un poco de mascabado. Ase en horno caliente 3-5 minutos.

Añada una crucífera que combate el cáncer

al menos a una comida, esta semana. Elija entre brócoli, col morada, coles de Bruselas, col rizada, acelgas, brócoli de tallo tierno y berros (muy buenos en ensaladas y sándwiches). Añada sabor al brócoli poniendo algunas castañas congeladas en el agua de cocción. Sirva el brócoli con semillas de ajonjolí tostadas (áselas 1 o 2 minutos en una sartén, sacudiéndolas) y trocitos de pimiento rojo.

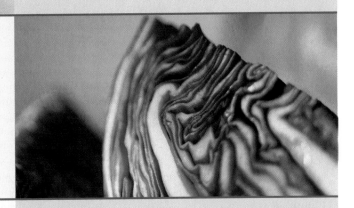

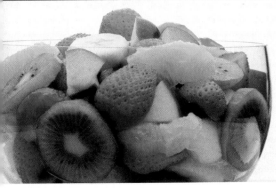

Tome fruta como postre de la cena entre semana

Pruebe una ensalada de fruta fresca, con una fruta poco común, o prepare su favorita de siempre: manzanas al horno. Quíteles el corazón a las manzanas y agrande ligeramente el hoyo en la parte superior. En cada manzana ponga 1 cdita. de azúcar o miel, 1 cdita. de canela y pasitas o grosellas. Colóquelas en un platón para horno poco hondo, con un poco de agua. Hornee a 180°C unos 45 min. o hasta que estén blandas, o en el microondas unos minutos.

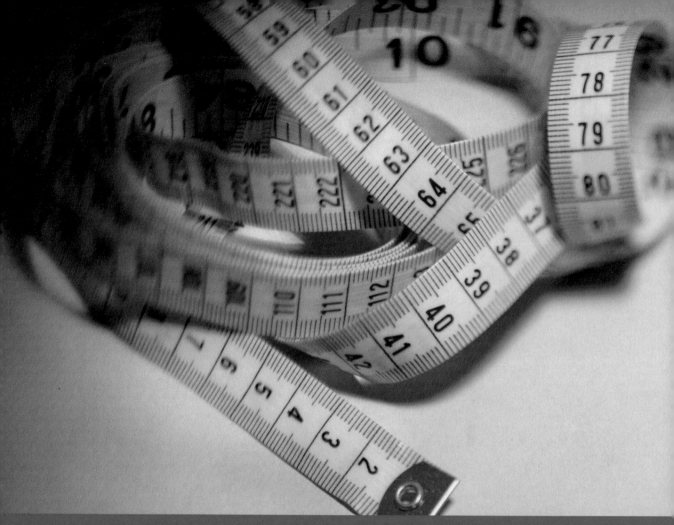

CAPÍTULO

2

Vigile su peso

La lucha contra el sobrepeso

¿Apareció la temida llantita? Si el cinturón ya no le cierra, su problema no es sólo estético, sino que también pone en riesgo su salud. Es el momento de hacer algo al respecto.

Si retrocede al mirarse en el espejo y se pregunta de dónde vino ese peso de más, sepa que esto no sucede de un día a otro. Los kilos aumentan hacia los 35 años, cuando nuestra actividad es menor. Al perder músculo, el horno metabólico del cuerpo se enfría y quemamos menos calorías, incluso en reposo. Cada 10 años, después de cumplir los 50, necesitamos 100 calorías menos al día para mantener el mismo peso. Casi todos siguen su plan de comida habitual, por lo que semana a semana ese peso extra se acumula. La mayoría aumenta 5 kg por década después de los 20 años.

Aunque no nos guste mucho el cabello gris y las arrugas, el aumento de peso al envejecer es un enemigo más peligroso, porque amenaza la salud. Además de debilitar la energía, el sobrepeso aumenta el riesgo de casi toda enfermedad grave, incluso de hipertensión, afecciones cardíacas, isquemia cerebral, diabetes tipo 2, cáncer de mama y uterino, cáncer de colon y cálculos en la vesícula. Incluso el dolor en la espalda baja y la artritis empeoran con el peso adicional.

¿Tiene sobrepeso?

Ni el aspecto de su cintura ni su reflejo en el espejo pueden decirle en realidad si necesita preocuparse. Ni las básculas caseras le darán una respuesta confiable, ni las gráficas de peso tradicionales. Esto se debe a que lo más importante no es cuánto

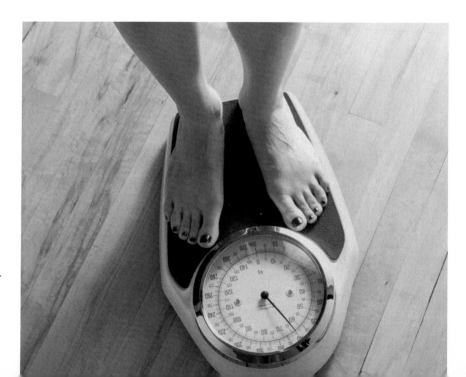

¿Tiene hipertensión arterial? Con perder tan sólo 5 kg usted puede reducir su lectura, quizá lo suficiente para disminuir el medicamento para la hipertensión arterial, o incluso para dejar de tomarlo.

pesa, sino cuánta grasa corporal tiene. Como el músculo pesa más que la grasa, puede pesar mucho en la báscula y estar sano si su constitución es muy musculosa.

No hay una forma fácil y confiable para medir con precisión el porcentaje de grasa corporal. La mejor forma es el índice de masa corporal (IMC), una fórmula matemática basada en la estatura y el peso. Para calcular su IMC y saber si sus cifras están dentro del marco aceptable, vea ¿Qué tan delgado está? (der.).

Manzanas contra peras

El sitio en el que tiene la grasa puede ser tan importante como la cantidad que tiene. Si su grasa se concentra alrededor del abdomen, donde crea una silueta en forma de manzana, es más peligroso para su salud. La gente con cuerpo en forma de manzana tiene un riesgo mayor de colesterol alto, hipertensión, enfermedad cardiovascular, diabetes tipo 2 y quizá cáncer de mama y de endometrio. La gente con cuerpo en forma de pera, con la mayor parte de la grasa en los glúteos, las caderas y los muslos, parece menos vulnerable a esos problemas de salud.

Aunque muchos hombres tienden a ser manzanas y muchas mujeres son peras, cualquiera puede tener estas formas. Quizá sepa en qué categoría de fruta encaja, pero para estar seguro, calcule la circunferencia de su cintura y caderas (vea der.)

El contorno de la cintura es importante. Los hombres con una circunferencia de cintura de más de 94 cm tienen un ligero riesgo de salud; si mide más de 102 cm, el riesgo es sustancial. Para las mujeres, 80 cm es un riesgo ligero; más de 88 cm es un riesgo considerable.

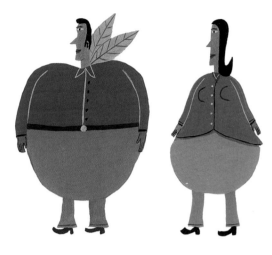

¿Cómo se distribuye su grasa? Si la forma de su cuerpo se asemeja más a una manzana que a una pera, su riesgo de cardiopatías y otros problemas serios de salud es mayor.

¿Qué tan delgado está?

El índice de masa corporal (IMC) es la mejor forma de calcular si tiene sobrepeso para su estatura. Siga esta fórmula:

CALCULE SU IMC

1 Mida su estatura en metros y multiplíquela por sí misma, es decir elévela al cuadrado

_____ x _____ = _____

2 Divida su peso en kilogramos entre su estatura al cuadrado

_____ ÷ _____ = índice de masa corporal _____

¿QUÉ TAN RIESGOSO ES SU RESULTADO?

Un IMC deseable es 18.5-25, rango que se considera saludable. Si su IMC es 26-30, tiene usted sobrepeso. Si su IMC es 31-40, es obeso. Más de 41, está muy obeso. Trabaje para perder grasa y obtener músculo si excede el límite saludable. Nota: los músculos pesan más que la grasa, por lo que la gente que es muy musculosa tendrá un IMC alto sin los riesgos de salud asociados.

CALCULE LA CIRCUNFERENCIA DE CINTURA Y CADERAS

Aunque su IMC esté dentro del rango saludable, aún tiene alto riesgo de problemas de salud a largo plazo si tiene demasiado peso alrededor del vientre. Además de las guías de la izquierda, puede calcular la circunferencia de su cintura y caderas (CCC). Mida su cintura en el punto más angosto, con el abdomen relajado. Mida sus caderas en el punto más ancho. Divida la medida de su cintura entre la medida de su cadera para obtener su CCC.

Cintura en cm _____ ÷ Caderas en cm _____ = CCC

Las mujeres deben tener una CCC de no más de 0.80; los hombres, de no más de 0.90.

La forma de perder peso

Si desea perder peso, una dieta intensiva no es la respuesta. Los resultados son a corto plazo. Es mejor cambiar en forma gradual su modo de pensar sobre la comida y hacer más ejercicio.

¡CUÍDESE!

Visite al médico si sube de peso sin explicación. Podría estar vinculado con un trastorno implícito, como una tiroides poco activa. Los síntomas incluyen piel seca, siempre débil o fría; estreñimiento y entumecimiento y hormigueo en dedos de pies y manos. Otro signo: la temperatura es menor a 36.7°C tres días seguidos. (Es mejor tomarse la temperatura por la mañana, antes de levantarse.) Otros padecimientos que causan aumento de peso incluyen problemas de corazón, de riñón y de glándulas endocrinas.

El único "truco" para perder peso es ingerirr menos calorías que las que quema. Parece simple, pero ¿por qué hay tantos libros, píldoras y programas cada año para enseñar nuevas formas de perder peso sin hacer esfuerzo?

La verdad es que no hay arreglo rápido. Para perder peso y no recuperarlo, tiene que cambiar en forma permanente su manera de comer, y añadir actividad física y ejercicio a su rutina diaria. Es menos probable que tenga éxito si trata de cambiar su estilo de vida de una vez. El cambio gradual, casi imperceptible, tiene más probabilidades de convertirse en una forma de vida. Por supuesto, para eso se necesita determinación.

Un enfoque doble

Para perder medio kilo a la semana (el ritmo que recomiendan los expertos para perder peso) trate de perder 3,500 calorías a la semana, o 500 calorías al día, de su total actual.

La mejor forma de hacer esto no es sólo comer menos, sino comer menos y quemar más calorías. En lugar de tratar de quitar 500 calorías al día de su dieta, tiene sentido quitar 250 calorías y quemar las otras 250 calorías con ejercicio.

¿Por qué es tan importante el ejercicio? Porque la mayoría de la gente que sigue una dieta y no se ejercita recupera el exceso de peso. En un estudio de gente con sobrepeso que siguió una dieta, se ejercitó o hizo ambas cosas, la que se ejercitó

¿Es rápido su metabolismo?

Casi todas las calorías que ingiere (de 60 a 65%) mantienen los latidos del corazón, conservan la temperatura corporal y desempeñan otras funciones corporales esenciales. Para saber cuántas calorías necesita su cuerpo para desempeñar estas tareas, calcule su ritmo metabólico basal (RMB).

PASO 1	PASO 2	PASO 3
Mida su peso en kilogramos	Si es mujer, multiplique el resultado por 0.9 (los hombres no lo hacen)	Multiplique el resultado por 24

Ésas son las calorías que necesita al día si no hace actividad física ni ejercicio. Si los incorpora, necesitará de 30 a 50% más calorías. Si no es activo e ingiere más calorías que su RMB, seguramente aumentará de peso. Si aumenta su masa muscular magra mediante el entrenamiento con pesas, puede aumentar su RMB para quemar calorías con mayor rapidez, incluso si está en reposo.

sin seguir una dieta perdió peso en más tiempo. Los expertos sugieren al menos 30 minutos de actividad moderada todos los días de la semana, o casi todos, para mantener la salud.

La investigación reciente indica que necesita al menos 40 minutos de actividad física moderada (de preferencia 60) al día para perder peso y no recuperarlo. No deje que esas cifras lo inquieten; varios segmentos más cortos de 10 o 15 minutos también darán resultados.

Por qué importa el músculo

El ejercicio ayuda a preservar los músculos y cuanto más musculoso esté, más calorías usará su cuerpo, aun si está en reposo. Si con dieta pierde alrededor del 8% de su peso corporal en el curso de varios meses sin hacer ejercicio, 40% del peso que pierde proviene del tejido muscular magro. Pero si disminuye las calorías y añade ejercicio, sólo 23% de su pérdida de peso será de masa corporal magra. Eso significa que quitará más centímetros a su silueta (puesto que la grasa es menos compacta que el músculo) y también mejorará su metabolismo (así que podrá disfrutar un refrigerio o dulce ocasional sin que se le almacene en forma automática en las caderas).

Los investigadores descubrieron que los adultos de edad mediana que se ejercitaron con pesas tres veces a la semana durante seis meses desarrollaron suficiente músculo para aumentar su metabolismo de 80 a 150 calorías al día (el equivalente a ejercitarse de 20 a 40 minutos).

No tiene que levantar muchas pesas para lograr su objetivo. Nade o camine en el parque para lograr la resistencia necesaria con que desarrollará fuerza muscular. Para

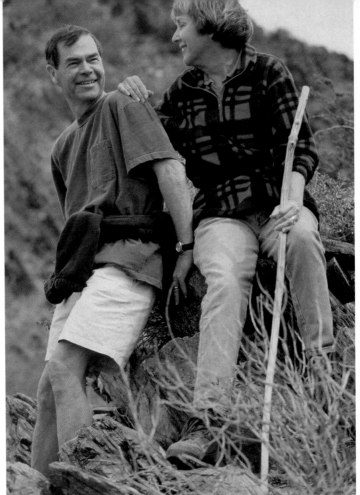

El ejercicio no tiene que ser un castigo. Conviértalo en una parte divertida de su estilo de vida y será más probable que ya no lo deje.

obtener el mayor beneficio, haga una o dos series de repeticiones para cada grupo muscular principal, al menos dos veces a la semana, y levante pesas más pesadas en forma progresiva. Consulte las páginas 128 a 133 para hacer en casa una rutina de entrenamiento con pesas.

Secretos del éxito

Saber cómo perder kilos es una cosa; hacerlo es otra muy diferente. Para lograr cambiar su peso, primero necesita cambiar sus hábitos. Esto significa que es necesario cambiar aquellos que, para empezar, hicieron que aumentara de peso. Romper con los hábitos no es fácil; sin embargo, el psicólogo James Prochaska identificó seis etapas para lograr cambiar los hábitos con éxito.

> **DATO**
> Medio kilo de músculo quema 45 calorías al día. En contraste, medio kilo de grasa quema menos de 2 calorías al día.

1 Precontemplación Aún no está convencido de que necesita cambiar. Obsérvese y decida si en realidad es tiempo de mejorar.

2 Contemplación Decidió que debe perder algunos centímetros, pero aún no se compromete a actuar. Visualice con exactitud cómo mejorará su vida cuando pierda peso. Sume los beneficios de adelgazar (todos los beneficios para su salud, vitalidad y apariencia) y empiece a entusiasmarse con las posibilidades.

3 Preparación Haga un plan para cambiar su dieta y hábitos de ejercicio, uno al que pueda apegarse. Elija una fecha de inicio. Fije metas realistas para cada día y cada semana; otra para el primer mes y para tres meses a partir de hoy. Mantenga metas pequeñas y específicas (por ejemplo, compre una báscula de cocina o cambie de leche entera a semidescremada). Haga un plan detallado que incluya cómo enfrentará cada obstáculo para alcanzar su meta. Añada una meta a seis meses y a un año. Informe sus intenciones a colegas, amigos y familia; pida su apoyo.

4 Acción Planee menús semanales, haga listas de compra detalladas y apéguese a ellos. Tenga listo un maletín para ir al gimnasio cuando tenga una hora disponible. Acomode su equipo de ejercicio en casa para facilitar su uso. Busque un socio que comparta sus metas para ejercitarse o almorzar. Planee agasajos satisfactorios, como su chocolate favorito o un baño de burbujas, para no sentirse limitado. Recompénsese por apegarse a los planes cada día y cada semana. Sea paciente: puede tardar seis meses en "adoptar" nuevos hábitos.

5 Mantenimiento Aquí convierte en hábitos sus cambios. Haga un cambio mental. Las investigaciones indican que identificarse como una persona que se ejercita o come saludablemente es factor importante para que sus nuevos hábitos sean un cambio de estilo de vida permanente.

6 Terminación Esta etapa deja atrás el pasado. Está usted seguro de que una falta no es una recaída. Ahora es una persona más sana, con una apariencia diferente y una perspectiva distinta que cuando empezó.

Supere las desventajas

Sus probabilidades de perder peso y no recuperarlo son quizá mayores de lo que cree. La estadística más citada sobre pérdida de peso indica que más del 90% de todas las personas que siguen una dieta recuperan el peso perdido. Esa cifra se obtuvo en una encuesta de 1959 que se llevó a cabo en una clínica de nutrición, y de estudios universitarios. La gente que se inscribe en esos programas de investigación generalmente tienen más problemas de peso crónicos que la población general. Las personas que pierden peso con éxito, por su cuenta, no se consideran en esos estudios.

Esto empieza a cambiar. Cada vez hay más historias de éxito de personas que recibieron una llamada de "aviso" sobre su estilo de vida no saludable y decidieron tomar el control y vivir más sanamente. Usted también puede.

La verdad sobre las dietas populares

En la actualidad no es difícil volver la mirada y toparse con un libro de una nueva dieta que le ofrece la respuesta para perder peso. Antes de decidir seguir alguna, pregúntese: "¿Es un plan de comidas que puedo seguir en forma permanente?" Si la respuesta es no, quizá recupere el peso al terminar la dieta. La mejor dieta es una forma de comer que favorezca la salud y que pueda seguir siempre. Asegúrese de que la dieta que elija sea balanceada y variada. He aquí algunas maneras populares de perder peso:

TÁCTICA	PROS	CONTRAS	COMENTARIOS
Poca grasa, mucha fibra	Muy usada por los expertos.	Las dietas con muy poco contenido de grasa (menos del 10%) pueden causar deficiencias de grasas saludables, y ser imprácticas porque son demasiado restrictivas.	Algunas personas tuvieron mucho éxito con estas dietas. Las versiones menos extremas de este enfoque reflejan los hallazgos científicos más actualizados.
Mucha proteína, pocos hidratos de carbono	Quizá pierda peso con bastante rapidez con estas dietas.	Rígida y restrictiva. Casi toda la gente se cansa pronto de comer hamburguesas sin pan y casi ninguna fruta o verdura. Nutricionalmente desbalanceada. Las dietas con mucha proteína incluyen pocas verduras y granos enteros, fuente de minerales, vitaminas esenciales y glucosa (fuente principal de energía para el cerebro y el sistema nervioso). Potencialmente peligrosa. Cuando es obligado a quemar grasas en lugar de glucosa para combustible, el cuerpo produce cetonas, compuestos que queman grasa, fuerzan los riñones y filtran calcio de los huesos. Esto causa mal aliento, náusea, vómito, confusión, desfallecimiento e incluso la muerte. Estas dietas suelen poner énfasis en alimentos con mucho colesterol y grasas saturadas (que obstruyen las arterias), y contienen poco calcio y nutrientes vegetales.	Aunque algunas personas tienen éxito con estas dietas, sígalas con precaución. La pérdida de peso inicial se debe a la pérdida de agua al reducir sustancialmente los hidratos de carbono, pero como resultado de la restricción de calorías y no por comer menos hidratos de carbono. Sin embargo, existen algunas pruebas de que su necesidad de proteína aumenta cuando usted restringe las calorías.
Base su dieta en su tipo de sangre	Ninguno.	Popular gracias a un libro de dieta de gran éxito en EUA, pero nutricionalmente desbalanceada. Según su tipo de sangre, se aconseja evitar ciertos grupos de alimentos y compensar las pérdidas nutricionales con complementos de minerales y vitaminas.	Esta manera de perder peso no tiene una base científica. El supuesto vínculo entre el tipo de sangre y la digestión no está comprobado.

Coma para perder peso

Perder peso no es sólo comer menos, sino en forma diferente. Más fibra, menos grasa y porciones más pequeñas serán su nueva forma de alimentarse.

Reducir sus comidas no sólo significa que les quite calorías. Aunque el conteo de calorías da buen resultado a algunas personas, es tedioso y hay otras formas de cambiar su dieta sin que a usted lo vuelvan loco. Si aplica las siguientes tácticas a cada comida que planee, disminuirá las calorías en forma automática y sin ningún sacrificio sobrehumano.

1 Añada más fibra En cierto estudio, las personas que comieron una dieta alta en fibra durante un período de 10 años aumentaron poco de peso, independientemente de la cantidad de grasa que consumieron.

Al disminuir la absorción de nutrientes en la corriente sanguínea, la fibra ayuda a controlar la producción de insulina después de una comida. Los niveles altos de insulina relacionados con dietas con poca fibra parecen favorecer el aumento de peso al estimular el almacenamiento de grasa y aumentar el apetito.

Lo ideal es comer 18 g de fibra al día. La mayoría comemos sólo 15 g. En contraste, estudios efectuados en África rural, donde la obesidad es rara, indican que los africanos consumen 80 g de fibra al día. Aumentar su consumo unos gramos al día puede ser determinente: un estudio indicó que los adultos delgados comían en promedio 19 g de fibra al día, mientras que los obesos sólo 13.

Otro beneficio de la fibra es que ayuda a sentirse más satisfecho por más tiempo. Para probar la hipótesis, los investigadores alimentaron a personas con sobrepeso con 350 calorías de avena u hojuelas de maíz y a las 3 horas les permitían beber toda la bebida nutricional que desearan. La gente que comió avena, que contiene más fibra, bebió 40% menos que la que comió hojuelas de maíz.

Coma alimentos con mucha fibra y haga que las superestrellas de sus comidas sean verduras cocinadas, frutas, granos enteros y frijoles. Relegue lo más posible la carne y las aves a un papel menor.

2 Engañe la vista y el estómago Algunos expertos creen que la gente tiende a comer la misma cantidad de comida en peso cada día, sin importar el contenido de grasa o de

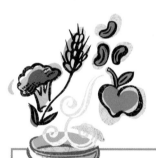

Seis formas fáciles de comer más fibra

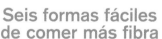

EN LUGAR DE COMER	FIBRA (EN GRAMOS)	COMA ESTO	FIBRA (EN GRAMOS)
30 g de hojuelas de maíz	0.3	30 g de hojuelas de salvado	3.4
2 rebanadas de	1	2 rebs. de pan con granos	3
pan blanco		o 2 rebs. de pan integral	4
pay de manzana	2	pan de manzana con avena	5
175 g de papas		175 g de papas	
sin piel	1.5	con piel	2.5
1 plato de sopa de pollo	0.5	1 plato de sopa de lentejas	3.5
arroz blanco	0.2	arroz integral	1.5

Sopa de pollo china con pocas calorías

Prepare una deliciosa versión vegetariana de esta sopa sustituyendo el pollo con tofu y el caldo de pollo con caldo de verduras. Pruebe las espinacas baby para variar.

Rinde 4 porciones
225 g de pechugas de pollo, sin hueso ni piel, cortadas en trozos tamaño bocado
½ cdita. de aceite de ajonjolí
2 cditas. de salsa de soya
750 ml de caldo de pollo (sin grasa si lo prepara en casa)
2 dientes de ajo grandes, muy picados
¼ de cdita. de polvo chino de 5 especias
1 zanahoria chica, pelada y en rebanaditas
115 g de hojas de espinaca, picadas y sin tallos
2 cebollines, finamente rebanados

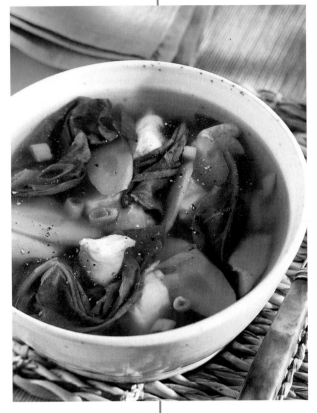

1 En un tazón, revuelva el pollo con el aceite de ajonjolí y la salsa de soya. Deje reposar 5 minutos.
2 En una cacerola grande, ponga a hervir a fuego medio el caldo, el ajo y el polvo de 5 especias.
3 Añada el pollo con sus jugos y la zanahoria. Baje la llama del fuego y cocine 5 minutos. Añada la espinaca y los cebollines. Deje que se cocine a fuego muy bajo un minuto más. Sirva caliente.

INFORMACIÓN NUTRIMENTAL Por porción: 90 calorías, 13 g de proteína, 4 g de hidratos de carbono, 1 g de fibra, 2 g de grasa (0 g de grasa saturada), 31 mg de colesterol, 766 mg de sodio

calorías de la comida. Coma alimentos voluminosos muy nutritivos (con pocas calorías) en relación con su peso. Eso significa elegir alimentos con mucha fibra, agua o aire.

Por ejemplo, en lugar de comer un puñado de pasitas con muchas calorías, elija uvas, que tienen mucha agua. En lugar de una rebanada compacta de carne o de queso, opte por un plato de frijoles y verduras.

A la ensalada de pasta agréguele muchas verduras para reducir la cantidad de energía. En lugar de papas a la francesa, guise calabacitas con leche descremada. Prepare un platillo de frijoles y verduras ricos en fibra, en lugar de carne molida. Prepare en el microondas palomitas de maíz sin mantequilla, espolvoreadas de sal de ajo, en lugar de papas fritas o nueces, que tienen muchas calorías.

3 Porciones más chicas Vivimos en una época de "supertamaños". Las hamburguesas son muy grandes y las palomitas del cine vienen en envases enormes. Los comerciantes saben que con porciones muy grandes venden más comida, y los estudios indican que la gente come más si le presentan porciones más grandes. Los envases grandes quizá le ahorren dinero, pero aumentan su cintura.

Para combatir los efectos negativos del truco de mercadotecnia de que lo más grande es mejor, debemos recapacitar. Los estudios indican que por rutina subestimamos nuestro consumo de calorías de 25 a 50%.

Incluso los estudiantes de nutrición resultan engañados. A unos estudiantes universitarios que tomaban un curso de nutrición les pidieron que llevaran un bollo, una papa horneada o un panqué que consideraran de tamaño mediano. Los estudiantes compararon estos alimentos con el tamaño de las porciones oficiales. Los resultados: una papa típica pesó 200 g, mientras que una porción de papa según el tamaño oficial es de 115 g. Un bollo mediano pesó 115 g, equivalente a dos porciones. Un panqué típico pesó casi 175 g, o tres porciones.

Si lee las etiquetas de los alimentos para saber lo que come, asegúrese de tomar en cuenta cuántas porciones contiene el paquete. A menudo, algo que parece una porción está etiquetado como dos; si come todo el contenido, no olvide duplicar las calorías anotadas.

Los restaurantes son quizá los que sirven porciones de mayor tamaño. La porción promedio de espagueti en un restaurante puede equivaler a siete veces el tamaño de la porción recomendada para ese tipo de comida, lo suficiente de ese grupo de alimentos (pan, arroz, cereal y pasta) para todo el día. No permita que las porciones muy grandes lo "obliguen" a comer más de lo debido.

4 **Cocine sabiamente** Ya sea que cocine en casa, coma fuera u ordene comida para llevar, no cuente sólo qué y cuánto come, sino cómo está preparada la comida. He aquí los métodos para cocinar con menos grasa y los que debe evitar.

Las mejores formas

Al horno Mantenga la grasa al mínimo y aumente el sabor en los alimentos horneados. Vierta vino, jugo de fruta (naranja o manzana) o té sobre pollo, pescado o chuletas de cordero o cerdo, antes de hornearlos.

Al vapor Use una vaporera para verduras para evitar que los nutrientes se queden en el agua.

Asado No ponga carne grasosa en papel de aluminio bajo el asador; deje que la grasa escurra en la charola.

Refrigerios inteligentes

A la mayoría nos gustan los refrigerios. Comemos en promedio tres al día. Esto no es malo, pero con demasiada frecuencia los comemos con muchas calorías y grasa y luego nos saltamos comidas y no nos nutrimos bien, o comemos comidas de tamaño normal y rebasamos el consumo total de calorías.

Hay una forma de comer refrigerios en forma sensata: elija refrigerios nutritivos y considérelos parte de su consumo diario de comida, y no como "extras". Esto satisfará su antojo y lo ayudará a cubrir sus necesidades nutritivas. En lugar de papas fritas, coma una fruta o pruebe estas ideas.

REFRIGERIO	CALORÍAS
250 ml de jugo de tomate	35
25 g de chabacanos secos	40
1 manzana mediana	47
100 g de uvas	60
1 rebanada de pan hogaza con malta	86
1 plátano mediano	95
1 barra de cereal con poca grasa	95
1 buñuelo con 2 cditas. de mermelada con poca azúcar	100
1 pastelito de avena con queso cottage	100
200 g de yogur semidescremado	125
150 g de budín de arroz con poca grasa	150

Evite estos refrigerios; pueden parecer ligeros, pero contienen muchas calorías:

1 "cuernito" chico	230
3 tazas de palomitas de maíz con mantequilla	210
1 paquete chico de papas fritas	150
1 paquete chico de botana de bolitas de queso	155

Sopa juliana con totopos

Esta exquisita sopa de rico y apetitoso colorido es una buena forma de comer varias verduras, repletas de vitaminas, minerales y fibra.

Rinde 6 porciones
1 taza de chícharos pelados
4 zanahorias, peladas y cortadas en cubitos
1 taza de granos de elote
3 papas medianas, peladas y cortadas en cubitos
½ taza de espinacas, finamente picadas
3 cdas. de aceite de oliva
2 litros de caldo de pollo
3 tomates
½ cebolla mediana
1 diente de ajo
Sal al gusto
Totopos, para adornar

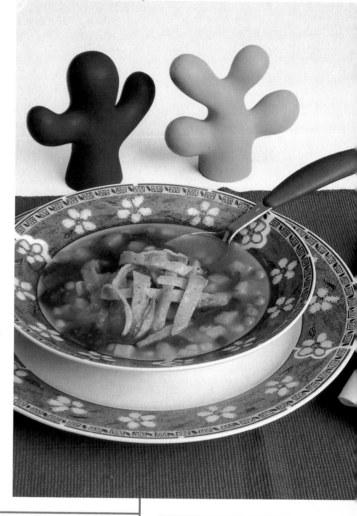

1 Ponga en el vaso de la licuadora los tomates, la cebolla y el ajo. Licue hasta tener una mezcla homogénea.

2 En una cacerola grande, ponga a calentar el aceite de oliva; cuando esté caliente, acitrone las zanahorias, los chícharos, los granos de elote, las papas y las espinacas.

3 Añada a las verduras ya acitronadas la mezcla de tomate, cebolla y ajo, y fría durante unos cuantos minutos. Sazone al gusto con la sal, pero no se exceda.

4 Agregue el caldo de pollo a la mezcla de verduras y tomate. Tape la cacerola y ponga a hervir a fuego medio, hasta que las verduras estén cocidas. Sirva la sopa en platos individuales y adorne con los totopos.

INFORMACIÓN NUTRIMENTAL Por porción: 263 calorías, 5 g de proteína, 38 g de hidratos de carbono, 3 g de fibra, 11 g de grasa (0 g de grasa saturada), 0 mg de colesterol, 308 mg de sodio

Evite las salsas a base de aceite. Envuelva la comida sazonada en papel de aluminio para que se cueza en su propio jugo y permanezca húmeda.
Asado al horno Deja un sabor tostado en verduras y granos. Use una rejilla para que la grasa escurra de carne, aves o pescado.
En microondas Este rápido método de cocción conserva los sabores y los nutrientes esenciales de verduras y frutas. Pruebe jugo de limón o vino sobre los filetes de salmón.
En olla de presión Ideal para frijoles, granos, sopas, estofados y verduras secas. Enfríe las sopas luego de cocinarlas y quite la grasa que haya quedado encima.
Escalfado Hierva en caldo, vino o jugo de fruta y sazone el líquido con hierbas para obtener más sabor. Ésta es la forma con más sabor y menos

SOLUCIÓN SENCILLA

Antes de comer, pregúntese: "¿De verdad tengo hambre?" Las calorías que come sin tener hambre se procesan diferente que cuando tiene hambre, ya que se almacenan como grasa en lugar de usarse en forma de energía.

grasa para cocinar pescado, pollo, huevos o postres de frutas.

Estofado Este lento método de cocción permite que la carne suelte la grasa. Enfríe el platillo después de de que esté cocido y retire la grasa.

Rostizado Use salsa de soya, jugo de fruta o mermelada derretida para bañar carne o pescado al rostizarlos.

Salteado Prepare la comida sin añadirle grasa: use agua, vino o caldo.

Las buenas formas

Hierva Eliminará muchas calorías si utiliza este método de cocción, pero el riesgo es que también se pierden nutrientes solubles en agua, en especial si la comida que va a preparar está picada. Hierva las papas muy chicas con todo y piel.

Sofría Use este método rápido de cocción para sellar el sabor de verduras, tofu, camarones, carne o

Cacerola de verduras sobre base de crema de chile poblano

Saboree esta suculenta mezcla de verduras sazonadas con una exquisita base cremosa preparada con chiles poblanos.

Rinde 4 porciones

2 chayotes, pelados y cortados a lo largo en rebanadas gruesas
4 zanahorias, peladas y cortadas en tiras largas
1 brócoli chico, separado en ramitos
2 calabacitas grandes, cortadas a lo largo en 4 trozos cada una
1 coliflor chica, separada en ramitos
4 chiles poblanos grandes
250 g de queso crema
½ taza de leche evaporada descremada
300 ml de crema agria
Sal al gusto

1 En una vaporera, ponga a cocer los chayotes, las zanahorias, los ramitos de brócoli, las calabacitas y los ramitos de coliflor.

2 Ase los chiles y luego pélelos, quíteles las semillas y desvénelos.

3 Ponga en el tazón de la licuadora los chiles ya limpios, la leche evaporada, el queso crema y la crema agria. Sazone al gusto con sal. Licue hasta obtener una mezcla homogénea.

4 Acomode las verduras cocidas en platos individuales. Báñelas con la mezcla de chiles poblanos antes de servirlas.

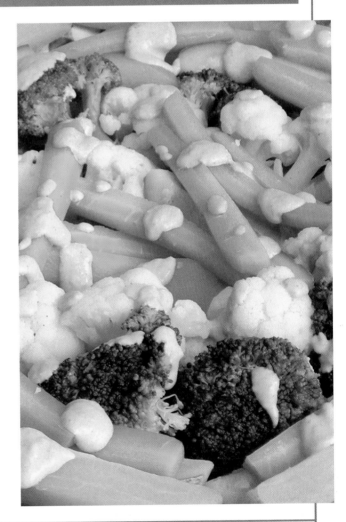

INFORMACIÓN NUTRIMENTAL Por porción: 517 calorías, 16 g de proteína, 31 g de hidratos de carbono, 3 g de fibra, 37 g de grasa (24 g de grasa saturada), 101 mg de colesterol, 413 mg de sodio

Salmón con limón y eneldo horneado en papel de aluminio

Puede preparar los paquetes de aluminio con anticipación y refrigerarlos hasta antes de hornearlos. Un filete de 2.5 cm de grueso tarda 10 minutos en cocerse. Los filetes más delgados se cocinan en menos tiempo y los más gruesos tardan 2 minutos más. Añada 2 o 3 minutos al tiempo de horneado si refrigeró los paquetes.

Rinde 4 porciones
4 filetes de salmón, de 175 g cada uno
½ cdita. de sal
⅛ de cdita. de pimienta
4 cebollines, finamente picados
4 cdas. de eneldo fresco, finamente picado, o
**   2 cdas. de eneldo seco**
8 rebanadas de limón muy delgadas
4 cdas. de caldo de pescado o de pollo, o agua

1   Ponga una charola para hornear en la rejilla media del horno antes de precalentarlo a 200°C.
2   Corte 8 hojas de papel de aluminio de 30 cm cada una. Use el papel de aluminio en capas dobles. Coloque un filete de salmón en el centro de cada cuadrado de papel de aluminio. Espolvoree sal y pimienta. Mezcle los cebollines y el eneldo en una tacita y espolvoréelos sobre los filetes de pescado. Adorne con rebanadas de limón y rocíe en cada filete una cucharada de agua o de caldo.
3   Selle cada paquete uniendo dos lados opuestos del papel de aluminio sobre el pescado. Doble las orillas dos veces y luego los bordes laterales. Ponga

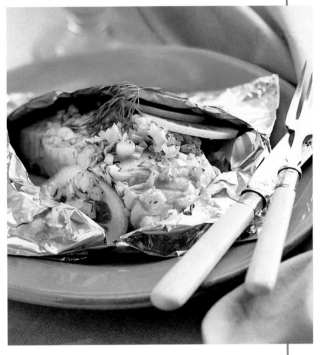

los paquetes en la charola para horno precalentada.
4   Hornee de 10 a 15 minutos, según el grueso de los filetes (vea introducción). Antes de servir, abra un poco uno de los paquetes para ver si el centro del pescado está bien cocido.
5   Para servir, ponga cada paquete en un plato para que cada comensal abra el suyo, o puede usted acomodar el contenido de los paquetes en los platos.

INFORMACIÓN NUTRIMENTAL Por porción: 316 calorías, 32 g de proteína, 0.5 g de hidratos de carbono, 0.2 g de fibra, 20 g de grasa (4 g de grasa saturada), 85 mg de colesterol, 590 mg de sodio

aves. Reduzca el contenido de grasa usando un poco de agua o caldo en lugar de aceite.

Las peores formas

Asar en exceso No ase los alimentos hasta ennegrecerlos. Los trozos quemados y ahumados, que son el resultado de que la grasa de las carnes o salsas gotee sobre el carbón encendido, contienen carcinógenos peligrosos. Para evitar esto, recorte la grasa de la carne antes de asarla y

aleje la comida de las llamas directas. Se cocina mejor y más parejo sobre el carbón al rojo vivo.
Freidora Evite este desastre, por el alto contenido de grasa. Si fríe en mucho aceite, escurra la comida sobre toallas de papel.
Freír en sartén Disminuya la grasa usando sartenes antiadherentes, o rociando la sartén con aceite en aerosol o untándole un poco de aceite con un pedazo de toalla de papel para tener una capa ultraligera.

DATO

Sólo 50 calorías en exceso al día lo harán aumentar su peso 23 kg en un período de diez años. Por el contrario, si reduce 100 calorías al día (la cantidad que hay en una cucharada de mayonesa), podrá perder 3 kg en un año.

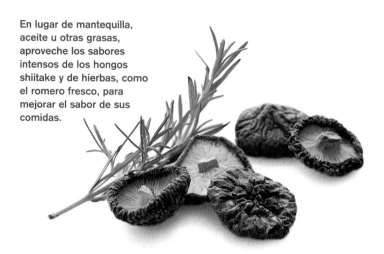

En lugar de mantequilla, aceite u otras grasas, aproveche los sabores intensos de los hongos shiitake y de hierbas, como el romero fresco, para mejorar el sabor de sus comidas.

Para que tenga más sabor

Añada más sabor a un platillo y necesitará menos grasa para que sepa bien. Éstas son seis formas saludables de agradar al paladar sin añadir demasiadas calorías.

1 Forme su menú con frutas y verduras frescas en su mejor punto de maduración y su sabor será único.

2 Elija recetas que usen sus hierbas y especias favoritas, frescas o secas. Cultive hierbas frescas en maceta en el patio o en la ventana.

Pollo sofrito con brócoli y tomates

Puede sustituir el pollo con rebanadas magras de res o cerdo, y el tomate con pimientos rojos o amarillos. Si usa pimientos, añádalos a la sartén al mismo tiempo que el brócoli. Sirva este platillo con fideos hechos con trigo sarraceno, o con arroz integral.

Rinde 4 porciones
2 cditas. de aceite de canola o vegetal
¼ de cdita. de sal
450 g de pechuga de pollo, cortada en cubos de 2.5 cm
1 cda. de salsa de soya
2 cditas. de ajo, finamente picado
1 cdita. de raíz de jengibre fresco, finamente picado, o ¼ de cdita. de jengibre molido
450 g de ramitos de brócoli
225 ml de caldo de pollo
1 cda. de maicena
4 tomates saladet maduros, cortados en cuartos a lo largo

1 Caliente el aceite y la sal en una sartén antiadherente. Cuando esté muy caliente, añada las pechugas de pollo y sofríalas 3 minutos. Añada la salsa de soya, el ajo y el jengibre y revuelva bien.

2 Agregue el brócoli; luego, añada lentamente 125 ml de caldo de pollo. Tape y cocine 2 o 3 minutos o hasta que el brócoli esté blando.
3 Mezcle la maicena con el resto del caldo hasta que se disuelva. Añada los tomates y la mezcla de maicena a la sartén. Cocine a fuego lento 2 minutos o hasta que la salsa espese y aclare. Sirva caliente.

INFORMACIÓN NUTRIMENTAL Por porción: 190 calorías, 26 g de proteína, 9 g de hidratos de carbono, 4 g de fibra, 6 g de grasa (1 g de grasa saturada), 64 mg de colesterol, 504 mg de sodio

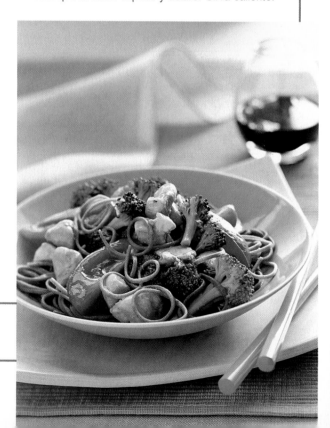

Postre frío con crema de té de jengibre

Con más volumen que calorías, este cremoso postre de gelatina se prepara con té de hierbas frutales, como limón, naranja o bayas, o con té aromático, como jazmín o grosella negra.

Rinde 4 porciones
450 ml de leche descremada
1 sobre de gelatina sin sabor
2 bolsitas de té de jengibre
3 cdas. de azúcar
⅛ de cdita. de sal
600 g de frutas mixtas, como cubitos de melón, fresas rebanadas y arándanos

1 En una cacerola grande, ponga a hervir la mitad de la leche. Mientras, ponga el resto en un tazón chico y espolvoréele la gelatina. Deje aparte 5 minutos o hasta que la gelatina se haya ablandado.

2 Añada a la leche hirviendo las bolsas de té, el azúcar, la sal y la mezcla de gelatina ablandada; revuelva luego de cada adición. Retire del fuego y revuelva 1 minuto, para disolver la gelatina y el azúcar. Deje aparte 3 minutos, para que se haga la infusión del té. Retire las bolsitas de té.

3 Deje enfriar a temperatura ambiente la mezcla de leche; luego refrigérela de 1 a 1½ horas o hasta que empiece a cuajar. Sirva 4 cucharadas de crema de té en cada copa de vino o para postre. Adorne con la fruta y el resto de la crema de té. Refrigere 1 o 2 horas más, hasta que la crema de té cuaje y esté helada.

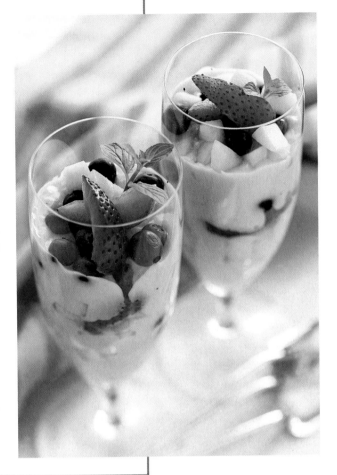

INFORMACIÓN NUTRIMENTAL Por porción: 144 calorías, 7 g de proteína, 30 g de hidratos de carbono, 2.5 g de fibra, 1 g de grasa (0 g de grasa saturada), 2 mg de colesterol, 146 mg de sodio

3 Añada cebolla o ajo picados a su platillo para obtener sabor extra y mayores beneficios para la salud, porque ambos son antioxidantes poderosos y ayudan a disminuir el colesterol en la sangre. Asar estas verduras es una buena forma de extraerles lo dulce y ablandarlas.

4 Agregue un poco de vino, jerez o vinagre a las salsas para añadir sabor y no grasa. Cocine a fuego lento hasta que la salsa espese, para concentrar e intensificar su sabor.

5 Use hongos secos remojados para añadir textura y un toque distintivo a sus platillos. No tire el líquido en el que remojó los hongos; puede agregarlo al caldo para hacer una sopa más sabrosa.

6 Añada el jugo de medio limón o la cáscara finamente rallada para aumentar el sabor de la comida y no tener que depender de la sal. Las marinadas con poca grasa son otra excelente forma de añadir sabor sin aumentar el contenido de grasa.

SOLUCIÓN SENCILLA

Si desea comer menos comida chatarra, póngala fuera del alcance de su vista o no la compre. Si la compra para la familia, guárdela donde no la vea. Lo mismo funciona al revés, así que mantenga a la vista la fruta fresca.

Veinte consejos contra los kilos

Perder peso no es un asunto sencillo, en especial si es mucho el que tiene que perder, pero para conseguirlo puede hacer muchas cosas sencillas. He aquí 20 de las mejores.

1 Beba agua La gente suele confundir la sed con el hambre. La próxima vez que desee un refrigerio, primero beba agua; esto lo ayuda a sentirse satisfecho. Algunos expertos sugieren beber agua (o té helado) antes de sentarse a comer. Continúe bebiendo mientras come, para añadir volumen y peso a la comida.

2 Fíjese metas realistas Perder medio o un kilo a la semana es posible. Los mejores programas para perder peso sugieren detenerse luego de los primeros 5 kg y mantenerse así durante unos seis meses antes de intentar perder más kilos.

3 Dése algunos gustos Si se permite comer lo que desea en 2 de cada 21 comidas, no perjudicará con ello su plan total de pérdida de peso; además, sentirá que tiene menos privaciones.

En restaurantes, ordene entradas ligeras en lugar de un platillo principal, o comparta una entrada y añada ensalada extra (con aderezo con poca grasa).

4 Cuente hasta 10 Los estudios indican que un antojo dura sólo 10 minutos. Antes de ceder al antojo, adapte su cronómetro mental a una espera de 10 minutos y durante ese tiempo haga alguna cosa que tenga pensado realizar. Elija algo que le dé una sensación de logro y que lo saque de la cocina.

5 Coma con más frecuencia La gente que mantiene su peso durante varios años tiende a comer cinco veces al día. Las comidas ligeras y frecuentes frenan el apetito, aumentan la energía, mejoran el humor y aceleran el metabolismo, ya que el mismo proceso de la digestión quema calorías.

6 Tome decisiones semanales No trate de cambiar su dieta de inmediato. Si hace demasiados cambios a la vez, quizá se frustre y se dé por vencido. En vez de eso, haga un cambio cada semana, como comer una fruta extra al día.

7 Inicie con el 10% La gente que al principio se centra en sólo el 10% de su objetivo (bajar de peso a largo plazo) tiene mayores probabilidades de lograrlo. Perder los primeros kilos produce también los mayores beneficios para la salud, porque en general la grasa del vientre es la primera que se pierde y es la más peligrosa.

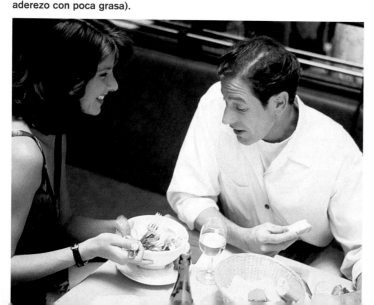

¿Cuál es el punto débil de su dieta?

Casi toda la gente tiene un talón de Aquiles respecto al control de peso.
¿Cuál es el suyo? Algunos consejos para solucionar problemas comunes:

PROBLEMA	SOLUCIÓN
No puede dejar los refrigerios 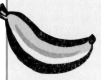	Comer refrigerios no está prohibido; ayudan a controlar el apetito, pero no los añada a tres comidas completas al día. Divida sus comidas en porciones más chicas y cómalas durante el día como refrigerios. Guarde la mitad de un plátano del cereal del desayuno y cómalo a mediodía. Cuando desee un refrigerio, coma verduras cortadas en tiritas, yogur con poca grasa, un puñado de uvas o una barra de cereal. (Vea Refrigerios inteligentes, pág. 76.)
Le encanta la comida chatarra	¡Ceda un poco! Considerar "buena" o "mala" la comida crea más problemas de los que soluciona. Si se priva de un gusto, desencadena la urgencia de comer en exceso algo más. Casi cualquier comida es buena con moderación. Al darse un pequeño gusto de vez en cuando, considere que es su recompensa por respetar sus hábitos saludables.
No hay tiempo para cocinar	Aproveche las verduras ya cortadas, congeladas o enlatadas. Añada verduras congeladas o frijoles enlatados a su sopa favorita para preparar una comida llenadora. Compre ensalada desinfectada. Cocine por adelantado los fines de semana, o duplique los ingredientes cuando cocine y congele la parte extra. Congele raciones del tamaño de una porción, para descongelarlas más rápido y calentarlas. Use el horno de microondas: sólo se tarda unos minutos en preparar una papa al horno con brócoli.
Come cuando está estresado 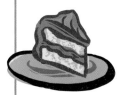	El aburrimiento, el cansancio, la depresión y el estrés suelen hacer que coma en exceso. Para terminar con ese hábito, busque otras formas de satisfacer sus necesidades. Si está cansado, salga a caminar o duérmase de ser posible. Si tiene un día difícil, llame a un amigo o tome un baño de burbujas. Si está deprimido, alquile un video divertido. Si siente que el mundo está en su contra, ayude a un amigo mayor o a un vecino con alguna tarea; sus propios problemas parecerán menores al considerar los de otros. Reserve su agasajo favorito para esa situación.
Su familia no renuncia a las papas a la francesa	Empiece por informar a su familia lo importante que es para usted en estos momentos mantener una dieta saludable y pida su apoyo. Asegúrese de que haya al menos un alimento saludable en cada comida, y sírvase una buena ración de éste y no coma el resto. Manipule sus menús en formas que su familia no lo note, como usar leche descremada en lugar de crema en las salsas y espesar las sopas de "crema" con puré de papa. Hornee rebanadas delgadas de papa untadas con aceite, como una buena alternativa para las papas a la francesa, que son fritas.

NUTRICIÓN

Las peores tácticas:

Omitir grupos enteros de alimentos

Tomar píldoras en lugar de hacer cambios en el estilo de vida

Las dietas con grasa

Las dietas sin variedad, equilibrio ni moderación

8 Sazone sus comidas con salsa La salsa da sabor sin grasa. Mézclela con yogur con poca grasa cuando prepare ensalada de atún. Úntela sobre una hamburguesa vegetariana o sírvala con pollo o pescado.

9 Deje una tercera parte Cuando cene fuera de casa, no ceda a la tentación de dejar limpio el plato y separe una tercera parte de la comida. Pida que se la pongan para llevar y cómala al día siguiente. En casa, sírvase una tercera parte menos. Esta secilla táctica puede reducir más de 500 calorías al día.

10 Beba poco alcohol Recuerde que el alcohol es una fuente de calorías. Medio litro de cerveza tiene 150 calorías; una copa de vino, 85. Es aún peor si toma bebidas cremosas, como una copa de Baileys o un café irlandés, pues es como si se bebiera un postre. Moraleja: si desea perder peso, beba agua.

11 Escríbase notas Para ayudarse a no claudicar, escríbase notas y póngalas en el refrigerador y la alacena. Ponga una señal de alto o imanes en el refrigerador que digan: "¿Ansías tanto esta comida como para comerla?" o "¿Las calorías valen las consecuencias?"

12 Olvide las bebidas gaseosas Son fuente principal de calorías vacías en su dieta. Bebemos el doble de refrescos que de leche y casi seis veces más que jugo de fruta. Los líquidos no satisfacen el apetito igual que los sólidos. Un estudio en personas que tomaron 450 calorías al día en gomitas o refrescos indicó que las que tomaron refrescos aumentaron de peso, pero las que

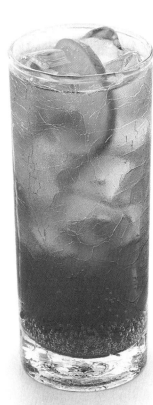

¿Bebe muchos refrescos azucarados? Pruebe este sustituto: mezcle 1 parte de jugo de arándanos con 3 partes de agua mineral y añada al final un poco de jugo de limón o de lima.

comieron gomitas compensaron las calorías de más al reducir otros alimentos. Si desea algo dulce, es mejor comerlo que beberlo. Si tiene sed, beba agua o jugo de fruta sin azúcar.

13 No sólo coma, disfrute Comer a la carrera o frente al televisor invita a comer por comer, así que ponga la mesa cada vez que coma. Tome la decisión consciente de sentarse y disfrutar cada bocado.

14 Aumente (poco) la proteína Las investigaciones indican que la proteína prolonga la sensación de estar satisfecho más que los hidratos de carbono o las grasas. Los estudios en varias partes del mundo indican que la gente que desayunó o almorzó suficiente proteína tuvo menos hambre en la siguiente comida. La proteína requiere más calorías para digerirse. No se exceda; no es un permiso para comer alimentos fritos. Apéguese a las fuentes de proteína con poca grasa (yogur con poca grasa o queso cottage, bebidas o refrigerios bajos en grasa, o pechuga de pollo en rebanadas delgadas).

15 Empiece a medir Es fácil calcular mal el tamaño de las raciones. Use cucharas y tazas para medir aderezos para ensalada muy grasosos, productos lácteos y salsas. Si no tiene báscula, consiga una.

16 Haga buenas sustituciones Busque opciones nutritivas con pocas calorías para los antojos azucarados y con mucha grasa. Coma uvas congeladas en lugar de caramelos. Prepare palomitas de maíz en el microondas en lugar de hacerlas con aceite. Sumerja fresas frescas en una salsa de chocolate sin grasa.

17 **Haga un "plan para fiestas"** Cuando vaya a una fiesta, ofrézcase a llevar un platillo. Llegar armado de verduras frescas picadas y un dip con poca grasa o cualquier otro refrigerio con pocas calorías le asegurará que tendrá algo de comer que no lo hará sentirse culpable.

18 **Piense positivamente** Los expertos dicen que una baja autoestima es una causa importante de comer en exceso. Acostúmbrese a concentrarse en sus puntos fuertes y no en los débiles. Compre ropa que le quede con su peso actual. Actualice su peinado y dése un tratamiento facial para empezar a sentirse más atractivo.

19 **Dése una oportunidad** Nadie dice que tiene que alcanzar su objetivo sin cometer errores en el camino. Dígase que puede lograr perder peso dando un paso a la vez y empezando de nuevo si falla. Si come en exceso una noche, vuelva al camino por la mañana enfocándose en lo que le dio resultado antes.

20 **¡Relájese!** Algunas personas comen en exceso cuando están estresadas. Cierto estudio indicó que las mujeres que secretaban más cortisol (una hormona liberada durante el estrés) comían alimentos con mucha grasa después de estar tensas. La combinación de cortisol e insulina hace que el cuerpo almacene grasa en preparación para combatir una posible hambruna (justo lo que usted no necesita). Si tiene mucho estrés en su vida, contrólelo practicando yoga, meditación o sencillos ejercicios de respiración. Es benéfico concentrarse en algo nuevo.

Siete comidas ligeras en 20 minutos

- **Papa rellena al horno** Hornee en el microondas una papa grande, luego córtela en dos y rellénela con verduras al vapor mezcladas con crema agria baja en grasa y una pizca de sal de ajo o hierbas frescas picadas.
- **Ensalada Niçoise** Ponga una cama de lechuga con tomates rebanados y papas cocidas. Ponga encima ejotes escaldados, atún de lata, mitades de huevos cocidos y anchoas (opcional); rocíe vinagreta baja en grasa.
- **Pan árabe con pollo asado** Corte y rellene un pan árabe integral con rebanadas de pechuga de pollo asada o rostizada, lechuga, tomate y una mezcla de salsa picante y mayonesa.
- **Pasta fácil con verduras** Pique pimientos, calabacitas, cebollas y tomates frescos, y saltéelos hasta que estén blandos. Añada pasta de tomate (comprada) y un puñado de hojas de albahaca. Cuando esté caliente, sirva sobre su pasta favorita y espolvoree queso parmesano.
- **Taco mediterráneo de pollo** Prepare una mezcla de pechuga de pollo cocida y picada, germinados de alfalfa fresca o espinacas, tomate, pimientos picados, tomates secados al sol y queso mozzarella. Ponga la mezcla en una tortilla grande. Rocíele vinagreta balsámica baja en grasa y enrolle la tortilla para hacerse un taco.
- **Sincronizada de pavo** En una tortilla de harina grande ponga tiras de pavo ahumado rebanado, cuadritos de tomate, cilantro picado y queso Cheddar con poca grasa. Rocíele salsa picante y ponga encima otra tortilla. Caliente en el horno o bajo el asador hasta que se derrita el queso; corte en triángulos; sirva con crema agria baja en grasa y más salsa picante.
- **Sándwich de verduras asadas y queso de cabra** Unte rebanadas de berenjena, pimientos y champiñones con aceite de oliva y ase hasta que estén bien cocidos. Rocíeles vinagre balsámico y póngalos sobre una rebanada de pan tostado untada con queso de cabra.

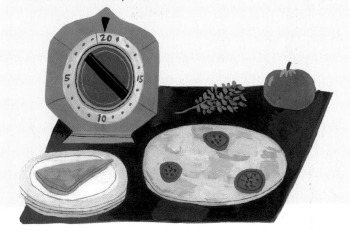

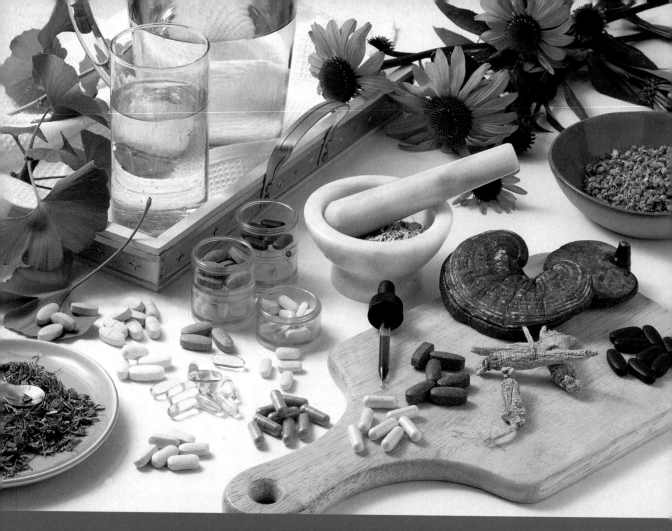

CAPÍTULO

3

La función de los complementos

Las vitaminas y los minerales

¿En realidad los complementos nutricionales lo ayudan a vivir más tiempo? He aquí la verdad detrás de las aseveraciones que se hacen sobre sus beneficios y una mirada a sus limitaciones.

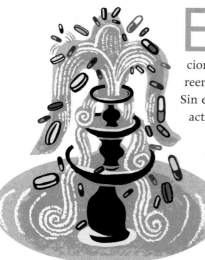

¿Acaso los complementos son la fuente de la juventud? No exactamente, pero quizá mejoren su salud y lo ayuden a vivir más tiempo.

En teoría, los alimentos que comemos deben satisfacer todas las necesidades nutricionales y ningún complemento reemplaza a una dieta saludable. Sin embargo, ante las pruebas actuales, parece que algunas personas necesitan nutrientes adicionales. Según una encuesta de 2003, sólo 25% de la gente come las cinco porciones recomendadas de frutas y verduras ricas en vitaminas, cada día. También puede beneficiarse de los complementos si está entre el 20% de quienes siguen una dieta, o si los niveles elevados de estrés en el trabajo o el tabaquismo hacen que su cuerpo consuma antioxidantes con más rapidez de lo normal.

Los científicos dicen que incluso pequeñas deficiencias de muchas vitaminas y minerales aumentan el riesgo de contraer diversos padecimientos (argumento de peso para tomar un complemento diario de minerales y multivitamínicos sin importar sus hábitos alimentarios). Algunos resultados preliminares indican que una cápsula de multivitamínicos y minerales básicos:

- mejora la inmunidad
- ayuda a combatir la depresión
- reduce la hipertensión arterial
- protege contra ataques cardíacos y apoplejía

Los complementos individuales pueden ser útiles, según las necesidades particulares de la gente. Las personas que entran en las siguientes categorías (casi la mayoría) son buenos candidatos para tomar complementos o multivitamínicos.

¿No come suficientes frutas y verduras? Un complemento nunca reemplazara los cientos de compuestos benéficos de estos alimentos frescos, pero previene una deficiencia de vitaminas o minerales. Tome un multivitamínico y añada una porción extra al día de frutas o verduras, hasta comer al menos cinco.

¿Evita los productos lácteos? Son la mejor fuente de calcio, así que si no come brócoli, col rizada, leche de soya, sardinas de lata o salmón con huesos, no obtendrá la dosis diaria recomendada de 700 a 800 mg de calcio. Siempre tome el complemento con la comida. (Vea la pág. 94 para elegir un complemento de calcio.)

¿Es vegetariano? El que necesite o no un complemento dependerá de lo estricto que sea como vegetariano. Si no come productos animales, es probable que su dieta no le proporcione suficiente vitamina B_{12} y cinc, así que un multivitamínico lo ayudará a cubrir estas necesidades. Si tampoco come productos lácteos, siga el mismo consejo.

¿Fuma? Si fuma, su cuerpo usa más vitamina C, porque ésta se moviliza para combatir los efectos del tabaco que causan cáncer. La dosis diaria recomendada de vitamina C es de 60 mg, pero si fuma, debe tomar al menos 80 mg al día. Si no come muchos alimentos ricos en vitamina C, quizá necesite tomar un complemento diario.

¿Está expuesto al humo de otros? Los estudios indican que al inhalar humo de segunda mano disminuyen los niveles de vitamina C en la sangre, aunque no tanto como si fumara. No se han hecho recomendaciones para los fumadores pasivos, pero para estar seguro, puede añadir un complemento a su dieta.

¿Es usted una mujer que podría quedar embarazada? Si es así, debe tomar 400 mcg de ácido fólico al día desde que deje de tomar medidas anticonceptivas hasta la decimosegunda semana del embarazo. El ácido fólico es una vitamina B que ayuda a prevenir defectos del tubo neural que afectan a miles de bebés cada año. El cuerpo absorbe mejor los complementos de ácido fólico que la vitamina (folato) en su forma natural como se halla en las verduras de hojas verdes.

¿Tiene más de 60 años? La absorción de vitamina B_{12} se puede dificultar después de los 60 años. La B_{12} es importante para el buen funcionamiento del sistema inmunitario y vale la pena aumentar su consumo. La deficiencia de esta vitamina contribuye a la depresión y afecta la concentración y la memoria. La vitamina B_{12} se encuentra en alimentos de origen animal, así que considere tomar un complemento, sobre todo si es vegetariano. La B_{12} siempre debe tomarse con otras vitaminas B, para asegurar una absorción adecuada.

El cuerpo necesita más vitamina D cuando envejecemos. La dosis recomendada para las personas mayores es de 10 mcg de vitamina D al día, en particular si están poco tiempo al aire libre, si permanecen en casa mucho tiempo, o si consumen poca o nada de carne o pescado graso. Es bueno también tomar complementos de calcio y vitamina D como medida preventiva contra la osteoporosis.

> **DATO**
>
> La vitamina C, según un estudio, ayuda a reducir la presión arterial. La gente con presión arterial normal alta o con hipertensión en etapa 1 que tomó 500 mg de vitamina C experimentó una disminución promedio de 9% en la presión sistólica (la primera de las dos lecturas de la presión arterial), y una reducción menor de la presión diastólica.

No hay sustituto para una vida sana

En algunos lugares, los complementos han estado bajo un escrutinio cada vez mayor durante los últimos 20 años y se han establecido bases para su efectividad y seguridad. Pero varios de los beneficios atribuidos a las vitaminas, los minerales y las hierbas aún no se han demostrado y son discutibles.

A pesar de los beneficios que ofrecen los complementos, es importante tomar en cuentar sus limitaciones y cuestionar algunas de las aseveraciones desmesuradas que se hacen. Los complementos nunca sustituirán a una buena dieta ni compensarán los malos hábitos. Algunos de los beneficios no están demostrados, pero son posibles; sin embargo, otras aseveraciones (preparaciones para perder peso, por ejemplo) son exageradas.

Necesita informarse sobre los diversos tipos de complementos disponibles y elegir junto con su médico el mejor para usted.

> **SOLUCIÓN SENCILLA**
>
> Si toma alguna de las vitaminas solubles en grasa (A, D, E o K), tómela con la comida del día que contenga más grasa, para que se absorba mejor.

¿Toma medicamentos con regularidad? Los siguientes medicamentos afectan la absorción o la retención de ciertos nutrientes. Si toma alguno con regularidad, consuma muchas vitaminas, con complementos si es necesario, y consulte a su médico.

- **Los antiácidos** que contienen hidróxido de aluminio reducen el fosfato, la vitamina D y el folato. El consumo sistemático de antiácidos reduce el ácido estomacal hasta interferir en la absorción de la vitamina B_{12}, en especial si tiene más de 60 años.
- **Los anticonvulsivos** que contienen fenitoína disminuyen los folatos y la vitamina D.
- **Los antihipertensivos** que contienen hidralacina disminuyen los niveles de vitamina B_6.
- **Los diuréticos** que contienen tiacida o furosemida reducen el potasio, el cinc y el magnesio.
- **Los glucocorticoides** reducen la absorción de calcio y aumentan la excreción de calcio en la orina.
- **Los laxantes** El aceite mineral reduce las vitaminas solubles en grasa, el calcio y el fósforo. Los laxantes estimulantes, como bisacodil y fenolftaleína, reducen el calcio y la vitamina D. Es mejor tomar un laxante a base de fibra que forme volumen.
- **Los medicamentos que reducen el colesterol** que contienen colestiramina se fijan con la grasa y reducen las vitaminas solubles en grasa A, D, E y K, la B_{12} y el folato.

Si tiene más de 60 años, quizá necesite tomar complementos de complejo de vitamina B junto con vitamina B_{12}. La vitamina B_{12}, importante para el humor, la memoria y la inmunidad, se absorbe mejor con otras vitaminas B.

¿Bebe mucho? Como el alcohol reduce casi todos los nutrientes en el cuerpo, en especial las vitaminas B, lo indicado sería tomar un multivitamínico. La cuestión es que como el consumo excesivo de alcohol altera el metabolismo normal de ciertas vitaminas —como la vitamina A— reduciéndolas en algunos tejidos e incrementándolas en otros, tomarlas en exceso puede ser tóxico para algunos órganos. Lo mejor es obtener ayuda para dejar de beber. Las vitaminas no evitan el daño, sólo lo retrasan.

¿Está anémico? La anemia a veces es causada por falta de hierro, vitamina B_{12} o ácido fólico. Luego que un análisis de sangre confirme los nutrientes que le faltan, el médico puede recetarle un complemento.

Compra de complementos

La diversidad de productos con diferentes ingredientes y precios hace abrumadora y confusa la compra de complementos. El problema es que los complementos no están regulados oficialmente, por lo que no hay garantía de que lo que contiene el envase tiene la misma calidad o potencia que indica la etiqueta. Cuando en laboratorios independientes se analizaron algunos complementos, se comprobó que algunos contenían menos cantidad de ingredientes activos de los que indicaba la etiqueta.

El precio en sí no siempre es una buena guía; algunos complementos económicos son tan buenos como las versiones más caras. Muchas marcas genéricas que se venden en tiendas naturistas son buenas.

Otros consejos para tener en mente al comprar complementos:
- Cuando vaya a comprar un complemento de vitaminas o de

minerales, trate de elegir entre algunas de las marcas de estos productos cuya calidad tenga el respaldo de un laboratorio de productos farmacéuticos reconocido. Lea con detenimiento las etiquetas, para tener la seguridad de que ese complemento no contiene algún otro ingrediente que no esté indicado para usted.

- No se deje influir por términos que carecen de sentido. Los siguientes términos de mercadotecnia no tienen significado para los expertos ni para las regulaciones gubernamentales que rigen la venta y la fabricación de complementos: "clínicamente probado", "potencia garantizada", "sumamente concentrado", "máxima absorción", "natural", "puro", "extracto de calidad" y "esencial".
- Tenga cuidado con los complementos que en la etiqueta hacen aseveraciones exageradas sobre su efectividad, ya que es muy probable que eso no sea verdad.
- Revise la "fecha de caducidad" del envase. Respecto a la fecha de caducidad (la fecha en que debe tomar la última tableta), es mejor seleccionar productos que tengan una, puesto que los complementos pierden la potencia con el tiempo. No compre complementos con fecha a punto de expirar en uno o dos meses; es mejor elegir uno cuya fecha de caducidad termine en un año o más tiempo. Guarde los complementos en un sitio fresco y oscuro, fuera del alcance de los niños.
- Evite los multivitamínicos que también contengan hierbas, que pueden tener efectos dañinos para

usted. Algunas hierbas no deben tomarse por tiempo prolongado.
- Por último, nunca exceda la dosis recomendada.

Elección de multivitamínico

¿Cuál multivitamínico elegir? Primero, lea en la etiqueta la columna que le indica cuánto de la dosis diaria recomendada obtiene de cada nutriente. Si la lista de la etiqueta de su complemento indica 100% para la mayoría de los nutrientes, está obteniendo todo lo que necesita y ése es un buen inicio. Si también satisface el siguiente criterio, cuenta usted con una buena píldora.

En lugar de elegir entre 20 o más ingredientes en la etiqueta, busque estos 10 nutrientes y asegúrese de que las cantidades sean similares a las recomendadas. Muchos de ellos son los que a la gente suelen faltarle. Los no mencionados aquí se encuentran por lo general en buena cantidad en todos los multivitamínicos o se hallan con facilidad en la comida.

Vitamina A y betacaroteno La vitamina A es en realidad un conjunto de compuestos llamados retinoides que tienen diferentes grados de "actividad" de vitamina A. Uno de los

Términos que debe conocer

- **Dosis diaria recomendada (DDR).** Es la cantidad promedio de un nutriente clave que la gente necesita diariamente para tener una buena salud. Es sólo una guía que se basa en los requerimientos masculinos y no hace diferencia con respecto a la edad.
- **Referencia de consumo de nutrientes.** Es la cantidad diaria de un nutriente, suficiente para grupos específicos de personas. Varía entre edades y sexos y de un país a otro.
- **UI (Unidad Internacional),** en lugar de "mg", es una medida alternativa de potencia.

más activos es el betacaroteno, que es un pigmento vegetal. Se trata de un antioxidante, así que combate las moléculas de oxígeno inestables llamadas radicales libres, vinculadas con las enfermedades crónicas. El betacaroteno se convierte en vitamina A en el cuerpo cuando se necesita, y como no es tóxico, se usa en complementos para integrar una porción de la vitamina A. Existe el peligro de sobredosis con la vitamina A, nunca deben tomarla las embarazadas.
Nivel recomendado La dosis diaria recomendada es de 800 mcg al día.

Ácido fólico Las encuestas en gran escala indican que los hombres y las mujeres de 50 años y mayores sólo obtienen la mitad del ácido fólico que necesitan. Esta vitamina B protege de las enfermedades cardíacas al reducir los niveles en la sangre del aminoácido homocisteína, que contribuye a obstruir las arterias. Los niveles bajos en la sangre de esta vitamina están

vinculados con el cáncer cervical y el de colon, y de 15 a 38% de las personas con depresión tienen deficiencia de ácido fólico. Éste también mejora la eficacia del Prozac y otros antidepresivos.
Nivel recomendado 200 mcg al día para una buena salud general y 400 mcg para las embarazadas.

Vitamina B$_6$ Esta vitamina también ayuda a reducir los niveles de homocisteína. Su deficiencia puede contribuir a la depresión.
Nivel recomendado 1.2 mg al día para mujeres y 1.4 mg para hombres. Se aconseja no exceder 10 mg al día.

Cromo Necesitamos sólo un poco de este mineral que ayuda al cuerpo a usar la insulina en forma adecuada. Hay intranquilidad respecto al uso del picolinato de cromo en complementos alimentarios, pues existe la posibilidad de que cause cáncer.
Nivel recomendado 25 mcg al día.

Magnesio Como el magnesio participa en 325 procesos metabólicos que incluyen la contracción muscular y el ritmo cardíaco, es importante obtener suficiente cantidad de este mineral. Se le ha vinculado, de manera provisional, con la protección contra la diabetes, la osteoporosis, la aterosclerosis (endurecimiento de las arterias), la hipertensión y la migraña.
Nivel recomendado Hombres, 300 mg al día; mujeres, 270 mg al día.

Cinc Se vincula con la cicatrización de heridas, el buen funcionamiento inmunitario y ataques más cortos de resfriado común. Las encuestas dicen que no obtenemos suficiente cinc de la dieta. La cantidad en los multivita-

¿Necesita un multivitamínico especial?

¿Debe tomar un multivitamínico para "hombres" o "mujeres" o 50 Plus? La respuesta es no a las fórmulas para hombres y mujeres; suelen ser más caras y no reflejan una necesidad con base científica para una píldora diferente. Algunos multivitamínicos para mujeres son malas compras. Ofrecen una dosis mayor de hierro (que no necesita si es posmenopáusica) y calcio, pero no incluyen algunos otros nutrientes importantes. Los complementos 50 Plus son mejores opciones para las posmenopáusicas y para los hombres de más de 55 años. En estos complementos, los niveles de hierro están reducidos y los niveles de algunas vitaminas B, aumentados.

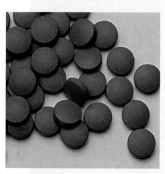

No se deje engañar por las etiquetas

¿Por qué los multivitamínicos de la Marca X cuestan más que los de la Marca Y? Tal vez porque la Marca X lo está timando. Un mayor costo no siempre significa que es mejor cuando se trata de complementos; tampoco las dosis altas de nutrientes ni la adición de hierbas o sustancias no probadas. He aquí una lista parcial de ingredientes tomados de la etiqueta de un producto real y nuestros comentarios.

1 TABLETA PROPORCIONA		% DDR
VITAMINAS		
Actividad total Vitamina A (01497 UI)	3152 µg	394
Vitamina B$_6$ (piridoxina HC1)	75 mg	3750
Vitamina B$_{12}$ (cobalamina prep.)	75 µg	7500
Vitamina C	250 mg	417
Vitamina D	10 µg	200
Vitamina E	124 mg	1240
Biotina	0.075 mg	50
Colina	31 mg	*
Folacina (ácido fólico prep.)	400 µg	200
Inositol	75 mg	*
Niacina	75 mg	417
Ácido pantoténico	75 mg	1250
Riboflavina (vitamina B$_2$)	99 mg	6188
Tiamina	75 mg	5537
MINERALES		
Boro	0.5 mg	
Calcio (quelato aminoácido amortiguado)	20 mg	3
Cromo (quelato aminoácido niacina)	25 µg	*
Cobre (quelato aminoácido amortiguado)	1 mg	*
Yodo (kelp)	150 ug	100
Hierro (forma única de hierro quelado...)	1.3 mg	9
Magnesio (quelato amino amortiguado)	10 mg	-
Manganeso	1 mg	*
Molibdeno (quelato aminoácido)	25 µg	*
Potasio	1.8 mg	*
Selenio	25 µg	*
Sílice	30 mg	*
Dióxido de titanio	20 mg	*
Cinc	10 mg	-
OTROS INGREDIENTES DE LA DIETA		
Betaína HCE	25 mg	
Otros carotenoides (alfacaroteno, luteína, zeaxantina, criptoxantina)	86 µg	
Complejo de bioflavonoide cítrico	25 mg	
Hesperidina	5 mg	
Base herbal en polvo (alfalfa, acerola, kelp, perejil, berros y escaramujo)	4 mg	
Rutina	25 mg	
Celulosa vegetal	112 mg	
Glicerina vegetal	7 mg	
Estearato de magnesio vegetal	17 mg	
Ácido esteárico vegetal	7 mg	

DDR = Dosis diaria recomendada.
* No se ha establecido DDR.

A diferencia de éste, un buen multivitamínico debe proporcionar 100% de la DDR de la mayoría de los nutrientes, no más. Como las vitaminas B son económicas, los fabricantes pueden añadir más para que su producto resulte más impresionante. Nutricionalmente, no son necesarias dosis altas.

"Forma única de hierro quelado...": Los minerales quelados se fijan con otra sustancia, supuestamente para mejor absorción; no hay suficiente investigación que lo pruebe. Si tiene que pagar más por eso, olvídelo.

Base herbal en polvo: el valor de estos ingredientes no se ha comprobado, y están presentes en cantidades demasiado pequeñas para que haya una diferencia significativa.

La letra griega µ se usa para denotar microgramos (mcg), un millonésimo de gramo.

Otras aseveraciones
• "Libre de azúcar, almidón y sal...": muchos de estos productos no están en complementos normales o están en cantidades tan minúsculas que no dañan, a no ser que sea alérgico. El almidón es bueno, ayuda a la tableta a desintegrarse en el estómago.
• "Liberación prolongada": a diferencia de los fabricantes de medicamentos, los de complementos no tienen obligación de probar que las píldoras de acción prolongada sean absorbidas en forma gradual por su sistema, no se sabe si la aseveración es cierta. Si no lo es, la tableta puede actuar en su contra al disolverse en el intestino, donde ya es tarde para la absorción.
• "Gran potencia": ésta es una aseveración vaga que puede ser engañosa. No está reconocida oficialmente.

mínicos lo compensa. Una dosis alta afecta la absorción de hierro y cobre.
Nivel recomendado En México, el requerimiento diario para hombres y mujeres es de 15 mg, nivel máximo para un uso seguro a largo plazo.

Cobre Se necesita para las proteínas involucradas en el crecimiento, para una función sana de los nervios. Influye en la salud de huesos y corazón, regula la glucosa en sangre y el metabolismo del hierro.
Nivel recomendado No establecido; 5 mg es seguro en uso a largo plazo.

Selenio Este mineral antioxidante se usa para tratar el sida, las cardiopatías y la artritis. Protege del daño a las células del cuerpo y ayuda a reducir la incidencia y la muerte por cáncer de pulmón, colorrectal y de próstata.
Nivel recomendado 60 mcg al día para mujeres y 75 mcg para hombres. La dosis terapéutica puede ser hasta 200 mcg para uso a largo plazo y hasta 700 mcg a corto plazo.

Elección de un complemento de calcio

Los dos tipos principales de calcio son el carbonato de calcio y el citrato de calcio. Este último se absorbe mejor con el estómago vacío (aunque ambos se absorben bien cuando se toman con los alimentos) y es mejor para las personas de más de 65 años, ya que algunas carecen de suficiente ácido estomacal para absorber el carbonato de calcio. A algunas personas, el carbonato de calcio les causa flatulencia o estreñimiento; para ellas, el citrato de calcio es una opción mejor.

Para los demás, el carbonato de calcio (la opción más económica) es bueno. Evite complementos hechos con harina de huesos, dolomita y concha de ostiones, pues contienen 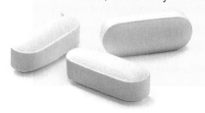 mayores cantidades de plomo. Si se le dificulta tragar las tabletas grandes, busque las masticables.

Complementos solos

Aunque tome un multivitamínico para cubrir cualquier carencia nutrimental, quizá necesite uno o más de los cuatro complementos que especificamos a continuación.

Vitamina C Además de su papel en la salud de los huesos y la formación de colágeno, la vitamina C ayuda a prevenir enfermedades crónicas como cáncer y afecciones cardíacas. Si su dieta incluye suficientes frutas cítricas y otros alimentos con mucha vitamina C, como kiwi, coliflor, pimientos y brócoli, quizá no necesite más de esta vitamina. Si su dieta carece de vitamina C, un complemento de 60 mg es suficiente, pero si fuma, tome hasta 80 mg. La DDR es 40 mg.

Vitamina D Obtenemos esta vitamina en dos formas: de la luz del sol, que permite que el cuerpo la fabrique, y de la vitamina D, que se encuentra en alimentos fortificados, como los cereales. El envejecimiento de la piel, un invierno prolongado y el uso de bloqueadores solares ayudan a reducir la capacidad del cuerpo para formar vitamina D de la luz del sol, y es difícil obtener suficiente de la comida. La vitamina D es esencial para llevar el calcio a los huesos y ayuda a controlar la presión arterial y las grasas en la sangre. No tome más de 10 mcg al día a largo plazo, ya que demasiada crea problemas de salud.
Dosis recomendada La DDR es 5 mcg. Para personas de más de 65 años se sugieren 10 mcg al día.

Vitamina E La mayoría de las dietas con poca grasa no proporcionan la cantidad requerida de este antioxidante que protege contra los radicales libres, las enfermedades cardíacas, el cáncer y otras enfermedades. Para beneficiarse de sus propiedades antioxidantes, los expertos sugieren de 250 a 500 mg al día. La DDR es 10 mg al día.

Algunas marcas contienen vitamina E natural (d-alfa tocoferol) y otras la forma sintética (dl-alfa tocoferol). El cuerpo absorbe mejor la natural, pero los fabricantes compensan las píldoras sintéticas aumentando su nivel de vitamina E. La forma sintética es más económica.

Hierro Muy importante para tener una sangre sana y prevenir la anemia, el hierro lo necesitan casi todas las mujeres premenopáusicas que pierden glóbulos rojos, y así hierro, a través de la menstruación. Otras personas no lo necesitan tanto, a no ser que tengan anemia por deficiencia de hierro. Los niveles altos están asociados con un aumento de ataques cardíacos y quizá de cáncer de colon. Si su cereal para el desayuno está altamente fortificado con hierro, tal vez no lo necesite en su complemento.
Dosis recomendada Su dieta debe proporcionarle todo el hierro que necesita. La dosis diaria que se recomienda en México es 10 mg para hombres y 18 mg para mujeres.

Calcio Los productos lácteos son la fuente más rica de calcio; un vaso de leche de 250 ml contiene 300 mg. A las personas que no comen productos lácteos les resulta difícil obtener la DDR de 800 mg al día de calcio. Las personas mayores necesitan un complemento, la absorción de calcio disminuye cuando se acelera la pérdida ósea y el calcio ayuda a prevenir la osteoporosis y a disminuir la presión arterial. Los estudios

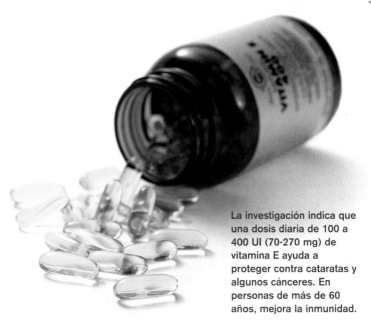

La investigación indica que una dosis diaria de 100 a 400 UI (70-270 mg) de vitamina E ayuda a proteger contra cataratas y algunos cánceres. En personas de más de 60 años, mejora la inmunidad.

indican que reduce el riesgo de enfermedad en las encías, causa principal de la pérdida de dientes y un factor de riesgo de enfermedades cardíacas. Revise sus multivitamínicos (suelen contener 200 mg) e incluya fuentes de productos lácteos en su dieta. Si necesita más, tome un complemento de calcio (siempre con los alimentos) y, para mejorar la eficiencia de la absorción, no consuma más de 600 mg a la vez. Como el calcio no se puede absorber sin vitamina D, asegúrese de obtener suficiente vitamina D en su dieta o elija un complemento de calcio que también contenga vitamina D.

Vitamina E y enfermedades cardíacas

Si tiene una afección cardíaca, no dependa de la vitamina E como ayuda. Aunque una investigación anterior indicaba que los complementos reducían el riesgo de enfermedades cardíacas, un estudio reciente en 9,500 personas con arteriosclerosis no encontró ningún beneficio. Es posible que los complementos puedan prevenir la enfermedad en personas sanas o que la detengan en personas que estén en las primeras etapas. Pero los cambios en el estilo de vida (hacer ejercicio, vigilar el peso, mejorar la dieta y dejar de fumar) son más importantes.

Clasificación de otros complementos

En la actualidad, en el mercado hay cada vez más complementos que no son vitaminas ni minerales, sino otras sustancias que supuestamente mejoran la salud. Pero ¿qué son? He aquí un resumen.

SUSTANCIA	BENEFICIOS A LA SALUD	COMENTARIOS	DOSIS
Aminoácidos y compuestos similares Moléculas orgánicas pequeñas que ayudan a formar proteínas complejas.			
Arginina, carnitina y taurina	Efectivas en el tratamiento de cardiopatías e insuficiencia cardíaca por congestión venosa. Calman el dolor de la angina.	Estos complementos sólo deben tomarse bajo supervisión médica.	Arginina: 500 mg tres veces al día; carnitina: 500 mg dos veces al día; taurina: 1,500 mg dos veces al día.
Sulfato de condroitina	Alivia el dolor de la artritis y la hinchazón; protege las articulaciones.	Suele tomarse junto con sulfato de glucosamina.	400 mg dos o tres veces al día. Quizá no sienta los efectos antes de las seis semanas.
Sulfato de glucosamina	Alivia los síntomas de la artritis y protege las articulaciones de un daño mayor. Es más efectivo si se toma junto con sulfato de condroitina.	La glucosamina, un compuesto del azúcar, puede afectar los niveles de glucosa en sangre. Si es diabético, consulte al médico antes de tomarla. Puede usarse a largo plazo.	500 mg dos o tres veces al día o una dosis de 1,500 mg. Quizá no sienta los efectos antes de las seis semanas.
Lisina	Ayuda a prevenir el herpes labial y las aftas del virus del herpes. Puede ayudar en úlceras y herpes zóster.	No tome lisina si tiene diabetes.	1,000 mg tres veces al día hasta que el ataque desaparezca.
SAM (o SAM-e) (S-adenosilmetionina)	Se usa para tratar artritis, enfermedad de hígado y corazón y cartílago dañado. No es adecuada para maniacodepresivos.	Se forma en el cuerpo con el aminoácido metionina.	400 mg dos veces al día.
Carotenoides Grupo de compuestos vegetales antioxidantes que dan su color característico rojo, naranja y amarillo a los alimentos vegetales.			
Luteína	Importante para proteger la vista. Su deficiencia puede causar degeneración macular vinculada con la edad.	Se encuentra en alimentos amarillos, como yema de huevo.	Los complementos de luteína suelen contener 6 mg; hasta cinco cápsulas al día es seguro.
Licopeno	Disminuye el riesgo de cáncer de próstata.	En gran cantidad en los tomates. Hay 5 mg de licopeno en 25 g de salsa de tomate.	Los complementos suelen contener 5 mg o 15 mg. Unos 7 mg al día proporcionan protección a la próstata.

SUSTANCIA	BENEFICIOS A LA SALUD	COMENTARIOS	DOSIS
Enzimas Proteínas que pueden acelerar o producir un cambio en ciertos procesos metabólicos.			
Coenzima Q10 (ubiquinona)	Complemento contra el envejecimiento. Útil para padecimientos del corazón (insuficiencia cardíaca por congestión venosa). Algunos médicos lo recomiendan si toma medicamento para bajar el colesterol, el cual también reduce sus niveles de coenzima Q10.	Sustancia natural presente en el cuerpo y en muchos alimentos. Los complementos deben tomarse además de los medicamentos estándar, no en lugar de ellos. Consulte al médico antes de tomarlo. Puede ser caro.	De 50 a 100 mg dos veces al día. Las cápsulas de gelatina a base de aceite se absorben mejor.
Ácidos grasos esenciales Son las grasas buenas que necesita para permanecer vivo. Como el cuerpo no puede producirlos, debe obtenerlos de su dieta.			
Ácido graso omega-3 (ácido alfa-linolénico)	Los complementos son útiles contra la artritis, problemas del corazón y enfermedad de Crohn.	Se encuentra en pescados de agua fría, como macarela, arenque, salmón y bacalao, y en los aceites de linaza y nuez.	1 g tres veces al día.
Ácidos grasos omega-6 (ácido linoleico y ácido gama-linolénico, o AGL)	Los complementos de AGL (un tipo de ácido graso omega-6) ayudan a aliviar los síntomas premenstruales y menopáusicos. El AGL se acepta médicamente para tratar la enfermedad fribroquística de los senos. Se usa en Europa para la neuropatía diabética.	Se encuentran naturalmente en semillas y frutos secos.	De 3 a 10 g al día, en dosis divididas. Pueden transcurrir varias semanas antes de que sienta algún efecto.
Flavonoides Un grupo grande de compuestos antioxidantes que dan a las frutas y verduras sus sabores y colores característicos. Los flavonoides incluyen a los carotenoides.			
Antocianinas	Combaten el daño de radicales libres a los vasos sanguíneos de los ojos; ayudan a prevenir hemorragias y cicatrices por diabetes.	Se encuentran en el arándano morado, el arándano, las ciruelas y las uvas negras.	Disponibles en cápsulas de 40 mg de arándano que contengan 25% de antocianinas.
Catequinas	Pueden ayudar a prevenir coágulos sanguíneos.	Se hallan en el té.	Se encuentran en cápsulas de extracto de té verde que contengan al menos 30% de catequinas.

SUSTANCIA	BENEFICIOS A LA SALUD	COMENTARIOS	DOSIS
Flavonoides (continúa)			
Extracto de semilla de uva	Es bueno para los vasos sanguíneos, reduce el riesgo de apoplejía, ataque cardíaco, mala función vascular de diabéticos y en problemas de circulación (venas varicosas, hemorroides y contusiones).	Los complementos son de semillas de uvas rojas. El extracto de corteza de pino tiene el mismo ingrediente activo (proantocianidinas), pero cuesta más y no es mejor.	Una dosis de 30 a 100 mg al día se considera segura y efectiva.
Quercetina	Ayuda a reducir dolor e hinchazón, bloquea reacciones alérgicas, mata virus y protege contra la aterosclerosis.	Abunda en cebollas, poros, ajos, chalotes y manzanas.	De 400 a 1,000 mg al día.
Resveratrol	Reduce el colesterol, previene coágulos sanguíneos y el desarrollo de tumores.	Se halla en el vino tinto y el jugo de uva morada.	500 mg al día de complementos de uva roja o vino tinto.
Isoflavones Grupo de compuestos vegetales similares a los estrógenos.			
Ipriflavones	Tratamiento natural aceptado para la osteoporosis, en especial si se toma con complementos de calcio.	Puede aumentar la densidad ósea.	200 mg tres veces al día, junto con 1,000 mg de calcio al día.
Proteína de soya	Para síntomas menopáusicos como bochornos, insomnio y resequedad vaginal. Reduce los niveles de colesterol y el riesgo de una afección cardíaca.	Se halla en el frijol de soya y en alimentos preparados con soya. La soya contiene compuestos similares a los estrógenos y los científicos no están seguros de si una dieta rica en estos compuestos aumenta el riesgo de cáncer de mama en algunas mujeres. Considere comidas con soya en lugar de tomar complementos adicionales.	Se considera que 25 g de proteína de soya al día pueden reducir los niveles de colesterol en sangre.

SUSTANCIA	BENEFICIOS A LA SALUD	COMENTARIOS	DOSIS
Hormonas naturales Sustancias químicas producidas por el cuerpo que regulan o afectan la actividad de ciertos órganos.			
Melatonina	La melatonina, en forma de complemento, ayuda a dormir, aunque quizá no a permanecer dormido. Los estudios no son concluyentes respecto a su eficacia contra el desfase de horario. Se necesita más investigación para estimar cualquier valor que pueda tener para retrasar el proceso de envejecimiento.	Poderoso antioxidante producido por la glándula pineal. Los científicos creían que la producción de melatonina disminuía con la edad, pero un estudio reciente refutó esto. Puede causar somnolencia al día siguiente. Se desconoce si es seguro a largo plazo. Disponible por Internet.	Para problemas del sueño, la dosis típica es de 0.3 a 5.0 mg a la hora de acostarse. A algunas personas, si toman más de 1 o 2 mg, les dificulta el sueño. Los complementos no dan resultado para todos y sólo deben tomarse recetados por el médico.
DHEA (dehidroepiandrosterona)	Se ha vuelto popular tomar complementos de esta hormona porque sus niveles bajos se han asociado con un mayor riesgo de afecciones cardíacas. Se cree que ayuda a la salud de la gente mayor y mejora el sistema inmunitario.	En algunos países no está disponible el tratamiento con esta hormona en forma de complemento.	La DHEA sólo debe tomarse recetada por un médico. Las dosis recomendadas varían, porque dependen de la edad y del estado de salud.
Hormona del crecimiento humano (HCH)	Con base en una investigación que sugiere que una menor secreción de la HCH es responsable de la disminución de la masa muscular y adelgazamiento de la piel, la HCH se considera "la mejor terapia contra el envejecimiento". En EUA sólo la recetan a adultos con niveles de HCH muy bajos.	Suelen recetarla para contrarrestar deficiencias de HCH en los niños.	Si se la recomienda su médico, asegúrese de seguir sus indicaciones.
Progesterona natural	La crema de progesterona natural, preparada con ñame o frijol de soya, puede ser una alternativa de los complementos de progesterona que se recetan para reemplazar la hormona posmenopáusica. También se usa en caso de depresión ligera, fatiga y sensibilidad en senos.	Si decide probarla, háblelo primero con su médico, porque está contraindicada en ciertos casos.	El procedimiento usual es frotar un poco de la crema en el abdomen cada día, por dos semanas. Elija una crema que contenga 400 mg de progesterona por cada 30 g del producto. Las concentraciones menores no son efectivas.

Las hierbas y su salud

Durante siglos, las hierbas han sido parte integral de la curación en China y tienen un historial bien documentado en otros países. Los remedios de la naturaleza también pueden beneficiarlo.

Las hierbas medicinales tienen una larga historia en la curación humana. La filipéndula y la corteza de sauce se usaron para aliviar el dolor y la fiebre durante siglos, pero sólo en 1899 se sintetizó la salicina, su compuesto activo, en el medicamento aspirina. Los medicamentos a base de vegetales aún son una parte importante del arsenal médico actual. La vincristina y la vinblastina, usadas para tratar la leucemia, provienen de una planta de la familia del vincapervinca. El fármaco tamoxifeno, usado para tratar el cáncer de senos y de ovarios, es de origen vegetal, y muchos más son versiones sintéticas de compuestos vegetales.

La prescripción de medicamentos, a base de vegetales o no, es muy efectiva para tratar problemas de salud graves. Para padecimientos menores, los remedios herbarios dan resultado y suelen ser mejores. El alivio no es rápido, pero a veces es más suave, con menos efectos secundarios.

Elección de hierbas

Elegir un producto herbario de calidad puede ser difícil. Las hierbas son variables por naturaleza. Según dónde, cuándo y cómo se cultiva y procesa la hierba, la potencia de sus compuestos medicinales puede variar en forma considerable. En la actualidad, los fabricantes respetables tratan de estandarizar sus productos, para que las cantidades de los ingredientes más activos sean consistentes de un lote a otro. Al elegir productos estandarizados, puede tener la seguridad de que obtiene la misma dosis cada vez.

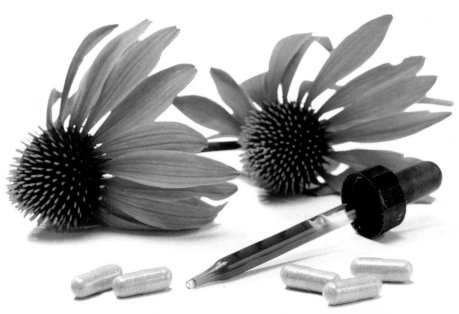

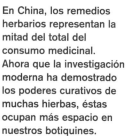

En China, los remedios herbarios representan la mitad del total del consumo medicinal. Ahora que la investigación moderna ha demostrado los poderes curativos de muchas hierbas, éstas ocupan más espacio en nuestros botiquines.

Aun con la estandarización, los productos herbarios pueden variar en calidad de un fabricante a otro. Para incrementar la probabilidad de obtener un producto de alta calidad, compre complementos de hierbas y otros complementos en una fuente acreditada y elija buenas marcas.

Uso de las hierbas

La forma más conveniente de tomar la mayoría de las hierbas es en tabletas o cápsulas. Si la hierba está estandarizada, sabrá con bastante precisión cuánto obtiene del ingrediente activo. Algunas hierbas, como la ranunculácea americana y la equinácea, se venden como tinturas, extractos de hierbas concentrados y preparados con alcohol que actúan con más rapidez. Se toma una cantidad pequeña de la tintura, desde unas gotas hasta una cucharadita. Las tinturas se mezclan con jugo, lo que disimula su sabor desagradable.

Las hierbas suaves, en especial de hojas o flores como la manzanilla y la menta piperita, pueden prepararse en infusión, con bolsitas de té comercial o las hierbas secas. Use una bolsita de té ya preparado o ponga una cucharadita de hierbas secas en una esferita para hacer té por cada taza de agua hirviendo. Deje las hierbas en remojo unos minutos antes de beber el té. Para un efecto medicinal mayor, necesitará hacer una infusión más prolongada, con un sabor más fuerte. Use el doble o el triple de la cantidad de hierba y déjela en una infusión de 10 a 20 minutos.

Seguridad con las hierbas Antes de empezar a tomar una hierba, asegúrese de saber para qué es, cuánto debe tomar y si es seguro para usted usarla. Informe siempre al médico si

El poder de la aspirina

Hay un complemento simple, seguro y económico presente en casi todos los botiquines: la aspirina. Investigaciones recientes indican que tomar una dosis baja (75 mg) de aspirina todos los días puede tener un efecto benéfico para la salud en algunas personas. La aspirina adelgaza la sangre y previene que forme coágulos que causan ataques cardíacos e isquémicos. Tomadas al inicio de un ataque cardíaco, dos tabletas de aspirina de dosis regular podrían salvarle la vida.

Si ya tuvo un ataque cardíaco, la terapia con aspirina reduce considerablemente el riesgo de tener otro. También reduce el riesgo de tener un ataque cardíaco o apoplejía si tiene angina. En realidad, sólo es benéfica para las personas que ya tienen riesgo de cardiopatías. Consulte al médico.

La aspirina tiene más beneficios. Los investigadores descubrieron que la gente que toma aspirina con regularidad tiene índices significativamente reducidos de cáncer de colon, estómago y esófago. Los científicos no están seguros del porqué.

Tomar aspirina tiene posibles efectos secundarios, como sangrado gastrointestinal y una probabilidad un poco mayor de apoplejía por la ruptura de un vaso sanguíneo en el cerebro (apoplejía hemorrágica). Hable con su médico de los riesgos y beneficios de la terapia con aspirina antes de iniciarla.

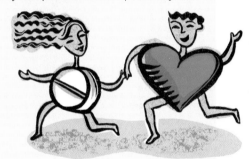

toma algún remedio o complementos herbarios y cerciórese de que no interactúen con algún medicamento nuevo. Recuerde estos puntos:

- Si usted no es herbolario, no recoja hierbas silvestres. Es muy fácil confundir una hierba útil con una no útil o peligrosa. Las hierbas frescas son mucho menos potentes que las secas.
- Tiene que tomar algunas hierbas por días o semanas para sentir el efecto. No exceda la dosis máxima recomendada pensando que obtendrá resultados más pronto.

- Deje de usar la hierba si se presenta molestia estomacal, diarrea, erupción en la piel, dolor de cabeza, urticaria u otros síntomas molestos luego de 2 horas de tomarla.
- Si tomó la hierba durante el tiempo recomendado y no notó ninguna mejoría, deje de tomarla y consulte al médico.

Hierbas que ayudan

De las muchas hierbas que se dice que ayudan a la salud, sólo se han hecho estudios médicos de algunas. Éste es un repaso breve de las más notables, las que han demostrado tener efectos positivos y mensurables, y que es seguro usarlas.

Para aliviar el dolor

- **Boswellia (incienso indio)** Para aliviar el dolor artrítico y la inflamación, pruebe este remedio tradicional de la India. Elija un extracto estandarizado que contenga 150 mg de ácidos de boswellia. La dosis usual es 150 mg tres veces al día. Pueden pasar entre cuatro y ocho semanas antes de que sienta algún beneficio.
- **Ungüento de chile** Es un tratamiento aprobado para calmar el dolor luego de un ataque de herpes zóster. Está estandarizado para contener de 0.025 a 0.075% de capsaicina y es ampliamente aceptado entre los médicos como un tratamiento efectivo para el dolor de la artritis. Frote la crema en la zona adolorida tres o cuatro veces al día. Tenga cuidado de que no le entre crema en los ojos, la boca u otras zonas sensibles. El alivio puede requerir que se use durante varios días.
- **Cúrcuma (curcumina) y garra del diablo** Estas hierbas son útiles para calmar el dolor por hinchazón e inflamación por artritis, lesiones, dolor de espalda y cirugía. La cúrcuma que se vende como especia no tiene suficiente curcumina para ayudar. Busque una versión purificada en tiendas de productos naturistas; tome hasta 2,000 mg de la raíz seca al día. La garra del diablo viene en extracto estandarizado con 3% de glucósidos del iridoid; tome 750 mg al día en tres dosis.
- **Hojas de matricaria** Esta hierba ayuda a prevenir las migrañas. Actúa mejor si toma de 80 a 100 mg de las hojas en polvo al día. Si la toma después de que empezó la migraña, no ayuda. Como antiinflamatorio, es buena para tratar la artritis.

Para problemas digestivos

- **Hierbabuena y manzanilla** Tome de 1 a 3 tazas de té de menta piperita o de manzanilla para calmar problemas digestivos ligeros, como náusea, agruras y acidez estomacal.
- **Jengibre** Para prevenir el mareo por movimiento, tome jengibre en cápsulas, en forma de té, o una cucharada de jengibre fresco picado y mezclado con un poco

Los ungüentos de chile contienen capsaicina, que ayuda a calmar el dolor por herpes zóster y artritis.

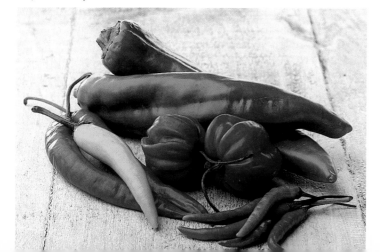

de miel. El jengibre actúa mejor si lo toma media hora antes de iniciar un viaje. La dosis es de 100 a 200 mg hasta tres veces al día.

- **Orozuz** La raíz de la planta del orozuz es útil para aliviar la acidez y los síntomas de la úlcera; es benéfica contra la hepatitis (inflamación del hígado). Tiene varios efectos secundarios potenciales sobre la presión arterial y el sistema circulatorio, por lo que sólo debe usarlo por consejo del médico, quien puede recetarlo en forma de carbenoxolona.

- **Arzolla** Otra hierba que es útil para problemas del hígado es la arzolla, llamada también cardo de María *(Silybum marianum)*. Seleccione un extracto estandarizado que contenga de 70 a 80% de arzolla y tome hasta 300 mg dos veces al día. Tómelo entre comidas para una máxima efectividad.

Para mejorar la inmunidad

- **Equinácea** La equinácea ha demostrado ser efectiva para combatir los virus del resfriado y de la gripe. Actúa mejor si la toma a la primera señal de un resfriado o, mejor aún, al inicio de la temporada de resfriados y gripe. La forma de tintura es más efectiva, porque el recubrimiento de la boca absorbe de inmediato el líquido. La dosis usual de tintura es de 3 o 4 ml tres veces al día, pero la potencia varía según las marcas y es mejor seguir las indicaciones de la etiqueta. En tabletas, la dosis usual es 200 mg, tomados dos o tres veces al día. Si tiene un trastorno autoinmunitario, debe tomar la echinacea sólo bajo supervisión médica.

- **Tragacanto** Usada por más de 2,000 años en China, esta hierba es valorada por combatir resfriados, gripe e infecciones de los senos nasales, ya que previene que los virus se arraiguen en el sistema respiratorio. Se usa para fortalecer el sistema inmunitario de personas que reciben tratamiento con quimioterapia o radiación. Ayuda a reducir la presión arterial y a prevenir el dolor por angina. Actúa como antioxidante. La dosis usual es 200 mg una o dos veces al día, por tres semanas, seguido de un descanso de tres semanas.

- **Hongos maitake, shiitake y reishi** Los extractos de estos hongos medicinales mejoran la inmunidad. Hay cápsulas que contienen las tres variedades. Los estudios muestran que los hongos medicinales ayudan a gente infectada con VIH y sida, junto con el tratamiento convencional. Los extractos de reishi estimulan la producción de una sustancia que combate el cáncer, y los estudios indican que aumenta la probabilidad de supervivencia en personas con cáncer de estómago, colon y pulmón. Los hongos shiitake disminuyen el colesterol elevado. Lea las etiquetas para la dosis.

Para heridas e infecciones

- **Aceites de árbol del té y orégano** El aceite de árbol del té (preparado con la savia de un árbol australiano) y el aceite de orégano (de las hojas de la hierba) son an-

Los hongos medicinales, tomados en forma de extracto o cápsula, mejoran el sistema inmunitario. Algunos tienen también otros usos. Los hongos reishi (arriba) tienen propiedades antiinflamatorias y ayudan a reducir los síntomas de la alergia.

tisépticos naturales. Tomados como se indica, ayudan en heridas de la piel, mordeduras de insectos, raspones y pie de atleta. Para usarlos en la piel, ponga en un algodón una o dos gotas de aceite diluido y frótelo. Cuide que no caiga en la ropa, pues la mancha permanece. Tomar unas gotas de aceite de orégano en un vaso de agua ayuda a tratar infecciones por candidiasis o estafilococos.

- **Hidrastis** Aunque el hidrastis tiene fama de ayudar a combatir los resfriados y la gripe, no existe evidencia real que apoye esto. Estudios confiables indican que ayuda a sanar heridas y a combatir infecciones en la vejiga y aftas en garganta y boca (haga gárgaras con unas gotas de tintura de hidrastis en medio vaso de agua tibia). Para combatir la infección en el tracto urinario, use

cápsulas de hidrastis. La dosis usual es de 250 a 500 mg tomados tres veces al día. Si aún presenta síntomas después de usar el hidrastis unos días, visite al médico.

Para la salud del corazón

- **Ajo** Una dosis diaria de esta hierba ayuda a evitar problemas cardíacos. Uno de sus compuestos químicos, el ajoeno, adelgaza la sangre y ayuda a prevenir coágulos en la sangre que causan ataques cardíacos y algunas apoplejías. Otros compuestos del ajo actúan como antioxidantes y ayudan a reducir la presión arterial (un diente de ajo al día ayuda a bajarla). Un estudio de 1998 indicó que el ajo ayuda a mantener sana la aorta (la arteria principal del corazón) y evita su endurecimiento o engrosamiento, que ocurre con la edad. Esto ayuda a prevenir un ataque cardíaco. Para disminuir el nivel de colesterol, de uno a tres dientes de ajo al día proporcionan beneficios. Los complementos también dan resultado. Para obtener el equivalente a tres dientes de ajo, tome 300 mg tres veces al día de un extracto estandarizado que contenga 1.3% de aliina, uno de los ingredientes activos del ajo.
- **Extracto de flor de espino** Puede ser útil para personas con problemas cardíacos, como angina e insuficiencia cardíaca por congestión venosa. Necesita dosis muy elevadas, así que hable con el médico antes de tomarlo.
- **Arroz de levadura roja** La levadura que se fermenta en este arroz actúa en el hígado para bloquear una enzima que permite al hígado

El problema con la efedra

La efedra, llamada también mahuang, es un estimulante del sistema nervioso central y fuente natural de las drogas efedrina (usada en medicamentos para el asma) y seudoefedrina (utilizada en remedios para el resfriado). Se vende para aumentar la energía, a menudo en combinación con cafeína. Debido a que la efedra quita el apetito, se usa mucho en tés y fórmulas para perder peso.

La efedra es una hierba relativamente segura si se usa en dosis estándares de 6 a 12 mg. La gente que toma dosis mayores para perder peso con rapidez puede experimentar nerviosismo, palpitaciones y otros efectos secundarios. La efedra fue tema de controversia cuando algunos fabricantes sin escrúpulos empezaron a vender productos comerciales como una "droga" legal, una opción para las anfetaminas ilegales. Se recibieron muchos reportes de reacciones adversas, e incluso de muertes, como resultado de tomar dos o tres veces la dosis segura de la hierba.

Si tiene problemas cardíacos o hipertensión, consulte al médico antes de tomar efedra.

producir colesterol. El ingrediente activo, lovastatina, es el mismo que se encuentra en algunos medicamentos para reducir el colesterol. No lo tome si toma medicamento para disminuir el colesterol o tiene problemas de hígado. El arroz de levadura roja actúa mejor para el colesterol no muy elevado.

Para problemas circulatorios
- **Ginkgo biloba** Usado por miles de años en la medicina tradicional china, el ginkgo biloba mejora la circulación hacia el cerebro y el corazón. Se recomienda para venas varicosas, hemorroides y mala circulación en manos y pies. También es útil para tratar el mareo y el tinnitus (zumbido en los oídos). Use un extracto estandarizado que contenga 24% de glucósidos de flavones ginkgo y 6% de lactona terpeno; la dosis usual es 100 mg dos veces al día o 60 mg tres veces al día. Advertencia: no tome ginkgo biloba si toma también un medicamento para adelgazar la sangre, como la warfarina.
- **Rusco** Esta hierba se usa para tratar las hemorroides y las venas varicosas. Busque cápsulas, ungüentos o supositorios estandarizados que proporcionen una dosis total diaria de 50 a 150 mg de ruscogeninas.
- **Castaña de Indias** Esta hierba aumenta la fortaleza de las venas y es una buena opción para venas varicosas y hemorroides. La dosis típica es de 300 mg al día de un extracto estandarizado que contenga 50 mg de escina.
- **Gotu kola** Esta hierba india es útil para tratar venas varicosas, quizá porque mejora la circulación

sanguínea. Fortalece las células en las paredes de los vasos sanguíneos. La dosis usual es de 200 mg de extracto estandarizado tres veces al día.

Para una mejor memoria
- **Ginkgo biloba** Los estudios indican que el ginkgo mejora la memoria y la agudeza mental a corto plazo. Actúa aumentando la circulación sanguínea hacia el cerebro. Use un extracto estandarizado con 24% de glucósidos de flavones ginkgo y 6% de lactona terpeno; la dosis usual es tres tabletas de 60 mg al día o dos tabletas de 100 mg. Advertencia: no tome ginkgo biloba si toma también un medicamento para adelgazar la sangre, como la warfarina.
- **Gotu kola** Investigaciones actuales indican que esta hierba india ayuda a mejorar la memoria y la capacidad de aprendizaje, probablemente al aumentar el flujo de sangre hacia el cerebro y ayudar en la producción de neurotransmisores, los mensajeros químicos del cerebro. La dosis usual es de 200 mg de extracto estandarizado tres veces al día.

Para el estado de ánimo
- **Hierba de San Juan (hipérico)** En muchos casos, esta hierba alivia la depresión ligera. Es mucho menos cara que el medicamento fluoxetina (Prozac), sin sus efectos secundarios no deseados. La dosis

Un análisis de 23 estudios indicó que la hierba de San Juan es tan efectiva como los medicamentos antidepresivos para tratar la depresión ligera o moderada, con menos efectos secundarios.

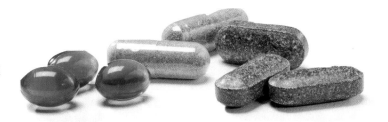

diaria varía de 300 a 900 mg de extracto estandarizado de 0.3 mg de hipérico. Pueden transcurrir varias semanas antes de que note un efecto benéfico en su estado de ánimo. Es importante consultar al médico antes de tomar la hierba, ya que puede interactuar en forma muy peligrosa con medicamentos recetados.

- **Valeriana** Es una ayuda segura y no adictiva para dormir y no lo deja tambaleante por la mañana. El té de valeriana puede ser de sabor desagradable, así que tome un extracto estandarizado en forma de tabletas o tintura. La cantidad que ayuda varía de una persona a otra. Siga las indicaciones y empiece con la dosis más pequeña.

Té verde: bébalo por su salud

Numerosos estudios recientes indican que la gente que bebe con regularidad té, en especial té verde, tiene índices menores de cardiopatías, apoplejía y cáncer que quienes no lo beben. El motivo es el alto nivel que tiene el té de un antioxidante llamado EGCG (algunos científicos lo consideran uno de los compuestos más potentes contra el cáncer), junto con otras sustancias llamadas catequinas. Como las hojas del té verde no se fermentan en la misma forma que las del té negro, todos sus compuestos antioxidantes se conservan. El té negro también preserva la salud, pero no tanto.

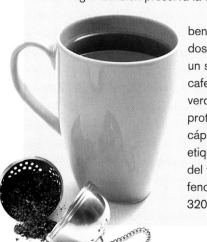

Para aprovechar los beneficios del té verde, beba de dos a cuatro tazas al día; tiene un sabor ligero y muy poca cafeína. Si no le gusta el té verde, incluso una taza al día lo protege contra el cáncer; o tome cápsulas de té verde. Lea en la etiqueta el contenido de polifenol del té (EGCG es un tipo de polifenol) y procure tomar de 240 a 320 mg de polifenoles al día.

- **Kava kava** Aunque tiene fama de calmar la ansiedad, favorecer el sueño y se vende por Internet, en algunos países prohibieron la kava kava debido a sus posibles efectos tóxicos en el hígado.

Para energía

- **Ginseng** Comúnmente usado en China, el ginseng es ahora muy popular en el mundo occidental. La raíz actúa como tónico general que ayuda a controlar el estrés y las enfermedades. Se usa como estimulante ligero libre de cafeína y para aumentar la energía. Hay varios tipos de ginseng, pero sólo el chino *(Panax ginseng)* y el americano *(Panax quinquefolium)* son ginseng verdadero y tienen efectos similares. El ginseng siberiano *(Eleutherococcus senticosus)* tiene un efecto menos estimulante y puede estar sujeto a problemas de control de calidad. Por seguridad, tome ginseng chino o americano. Algunas personas prefieren tomar el ginseng como té. Para asegurar la dosis requerida, tome 500 o 600 mg de cápsulas panax hasta dos veces al día, pero no tome el ginseng por más de dos o tres semanas. Si lo suspende durante unas semanas, puede mejorar su efectividad al volver a consumirlo. Deje de tomarlo si se le presenta insomnio o dolor de cabeza.

Para problemas de la mujer

- **Arándano** Recomendado para tratar y prevenir infecciones en la vejiga, la acidez del arándano tiene un efecto antibiótico en el tracto urinario. Tome de 300 a 400 mg en cápsulas dos veces al día o beba de 225 a 450 ml de jugo natural todos los días.

- **Uva-ursi** Conocido también como gayuva, el uva-ursi es un antibiótico natural efectivo contra las infecciones de la vejiga. Actúa mejor si lo toma tan pronto como sienta los primeros síntomas de una infección (dolor al orinar, necesidad frecuente de orinar y orina turbia). Siga las indicaciones de la etiqueta y no use el uva-ursi por más de unos días. La dosis diaria es de 400 a 1,200 mg.

- **Raíz de cohosh negro** Este tradicional remedio nativo norteamericano calma los síntomas menopáusicos, como bochornos, abotagamiento, depresión e insomnio. La hierba sólo debe tomarse recetada por un médico herbolario. La dosis usual es de 8 mg al día de un extracto estandarizado al 1% de 27-deoxiaceteína o 40 mg al día de la raíz seca. Tómela con las comidas para reducir la posibilidad de malestar estomacal.

- **Agnocasto** Muy usado en Europa para aliviar los síntomas menopáusicos, el agnocasto se llama también sauzgatillo y vitex. Se vende en forma de cápsulas y tintura. Si usa cápsulas de la baya seca, tome 250 mg una o dos veces al día. Si usa una tintura, lea la etiqueta para determinar la dosis adecuada.

Para problemas del hombre

- **Serenoa repens** Un estudio de 1996 indicó que la *Serenoa repens* alivia los síntomas de la hiperplasia prostática benigna o próstata agrandada igual que el medicamento finasterida (Proscar). La hierba podría ser la mejor opción, porque no tiene efectos secundarios importantes ni reduce artificialmente los resultados de la prueba del antígeno específico de próstata para cáncer de próstata. La dosis usual es de 160 mg dos veces al día de un extracto estandarizado al 85% de ácidos grasos y esteroles. Tome nota de que la hierba no encoge la próstata.

- **Pygeum** Preparado con la corteza de un árbol africano, el pygeum es casi tan efectivo como la *Serenoa repens* para la hiperplasia prostática. La dosis usual es de 50 a 100 mg dos veces al día de un extracto estandarizado al 14% de triterpenos. Consulte al médico.

- **Ortiga** La raíz de la planta ortiga ayuda a aliviar los síntomas de hiperplasia prostática, aunque no tan bien o tan rápido como la *Serenoa repens* o el pygeum. La raíz de ortiga es popular en Europa y en América. La dosis usual es de hasta 3 g al día.

- **Cernitina** Mezcla del polen de tres plantas diferentes, esta fórmula herbaria calma los síntomas de la hiperplasia prostática y de la prostatitis no bacteriana crónica. Un estudio clínico en varios centros indicó que un complemento que contenía cernitina junto con *Serenoa repens,* beta sitosterol y vitamina E, causó una mejoría significativa.

¡CUÍDESE!

La medicina china tradicional es muy popular. Sin embargo, como depende de mezclas herbarias complejas, siempre es mejor consultar a un herbolario chino calificado. Se ha reportado que hubo preparaciones herbarias producidas en China que se adulteraron ilegalmente; algunas contenían medicamentos controlados.

¿Vale la pena?

La hierba yohimbe, preparada con la corteza seca de un árbol de África Occidental, es un afrodisíaco masculino. Uno de sus ingredientes, la yohimbina alcaloide, es la fuente del medicamento que suele recetarse para la disfunción eréctil.

Su eficacia no está demostrada y puede causar efectos secundarios desagradables o incluso peligrosos, como mareo, náusea, ansiedad y una disminución de la presión arterial. Sólo debe tomarse bajo prescripción médica.

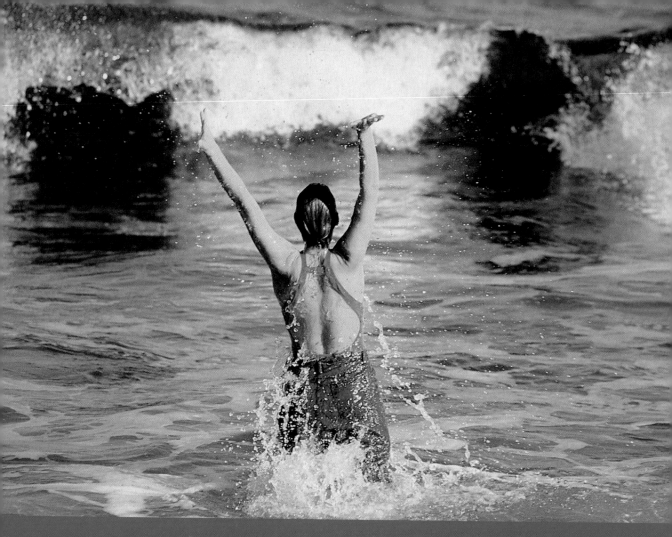

CAPÍTULO

4

Manténgase en forma toda su vida

La respuesta del ejercicio

El ejercicio reduce el riesgo de que desarrolle muchas enferme-dades graves, le prolonga la vida y lo hace más feliz. No necesita correr maratones ni ir a un gimnasio: sólo un poco de actividad.

Todos sabemos que el ejercicio es benéfico, pero ¿se ha dado cuenta de que es una poderosa herramienta contra el envejecimiento?

Los científicos saben que la debilidad y muchas enfermedades se deben no tanto al envejecimiento, sino a una vida sedentaria. Las mujeres que se ejercitan luego de los 50 años se mantienen tan en forma, o más, que las mujeres inactivas de 30.

Viven también más tiempo. Un estudio a largo plazo de los índices de mortalidad en hombres indicó que estar en forma en la edad mediana reducía el riesgo de muerte en 23% durante las siguientes dos décadas.

El ejercicio no es sólo una inversión en su futuro; llevar una vida más activa lo hace sentirse y verse más joven hoy. También le facilita la vida cotidiana. ¿Puede cargar comestibles, levantar la bolsa de la basura o cargar a un nieto? ¿Puede correr tras un autobús sin quedarse sin aliento? ¿Tiene suficiente energía después de comer para trabajar en un proyecto para mejorar su casa?

El ejercicio aeróbico (actividades que hacen latir con más fuerza el corazón), el entrenamiento con pesas (levantar pesas o hacer planchas) y el estiramiento mejoran muchísimo su condición física, su capacidad para hacer con facilidad las tareas diarias.

Beneficios del ejercicio

El ejercicio aumenta su nivel de energía. Si ya avanzada la tarde usted se deprime, unos minutos de calistenia o una vigorosa caminata de 10 minutos lo animará, pues lleva más sangre al cerebro. Si se ejercita, se dormirá más pronto, mejor y más tiempo. En un estudio, las personas que caminaron o hicieron ejercicio aeróbico de bajo impacto 40 minutos cuatro veces a la semana, conciliaron el sueño con el doble de rapidez y durmieron una hora más.

Hay otra ventaja: al envejecer, el período de sueño profundo (el de más descanso) tiende a acortarse y el ejercicio puede ser la única forma de alargarlo de nuevo.

El hábito del ejercicio lo convierte en una persona más calmada. En un estudio, se encontró que una hora de

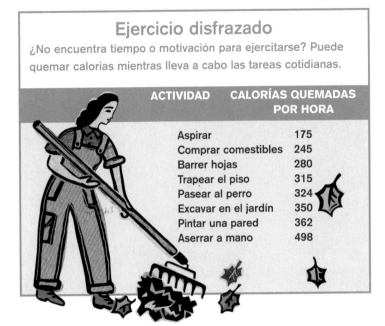

Ejercicio disfrazado

¿No encuentra tiempo o motivación para ejercitarse? Puede quemar calorías mientras lleva a cabo las tareas cotidianas.

ACTIVIDAD	CALORÍAS QUEMADAS POR HORA
Aspirar	175
Comprar comestibles	245
Barrer hojas	280
Trapear el piso	315
Pasear al perro	324
Excavar en el jardín	350
Pintar una pared	362
Aserrar a mano	498

ejercicio aeróbico redujo la tensión, la ira y la fatiga entre los participantes, con un beneficio mayor en los que se sentían deprimidos antes de ejercitarse. Incluso se pensó que el sólo completar la rutina causa una sensación de logro.

El movimiento también calma el dolor crónico y ayuda a aliviar los bochornos menopáusicos. Si sigue un programa de ejercicio regular unas semanas, sentirá que su autoestima aumenta, porque estableció y logró un objetivo importante. El ejercicio mejora su humor general, quizá porque desencadena la liberación de endorfinas, las sustancias del cerebro que lo hacen sentirse bien.

Un corazón más sano

Casi cualquier actividad física, desempeñada con constancia, fortalece el corazón (que bombea con menos esfuerzo) y mantiene flexibles las paredes de las arterias, lo cual disminuye el riesgo de enfermedades cardíacas. El ejercicio moderado o intenso (suficiente para quemar de 1,200 a 1,600 calorías a la semana) mejora el perfil del colesterol al aumentar el nivel del colesterol LAD ("bueno"), que ayuda a prevenir coágulos en las arterias. Se cree que el ejercicio regular evita la oxidación del colesterol LBD ("malo"), proceso que hace que se pegue a las paredes de las arterias.

Algunos expertos no recomiendan el levantamiento de pesas. Sugieren que los ejercicios aeróbicos, como caminar aprisa o andar en bicicleta, ayudan a la gente a reducir la presión arterial, perder peso y disminuir el riesgo de apoplejía. No es esencial ir a un gimnasio para practicar un deporte. Puede volverse más activo si incluye más ejercicio en su vida cotidiana: subir las escaleras en lugar de usar el ascensor; caminar a las tiendas, trabajar en el jardín.

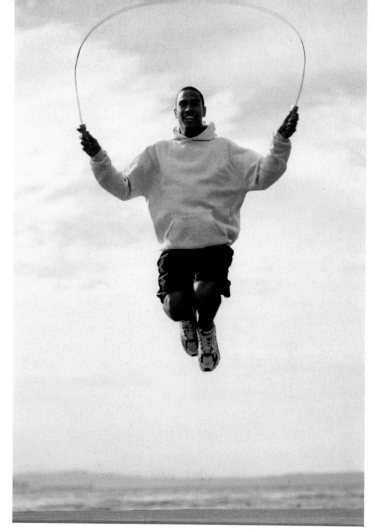

¡Salte por gusto! El ejercicio combate la depresión. En un estudio, 82% de la gente con depresión ligera o moderada que usó aparatos de pesas tres veces a la semana no mostró síntomas luego de 10 semanas.

Una mayor capacidad pulmonar

El ejercicio regular aeróbico aumenta la capacidad pulmonar y reduce el declive de 1% que ocurre cada año después de los 25. Esta capacidad, conocida como su VO2 (cantidad de oxígeno que nuestro organismo transporta en un minuto), aumenta de 6 a 20% con el ejercicio aeróbico y puede llegarar hasta 50%. Al mejorar la fuerza de los pulmones, el oxígeno entra en ellos con más rapidez y el bióxido de carbono sale más rápido. El beneficio: es menos probable que se quede sin aliento.

DATO

Está comprobado que son muy pocas las personas que hacen los 30 minutos de ejercicio que se recomienda hacer cinco veces a la semana.

Huesos más fuertes

Los huesos se vuelven más densos con el ejercicio, en particular con el entrenamiento con pesas y las actividades de alto impacto, como la marcha. Las mujeres de más de 50 años que entrenan con pesas dos veces a la semana, durante un año, aumentan su densidad ósea 1%. Las mujeres posmenopáusicas sedentarias experimentan 2% de pérdida ósea cada año y un mayor riesgo de caídas (combinación muy peligrosa).

Un menor riesgo de cáncer

Si se ejercita con regularidad, tiene una buena probabilidad de reducir el riesgo de cáncer de pulmón, de mama, próstata, útero e intestino. Una campaña contra el cáncer reportó los resultados de 50 estudios, que cubrían 100,000 casos de cáncer de intestino. Indicó que la gente que se ejercitaba con regularidad tuvo un riesgo 50% menor de desarrollar la enfermedad, incluso tomando en cuenta otros factores como el tabaquismo y la obesidad. No se sabe con claridad cómo ayuda el ejercicio, pero podría ser porque mantiene bajo el peso y también los niveles de estrés.

Las investigaciones indican que la actividad física disminuye en una tercera parte el riesgo de cáncer de mama.

Beneficios de pies a cabeza

El ejercicio influye en la prevención o tratamiento de enfermedades, desde la artritis hasta el aumento de peso. Los músculos fuertes de los muslos protegen del desarrollo de artritis en las rodillas. El ejercicio moderado, al menos cuatro veces a la semana, reduce 50% el riesgo de una mujer de desarrollar diabetes. Para hombres y mujeres, 2 o 3 horas de ejercicio recreativo a la semana reducen 20% el riesgo de cálculos en la vesícula.

Los expertos aseguran que la actividad física habitual reduce a la mitad el riesgo de desarrollar una enfermedad cardíaca coronaria.

Se ha demostrado que la actividad aeróbica moderada mejora el sistema inmunitario. Un estudio indicó que las mujeres que caminaron 45 minutos cinco días a la semana redujeron a la mitad sus días con malestares. Otros estudios demostraron los efectos positivos del ejercicio en el sistema inmunitario en personas de hasta 87 años.

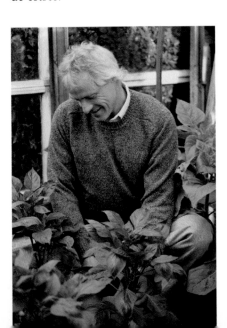

La jardinería es un buen pasatiempo. Las investigaciones muestran que las personas mayores que practican jardinería hacen más ejercicio que muchos adolescentes. Una encuesta reveló que un tercio de los adultos de más de 45 años que tienen jardín pasaba tres sesiones o más en el jardín cada semana. La cifra casi se duplica para los adultos de más de 65. Excavar 30 minutos es buen ejercicio. La jardinería ligera mejora la fuerza y la agilidad.

Una mayor expectativa de vida

Las mujeres con condición física moderada tienen una probabilidad 2.5 veces menor de muerte prematura por cáncer, cardiopatías y otros padecimientos. No tiene que ejercitarse todos los días. En un estudio de 17 años, la gente que se ejercitó en forma moderada 30 minutos, seis o más veces al mes, vivió 43% más tiempo que la sedentaria. Respecto a la longevidad, permanecer en forma es más importante que mantener un peso saludable.

Una buena condición física

Sus actividades para una buena condición física no necesitan estar confinadas en un gimnasio o un sitio determinado. Varios estudios indican que la gente que añade 30 minutos adicionales de actividad a su día (incluso las actividades más rutinarias, como jardinería o subir escaleras), con el tiempo obtiene los mismos beneficios cardiovasculares y de pérdida de peso que quien toma parte en algún programa de ejercicio estructurado. Considere usar una podadora manual en lugar de una eléctrica en el jardín o pasee al perro de un vecino anciano todos los días.

¿Cuánto es suficiente?

En términos de beneficios para la salud general, no importa lo que haga para estar en forma con tal que la actividad queme al menos de 1,000 a 2,000 calorías a la semana. Eso equivale a una caminata diaria de 30 minutos a un paso de 5.6 kph o a correr 2.4 km en 15 minutos. Aparte de la caminata o la marcha, hay muchas formas de quemar calorías.

Haga lo que disfrute

Otra forma de incluir el ejercicio en su vida es elegir una actividad que disfrute, una que no sienta como ejercicio aunque lo sea. Pregúntese: ¿en qué soy bueno? Si se lo propone, encontrará actividades físicas que podrá disfrutar por años. ¿Le gusta mucho el agua? Los ejercicios aeróbicos acuáticos que se ofrecen en clubes deportivos proporcionan un ejercicio moderado que no afecta las articulaciones y es ideal para las personas con artritis. Si le agrada estar al aire libre, disfrute a nivel físico el excursionismo o la caminata en el campo o el parque.

No más excusas

¿Tiene excusas para no hacer ejercicio? ¿Prefiere hacer otra cosa, incluso acomodar calcetines o limpiar el horno? Estas sugerencias lo ayudarán a empezar y a continuar.

- **Póngale otro nombre** Sustituya con cualquier actividad hogareña aeróbicamente estimulante la rutina de ejercicios estándar. Si es algo que tiene que hacer (como lavar el auto o jardinería), alcanzará dos objetivos a la vez.
- **Hágalo con música** Inscríbase en clases de baile de cualquier tipo. Todas proporcionan mucho ejercicio y diversión. O escuche música mientras se ejercita; sus melodías favoritas hacen que el tiempo transcurra más rápido.
- **Sea ratón de biblioteca** Escuche el audio de una novela de suspenso al ejercitarse. Si es emocionante, con ansia esperará la próxima sesión para escuchar el siguiente capítulo.
- **No sude** Si una playera húmeda no es su idea de diversión, pruebe formas más suaves de ejercicio, como yoga, tai chi o clases de flexibilidad que se basan en el ballet.
- **Busque un compañero** El ejercicio es más divertido si lo hace con un amigo. En los días que esté poco motivado, es más probable que se apegue al programa para no desilusionar a su compañero de ejercicio.
- **Planee su ejercicio** Haga de su actividad física diaria una prioridad en su horario. Planee cada noche su ejercicio para el día siguiente.
- **Entrene con un experto** Es un gasto, pero un entrenador personal lo ayudará a fijar metas, a diseñar un programa de actividad física sólo para usted y a variar la rutina con el fin de que sea siempre estimulante.
- **Asista a un club** Que la actividad física sea parte de su rutina social; asista a un club para correr, practicar caminata, ciclismo o tenis.

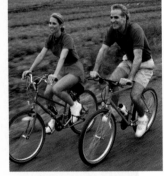

Elija su momento

La gente que hace ejercicio por la mañana tiene más probabilidades de apegarse a una rutina. ¿Y si no le gusta ejercitarse por la mañana? Su mejor momento es el que usted elija. Si prefiere el mediodía, ejercítese a la hora del almuerzo o a mitad del día.

Lo fundamental

Antes de iniciar un programa de ejercicio, dé un repaso a lo básico. Estos consejos lo ayudarán a desarrollar una rutina segura y divertida a largo plazo.

El ejercicio no debe intimidarlo. Si aprende lo básico, como qué ponerse, cómo calentar y cómo saber cuando se excede, pronto se sentirá como un profesional.

Calentamiento y enfriamiento

Para mejores resultados, inicie cada sesión de ejercicios con un calentamiento: de 5 a 10 minutos de actividad aeróbica moderada para calentar los músculos hacen que éstos se vuelvan más flexibles, con menos probabilidad de desgarres. Haga que su sangre fluya caminando a paso moderado (de 5 a 6 kph), usando una bicicleta fija (de 65 a 75 rpm) o formando círculos con los brazos y caminando en el mismo sitio.

Termine cada sesión aeróbica con un enfriamiento (la mitad del tiempo del calentamiento) durante el cual reduzca la intensidad del ejercicio en forma gradual. Esto evita que la sangre se acumule en las venas, lo cual podría causarle mareo. En seguida haga algunos estiramientos diseñados para aflojar los músculos que ejercitó. (Si los estira estando fríos, puede sufrir una distensión.)

Vístase para triunfar

Elija ropa que le permita moverse con libertad. Los materiales y cinturones elásticos son ideales. No salga a caminar con ropa común que le roce el cuerpo al moverse. Vístase en capas, en especial si hace ejercicio al aire libre, para que se quite las prendas al irse calentando.

Para la primera capa elija una prenda hecha con una tela de alta tecnología que mantenga la humedad alejada del cuerpo. Evite el algodón: absorbe el sudor y le deja una sensación pegajosa desagradable.

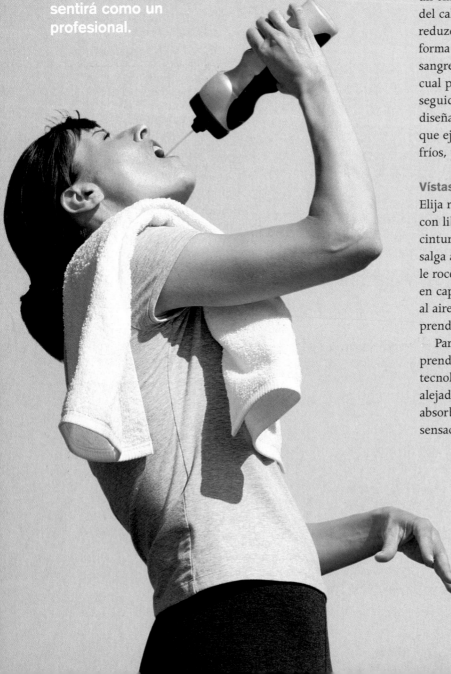

Al ejercitarse, el cuerpo pierde fluidos a través del sudor, por lo que es importante beber algo. Para la mayoría de la gente, el agua es ideal. Si es usted un atleta que se ejercita por más de una hora, tome una bebida deportiva. Estas bebidas restablecen la pérdida de sodio y potasio.

Los zapatos son importantes. Algunos deportes requieren zapatos específicos. Los zapatos aeróbicos son flexibles, un poco acojinados y tienen suelas que facilitan el movimiento en todas direcciones. Los zapatos para correr son rígidos, muy acojinados y diseñados para el movimiento hacia adelante. Si usa zapatos para correr en una clase de aeróbicos, se le pueden dificultar los pasos laterales y aumenta el riesgo de esguinces en los tobillos. De igual modo, si corre con zapatos aeróbicos, no sentirá estabilidad en los pies y vibrarán por el impacto al correr. Los zapatos para diversos entrenamientos le sirven para diferentes clases de ejercicio. O puede comprar zapatos para su actividad principal, ya sea caminar, correr, jugar tenis o practicr el ciclismo.

No se olvide de beber

Mantenerse hidratado es importante antes, durante y después del ejercicio, para prevenir mareos, calambres, cansancio excesivo e incluso un colapso. Beba un vaso grande de agua al menos 20 minutos antes del ejercicio y, mientras lo realiza, beba agua de una botella con popote cuando lo desee. No espere para beber hasta que sienta sed; para entonces usted ya estará deshidratado. Beba otro vaso de agua después de ejercitarse.

Empiece lento y piense en grande

Mucha gente inicia muy entusiasmada un programa de ejercicio demasiado ambicioso, se esfuerza hasta el punto del dolor muscular o lesiones y luego se desanima y se da por vencida. Una táctica mejor es pensar en términos de metas intermedias alcanzables, una después de otra.

Encuentre el equilibrio adecuado

¿Cómo saber cuándo se está exigiendo lo suficiente, pero no en exceso? Vea dónde encaja en este ritmo estimado de escala de esfuerzo, a veces llamada escala Borg por su autor, el científico Gunnar Borg. De acuerdo con los investigadores, no es de sorprender que su sentido de qué tan difícil es un ejercicio corresponda a indicadores fisiológicos de esfuerzo, como el ritmo cardíaco. Si un ejercicio le resulta muy fácil, entonces no está esforzando a su cuerpo lo suficiente.

ESCALA BORG DE CATEGORÍA DE RITMO

ESFUERZO MÍNIMO		
6 **Muy, muy ligero**		
7		
8 **Muy ligero**		
9		
10 **Bastante ligero**	Zona de entrenamiento de resistencia	
11		
12 **Bastante difícil**		
13		
14 **Difícil**	Zona de entrenamiento de vigor	
15		
16 **Muy difícil**		
17		
18 **Muy, muy difícil**		
19		
20		
ESFUERZO MÁXIMO		

Los números de la izquierda indican su cálculo de cuánto esfuerzo hace. Esto es muy personal; sólo usted sabe lo difícil que le resulta un ejercicio. Para actividades aeróbicas, intente primero llegar al nivel 11, en el que se esfuerza bastante pero puede hablar sin perder el aliento. Aumente hasta el nivel 13, en el que respira con más dificultad pero aún puede hablar. No se ejercite tanto que no pueda hablar. Para un entrenamiento intenso, trabaje en el nivel 15 a 17; debe sentir que se acerca a su límite.

Sobrepase sólo un poco su nivel de condición física actual y gradualmente aumente la duración, frecuencia e intensidad de sus actividades.

Si su objetivo final, por ejemplo, es mejorar su condición cardiovascular pedaleando en una bicicleta de ejercicio 30 minutos casi a diario, fije una meta inicial de pedalear 15 minutos cada tercer día. Una vez que se sienta cómodo, aumente el tiempo en intervalos de 5 minutos hasta que pedalee 30 minutos. Al final añada sesiones una a una hasta que pedalee 30 minutos seis días a la semana.

Para un plan de ejercicio que haga el cálculo por usted, vea en la pág. 122 el programa para caminar.

Mejor condición cardiovascular

¿Corre para tomar el autobús o tras sus nietos? No está en forma ni sano si su corazón y sus pulmones no lo aguantan. Lo que necesita es un plan de fortalecimiento aeróbico.

El buen estado cardiovascular (condición aeróbica) significa que tiene el vigor para escalar un cerro o correr tras un sombrero que se lleva el viento sin quedar sin aliento. Si tiene una buena condición aeróbica, su cuerpo circula sangre rica en oxígeno hacia los músculos, que lo usan eficazmente. El corazón está fuerte y bombea más sangre con cada latido y late con menos frecuencia. (Por eso el pulso es un buen indicador de la condición física de su corazón.) La gente con un nivel de condición cardiovascular muy bajo no puede pasear a sus perros más de dos cuadras, se le dificulta cargar algo y subir las escaleras.

El ejercicio aeróbico (actividades que aumentan el trabajo del corazón, como una caminar rápido, correr o andar en bicicleta) retarda el deterioro de la condición aeróbica que se presenta con la edad. En un estudio en 1,499 hombres, los de mejor condición física y más activos casi no tuvieron una reducción de fuerza aeróbica entre los 30 y los 70 años. Los de condición física moderada y poco activos tuvieron una reducción de 25%. Los sedentarios y obesos vieron disminuir su capacidad aeróbica más de 50%.

¿Cuánto y qué frecuencia?

En el entrenamiento aeróbico, ejercita los músculos grandes (brazos, piernas, glúteos y pecho) para que el corazón lata con más rapidez. Su corazón trabaja en forma efectiva cuando siente calor, suda y respira con dificultad (pero no se queda sin aliento). Para una forma más precisa de valorar su rutina aeróbica, vea "¿Qué tan vigoroso es su ejercicio?", en la pág. 118.

¿Cuánto de este tipo de ejercicio necesita? Los expertos recomiendan al menos tres sesiones de 20 minutos a la semana; cinco de 30 minutos son aún mejor para la salud. Pero esto quizá no evite una muerte prematura por cardiopatía. Los investigadores reportaron en 2003 que incluso puede ser necesario ejercicio más vigoroso. Durante 11 años estudiaron cerca de 2,000 hombres de entre 45 y 59 años, ninguno con signos de afecciones cardíacas al inicio del estudio, y graduaron su ejercicio de acuerdo con la intensidad. Las actividades ligeras incluían caminar, jugar boliche, navegar; las actividades moderadas incluían golf o baile, y las vigorosas incluían subir escaleras, nadar o correr. Durante el estudio murieron 252 hombres; más de 75% de esas muertes se atribuyeron a afecciones cardíacas y apoplejía, el resto al cáncer. Los hombres con el nivel más bajo de actividad recreativa tuvieron más probabilidad de morir durante el estudio.

Esta investigación contradice los principios que previamente se habían aceptado.

SOLUCIÓN SENCILLA

Los monitores del ritmo cardíaco, aparatos electrónicos que se colocan en la muñeca o sobre el pecho, miden con mucha precisión el pulso sin que tenga que contar. Hay algunos económicos.

Antes de empezar

¿Qué condición física tiene ahora? Descúbralo midiendo su ritmo cardíaco de recuperación, que es la rapidez con la que el ritmo cardíaco vuelve a lo normal luego de hacer ejercicio vigoroso (una señal de la eficacia con la que opera el corazón). Esta prueba es más fácil si alguien le hace la medición, aunque también puede hacérsela usted.

Empiece con 3 minutos de escaladas. Busque una caja estable y resistente de 30 cm de altura o use un escalón inferior o un banco pequeño. Con ropa y zapatos de ejercicio, suba con el pie derecho y luego con el izquierdo, y después baje con el pie derecho y luego con el izquierdo. Repita sin detenerse durante 3 minutos (use cronómetro si es necesario); trate de mantener un ritmo parejo.

Deténgase y 30 segundos después tómese el pulso. Compare el resultado con la tabla de la derecha y juzgue su condición física; si no la tiene, asegúrese de usar el programa de ejercicio para principiantes, en la pág. 143. Registre su progreso examinándose cada dos semanas.

Una advertencia importante: si tiene un historial, síntomas o factores de riesgo mayores de afecciones cardíacas (como fumar, diabetes u obesidad grave), no haga esta prueba ni inicie un programa de ejercicio sin supervisión médica.

Gane terreno

No hay duda de que el ejercicio es más divertido cuando ve mejorías continuas en su desempeño. Esto sucederá si usted en forma gradual lo vuelve más difícil al hacerlo con mayor frecuencia, por lapsos más prolongados o con mayor intensidad. Si desea aumentar su rutina sin dedicarle demasiado tiempo extra, la respuesta es mantener la duración y la frecuencia de sus ejercicios, pero aumentar gradualmente la intensidad de cada uno.

Una caminata de 30 minutos a paso tranquilo quema 85 calorías, pero en 30 minutos a un ritmo más rápido se queman 136 calorías. Las calorías que quema son un buen indicador de cuánta energía gasta. También quemará más calorías al caminar, andar en bicicleta o correr cuesta arriba o poner más resistencia en la bicicleta fija.

DATO

Mucha gente cree que se suda menos cuando se tiene buena condición física pero, en realidad, mientras mejor es su condición física, más transpira. Esto es porque el cuerpo se vuelve más eficiente para disipar el calor que genera.

Conozca su pulso de recuperación

Haga escaladas tres minutos (vea texto de la izq.), deténgase 30 segundos y tómese el pulso. Compare la cifra con las siguientes para conocer su nivel de condición física. Repita la prueba cada dos a cuatro sesiones para registrar su progreso.

EDAD	MUY BUENA	BUENA	PROMEDIO	MALA
Mujeres				
30-39	<78	78-99	100-109	>109
40-49	<80	80-100	101-112	>112
50-59	<86	86-105	106-115	>115
60-69	<90	90-108	109-118	>118
Hombres				
30-39	<84	84-105	106-122	>122
40-49	<88	88-108	109-118	>118
50-59	<92	92-113	114-123	>123
60-69	<95	95-117	118-127	>127

Cómo tomarse el pulso

Encuentre su ritmo cardíaco colocándose los dedos índice y medio sobre la arteria carótida (en el cuello, en uno de los surcos a lo largo de la tráquea) o la arteria radial (en la muñeca, cerca del pulgar). Si se le dificulta localizar los puntos del pulso, suba escaleras o corra uno o dos minutos e inténtelo de nuevo. Use un reloj con segundero para contar el número de latidos en 15 segundos. Luego multiplique el número resultante por 4 para conocer su ritmo cardíaco por minuto.

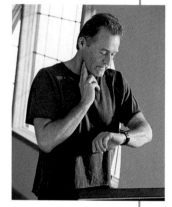

Entrenamiento en intervalos

Otra forma de quemar más calorías es practicar el entrenamiento en intervalos, que consiste en alternar períodos cortos e intensos de ejercicio con períodos más prolongados y lentos de la misma actividad. Luego de un calentamiento de 10 minutos, pedalee lo más rápido posible 30 segundos; luego pedalee 2 minutos a ritmo más lento; después otros 30 segundos, y así sucesivamente. Al continuar el entrenamiento, reduzca el tiempo de recuperación hasta igualar los intervalos más y menos activos.

Ésta es una forma excelente de evitar el aburrimiento, por eso el equipo aeróbico de los clubes suele incluir un programa electrónico para entrenamiento en intervalos. A los nadadores les es más entretenido nadar unas vueltas rápido, descansar 30 segundos y nadar otra vuelta rápido, en grupos de cuatro, que mantener un ritmo continuo. El entrenamiento en intervalos mejora el desempeño, quizá porque acostumbra a los músculos a trabajar a gran intensidad. En un estudio, ayudó a los ciclistas que competían a reducir 2 minutos en una prueba de 40 km.

¿Qué tan vigoroso es su ejercicio?

La mejor forma de medir la intensidad de su ejercicio es tomarse el ritmo cardíaco. Su ritmo cardíaco a alcanzar es aquel al que aspira cuando hace ejercicio. El nivel seguro y efectivo es entre 50 y 85% de su ritmo máximo (el ritmo que nunca debe exceder). Para calcular el ritmo máximo, reste su edad a 220. Si tiene 45 años, su ritmo cardíaco máximo estimado es de 175 (220 menos 45) latidos por minuto. Su nivel es 88-149 latidos por minuto (50 a 85% de 175). Alguien que ha sido sedentario debe aspirar a 50-70% del ritmo cardíaco máximo. Si usted tiene buena condición física, su meta es de 65 a 85% del máximo.

Los expertos sugieren que aspire a los siguientes ritmos cardíacos:

EDAD	RITMO CARDÍACO META	RITMO CARDÍACO MÁXIMO
30	95 a 142 latidos por minuto	190 latidos por minuto
35	93 a 138 latidos por minuto	185 latidos por minuto
40	90 a 135 latidos por minuto	180 latidos por minuto
45	85 a 131 latidos por minuto	175 latidos por minuto
50	85 a 127 latidos por minuto	170 latidos por minuto
55	83 a 123 latidos por minuto	165 latidos por minuto
60	80 a 120 latidos por minuto	160 latidos por minuto
65	78 a 116 latidos por minuto	155 latidos por minuto
70	75 a 113 latidos por minuto	150 latidos por minuto

Valor del entrenamiento cruzado

Entrenamiento cruzado es practicar varias actividades para lograr una buena condición física. Al variar los músculos que trabaja, evita lesiones por exceso de uso, daño causado por tensionar en forma repetida las mismas articulaciones y músculos. Si combina dos días de natación con tres de caminata, alterna un ejercicio que depende mucho de la fuerza de la parte superior del cuerpo con uno que se concentra en la parte inferior.

No es necesario que ambas actividades sean aeróbicas. El yoga y correr son una buena combinación, porque el yoga ayuda a estirar los músculos de las piernas que se tensan al correr. Además, resulta más divertido variar el ejercicio en lugar de hacer lo mismo día tras día.

Cuando la vida se interpone

La persistencia es vital. Así como no dejaría de tomar sus medicamentos, tampoco deje de ejercitarse. La buena condición aeróbica no durará si deja de hacerlo. En unas semanas, beneficios como un ritmo cardíaco más lento y mayor vigor empiezan a

Equipo cardiovascular: ¿Qué es lo que hay?

Las versiones de gimnasio de estos aparatos son muy resistentes y ofrecen programas electrónicos para variar la rutina, pero los modelos sencillos para el hogar ofrecen un buen ejercicio. Pruebe el equipo antes de comprarlo y siempre use calzado deportivo. Éstas son algunas de las posibilidades:

Caminadora Es el aparato más popular en la casa y el gimnasio; le permite fijar su paso, desde una caminata lenta hasta una muy energética. Los modelos más costosos pueden inclinarse, lo cual simula una caminata cuesta arriba y aumenta mucho las calorías que quema (conveniente para las personas que deseen perder peso pero no quieran correr). La caminadora es fácil de dominar y segura. Sólo tome nota de que si se sostiene de la barandilla frontal en lugar de balancear los brazos, interrumpirá su ritmo natural y reducirá su esfuerzo cardiovascular.

Bicicleta fija La bicicleta fija tiene una gran ventaja sobre otros tipos de equipo aeróbico: el aparato lo sostiene y puede leer mientras se ejercita. Como la bicicleta soporta su peso, es difícil quemar muchas calorías, excepto en la intensidad máxima. Las bicicletas se venden en dos versiones, la vertical más antigua y la inclinada más nueva, con asiento envolvente que ofrece soporte para la espalda (bueno para personas con problemas de espalda). Aunque ambos modelos son efectivos, el vertical se centra principalmente en los muslos superiores y el inclinado trabaja más los músculos de los glúteos.

Escaladora Difícil para algunos principiantes, este aparato tiene pedales que hay que mover hacia arriba y hacia abajo, pero que dan resistencia. Ofrece un ejercicio fuerte que con facilidad alcanza la intensidad de correr. La técnica de muchas personas es muy mala en este equipo. Cuando el nivel de esfuerzo es mucho, apoyan su peso en los pasamanos, lo que hace que pierdan el equilibrio y reduce las calorías quemadas. Es mejor admitir que está en el nivel erróneo y reducir algo la resistencia. Para consejos sobre esta técnica, vea la pág. 125.

Aparato para remar Este aparato proporciona un ejercicio fuerte para la parte superior e inferior del cuerpo. Sentado en un asiento deslizante, tira de un remo (la resistencia es ajustable) mientras el asiento se desliza hacia atrás y adelante y usted se inclina y estira las piernas. Si usa la técnica correcta, protegerá la espalda de la tensión, así que siga las instrucciones. Para consejos, vea la pág. 125.

Aparato para esquí a campo traviesa Simula que esquía a campo traviesa; desliza los pies sobre dos esquíes y los brazos mueven unas cuerdas o varas. Bueno para trabajar la parte superior e inferior del cuerpo, con énfasis en la inferior, este aparato proporciona un ejercicio bastante intenso. El problema es dominar la coordinación requerida.

Entrenador elíptico Este aparato es similar a una escaladora, pero los pedales rotan en círculo cuando camina sobre ellos, lo que crea un movimiento similar a andar en bicicleta de pie. Proporciona un ejercicio sin impacto que puede ser suave o muy intenso. A algunas personas les desagrada la sensación de mover los pies en el aire o se les dificulta lograr el equilibrio requerido.

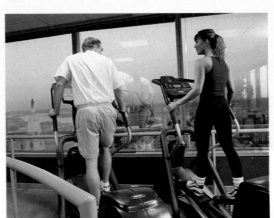

El inicio: ejercite sus opciones

Si desea mejorar su resistencia, hay una variedad de actividades entre las cuales puede elegir:

Ejercicio aeróbico moderado

- Caminar aprisa
- Correr (lento)
- Bicicleta
- Aeróbicos de bajo impacto
- Clase de step (bajo)
- Natación (lenta)
- Aeróbicos acuáticos
- Yoga de fuerza o Astanga (yoga de ritmo rápido)
- Escaladora o entrenador elíptico (baja resistencia)

Ejercicio aeróbico vigoroso

- Caminar rápido cuesta arriba
- Caminar con velocidad
- Excursionar, carga pesada*
- Correr (aprisa)*
- Aeróbicos de alto impacto*
- Saltar
- Subir escaleras
- Clase de step (alto)*
- Remar (con fuerza)
- Esquiar
- Nadar (rápido)
- Escaladora o entrenador elíptico (alta resistencia)
- Bádminton*
- Squash*
- Tenis*

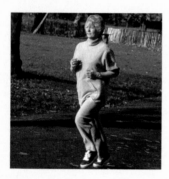

*Si tiene problemas en huesos o articulaciones, consulte a su médico antes de realizar estas actividades de alto impacto.

desaparecer. Como se necesita más esfuerzo para alcanzar un nivel de buena condición física que para mantenerlo, no deje de ejercitarse un tiempo prolongado. Si no puede ejercitarse al nivel habitual, hágalo a la mitad. Los estudios indican que este ritmo de ejercicio mantendrá su nivel de condición física actual 12 semanas. Cuando pueda, aumente gradualmente la intensidad, duración y frecuencia de su rutina.

Camine para estar bien

Caminar es uno de los mejores ejercicios que puede hacer. No se requiere habilidad especial ni equipo costoso ni instrucción complicada. Es gratis y puede hacerlo casi en cualquier parte y en cualquier momento. Comparado con correr, caminar es relativamente suave para las articulaciones y los huesos.

Cuando corre, la fuerza de cada pie al tocar el suelo es tres o cuatro veces su peso corporal, lo que puede causar lesión en rodillas, tobillos y espinillas. La tensión al caminar equivale sólo a la mitad.

Para la mayoría, el peligro es torcerse un tobillo al caminar en terreno disparejo (lesión que sana con más rapidez que las rodillas dañadas y el dolor en las espinillas que sufren los corredores). Muchos corredores caminan al llegar a la edad mediana para evitar dañar su cuerpo.

Al caminar fortalece los músculos y el corazón y reduce la presión arterial. Le ayuda a formar hueso y puede prolongar su vida. De acuerdo investigaciones recientes, si camina en forma vigorosa 30 minutos sólo seis veces al mes, disminuye 50% el riesgo de muerte prematura.

Caminar y correr

La caminata para mejorar la condición cardiovascular es diferente a caminar informalmente. Aunque cualquier tipo de movimiento mejora la salud, para caminar aprisa (caminar para una buena condición física) se requiere moverse a un paso que haga llegar su ritmo cardíaco a la zona meta (vea pág. 118), esto es, un paso suficientemente rápido para que se le dificulte respirar, pero no tanto para que quede sin aliento.

La caminata rápida no es tan veloz como la marcha. Los marchistas, con un modo de andar poco común que incluye mover las caderas hacia atrás y adelante, caminan fácilmente

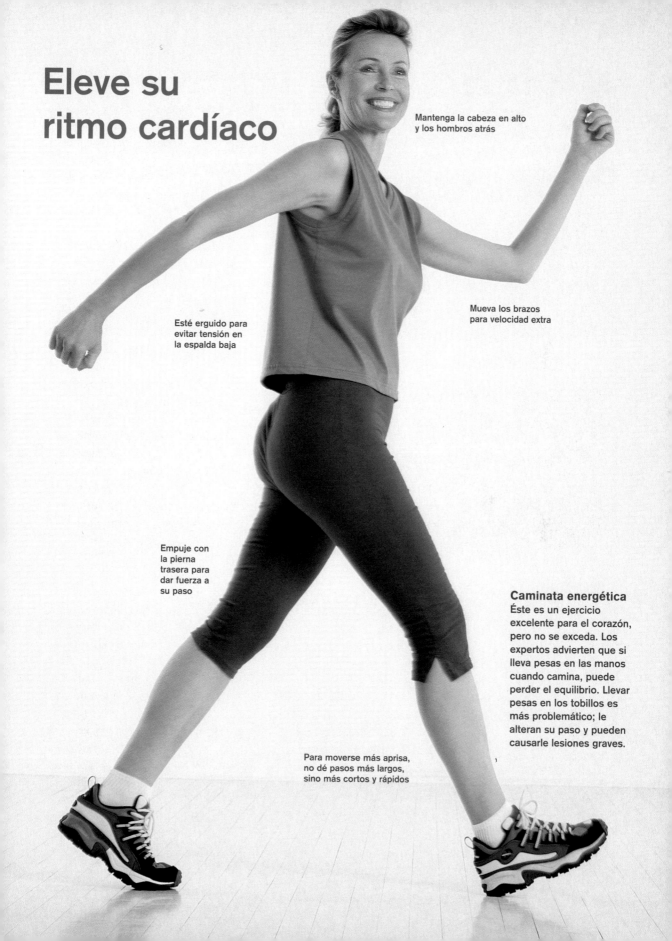

Eleve su ritmo cardíaco

Mantenga la cabeza en alto y los hombros atrás

Esté erguido para evitar tensión en la espalda baja

Mueva los brazos para velocidad extra

Empuje con la pierna trasera para dar fuerza a su paso

Caminata energética
Éste es un ejercicio excelente para el corazón, pero no se exceda. Los expertos advierten que si lleva pesas en las manos cuando camina, puede perder el equilibrio. Llevar pesas en los tobillos es más problemático; le alteran su paso y pueden causarle lesiones graves.

Para moverse más aprisa, no dé pasos más largos, sino más cortos y rápidos

Programa de 12 semanas para caminar

Este programa requiere que monitoree su ritmo cardíaco y lo aumente hasta cierto nivel de intensidad. Si lo prefiere, puede utilizar la escala Borg (vea pág. 115). Al llegar a la undécima semana, debe caminar cuesta arriba y cuesta abajo o subir escaleras para mejorar su ejercicio.

SEMANA	FRECUENCIA	CALENTAMIENTO	CAMINAR	ENFRIAMIENTO
1	5 veces/semana	5 minutos de caminata lenta	10 minutos a 50-60% ritmo cardíaco máximo	5 minutos de caminata lenta
2	5 veces/semana	5 minutos	15 minutos a 50-60% ritmo cardíaco máx.	5 minutos
3	5 veces/semana	5 minutos	20 minutos a 50-60% ritmo cardíaco máx.	5 minutos
4	5 veces/semana	5 minutos	20 minutos a 60% ritmo cardíaco máx.	5 minutos
5	5 veces/semana	5 minutos	20 minutos a 60-70% ritmo cardíaco máx.	5 minutos
6	5 veces/semana	5 minutos	20 minutos a 60-70% ritmo cardíaco máx.	5 minutos
7	5 veces/semana	5 minutos	25 minutos a 60-70% ritmo cardíaco máx.	5 minutos
8	5 veces/semana	5 minutos	25 minutos a 70% ritmo cardíaco máx.	5 minutos
9	5 veces/semana	5 minutos	30 minutos a 70% ritmo cardíaco máx.	5 minutos
10	5 veces/semana	5 minutos	35 minutos a 70% ritmo cardíaco máx.	5 minutos
11	3 veces/semana	5 minutos	35 minutos a 70% ritmo cardíaco máx.	5 minutos
	2 veces/semana	5 minutos	30 minutos a 70% ritmo cardíaco máx., incluir 5 minutos de cuestas o escaleras	5 minutos
12	3 veces/semana	5 minutos	35 minutos a 70% ritmo cardíaco máx.	5 minutos
	2 veces/semana	5 minutos	30 minutos a 70% ritmo cardíaco máx., incluir 10 minutos de cuestas o escaleras	5 minutos

Formas fáciles para ejercitarse

Unos pequeños cambios en su rutina cotidiana pueden aportar grandes beneficios a la salud. He aquí cómo puede añadir más ejercicio a su vida

- Practique juegos de pelota con sus hijos o nietos.
- Cancele su suscripción al periódico y camine para ir a comprarlo cada mañana.
- Pasee a su perro una vez más al día o cambie la ruta para caminar por algún terreno con cuestas.
- Desempolve su bicicleta y úsela un fin de semana para recorrer la colonia.
- Cuando visite la plaza comercial local, camine por las tiendas dos o tres veces.
- Elija el cajón de estacionamiento más lejano y camine.
- Use las tijeras en lugar de la podadora eléctrica para cortar los setos.
- No use un soplador de hojas, mejor bárralas.
- Estire y fortalezca los músculos de los tobillos y la parte inferior de las piernas mientras ve televisión. Flexione y estire los pies en forma alternada. Haga círculos en el aire con los pies y rote los tobillos hacia un lado y hacia el otro.

¡CUÍDESE!

Si tiene hipertensión, no tome café ni bebidas de cola antes de salir a caminar. La caminata moderada eleva en forma temporal la presión arterial sistólica de 12 a 18 puntos. La cafeína puede elevarla otros 7 puntos.

1.5 km en 12 minutos, más aprisa que algunos corredores. Para la mayoría, caminar 1.5 km en 14 o 15 minutos es más cómodo.

Vigile su forma

Ya sabe cómo colocar un pie frente al otro y probablemente está realizando bien la caminata rápida, pero ¿cómo es su postura? Mucha gente se inclina hacia adelante al caminar, lo que con el tiempo puede causar problemas como tensión muscular y dolor en cuello, espalda baja y caderas. Al caminar, haga el pecho hacia adelante y suma el estómago, que hace gran parte del trabajo al sostener la espalda.

Más o menos cada 5 minutos, haga una revisión mental de su postura. ¿Mantiene una postura erguida? Si no es así, vuelva a la postura correcta.

¿Qué hacen sus brazos mientras camina? Si los mantiene quietos o los balancea sin doblarlos, camina más lento. Ésta es una opción mejor:

doble los brazos en ángulo de 90 grados y balancéelos en sincronización con la pierna opuesta. Este movimiento no sólo se sentirá más natural, sino que añadirá velocidad y fuerza a su caminata.

Más velocidad

Mucha gente trata de caminar más aprisa alargando los pasos (un error). Este movimiento, llamado paso largo, lo desequilibra y no acelera su paso. La fuerza en su paso se logra al avanzar la pierna y el pie posteriores, por lo que es más efectivo dar pasos más cortos y rápidos cuando quiera moverse más aprisa. Para lograr una mayor aceleración, doble los brazos y concéntrese en moverlos rápidamente; esto ayudará a acelerar las piernas.

No se esfuerce demasiado. Disminuya el paso si no puede hablar con facilidad mientras camina, o si su pulso tarda más de 6 minutos en normalizarse luego de una sesión de caminata rápida.

SOLUCIÓN SENCILLA

¿Desea compañía? ¿No le gusta caminar solo? Busque algún amigo o familiar para que lo acompañe cuando salga a caminar. Así no se sentirá solo y la caminata le resultará mucho más agradable.

Aeróbicos: la forma segura

La clave para ejercitarse en forma segura es la fase de calentamiento. De 6 a 10 minutos, haga una versión de baja intensidad de la actividad, para aflojar los músculos y reducir el riesgo de lesión. Una buena técnica también lo protege. Actividad por actividad, éstos son los peligros aeróbicos más comunes y cómo evitarlos.

Ande en bicicleta en forma correcta

Al andar en bicicleta, preste atención especial a la altura del asiento. Colóquelo de tal manera que al extender total-mente una pierna sobre el pedal inferior, con el pie plano, esa rodilla quede un poco doblada. Si el asiento está de-masiado bajo, tensará las rodillas. Si está demasiado alto, pondrá fuerza indebida en la espalda baja. Si el asiento está bien colocado, trabajará los músculos deseados: los cuadrados crurales (al frente de los muslos) y los glúteos.

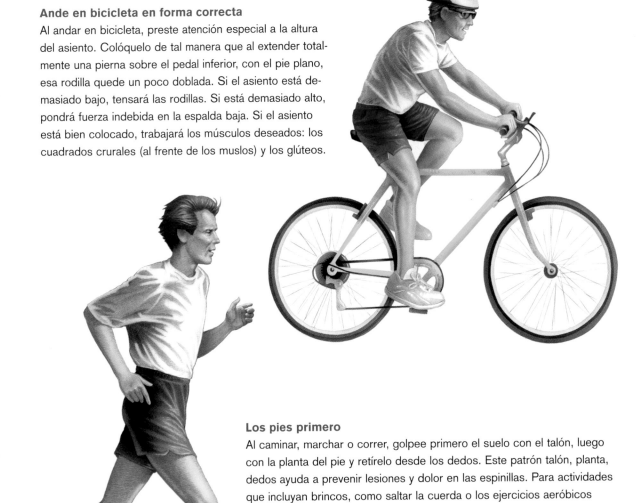

Los pies primero

Al caminar, marchar o correr, golpee primero el suelo con el talón, luego con la planta del pie y retírelo desde los dedos. Este patrón talón, planta, dedos ayuda a prevenir lesiones y dolor en las espinillas. Para actividades que incluyan brincos, como saltar la cuerda o los ejercicios aeróbicos step, el patrón se invierte: dedos, planta, talón. Los zapatos deportivos están diseñados para absorber el impacto en estas partes del pie que golpean el suelo en forma más directa. Los zapatos para danza aeróbica están acojinados en la planta y los zapatos para correr, en el talón.

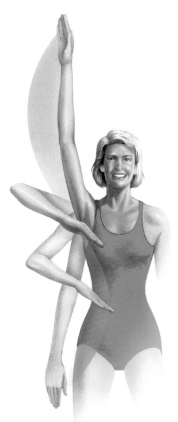

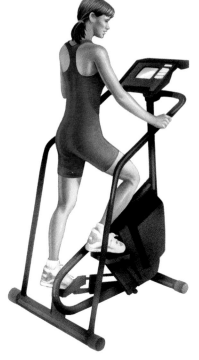

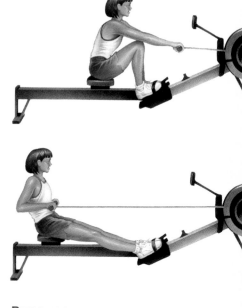

Al nadar

Tome clases de natación si no lo ha hecho recientemente. Las nuevas técnicas ayudan a prevenir problemas en los hombros y le permiten nadar más eficazmente. La brazada en patrón de S (ar.) le da más empuje, porque los brazos empujan contra el agua quieta y no contra su propia estela dispareja. Como se muestra abajo, mantenga la cabeza baja, excepto para respirar; vuélvala sólo hasta que la boca esté fuera del agua. Mantenga los hombros más altos que las piernas y patee desde las caderas, no desde las rodillas. No arquee la espalda.

Postura perfecta

Si usa una escaladora, evite tensión excesiva en las rodillas manteniendo la pierna extendida un poco doblada y ambas rodillas alineadas detrás de los dedos de los pies; si es necesario, inclínese un poco hacia atrás. Evite el error común de apoyar los antebrazos en los pasamanos. La gente ha desarrollado tendonitis en los codos y síndrome del túnel del carpo por estirar demasiado los codos y las muñecas en la escaladora.

Reme, reme, reme

Si se ejercita en un aparato para remar, mantenga la postura adecuada teniendo siempre los hombros alineados sobre las caderas. Evite el error común de deslizar el asiento hacia atrás antes de mover los brazos. Deslícese hacia atrás y tire al mismo tiempo. Si no sigue esta técnica, puede sufrir una distensión en la espalda baja. Para proteger las articulaciones, nunca inmovilice las rodillas ni los codos.

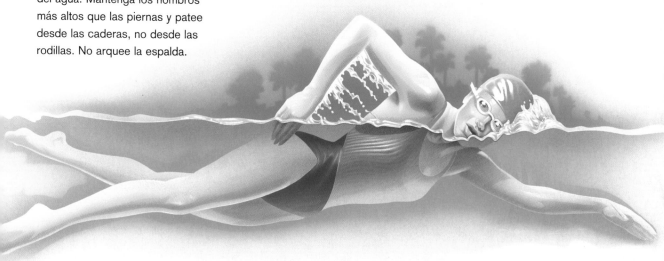

Desarrolle la fuerza muscular

Desarrollar músculos es una de las mejores formas de ayudarse a permanecer joven más tiempo. Además, lo ayuda a mejorar el metabolismo y compensar la pérdida ósea, y le da más energía.

Quizá se le dificulta cargar bolsas de comestibles pesadas o mover muebles. O tal vez desearía tener la fuerza con la que antes contaba. La expresión "úselo o piérdalo" describe a la perfección la necesidad que tenemos de mantener los músculos. Éstos se ponen más fuertes y grandes al estar sujetos a una fuerza mayor a la acostumbrada, pero disminuyen cuando se utilizan poco.

La masa muscular aumenta alrededor de los 30 años y se reduce gradualmente hasta los 50, siendo a partir de esta edad más pronunciado su declive.

Si está activo, la disminución es mucho menor. Según un estudio, los adultos mayores que hicieron entrenamiento con pesas 15 años o más son tan fuertes o más que los de 20 años inactivos. Y nunca es demasiado tarde para empezar. En otro estudio, algunos de los voluntarios nonagenarios que siguieron un programa de entrenamiento con pesas de ocho semanas triplicaron su fuerza.

Resistencia progresiva

Si desea músculos más fuertes, tiene que usarlos un poco más de lo usual; éste es el principio de la sobrecarga. No se exceda. Si de pronto trata de levantar un sofá, puede tener problemas.

Cuando sus músculos se ajusten a una nueva carga, aumente la carga de nuevo si desea pasar al siguiente nivel de fuerza. Con este principio usted necesitará, en un programa de entrenamiento tradicional, añadir más peso a medida que vaya fortaleciéndose, hacer más repeticiones, ejercitarse con mayor frecuencia o una combinación de los tres factores.

¿Pesas libres o aparatos?

¿Debe usar pesas libres o aparatos para entrenar con pesas? Es un asunto de preferencia personal. Cada opción tiene sus ventajas. Los aparatos están diseñados para darle un ejercicio adecuado en músculos seleccionados, con mínima coordinación. El aparato sostiene el peso de su cuerpo mientras usted mueve las partes mecánicas. Las pesas libres son más difíciles, porque debe equilibrar y alinear el cuerpo mientras se ejercita, lo que significa que trabaja más músculos a la vez. Sin embargo, estas pesas son más versátiles. Puede hacer cientos de ejercicios con un juego de pesas de 2.5 a 5 kg en la sala de su casa, en lugar de tener que ir a un gimnasio.

¿Cuánto? ¿Con qué frecuencia?

Para quemar grasa, tonifique sus músculos y desarróllelos más. Los expertos recomiendan dos o tres grupos de 10 a 12 repeticiones para cada grupo principal de músculos, dos o tres veces a la semana. Las repeticiones son el número de veces que hace un ejercicio específico.

En las últimas dos o tres repeticiones de cada serie, el músculo que trabaja debe estar casi exhausto, lo que indica que lo está desafiando lo suficiente. Si se ha ejercitado por algún tiempo y desea aumentar el desafío, haga tres o cuatro series de 8 a 10 repeticiones o aumente entre 1 y 5 kg el peso que levanta.

Descanse de 40 a 75 segundos entre series. Esto permite que la sangre libere el ácido láctico que se forma en el interior de los músculos cuando los ejercita a su límite.

Para evitar que los músculos se dañen, déjelos descansar al menos un día entre sesiones de entrenamiento con pesas. El tiempo de descanso es muy importante para que los músculos se restablezcan del estrés que han experimentado.

Mantenga buena forma

Si es nuevo en el entrenamiento con pesas, es muy importante que le revisen su técnica. Es fácil que haga muchos ejercicios incorrectamente y es difícil que usted se revise. En el gimnasio local pueden ofrecerle instrucción en entrenamiento con pesas, o contrate a un entrenador personal para una o dos sesiones.

En general, mientras mueve pesas, recuerde mantener la espalda recta y estable y no arqueada. Nunca se balancee hacia atrás y adelante para generar fuerza. Levante y baje las pesas con lentitud, para que los músculos (no el impulso o la gravedad) hagan el trabajo. Concentre su atención en usar sólo los músculos que trate de trabajar. Haga una revisión mental de su cuerpo en forma periódica, para saber si tensa el cuello o aprieta las mandíbulas; puede crear dolor que nada tiene que ver con el desarrollo muscular.

Exhale siempre mientras hace fuerza, para ayudarse a dar empuje a su movimiento. Inhale al relajarse. Si hace planchas, inhale al bajar el cuerpo hacia el piso y exhale al enderezar los brazos (la parte más difícil del ejercicio). No contenga la respiración; es un error común, que además puede elevar en forma temporal la presión arterial.

¿Cuándo verá resultados?

Su silueta debe cambiar en un mes de entrenamiento con pesas constante. (Si no, consulte a un profesional para correcciones.) No espere grandes resultados (tardan entre tres y seis meses de trabajo continuo). Algunos músculos se fortalecen con mayor rapidez que otros; en general, los músculos grandes, como los del pecho, espalda y glúteos, se desarrollan primero. No se preocupe por aumentar demasiado el volumen. Se necesitan horas de trabajo al día para desarrollar músculos enormes; no sucede por accidente.

Al mejorar su fortaleza, los ejercicios aeróbicos le resultarán más fáciles. Ése no es el único beneficio extra. Al levantar pesas y desarrollar una masa corporal magra, aumenta su metabolismo basal. Esto se debe a que quema más calorías por minuto al mantener el peso muscular más que el peso de grasa, incluso cuando está en reposo.

DATO

Las mujeres que se entrenan con pesas dos veces a la semana mejoran su fuerza general 75%, de acuerdo a investigaciones. Al compararlas con las mujeres sedentarias, las que entrenaron con pesas tuvieron mejor flexibilidad, mejor equilibrio y más seguridad en sí mismas, así como menos propensión a sufrir insomnio.

Fortalezca su parte inferior

Estos ejercicios fortalecen piernas, glúteos y caderas, que dependen de su peso corporal para proporcionar resistencia. Al estar más fuerte, aumente la resistencia añadiendo pesas en las piernas o usando bandas elásticas de resistencia, que se venden en las tiendas de deportes. Empiece con dos o tres series de 10 a 12 repeticiones de cada ejercicio.

Aducción

Aductores (muslos internos)

- Recuéstese sobre el lado derecho, con la pierna izquierda doblada frente a usted y el borde interior del pie izquierdo apoyado en el piso. Mantenga recta la pierna derecha, sin doblar la rodilla. Tobillo, cadera y hombro deben formar una línea recta.
- Eleve la pierna derecha lo más alto posible. Mantenga la postura 1 segundo y bájela despacio a 2.5 cm del piso. Mantenga la postura y repita. La parte inferior de la pierna no debe tocar el piso hasta el final de la serie.
- Al final de la serie, cambie lados.
- **Aumento** Añada pesas al tobillo o rodilla de la pierna que levanta.

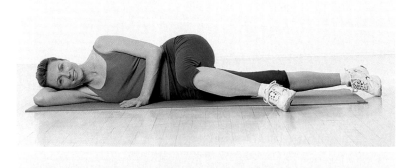

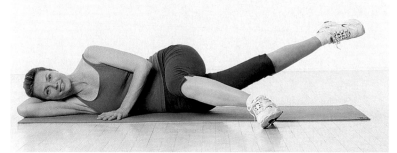

Abducción

Abductores (muslos externos) y glúteos

- Recuéstese sobre el lado derecho, con la rodilla derecha y la cadera dobladas en ángulo de 45 grados. Mantenga la pierna superior casi recta y el torso derecho, para evitar tensión en la espalda baja.
- Eleve la pierna superior lo más alto posible. Manténgala así 1 segundo y bájela despacio hasta casi tocar la pierna inferior. La pierna superior no debe tocar la inferior hasta el final de la serie.

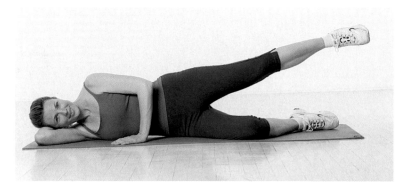

- Al final de cada serie, cambie de lado para trabajar la otra pierna.
- **Aumento** Añada pesas de tobillo a la pierna que levanta. Si tiene problemas en la rodilla, ponga las pesas arriba de ésta.

- **Consejo** En cualquier ejercicio de fortalecimiento, concentre su atención en los músculos que trabaja. Lo ayuda a mantener la forma correcta y dependa menos de otros músculos.

Arremetidas
Cuadríceps, glúteos y tendones de las corvas

- Separe los pies al ancho de las caderas o un poco más juntos. Levante ligeramente la barbilla.
- Dé un paso grande hacia adelante con la pierna derecha y coloque con firmeza el pie en el piso, con los dedos hacia adelante o ligeramente hacia atrás. Alinee la rodilla derecha con el pie derecho. Durante el ejercicio, mantenga la espalda recta y la rodilla detrás de los dedos del pie delantero.
- Baje la rodilla izquierda hasta que esté de 2.5 a 5 cm del piso. Para levantarse, presione firmemente el piso con el pie derecho mientras extiende la rodilla derecha.
- Vuelva a la posición inicial de pie y repita con la pierna izquierda hacia adelante.
- **Aumento** Sostenga una pesa en cada mano, a los costados.

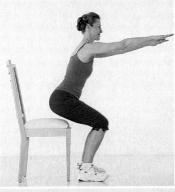

Sentadillas
Cuadríceps (frente de los muslos), glúteos, tendones de corvas (parte trasera de los muslos)

- Póngase de pie frente a una silla con los pies separados al ancho de las caderas. Mantenga el cuerpo erguido y la barbilla ligeramente levantada durante este ejercicio.
- Baje despacio las caderas hacia la silla, como si fuera a sentarse. Antes de que el cuerpo la toque, vuelva despacio a la posición de pie. Mantenga recta la espalda, las rodillas detrás de los dedos de los pies, el peso centrado sobre la parte media del pie y los talones (no sobre los dedos) y los pies planos sobre el piso.
- Si necesita ayuda con el equilibrio o la flexibilidad, ponga una tabla chica, de 1 a 3 cm de espesor, bajo los talones.
- **Aumento** Retire la silla y baje las caderas hasta que la parte superior de los muslos quede paralela al piso. Cuando esté más fuerte, aumente la resistencia sosteniendo pesas a los costados o frente al pecho.

Fortalezca su parte superior

Estos ejercicios le darán fuerza para pulir el auto, cargar una maleta y excavar en el jardín. Mejorarán su desempeño en muchos deportes, como el golf y el tenis. Son en especial importantes para las mujeres, que tienden a carecer de fuerza en la parte superior del cuerpo. Empiece con 2 a 3 series de 10 a 12 repeticiones de cada ejercicio.

Levantamiento con apoyo

Pectorales (músculos grandes del pecho), deltoides (hombros) y tríceps (posterior del brazo superior)

- Recuéstese boca arriba en una banca. (Puede hacer el ejercicio en el piso, con movimientos limitados.) Ponga los pies sobre la banca, con rodillas dobladas, para apoyo de la espalda baja. Cargue las pesas sobre el pecho, las palmas hacia las rodillas.

- Exhale al levantar las pesas y acerque éstas entre sí, pero sin que se toquen, y extienda casi por completo los codos.

- Inhale al bajar las pesas despacio e invertir el movimiento. Mantenga las muñecas alineadas con los codos durante el ejercicio. Baje los codos para colocarlos justo abajo del nivel del torso.

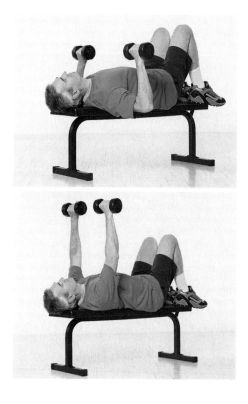

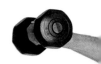

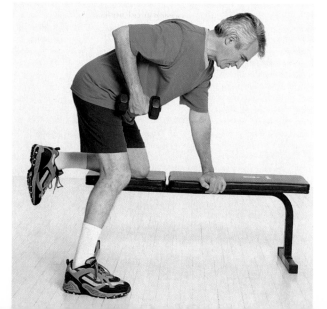

Pesa con un brazo

Latísimo dorsal (dos grupos de músculos que conectan omóplatos con huesos de las caderas)

- Apoye la rodilla y la mano izquierdas en el borde de una banca o silla firme o sofá. Doble un poco la rodilla derecha, para que su peso se distribuya sobre ambas piernas. Sostenga una pesa con la mano derecha y déjela colgar al costado. Mantenga el brazo que trabaja cerca del cuerpo. Mantenga la espalda recta y los hombros nivelados.

- Exhale al subir la pesa hacia la cintura; deténgase cuando casi toque el torso.

- Inhale al bajarla despacio hasta la posición original. Al final de cada serie, cambie de lado.

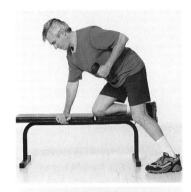

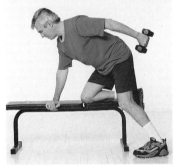

Pesas hacia atrás
Tríceps

- Apoye rodilla y mano dere-chas en una banca o silla; extienda la pierna izquier-da hacia atrás, con el pie plano sobre el piso. Car-gue una pesa con la mano izquierda, el codo al cos-tado y el brazo doblado en ángulo de 45 grados.

- Exhale al estirar el brazo izquierdo casi por comple-to, hacia atrás; mantenga el codo al costado.

- Haga una pausa; inhale al regresar el brazo a su posición original. Cambie después de cada serie, para trabajar el otro brazo.

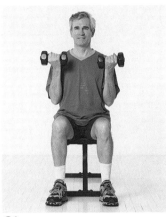

Giro con pesas
Bíceps (brazo superior)

- Puede sentarse o estar de pie para este ejercicio. Si está de pie, separe los pies al ancho de las caderas y doble un po-co las rodillas. Sostenga un par de pesas; mantenga los brazos rectos a los costados; las palmas hacia las piernas.

- Exhale al levantar las pesas hacia los hombros; gire las muñecas para que las palmas estén hacia los hombros. Mantenga los codos en los costados, para que sólo se muevan los antebrazos. Tense los músculos abdominales para apoyo.

- Sin descansar, inhale al bajar despacio los brazos hasta la posición original.

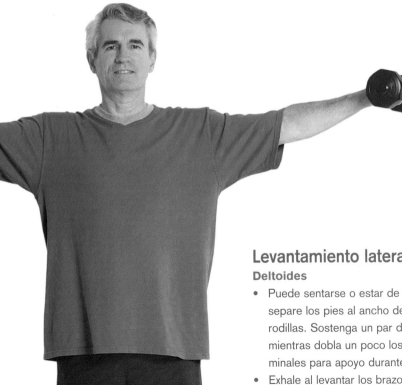

Levantamiento lateral
Deltoides

- Puede sentarse o estar de pie para este ejercicio. Si está de pie, separe los pies al ancho de las caderas y doble un poco las rodillas. Sostenga un par de pesas y déjelas colgar a los costados, mientras dobla un poco los codos. Tense los músculos abdo-minales para apoyo durante este ejercicio.

- Exhale al levantar los brazos hacia afuera, hasta que estén paralelos al piso. Las muñecas, los codos y los hombros deben estar en una línea recta. No doble los codos.

- Inhale al bajar los brazos, hasta que casi toquen sus costados.

Fortalezca su parte media

Los músculos fuertes del torso estabilizan el cuerpo, le permiten sentarse sin desplomarse o barrer las hojas (los brazos se mueven mientras el torso sirve para hacer palanca). Los fuertes músculos abdominales y de la espalda ayudan a prevenir distensiones en ésta, a dar fuerza a su golpe en el tenis o el golf y a su brazada al nadar.

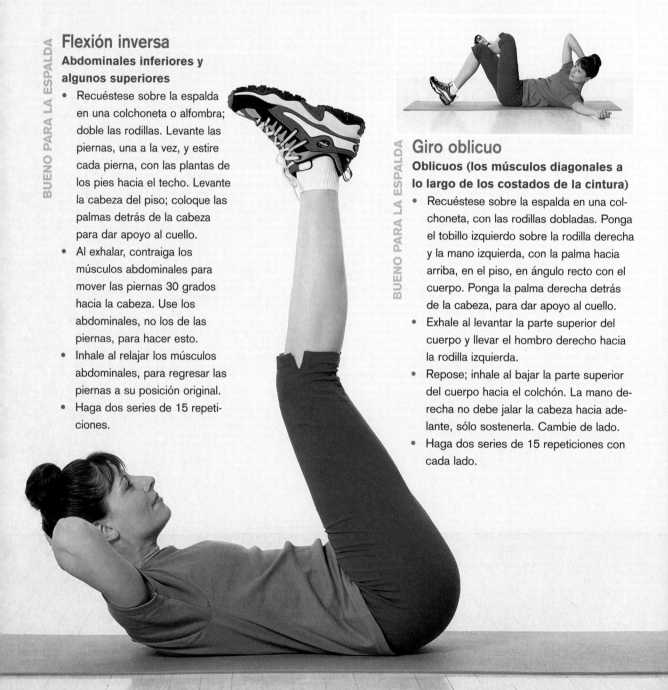

Flexión inversa

Abdominales inferiores y algunos superiores

- Recuéstese sobre la espalda en una colchoneta o alfombra; doble las rodillas. Levante las piernas, una a la vez, y estire cada pierna, con las plantas de los pies hacia el techo. Levante la cabeza del piso; coloque las palmas detrás de la cabeza para dar apoyo al cuello.
- Al exhalar, contraiga los músculos abdominales para mover las piernas 30 grados hacia la cabeza. Use los abdominales, no los de las piernas, para hacer esto.
- Inhale al relajar los músculos abdominales, para regresar las piernas a su posición original.
- Haga dos series de 15 repeticiones.

Giro oblicuo

Oblicuos (los músculos diagonales a lo largo de los costados de la cintura)

- Recuéstese sobre la espalda en una colchoneta, con las rodillas dobladas. Ponga el tobillo izquierdo sobre la rodilla derecha y la mano izquierda, con la palma hacia arriba, en el piso, en ángulo recto con el cuerpo. Ponga la palma derecha detrás de la cabeza, para dar apoyo al cuello.
- Exhale al levantar la parte superior del cuerpo y llevar el hombro derecho hacia la rodilla izquierda.
- Repose; inhale al bajar la parte superior del cuerpo hacia el colchón. La mano derecha no debe jalar la cabeza hacia adelante, sólo sostenerla. Cambie de lado.
- Haga dos series de 15 repeticiones con cada lado.

BUENO PARA LA ESPALDA

BUENO PARA LA ESPALDA

Flexión

Abdominales superiores

- Recuéstese boca arriba en una colchoneta, con las rodillas dobladas y los pies en el piso. Dirija los dedos hacia arriba para apoyar la espalda. Ponga las manos bajo la cabeza, con los índices y pulgares tocándose. No entrelace los dedos ni tire de la cabeza, pues puede distender los músculos del cuello. El esfuerzo debe venir de los abdominales, no de los brazos. Mantenga la espada baja contra el piso; evite movimientos de rebote.
- Al exhalar, doble la parte superior del cuerpo hacia los muslos 30 grados. Repose; inhale despacio al descender.

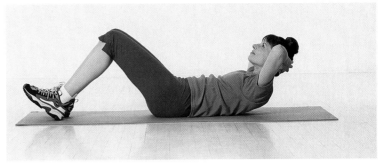

- Haga dos series de 15 repeticiones cada una.
- **Consejo** Al trabajar cualquier grupo muscular, ejercite primero los músculos más grandes. Si ejercita primero los pequeños, estarán demasiado cansados para apoyar a los más grandes durante el ejercicio. Con esta estrategia, haga los ejercicios abdominales en este orden: flexión inversa, giro oblicuo, flexión.

Extensión inferior

Extensores de la espalda baja

- Recuéstese boca abajo en una colchoneta; los brazos descansan a los lados.
- Al exhalar, mantenga el cuerpo superior en contacto con la colchoneta y levante las piernas lo más alto posible. Inhale al bajar las piernas hacia el piso. Permita que las piernas y los pies toquen momentáneamente el piso entre cada repetición.

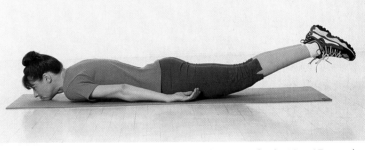

- Inicie con una meta de una serie de 10 a 15 repeticiones; cuando la espalda se fortalezca, haga dos series, con un breve estiramiento entre series.

Extensión superior

Extensores de la espalda alta

- Recuéstese boca abajo en una colchoneta; los brazos descansan a los lados.
- Exhale al levantar despacio la parte superior del cuerpo lo más alto posible.
- Inhale al bajar despacio el cuerpo hacia el piso. Permita que el pecho toque momentáneamente el piso entre repeticiones.
- Inicie con una meta de una serie de 10 a 15 repeticiones. Cuando fortalezca más los músculos de la

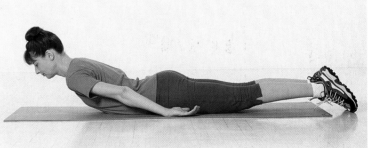

espalda, haga dos series de hasta 15 repeticiones, con un breve estiramiento entre series.
- **Aumento** Ponga las manos detrás de la cabeza mientras hace este ejercicio.

Amplíe sus límites

Los niños se doblan como muñecos de hule; muchos adultos pierden flexibilidad y ya no pueden tocarse los dedos de los pies. Al estar en forma de nuevo, previene dolores de espalda y lesiones.

La falta de flexibilidad causa dolor muscular y lesiones. Una rutina de estiramiento mantiene en buen estado tendones, ligamentos y articulaciones, y alivia tensión muscular y dolor por artritis.

Todos los estiramientos que se muestran en las páginas siguientes son muy efectivos al combinarlos con ejercicios de desarrollo de fuerza que trabajan los músculos posturales (vea págs. 130, 132 y 133).

Una vez que haya extendido totalmente un músculo, mantenga el estiramiento unos segundos. Nunca salte. Recuerde estirar sólo después de calentar, para evitar daño en los músculos y los tendones.

Parte inferior del cuerpo

Estos estiramientos son en especial importantes si pasa mucho tiempo sentado ante un escritorio o el televisor. Haga cada estiramiento cuatro veces o más.

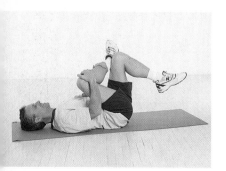

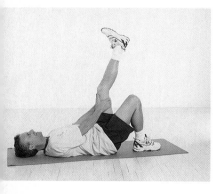

Estiramiento de rodillas
Abductores y glúteos

- Recostado sobre la espalda, doble las rodillas, con los pies planos sobre el piso y los brazos a los lados. Pase el tobillo derecho sobre la rodilla izquierda.
- Exhale al mover la pierna izquierda hacia el pecho. Use los brazos como apoyo. Sostenga el estiramiento 2-4 seg. Repita y cambie.

Estiramiento de piernas
Tendones de las corvas

- Recuéstese sobre la espalda; doble las rodillas, con los pies planos en el piso. Estire la pierna izquierda hacia arriba.
- Con las dos manos detrás del muslo, exhale y jale la pierna hacia el pecho, para sentir el estiramiento en la corva. Sostenga 2-4 seg.
- Inhale al regresar la pierna a la posición original. Repita y cambie de pierna.

Estire cuadríceps
Cuadríceps

- Con la mano izquierda en el respaldo de una silla, doble la rodilla derecha y tómese el tobillo con la mano derecha.
- Tire un poco para estirar el frente del muslo. Exhale al contraer los glúteos y las corvas. Sostenga 2-4 segundos; inhale y suelte. Cambie de pierna y repita el ejercicio.

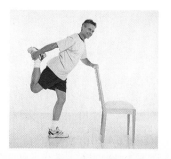

Parte superior del cuerpo

Estos estiramientos son fáciles de hacer en cualquier sitio y momento, y se sentirá muy bien. Hágalos dos o tres veces a la semana. Con cualquier estiramiento debe sentir tensión, no dolor.

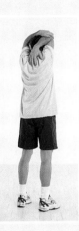

Estiramiento de nuca
Tríceps y deltoides

- De pie o sentado. Doble el codo derecho, tómelo con la mano izquierda y lleve la mano derecha hacia el omóplato izquierdo.
- Tire del codo derecho hasta sentir un estiramiento en la parte posterior superior del brazo. Hay poca esfera de movimiento con este ejercicio. Hágalo 2 o 3 veces y repita con el otro brazo.

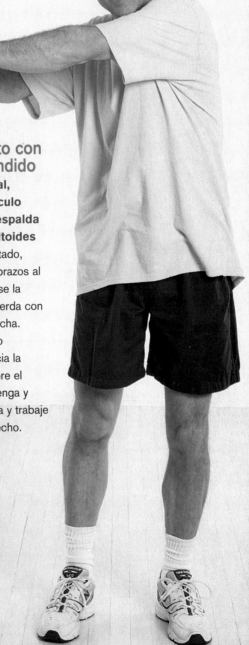

Estiramiento con brazo extendido
Latísimo dorsal, trapecio (músculo triangular en espalda superior) y deltoides

- De pie o sentado, extienda los brazos al frente. Tómese la muñeca izquierda con la mano derecha.
- Tire del brazo izquierdo hacia la derecha, sobre el pecho. Sostenga y suelte. Repita y trabaje el brazo derecho.

Extensión de brazo
Bíceps

- De pie, extienda el brazo izquierdo con la palma hacia delante. Tómela con la mano derecha.
- Exhale al presionar contra la palma, doblando hacia atrás la muñeca, hasta sentir un estiramiento en el interior del codo izquierdo. Sostenga y suelte. Hay poca esfera de movimiento con este ejercicio. Repita 2 o 3 veces y luego hágalo con el brazo derecho.

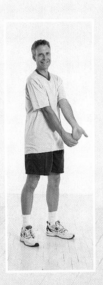

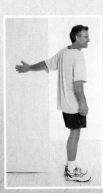

Estiramiento con mano en pared
Pectorales y deltoides

- Estire el brazo izquierdo hacia atrás, con la palma contra la pared y el codo un poco doblado.
- Exhale al volverse despacio hacia la derecha; mantenga el codo doblado, hasta sentir un estiramiento en el hombro izquierdo y el pecho. Sostenga y suelte. Repita y cambie de brazo.

Parte central del cuerpo

Haga los estiramientos de la parte central del cuerpo antes y después de cada sesión de ejercicio: dos repeticiones de cada ejercicio antes y de tres a cinco de cada uno después.

Actividades que mejoran la flexibilidad

- Natación
- Tai chi
- Yoga
- Esgrima
- Ballet y danza moderna
- Clases y entrenamiento de Pilates (técnica desarrollada para bailarines; ahora disponible en video y clubes)
- Clases en grupo de condición física con estiramientos
- Método Feldenkrais (ejercicios de baja intensidad para mejorar el uso de la estructura esquelética)

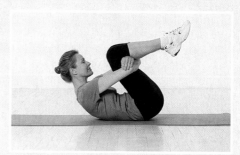

BUENO PARA LA ESPALDA

Abrazo a las rodillas
Espalda baja

- Recuéstese sobre la espalda, con las rodillas dobladas y los pies en el piso.
- Exhale al usar abdominales y caderas para llevar las rodillas hacia el pecho. Con los brazos detrás de las rodillas y las palmas en los codos, acerque más las rodillas al pecho.
- Sostenga 2 o 3 segundos; suelte las piernas y baje despacio los pies al piso. Repita.
- Para aumentar el estiramiento, lleve la barbilla a las rodillas al abrazarlas.

BUENO PARA LA ESPALDA

Cobra (levantamientos)
Abdominales y espalda baja

- Recuéstese boca abajo en el piso, con las manos cerca de los hombros y las palmas contra el piso.
- Exhale al empezar a enderezar los brazos para elevar la parte superior del cuerpo, manteniendo los hombros pegados a los lados. Mantenga las caderas y el cuerpo inferior relajados en el piso.
- Deténgase cuando empiece a sentir un estiramiento en la espalda baja o la cintura. Sostenga 2 segundos antes de volver a la posición original. Repita.

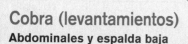

BUENO PARA LA ESPALDA

Giro lateral

Grupos de músculos laterales, desde muslos externos y caderas hasta espalda alta

- Recuéstese sobre la espalda, con los brazos extendidos a los lados, las rodillas dobladas y los pies en el piso.
- Exhale al bajar las piernas hacia la izquierda; mantenga las rodillas juntas y dobladas. Con la mano izquierda, presione la pierna derecha, hasta sentir un estiramiento fuerte en el costado derecho.
- Inhale al levantar las piernas hacia el centro. Repita de 2 a 4 veces y cambie de lado.
- Para intensificar este estiramiento, adelante un poco la parte superior de la pierna al bajar las piernas hacia el costado.

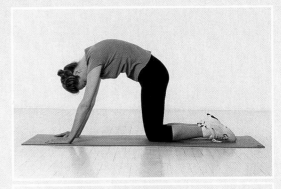

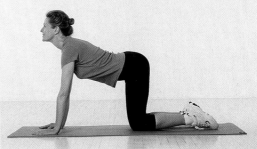

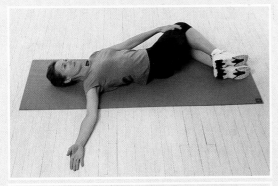

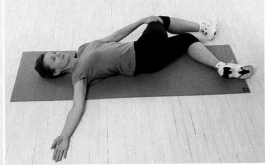

BUENO PARA LA ESPALDA

Espalda de gato

Espalda alta y baja y columna

- Apoyado en manos y rodillas, mantenga la espalda plana.
- Exhale al encorvar la espalda hacia arriba y bajar la cabeza, hasta verse el abdomen. Quédese así un momento.
- Inhale al bajar la espalda despacio, hasta que la arquee con comodidad lo más posible; levante la cabeza para mirar hacia el techo. Repita.

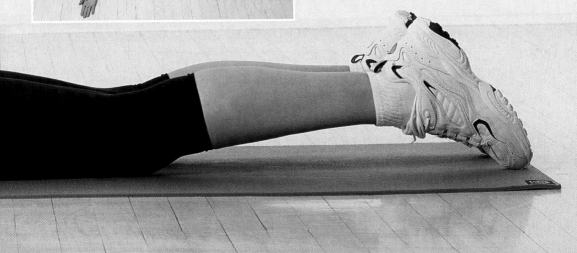

Actos de equilibrio

Las caídas por pérdida de equilibrio causan más de la mitad de las muertes accidentales en gente mayor. Estos ejercicios ayudan a mejorar la coordinación y a permanecer firme sobre los pies.

El equilibrio tiende a disminuir con la edad. Hasta cierto punto, su capacidad para permanecer equilibrado es un reflejo de lo fuerte que está. Así que permanecer fuerte o tratar de estar más fuerte lo ayuda a mantenerse erguido y seguro.

Los ejercicios de fuerza y flexibilidad descritos en las págs. 128 a 137 ayudan a mantener el equilibrio y la coordinación. Pero al envejecer, se vuelve más importante incluir algunos ejercicios específicos para mejorar el equilibrio.

Movimientos básicos de equilibrio

Éstos son tres ejercicios para iniciar el camino hacia un mejor equilibrio. Haga los ejercicios de equilibrio descalzo o con calcetines (en una superficie no resbalosa, como una alfombra o colchoneta) para ayudarse a desarrollar los músculos de los pies.

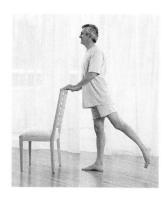

Elevación hacia atrás

- De pie detrás de una silla, separe los pies 15 cm. Apoye la mano en el respaldo de la silla y mantenga las rodillas ligeramente dobladas.
- Deje caer su peso en la pierna derecha e inclínese hacia adelante un poco, mientras eleva la pierna izquierda hacia atrás (foto sup.) y oprime los músculos del glúteo derecho. Sostenga 1 segundo antes de volver a la posición inicial.
- Repita con la pierna derecha. Alterne las piernas y haga 10-15 repeticiones.
- **Aumento**
  Mantenga la pierna en la posición hacia atrás más tiempo, haga más repeticiones de cada lado y retire la mano de la silla. Inténtelo con los ojos cerrados.

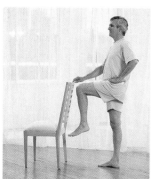

Elevación con pierna doblada

- De pie detrás de una silla, separe los pies 15 cm. Apoye la mano en el respaldo de la silla y mantenga las rodillas un poco dobladas.
- Apoye su peso en la pierna derecha y eleve la rodilla izquierda hacia la cintura (foto inf.); flexione la rodilla y las articulaciones de la cadera. Sostenga 1 segundo antes de bajar la pierna.
- Repita con la pierna derecha. Alterne las piernas y haga 10-15 repeticiones.
- **Aumento**
  Mantenga la pierna levantada hasta 4 segundos; en forma gradual aumente repeticiones consecutivas en cada lado y retire la mano de la silla.

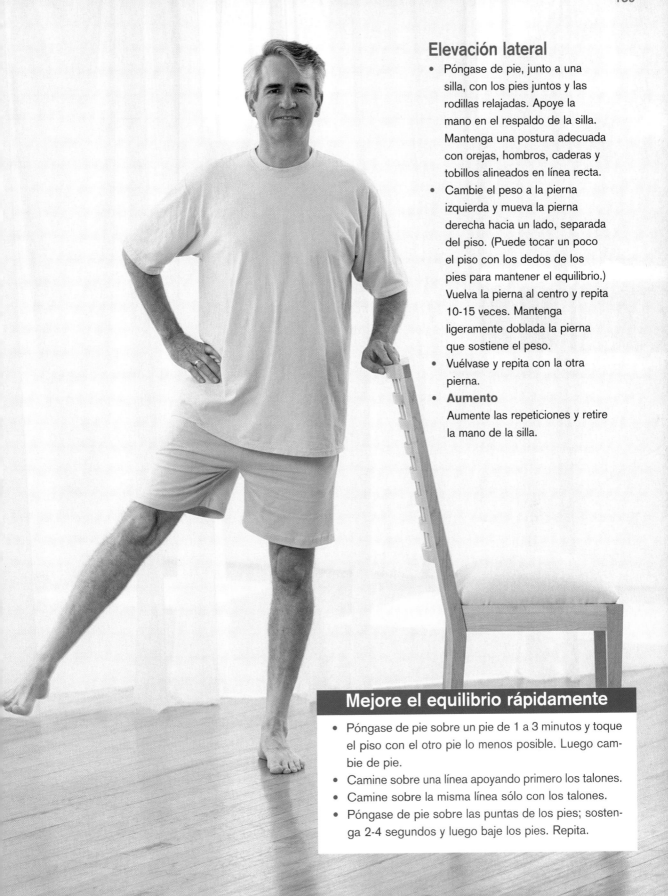

Elevación lateral

- Póngase de pie, junto a una silla, con los pies juntos y las rodillas relajadas. Apoye la mano en el respaldo de la silla. Mantenga una postura adecuada con orejas, hombros, caderas y tobillos alineados en línea recta.
- Cambie el peso a la pierna izquierda y mueva la pierna derecha hacia un lado, separada del piso. (Puede tocar un poco el piso con los dedos de los pies para mantener el equilibrio.) Vuelva la pierna al centro y repita 10-15 veces. Mantenga ligeramente doblada la pierna que sostiene el peso.
- Vuélvase y repita con la otra pierna.
- **Aumento** Aumente las repeticiones y retire la mano de la silla.

Mejore el equilibrio rápidamente

- Póngase de pie sobre un pie de 1 a 3 minutos y toque el piso con el otro pie lo menos posible. Luego cambie de pie.
- Camine sobre una línea apoyando primero los talones.
- Camine sobre la misma línea sólo con los talones.
- Póngase de pie sobre las puntas de los pies; sostenga 2-4 segundos y luego baje los pies. Repita.

Más equilibrio

Las siguientes posiciones de yoga desarrollan no sólo el equilibrio, sino también la concentración, la coordinación y la fuerza. Cada posición se inicia y se sostiene con respiración rítmica profunda y lenta. Mantenga la posición 15 segundos o lo más que pueda. Afloje, cambie de lado y repita.

Árbol

- Póngase de pie con los hombros relajados, la columna recta, las manos colocadas como si fuera a rezar, apoyadas en el corazón, y los pies separados 15 cm.
- Doble la rodilla izquierda y coloque el pie izquierdo lo más alto que pueda sobre la pierna derecha.
- Eleve los brazos por arriba de la cabeza y enderece los codos.

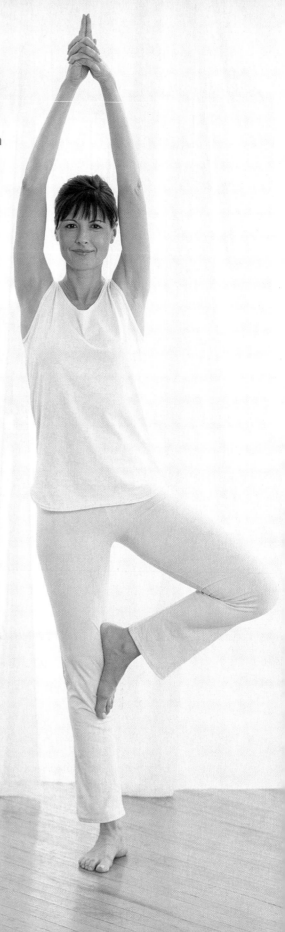

Vara

- Póngase de pie, con los hombros relajados, la columna recta, los brazos a los lados y los pies separados 15 cm.
- Eleve los brazos arriba de la cabeza, cerca de las orejas, junte las manos y señale con los índices; los otros dedos van entrelazados.
- Eleve la pierna derecha y equilíbrese con el pie izquierdo. Gire sobre la cadera; mantenga los brazos, la columna y la pierna derecha en línea recta. A medida que usted avance, esa línea debe estar paralela al piso.

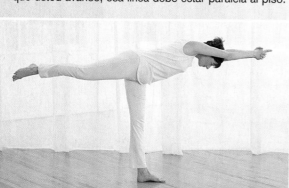

Guerrero I y II

- Póngase de pie con los hombros relajados, la columna recta y los pies separados 15 cm.
- Eleve los brazos arriba de la cabeza, las palmas una frente a otra.
- Dé un paso grande hacia adelante con el pie izquierdo, doble la rodilla directamente sobre el tobillo. Enderece la rodilla derecha y coloque el talón en el piso.
- Para Guerrero II, baje los brazos paralelos al piso y mire por encima de la mano que está al frente.

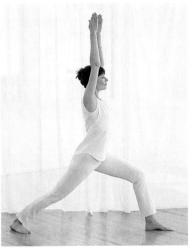
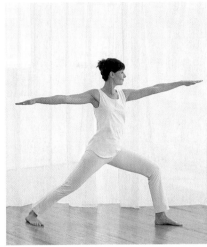

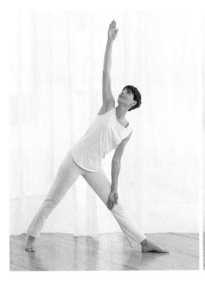
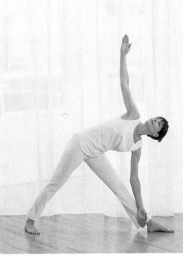

Triángulo

- Póngase de pie con los hombros relajados, la columna recta y los pies separados 15 cm.
- Dé un paso grande a la izquierda con el pie izquierdo; eleve los brazos a la altura de los hombros. Inclínese a la izquierda.
- Baje la mano izquierda hasta la rodilla, eleve el brazo derecho por arriba de la cabeza y mantenga los hombros alineados.
- Deslice la mano izquierda hacia el tobillo, eleve la mano derecha extendida y mírela.

Ejercicios de equilibrio avanzados

Para un ejercicio de equilibrio todavía más difícil y estimulante, utilice un aparato de ejercicio que lo obligue a usar sus "neutralizadores" y "estabilizadores" (músculos chicos involucrados en el equilibrio que suelen no trabajarse en ejercicios aeróbicos o de entrenamiento con pesas). Los primeros dos aparatos se enfocan en los músculos del torso.

1 **Pelota de estabilidad** Siéntese o apóyese contra esta pelota.
2 **Rodillo de espuma** Cilindro sólido para ejercicios en el piso.
3 **Tabla bamboleante u oscilante** Ponga esta tabla de madera sobre una bola o cilindro especial y párese encima al ejercitarse.
4 **Colchón de equilibrio o almohada de aire** Úselos para añadir una dimensión extra a los ejercicios que hace de pie.

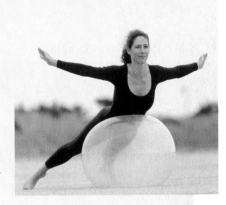

El camino más rápido

Los expertos dicen que la mejor forma de establecer un nuevo hábito es practicarlo, sin fallar, durante tres semanas seguidas. Inicie un hábito de ejercicio con uno de estos programas y sígalo.

Si es nuevo en el ejercitarse con regularidad, no se sienta amilanado. Incluso poca actividad será determinante si no se ha ejercitado en un tiempo; 20 minutos de bicicleta reducen los niveles de hormonas del estrés al menos 2 horas. Una sesión de baja intensidad de levantamiento de pesas reduce el estrés, la ira y la fatiga hasta 3 horas. Luego de unas semanas, se fortalecerán sus músculos y mejorará su fuerza aeróbica. Incluso empezará a dormir mejor.

Ocho de los mejores videos de ejercicio

Los videos de ejercicio añaden variedad a sus entrenamientos y lo ayudan a permanecer motivado y entretenido. En México todavía no son muy populares, pero puede encargar alguno de los que se presentan abajo.

Nivel para principiante

- **Activo de por vida** Un video de 90 minutos que demuestra cómo prevenir caídas, para ayudar a la gente mayor a mejorar su equilibrio, fuerza y coordinación.
- **Ejercicios para el cuerpo** Ejercicios para todo el cuerpo de Elle MacPherson; programa estructurado de 45 minutos.
- **Resultados reales** Una hora de ejercicio aeróbico.
- **Adelgace en 7 días con Rosemary Conley** Ejercicios para una semana para quemar grasa y tonificar músculos, en sesiones de 14 a 26 minutos.
- **Tae Bo Dorado** Una mezcla de artes marciales y danza, adecuado a las necesidades de la gente mayor.

Nivel intermedio

- **Ruth White: Secretos de juventud y vitalidad** La mejor instructora inglesa de yoga muestra cómo combatir el proceso de envejecimiento y librarse de la rigidez.
- **Ejercicios de yoga** Posiciones y estiramientos de yoga por Stephanie Foster, para principiantes e intermedios.

Nivel avanzado

- **Programa de WeightWatchers** Rutina rápida y tonificante con pesas, con tres presentadores diferentes.

Programa para principiantes

Para seguir el programa para principiantes de la pág. 143, primero trabaje la resistencia cardiovascular caminando rápidamente, pedaleando en una bicicleta fija o nadando en forma lenta. Haga calentamiento y enfriamiento antes y después de hacer la misma actividad, a un ritmo más lento, unos minutos.

Al iniciar la tercera semana, añada dos sesiones de entrenamiento con pesas; haga dos o tres series de los ejercicios descritos en las págs. 128 a 133. Puede hacerlos de inmediato, después del ejercicio de resistencia o en días alternados. Luego de cada segmento de ejercicio, estire los músculos que usó mientras aún estén calientes. Siempre descanse al menos dos días cada semana. Puede permanecer en forma indefinida en este nivel o pasar al nivel intermedio.

Rutina intermedia

Con la rutina de nivel intermedio, su meta es hacer sesiones de entrenamiento con pesas y cardiovascular hasta de 30 minutos. Añada minutos a sus sesiones de entrenamiento con pesas aumentando el número de series (trate de hacer hasta cuatro series de cada ejercicio descrito en las págs. 128 a 133) y agregando nuevos ejercicios para sus necesidades particulares. Aumente la carga de peso al ir estando más fuerte.

En la quinta semana, aumente la intensidad del ejercicio: añada cuestas arriba a su rutina de caminata y, si es posible, aumente la resistencia en la bicicleta fija o nade con mayor velocidad. Es un buen momento también para iniciar el entrenamiento cruzado (pág. 118) con una segunda actividad aeróbica.

Puede combinar los ejercicios de entrenamiento con pesas y aeróbicos en una sesión o hacerlos en días separados. Asegúrese de iniciar cada sesión con un calentamiento y luego hacer un enfriamiento y al menos 5 minutos de estiramientos. Dos días de descanso a la semana bastan para que los músculos se recuperen.

Programa avanzado

En la rutina avanzada se supone que se siente cómodo con sesiones de media hora de ejercicio aeróbico y entrenamiento con pesas. La meta ahora es aumentar los ejercicios.

En la segunda semana, inicie el entrenamiento con pesas tres veces a la semana en lugar de dos. Estas sesiones aumentan a 40 minutos en la sexta semana. El ejercicio aeróbico se mantiene en tres sesiones de 30 minutos a la semana, y la intensidad aumenta en la quinta semana al añadir entrenamiento en intervalos (vea pág. 118). Caliente y enfríe como antes y estire todos los músculos que trabaje. Descanse al menos un día a la semana.

Programas de seis semanas

No importa cuál sea su nivel de condición física, a continuación podrá encontrar un programa de ejercicio adecuado para usted. Durante el ejercicio de resistencia, trabaje dentro del nivel de su ritmo cardíaco meta (vea pág. 118).

SEMANA	EJERCICIO	FRECUENCIA	DURACIÓN
Principiante			
1	Resistencia	2-3 veces por semana	15 minutos
2	Resistencia	2-3 veces por semana	20 minutos
3	Resistencia	2-3 veces por semana	20 minutos
	Entrenam. pesas	2 veces por semana	15 minutos
4 y 5	Resistencia	3 veces por semana	20 minutos
	Entrenam. pesas	2 veces por semana	15 minutos
6	Resistencia	3 veces por semana	20 minutos
	Entrenam. pesas	2 veces por semana	20 minutos
Intermedio			
1	Resistencia	3 veces por semana	20 minutos
	Entrenam. pesas	2 veces por semana	20 minutos
2	Resistencia	3 veces por semana	25 minutos
	Entrenam. pesas	2 veces por semana	20 minutos
3	Resistencia	3 veces por semana	30 minutos
	Entrenam. pesas	2 veces por semana	20 minutos
4 y 5	Resistencia	3 veces por semana	30 minutos
	Entrenam. pesas	2 veces por semana	25 minutos
6	Resistencia con mayor intensidad	3 veces por semana	30 minutos
	Entrenam. pesas	2 veces por semana	30 minutos
Avanzado			
1	Resistencia	3 veces por semana	30 minutos
	Entrenam. pesas	2 veces por semana	30 minutos
2 y 3	Resistencia	3 veces por semana	30 minutos
	Entrenam. pesas	3 veces por semana	30 minutos
4	Resistencia	3 veces por semana	30 minutos
	Entrenam. pesas	3 veces por semana	35 minutos
5	Resistencia (1-2 veces con entrenam. en intervalos)	3 veces por semana	30 minutos
	Entrenam. pesas	3 veces por semana	35 minutos
6	Resistencia (1-2 veces con entrenam. en intervalos)	3 veces por semana	30 minutos
	Entrenam. pesas	3 veces por semana	40 minutos

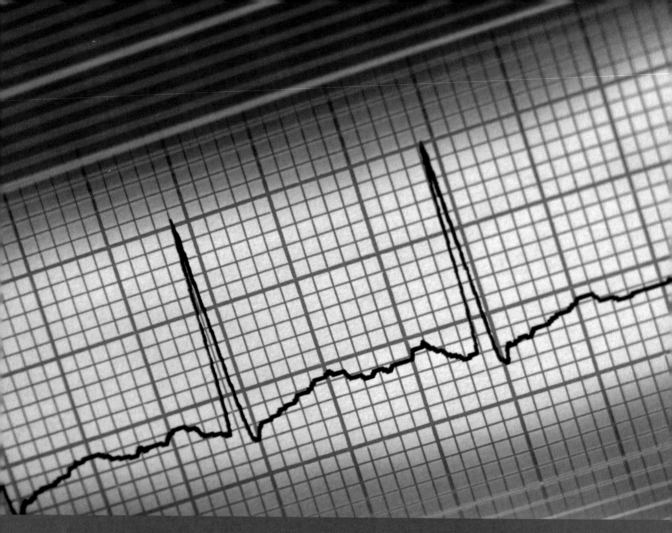

Pruebas médicas que pueden salvarle la vida

Vigilancia prudente

Las pruebas médicas y las revisiones preventivas de la salud son regalos de la ciencia moderna; ¿por qué no aprovecharlos? Su vida puede depender de estos sistemas de advertencia anticipada.

Las pruebas médicas y las revisiones preventivas de la salud realizadas con regularidad ayudan a evitar enfermedades graves o, por lo menos, a atenderlas antes de que avancen.

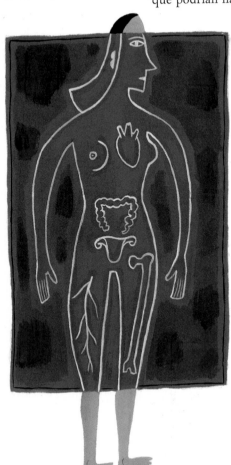

Todos tendemos a creer "Eso no puede sucederme", porque a ninguno nos gusta ahondar en la idea de que podríamos enfermarnos. Esta forma de pensar puede hacer que mucha gente ignore síntomas o no se haga pruebas médicas sencillas que podrían salvarle la vida. Como resultado, miles de personas mueren cada año por enfermedades que podrían haberse tratado de haber sido detectadas a tiempo. Tome en cuenta lo siguiente:

- En México, es notable que conforme avanza la edad, el número de personas con hipertensión sistolodiastólica se incrementa. A partir de los 40 años, la hipertensión sistólica se incrementa hasta alcanzar una prevalencia: 7% de la población de entre 65 y 69 años. Mucha gente ignora que es hipertensa. A la hipertensión la llaman el "asesino silencioso" porque tiene síntomas casi imper-

ceptibles. Las visitas regulares al médico para que le tome la presión reducen el riesgo. Una enfermera puede hacer esto.

- El tratamiento con medicamentos para reducir los niveles de colesterol disminuye el riesgo de ataques cardíacos en 30% y el riesgo de muerte por afecciones cardíacas en 20% en personas con alto riesgo de cardiopatías.

- Los exámenes para detectar el cáncer cervical cada tres años, entre los 20 y los 64 años de edad, podrían reducir 91.2% la incidencia general de cáncer cervical, pero más de 1 mujer de cada 6 no se ha hecho exámenes en los últimos cinco años. Casi la mitad de los nuevos casos de cáncer cervical ocurren cada año en mujeres que no se han hecho la prueba, por lo que el mayor factor de riesgo de cáncer cervical es la falta de prevención.

- Las mujeres pierden 2% de su densidad ósea cada año después de la menopausia, lo cual aumenta su riesgo de osteoporosis (huesos frágiles) y, en consecuencia, de fracturas. Un gran número de mujeres mayores se fractura la cadera cada año; por desgracia, una quinta parte no sobrevive el año como resultado directo de la fractura y la mitad del resto ve reducida su independencia en gran medida. La osteoporosis, empero, se puede prevenir con tratamiento y detectarse con pruebas de densidad ósea antes de que cause fracturas o deformidad.

- En México, el cáncer de colon y recto causa 15% de las muertes por cáncer y es más frecuente en pacientes de 50 años. El 90% de los cánceres de intestino detectados sólo por los síntomas se habían extendido para cuando fueron diagnosticados. Los exámenes en mayores de 50 años, mediante sencillas pruebas de sangre en evacuaciones para detectar anormalidades precancerosas en el intestino, podrían disminuir el índice de mortalidad por este cáncer.
- Aunque el examen de los senos sigue siendo controvertido, la Agencia Internacional para la Investigación del Cáncer, de la Organización Mundial de la Salud, está convencida de que la mamografía podría reducir las muertes por cáncer de mama 35% entre las mujeres de 50 a 69 años (esto es, se evitaría una muerte por cáncer de mama por cada 500 mujeres examinadas). En México, el cáncer de mama es la segunda causa de muerte entre las mujeres, pues provoca un deceso cada dos horas y media porque 70% se diagnostica en etapa terminal.

No debe temer lo que su médico pudiera descubrir como resultado de una prueba médica; es mucho más atemorizante la posibilidad de tener una enfermedad y no saberlo hasta que sea demasiado tarde para tratarla. Si piensa que está en riesgo de una enfermedad particular, en especial si está presente en su familia, pregunte al médico sobre las posibles pruebas y métodos de prevención.

El valor de los exámenes

Al envejecer, visitar ocasionalmente al médico es cada vez más valioso. Es común que su médico familiar decida si necesita una valoración médica general, aunque usted puede solicitar una si lo cree necesario. Sin embargo, hay ocasiones en que usted tiene todo el derecho a hacerse una revisión general:

Paciente nuevo En su primera cita con un médico general suelen hacerle un chequeo (algunos médicos insisten en ello). Con frecuencia, este tipo de exámenes los hace una enfermera y, si usted no puede asistir a la clínica, quizá se lo hagan en casa.

Registrarán detalles importantes de su historial médico, como enfermedades actuales y sufridas en el pasado, alergias, historial familiar de problemas médicos e inmunizaciones. Anotarán los factores sociales relevantes para su salud, como detalles de su trabajo, hogar y familia, así como las influencias en su estilo de vida, como tabaquismo, dieta, consumo de alcohol y cuánto ejercicio hace. Lo medirán, lo pesarán y le tomarán la presión arterial; le harán también análisis de orina para detectar enfermedades como la diabetes o alguna infección.

Examen antes del retiro Este tipo de exámenes médicos son adecuados para personas de entre 50 y 65 años que no cuenten con un servicio gratuito en alguna institución de salud. Usted se puede hacer los exámenes con su médico general o en algún hospital, y el objetivo es que le detecten enfermedades graves antes de que éstas avancen, y que le ofrezcan consejos útiles para permanecer en buen estado físico durante los años de su vejez.

SOLUCIÓN SENCILLA

Si cree que necesita una vacuna contra la gripe, consulte a su médico. En otoño de cada año muchos médicos invitan a sus pacientes de grupos de alto riesgo a que se vacunen. Si su médico no se lo sugiere y usted desea vacunarse, solicítelo. No espere hasta la temporada de gripe. Debe vacunarse entre fines de septiembre y principios de noviembre.

Examen después de los 75 años

Si tiene más de 75 años, debe hacerse un examen anual de salud para valorar su estado físico y mental general. El médico requerirá asegurarse de que sus condiciones de vida aún son adecuadas y buscará problemas potenciales, como dificultades en la movilidad o incontinencia. Todos los medicamentos que toma deben ser revisados cada año. Le pueden hacer los exámenes en su casa si no asiste al consultorio, y las muestras las puede tomar una enfermera.

Vacuna como prevención

Mantener las vacunaciones actualizadas no es sólo para los niños, pues al envejecer, enfermedades comunes como la gripe pueden presentarse con más fuerza. La gripe es una infección viral muy fuerte, con síntomas que la mayoría conocemos demasiado bien (fiebre, dolor muscular, tos, dolor de garganta, dolor de cabeza y malestar general). Cuando se es joven, los síntomas suelen desaparecer con bastante rapidez, pero en las personas mayores es frecuente que se presenten complicaciones como bronquitis y neumonía. La gripe severa llega a ser fatal; puede causar la muerte y esto se incrementa en forma alarmante cuando hay una epidemia.

Durante los últimos veinte años, el virus de la gripe ha cobrado en el mundo más de 500,000 vidas entre las personas de 65 años de edad y mayores.

Más de 90% de las muertes por gripe ocurren entre los grupos de mayor edad. Se recomienda la vacuna antigripal a pacientes de edad avanzada o que sufren de alguna enfermedad crónica subyacente (afecciones cardiopulmonares, diabetes, etc.).

Los padecimientos que preocupan más a los médicos son las enfermedades respiratorias crónicas, como asma o bronquitis, así como las enfermedades cardíacas, de los riñones o del hígado, diabetes y un nivel bajo de inmunidad, que puede ser causado por medicamentos o por enfermedades.

Aproveche al máximo sus citas médicas

Puede ser muy frustrante salir del consultorio de un médico y darse cuenta de que no le dijo todo lo que intentaba decirle o que no comprendió lo que él le dijo o que aún tiene preguntas. He aquí unos consejos para ayudarlo a aprovechar al máximo ese precioso tiempo:

- **Dígaselo al médico** Dé los detalles de todos los medicamentos, complementos y hierbas que toma. Mencione cualquier remedio complementario que tome o la visita que haya hecho a cualquier otro profesional de la salud.
- **Sea honesto y franco** Que no le dé miedo hablar de temas embarazosos. Si no revela ciertos síntomas, el médico quizá no diagnostique bien un padecimiento. Recuerde que ésas son cosas que el médico escucha todos los días.

- **Pida que le expliquen** Si está confundido por lo que dijo el médico, pida una explicación sencilla. El médico puede tener literatura para los pacientes sobre los temas que le interesan.
- **Tome notas** Anote los nombres de cualquier complemento o medicamento que sugiera el médico. Si le recomienda un programa para perder peso, de ejercicio o para dejar de fumar, pida detalles. Anote los posibles efectos secundarios de cualquier vacuna o pruebas que le hagan.

Los mitos sobre las vacunas para la gripe

¿Está confundido respecto a las vacunas para la gripe? Mucha gente lo está. He aquí la verdad detrás de los mitos más comunes:

MITO Las vacunas para la gripe no dan resultado.
REALIDAD La vacuna es de 70 a 90% efectiva. Podría evitar la gripe sin una vacuna, pero ¿por qué arriesgarse? Más de 3,000 personas mayores de 65 años mueren de gripe cada año y muchas son hospitalizadas. Por eso es recomendable que todas las personas de más de 65 años, o que tengan el riesgo de tener complicaciones por la gripe, se vacunen anualmente.

MITO La vacuna puede causarle gripe.
REALIDAD No contraerá la gripe por la vacuna, porque está preparada con virus inactivos. La vacuna puede causarle dolor en el brazo por un tiempo y, en ocasiones, puede elevarle la temperatura o hacerle sentir un dolor muscular ligero durante un par de días.

MITO La vacuna anual no es necesaria.
REALIDAD Debe vacunarse contra la gripe anualmente, porque una nueva cepa de gripe llega al país cada año. La Organización Mundial de la Salud monitorea las cepas de virus activos y cada año se crea la inmunización adecuada. Está disponible al final del otoño, antes de la temporada de gripe invernal. Si considera que está en riesgo, solicite que lo vacunen.

Como gran parte de estos padecimientos ocurren sobre todo en gente mayor, quizá usted esté en más de un grupo de riesgo, lo cual hace aún más importante que se vacune.

La vacuna contra la gripe no necesariamente evita que contraiga la gripe (en promedio, el riesgo es de 50%), pero reduce mucho el riesgo de enfermarse si el virus lo ataca.

Nueva protección contra neumonía
Quizá ha oído sobre la inmunización contra los neumococos, que con el tiempo se ofrecerá a todos los mayores de 65 años.

El neumococo es un tipo de bacteria responsable de algunos casos de meningitis, neumonía y septicemia, que pueden ser mortales.

La enfermedad por neumococo es causante de 9,000 muertes cada año, la mayoría de los casos en personas mayores. Aunque 1 de cada 3 personas tiene neumococos sin síntomas, el virus puede causar la muerte en gente vulnerable. Quienes están en riesgo son similares a los grupos de riesgo de gripe. A esta gente se le ha ofrecido la vacuna contra el neumococo durante varios años y pronto se ofrecerá de manera rutinaria a las personas mayores de 65 años.

Es probable que durante el período de vacunación de la temporada de otoño el médico le ofrezca la vacuna contra la gripe y la vacuna contra el neumococo en una sola visita.

Examen dental, de la vista y el oído

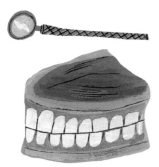

Después de los 55 años, casi nueve de cada diez personas tienen alguna evidencia de enfermedad en las encías. El cepillado habitual, el hilo dental y la limpieza profesional ayudan a prevenirla.

> ## DATO
> Los médicos creen que existe un vínculo entre la enfermedad de las encías y la arteriosclerosis, el recubrimiento de las arterias que causa ataques cardíacos y apoplejía. Estudios recientes indican que los focos de infección alrededor de los dientes pueden propagar las bacterias hacia el cuerpo, lo que contribuye a la obstrucción de las arterias. Así que una buena higiene dental también podría ayudar a mantener limpias las arterias.

Examen dental

El envejecimiento afecta dientes y boca; la saliva, que protege los dientes, es menos abundante y permite que se desarrollen las bacterias que causan caries; los dientes blancos pierden su brillo y toman un tono gris; los empastes pueden romperse. El problema dental más grave relacionado con la edad es la enfermedad de las encías, que causa más pérdida de dientes que las caries y que 60% de los mayores de 75 años pierdan todos los dientes. Para detectarla antes de que le haga daño, reciba atención dental regularmente.

Quién lo necesita

Los adultos deben visitar al dentista al menos una vez al año, para una revisión. Haga una cita con el dentista lo más pronto posible si tiene dolor o sangrado al cepillarse o si los dientes se tornan sensibles: quizá las encías se están enjutando.

Cómo se efectúa

El dentista inicia con un examen visual de su boca, en busca de dientes quebrados o con caries, tumores y úlceras en la lengua, el paladar y la membrana mucosa que recubre las mejillas y las encías.

Los rayos X dentales pueden ser necesarios para detectar problemas ocultos, en particular debajo de las encías. El dentista quizá utilice una sonda para medir la profundidad de las caries en las encías, que es un examen rápido para detectar alguna señal de enfermedad en ellas.

Lo que significan los resultados

Si el dentista encuentra caries, dientes quebrados o empastes rotos decidirá la mejor opción (tapar, poner una corona, rellenar el conducto radicular o extraer la pieza). Si tiene indicios de una enfermedad en las encías, quizá le haga una buena limpieza dental y le enseñe técnicas para cepillarse los dientes en forma adecuada y usar el hilo dental. En caso de enfermedad grave en las encías, quizá necesite visitar a un dentista especialista para un tratamiento más extenso.

Examen de la vista

Al envejecer, la habilidad para enfocar los objetos disminuye en forma gradual. A partir de los 40 años, quizá necesite anteojos para leer. Otros problemas de la vista, como glaucoma, cataratas y degeneración macular, son más comunes con la edad. Los exámenes regulares de la vista lo alertan sobre estos padecimientos, antes de que sea demasiado tarde.

Quién lo necesita

Todos los adultos deben acudir con un oculista para hacerse un examen

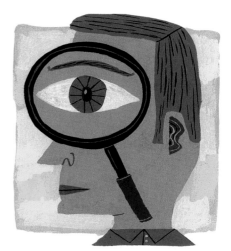

Visite al oculista al menos cada dos años para que revise su visión y vea si no tiene cataratas u otros problemas de la vista.

cada dos años. Si usa lentes de contacto, si padece una enfermedad en los ojos o tiene diabetes, necesitará visitarlo con más frecuencia. Si experimenta cualquier problema con la visión, visítelo inmediatamente.

Cómo se efectúa

El médico examina la parte externa de los ojos en busca de problemas como inflamación o infección; luego utiliza un oftalmoscopio (un aparato pequeño para mirar a través de la pupila) para detectar cualquier problema en la retina, en la parte posterior del ojo.

Todo examen debe incluir una prueba para ver si no hay glaucoma, un padecimiento grave en el cual la presión aumenta en el interior del ojo. La prueba, efectuada con un tonómetro, no es dolorosa. Además, le examinarán su visión de cerca y de lejos y, si es necesario, le darán una prescripción para anteojos o lentes de contacto.

Lo que significan los resultados

Si el óptico llega a detectar algún problema en la vista que sea potencialmente grave, es muy probable que lo envíe con el especialista (el oftalmólogo), es decir, con un médico con capacitación avanzada en el diagnóstico y tratamiento de enfermedades de la vista.

Examen de audición

La mala audición es problema de una de cada tres personas mayores de 65. La causa más común es presbiacusia, causada por el deterioro gradual de las estructuras conductoras de las ondas del sonido en el oído.

Quién lo necesita

No hay recomendación oficial sobre con qué frecuencia deben examinarle la audición. En general, si tiene que esforzarse para oír una conversa-ción normal o si le sube al volumen del radio o el televisor, quizá necesite una examen de su audición.

Cómo se efectúa

La prueba de audición suelen hacerla en una cabina a prueba de ruido. Con audífonos puestos, le piden que indique en qué oído escucha sonidos de diferentes tonos y volúmenes. Quizá le pidan que escuche y repita una serie de palabras presentadas en diferentes volúmenes.

Lo que significan los resultados

Un resultado abajo de lo normal en una prueba de audición quizá signifique que tiene exceso de cerilla o una infección en el oído medio, ambos fáciles de tratar. Si es necesario, le colocarán un aparato auditivo.

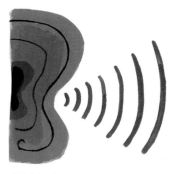

Al inicio, la pérdida del oído puede incluir sólo sonidos muy agudos. Los sonidos de consonantes se pierden, lo cual dificulta distinguir la palabra "fino" de "tino".

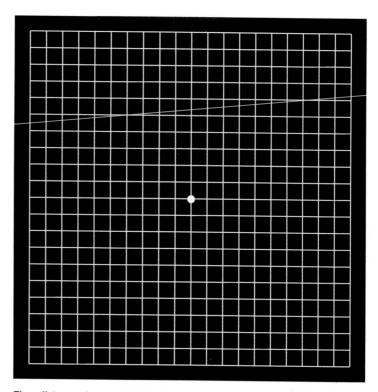

El oculista puede usar la Rejilla Amsler (arriba) en busca de indicios de degeneración macular. Usted mismo puede efectuar la prueba en casa: 1. Sostenga la cuadrícula a unos 30 cm de los ojos. 2. Primero, examínese el ojo derecho, cubriéndose el izquierdo. Luego repita el procedimiento con el ojo derecho cubierto. 3. Mire el punto central. 4. Si nota ondas, distorsiones o puntos ciegos en la cuadrícula, visite al oculista.

Pruebas cardiovasculares

Revisión de presión arterial

Esta sencilla prueba mide la fuerza con la que el corazón bombea la sangre por las arterias. La hipertensión no suele producir ningún síntoma, pero puede causar ataques cardíacos, apoplejía y otros problemas.

Quién la necesita

Deben tomarle la presión arterial con regularidad, en especial si tiene una afección cardíaca, diabetes o problemas circulatorios. Si tiene más de 75 años, el médico le tomará la presión arterial como parte de su revisión anual. El médico debe monitorear su riesgo general de enfermedades cardíacas después de los 65 años, y tomar su presión arterial es parte importante de esto.

Cómo se efectúa

Le colocan una banda inflable en la parte superior del brazo. Inflan la banda hasta oprimir el brazo (para suspender el abastecimiento de san-

La gente con exceso de peso, con riesgo de alguna enfermedad cardíaca y con diabetes debe tomarse la presión arterial con regularidad.

gre). Luego la desinflan al tiempo que la persona que le toma la presión coloca un estetoscopio bajo la banda y escucha cuando el sonido de su ritmo cardíaco aparece y desaparece. La presión arterial varía en el día y aumenta por el cansancio y la ansiedad. Para tener un resultado real, el médico puede promediar varias lecturas o pedirle que use un aparato de monitoreo mientras sigue su rutina habitual durante 24 horas.

Lo que significan los resultados

La presión arterial se reporta con dos cifras, 130/85, por ejemplo. La primera (sistólica) es la presión que tiene cuando late el corazón, mientras que la segunda cifra (diastólica) es la presión del corazón cuando descansa entre latidos.

Lo ideal es que el primer número esté alrededor de 120 y el segundo entre 70 y 80. Está en el nivel "normal" si su primer número está entre 110 y 129 y el segundo entre 70 y 84. "Normal alta" abarca del 130 al 139 y del 85 al 89. Cualquier lectura arriba de 140/90 se considera hipertensión arterial. La hiper-

Obtenga mejores resultados

Consejos para obtener lecturas más precisas de su presión arterial y pruebas de colesterol:

Presión arterial

- No se tome la presión cuando esté estresado, pues puede estar más alta. El consultorio médico llega a causar estrés, motivo por el cual es posible que tenga lecturas más bajas en casa.
- No fume, beba cafeína o alcohol ni coma mucho un par de horas antes de la prueba.
- Relájese; no cruce las piernas durante la prueba.
- Vacíe la vejiga antes de la prueba.

Colesterol

- Si es posible, siéntese y relájese de 5 a 15 minutos antes de la prueba.
- No se ejercite mucho el día anterior a la prueba ni beba alcohol desde dos días antes, porque es posible que esto afecte los resultados.

tensión persistente puede significar que necesita tratamiento o un monitoreo más intenso. Una lectura mucho más baja que 110/70 indica posible presión arterial baja (hipotensión), que en general no es un problema, a no ser que le provoque desmayos o se sienta aturdido.

Prueba de colesterol

Esta prueba mide los niveles de ciertas grasas en la corriente sanguínea. Una de estas grasas, el colesterol, la produce en forma natural el hígado. Un poco no afecta, pero demasiada puede bloquear los vasos sanguíneos y causar un ataque cardíaco o apoplejía. (Vea LBD y LAD, págs. 39-40.)

Quién la necesita

Si tiene más de 35 años y riesgo de una enfermedad cardíaca (vea pág. 374), el médico valorará la frecuencia de las pruebas. Los diabéticos deben revisar su colesterol anualmente.

Cómo se efectúa

Le toman una pequeña muestra de sangre y la analizan en el sitio o la envían a analizar.

Lo que significan los resultados

Lo ideal es tener el colesterol total abajo de 200 mg/dl; 250 mg/dl es un nivel un poco elevado; arriba de 300 mg/dl es muy alto. Pero para un indicador más preciso de riesgo de enfermedad cardíaca, separe las medidas del colesterol LBD y LAD, y que le tomen la lectura de otro tipo de grasa, los triglicéridos. Solo o en combinación, un colesterol total alto, un nivel alto de LBD o un nivel bajo de LAD indican la probabilidad de alguna enfermedad cardíaca.

Electrocardiograma (ECG)

Esta prueba registra gráficamente los impulsos eléctricos que hacen latir el corazón. Se efectúa para detectar cardiopatías, evaluar la efectividad de los medicamentos para el corazón y examinar el corazón luego de un ataque cardíaco.

Quién lo necesita

El médico sugiere un ECG si a usted le falta el aliento o tiene dolor en el pecho, en especial luego de ejercitarse. Si ya tuvo un ataque cardíaco u otra enfermedad cardíaca, quizá necesite un ECG con regularidad para monitorear su padecimiento.

Cómo se efectúa

Se recuesta (ECG en descanso) o camina en una caminadora (ECG en ejercicio o prueba de estrés) con pequeños contactos metálicos, llamados electrodos, sostenidos en el pecho y quizá en las muñecas y los tobillos. Luego se conectan los electrodos a un aparato que registra la actividad cardíaca en descanso o bajo tensión.

Lo que significan los resultados

Esta prueba detecta cualquier anormalidad en el ritmo cardíaco, así como cualquier daño cardíaco (resultado de un ataque cardíaco) o agrandamiento o inflamación del corazón.

DATO

Investigaciones recientes indican que el uso del ultrasonido para examinar a hombres de más de 65 años por aneurisma aórtico (inflamación peligrosa del principal vaso sanguíneo que sale del corazón) podría prevenir más de 2,000 muertes al año. Los hombres tienen seis veces más probabilidades de afectarse que las mujeres, y si la inflamación revienta, el resultado puede ser fatal. La detección a tiempo permite la cirugía antes de que eso suceda.

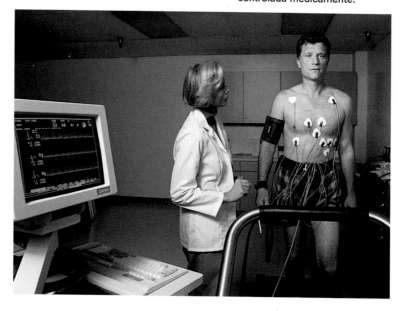

Un ECG con ejercicio detecta el daño causado por un ataque cardíaco. No haga la prueba si tiene hipertensión que no esté controlada médicamente.

Pruebas para detectar cáncer

Mamografía

Esta prueba es un examen con rayos X de los senos para detectar pequeños cambios que podrían indicar cáncer, aun antes de sentir un nódulo. El cáncer de mama es más común en las mujeres y el riesgo aumenta con la edad. Las mujeres de 85 años tienen 1 probabilidad entre 11 de desarrollar cáncer de mama.

Quién la necesita

Para un diagnóstico oportuno del cáncer de seno o mama, las mujeres deben realizarse, como práctica habitual, una exploración de mamas mediante una mamografía. La frecuencia es de acuerdo con la edad: cada 2 o 3 años si son mujeres entre 20 y 40 años; si tienen entre 40 y 49 años deberán realizársela cada año o cada 2 años; las mujeres mayores de 50 años deben hacerse la mamografía todos los años.

Cómo se hace

Una radióloga le coloca los senos entre dos placas metálicas, en el aparato de rayos X. Le oprime los senos unos segundos y toma los rayos X desde arriba y desde un costado. La compresión es incómoda y podrían dolerle los senos unos minutos. Hoy algunos médicos usan mamografías digitales que proporcionan una imagen más clara, la cual se puede almacenar electrónicamente y su exposición ser ajustada. A veces también se les hace un ultrasonido a las mujeres que tienen nódulos en los senos de manera natural.

Lo que significan los resultados

Cualquier masa o punto blanco que sugiera cáncer requerirá más investigación y, quizá, una biopsia (le retiran un poco de tejido de los senos para examinarlo). Sin embargo, la gran mayoría de los cambios detectados *no* son cáncer, por lo que no debe asustarse si un primer hallazgo es anormal.

Frotis cervical

Esta prueba está diseñada para detectar cambios en las células del cuello de la matriz antes de que éstas puedan devenir en cáncer. Si se detectan cambios y se tratan, la prueba en verdad puede prevenir el cáncer.

Quién la necesita

Todas las mujeres deben realizarse frotis cervicales con regularidad una vez que sean sexualmente activas. Las mujeres de entre 20 y 64 años deben realizarse los frotis cervicales cada año. Después de cumplir los 65 años se tiene poco riesgo de desarrollar cáncer cervical.

Las mujeres de más de 65 años que siguen una terapia de reemplazo hormonal deben continuar con la realización de esta prueba. Si le hicieron la histerectomía, es probable que no necesite la prueba. A las mujeres embarazadas no suelen

Conocimiento de los senos

La detección a tiempo del cáncer de mama ofrece la mejor oportunidad para un tratamiento exitoso. Más del 90% de los cánceres de mama los descubren las mujeres o sus parejas. Como los senos varían en tamaño y textura durante el ciclo menstrual, usted es la más indicada para saber lo que es normal para usted y detectar cambios.

Hoy se recomienda el conocimiento de los senos (estar al tanto de cualquier cambio, mirarlos y sentirlos con regularidad), más que un autoexamen al mes. Pero el autoexamen es útil y debe hacerlo así:

- De pie, frente a un espejo, observe sus senos, primero con los brazos a los costados, luego con las manos en las caderas, haciendo los hombros hacia adelante. Note si hay algún cambio en los senos; busque protuberancias, arrugas en la piel, hundimiento o cambios en los pezones.
- Coloque las manos detrás de la cabeza y gire hacia los lados; note si los pezones se mueven hacia arriba y abajo más o menos en igual medida.
- Con el brazo levantado arriba de la cabeza en ese lado, sienta cada seno con la mano opuesta. Haga esto en el baño o en la ducha o recostada con una almohada bajo el hombro del mismo lado. Ponga la palma de la mano en la parte superior externa del seno y, con movimiento circular, presione con firmeza lo suficiente para sentir el tejido del seno de abajo. Recorra el seno; luego, con el movimiento hacia adentro, forme círculos hasta llegar al pezón.
- Examine la zona que se extiende por la parte superior externa del seno hacia la axila, donde palpará con cuidado en busca de protuberancia.

Si siente una protuberancia, no se asuste, pues no necesariamente es un tumor. Puede ser un endurecimiento no canceroso del tejido (nódulo fibroso) o un quiste benigno. Llame al médico lo antes posible para estar segura.

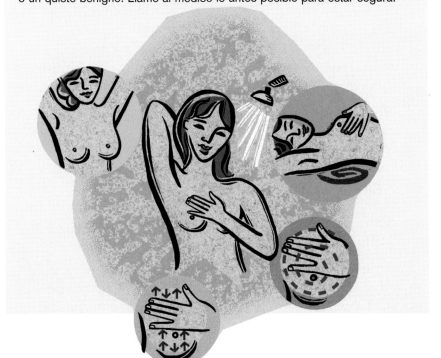

¡CUÍDESE!

Ésta es una lista de los indicios importantes del cáncer. Consulte al médico si nota algo de lo siguiente:

Alguna protuberancia en el cuerpo

Cambios en un lunar en la piel

Tos o ronquera que no desaparecen

Un cambio en los hábitos del intestino

Cualquier sangrado anormal

Pérdida inexplicable de peso

hacerles esta prueba. Lo ideal es que la prueba se haga entre períodos menstruales, más o menos a la mitad, y no debe usar espermicidas en la vagina 24 horas antes del examen.

Cómo se efectúa

El médico usa un dispositivo de metal o plástico llamado espéculo para abrir la vagina; pasa una espátula para obtener una muestra de las células alrededor del cuello de la matriz. Extiende la muestra en un portaobjetos y la envía al laboratorio.

A veces se utiliza una nueva técnica, llamada ThinPrep, en la cual colocan la muestra en un fluido. Se suele incluir una prueba en busca de un virus llamado papilomavirus humano, que se ha vinculado con el cáncer cervical.

Lo que significan los resultados

Debe recibir los resultados por escrito en seis semanas. Un resultado normal (el que recibe el 84% de las mujeres) significa que le volverán a hacer la prueba dentro de tres años; sin embargo, debe visitar al médico si se presenta dolor durante las relaciones sexuales o si hay sangrado

entre períodos o después de la menopausia. Es probable que le hagan otra prueba si la muestra de células fue inadecuada, lo cual sucede en el 8% de las pruebas, o si hay anormalidades menores. Los frotis anormales se repiten en intervalos más frecuentes, ya que los resultados a menudo vuelven a la normalidad sin tratamiento. Si una prueba indica anormalidad moderada, quizá le hagan otra prueba llamada colposcopía, en la que observan el cuello de la matriz muy amplificado y toman una biopsia para hacer otro análisis.

Examen rectal digital

Este examen físico del ano y del recto por un médico es una forma rápida y económica de detectar anormalidades en el intestino y, en los hombres, posible agrandamiento de la próstata o la presencia de nódulos.

Quién lo necesita

La prueba se la hacen a cualquier persona que tenga síntomas de problemas en el intestino, o a los hombres con dificultad para orinar.

Examínese los testículos

Menos de 1 nódulo de cada 25 en los testículos se debe al cáncer y también casi todos los tipos de cáncer son curables, en especial si se detectan a tiempo. Aunque el cáncer testicular es más común en hombres de 20 a 25 años, los hombres mayores también deben examinarse una vez al mes. Es mejor hacer esto después de una ducha caliente, cuando la piel del escroto está relajada.

Cómo hacerlo

- Con las dos manos examine cada testículo por separado. Sosténgalo en la palma de la mano y palpe su tamaño y peso. Es normal que uno sea un poco más grande o que cuelgue más bajo que el otro, pero fíjese si ocurren cambios.
- Use los dedos y los pulgares de las dos manos para sentir el epidídimo, el tubo suave en la parte superior del testículo que lleva el esperma. Es

normal que esté un poco suave si lo oprime. Encuentre el cordón espermático que parte del epidídimo (se siente más firme y liso).

- Sienta cualquier nódulo o hinchazón, y compárelo con el otro lado.
- Revise el pene en busca de nódulos o úlceras.

Si encuentra nódulos o algo fuera de lo común, visite al médico lo más pronto posible.

Cómo se efectúa

El médico inspecciona primero la piel alrededor del ano en busca de anormalidades. Con un dedo enguantado y lubricado busca crecimientos anormales o inflamación.

Lo que significan los resultados

Los tejidos hinchados en el recto y el ano pueden indicar hemorroides. Desgarres, abscesos o inflamación indican una infección que se cura con antibióticos o cirugía.

Si el médico encuentra una protuberancia, es probable que sea un pólipo (un desarrollo benigno) y quizá efectúe otra prueba para descartar el cáncer. Si el médico nota una anormalidad en la próstata, puede ordenar un análisis del antígeno prostático específico (vea ¿Vale la pena hacerse el análisis del APE?, der.).

Pruebas para cáncer

Las siguientes pruebas se usan para detectar a tiempo signos de cáncer colorrectal (intestino), que causa muchas muertes. A menudo, cuando diagnostican el cáncer, éste ya se extendió; con una detección a tiempo existe un porcentaje de cura del 90%. Casi todos los cánceres colorrectales surgen de pólipos (pequeñas protuberancias en el intestino), que no son cancerosos pero que pueden desarrollar cáncer en unos años. Los médicos creen que algún tipo de examen para detectar cánceres que inician y pólipos precancerosos reduciría las muertes.

Quién las necesita

Las pruebas de detección se ofrecen a personas en grupos de alto riesgo de cáncer de colon, como aquellos con formas raras hereditarias de cáncer de colon, y enfermedades intestinales como colitis ulcerativa y enfermedad de Crohn. Quien haya padecido cáncer intestinal o pólipos tiene mayor riesgo de anormalidades posteriores y podrá ser controlado con estas pruebas.

Si tiene un historial familiar de cáncer de colon (más de un pariente afectado que lo haya desarrollado antes de los 45 años), su riesgo es alto: hable con el médico sobre las pruebas de detección. Cualquiera que desarrolle síntomas como sangrado del recto, evacuaciones negras

¿Vale la pena hacerse el análisis del APE?

El cáncer de próstata es raro antes de los 50. La edad promedio del diagnóstico es 75 y casi todas las muertes son después de los 65. Tres cuartas partes de los hombres con cáncer de próstata tienen niveles elevados de antígeno prostático específico (APE) en el torrente sanguíneo (proteínas que produce la glándula prostática y que se filtran en la sangre). El análisis del APE puede indicar a tiempo si un hombre tiene cáncer de próstata, pero todavía no se sabe si el análisis salva vidas, y su utilidad aún no se define.

Éste es el porqué

- El cáncer de próstata se vuelve progresivamente más común con la edad y su incidencia está aumentando. Una cuarta parte de los hombres tiene cáncer avanzado cuando éste es diagnosticado. Sin embargo, el cáncer se desarrolla con mucha lentitud y es difícil predecir cuál será agresivo (sólo 1 de cada 25 afectados muere por cáncer de próstata). El cáncer de próstata suele no causar síntomas durante la vida del hombre (puede morir con él, no por él).
- Los niveles del APE se elevan en otros padecimientos, como inflamación de la próstata e infección urinaria. La mayoría de los hombres con APE elevado no tienen cáncer de próstata.
- El análisis del APE puede no detectar este cáncer.
- Un nivel elevado del APE requiere una biopsia de próstata; se toma una muestra de ella con una sonda en el recto, lo cual es incómodo y causa complicaciones. Dos terceras partes de los hombres a los que les hacen biopsia no tienen cáncer de próstata, y la biopsia no detecta algunos casos.
- El mejor tratamiento aún no está decidido y los tratamientos actuales tienen efectos secundarios significativos.

"Espera en observación" con niveles de APE revisados es lo que los médicos consideran razonable para algunos casos.

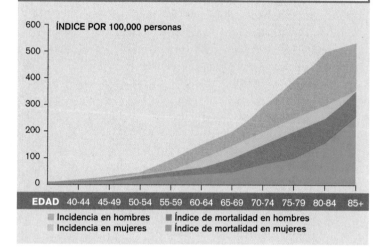

Muertes por cáncer colorrectal

El riesgo de cáncer de colon y de recto aumenta con la edad, por eso las pruebas de detección son muy importantes.

ÍNDICE POR 100,000 personas

EDAD 40-44 45-49 50-54 55-59 60-64 65-69 70-74 75-79 80-84 85+

- Incidencia en hombres
- Incidencia en mujeres
- Índice de mortalidad en hombres
- Índice de mortalidad en mujeres

DATO

La prueba de sangre oculta en las heces y la sigmoidoscopía flexible se utilizan para diagnosticar el cáncer de colon y también para confirmar los hallazgos de otros exámenes o radiografías.

---

alquitranadas, hábitos intestinales alterados por más de seis semanas, dolor o protuberancia en el abdomen, o cansancio inexplicable o pérdida de peso, debe efectuarse estas pruebas. Vea al médico de inmediato si desarrolla alguno de estos síntomas, y que la vergüenza no le impida recibir la atención a tiempo que necesita.

Prueba de sangre oculta en heces

Es una de las herramientas básicas de detección más importantes para el cáncer de colon. Detecta la sangre oculta en las evacuaciones. Si los resultados son positivos, se hacen más investigaciones mediante una sigmoidoscopía flexible o colonoscopía.

Cómo se efectúa

El médico toma una muestra de excremento durante un examen rectal o le da un juego de implementos para que se tome la muestra en casa. En general, debe recoger muestras de tres movimientos intestinales diferentes. Coloque la muestra en una tarjeta que luego se envía a análisis.

Para obtener los resultados más precisos, es mejor no proporcionar una muestra de excremento durante el período menstrual o si tiene hemorroides sangrantes. Limite el consumo de alcohol y evite nabos, rábanos picantes, betabel, frutas cítricas, carne roja y budín negro durante dos o tres días antes de la prueba. Evite medicamentos que irritan el estómago, como la aspirina.

Enema de bario

Es un examen de rayos X del intestino que usa bario, un líquido blanco espeso que se ve bajo los rayos X.

Cómo se efectúa

Se toma un laxante el día anterior para limpiar el intestino. En la prueba, le ponen un enema para llenar el colon con bario y le toman rayos X para ver detalles del recubrimiento intestinal. Cualquier anormalidad del recubrimiento se investiga con una sigmoidoscopía o colonoscopía.

Sigmoidoscopía

Una sigmoidoscopía permite al médico mirar directamente en el interior del recubrimiento intestinal. Existen dos tipos de pruebas. En la sigmoidoscopía rígida insertan un tubo chico, como un telescopio delgado y corto, en el recto. La prueba sigmoidoscopía flexible usa un tubo flexible más largo con luz y cámara en el extremo, el cual se introduce más en el intestino para revisar la parte baja del colon, donde ocurre el 65% de los nódulos cancerosos.

Cómo se efectúa

La sigmoidoscopía rígida es una prueba sencilla que sólo toma unos minutos y puede hacerse durante una cita externa. La prueba flexible tarda más y tendrá que llegar al hospital temprano para la preparación del intestino (tratamiento para limpiar el extremo más bajo del intestino y facilitar lo que ve el médico).

Durante la prueba se recuesta sobre el costado, con las rodillas dobladas. El médico le introduce el sigmoidoscopio en el recto y el colon. Cualquier pólipo puede retirarse y si hay zonas con apariencia anormal, el médico toma una biopsia para mayor análisis. El procedimiento de 10 a 20 minutos es indoloro. Quizá sienta presión y retortijones ligeros cuando introducen el sigmoidoscopio; tendrá aire e hinchazón por unas horas.

Colonoscopía

Similar a la sigmoidoscopía, esta prueba usa un tubo más largo y revisa todo el colon.

Cómo se efectúa

Le pedirán que no coma a partir del día anterior a la prueba y que sólo beba líquidos transparentes. Le darán un laxante para vaciarle el intestino. Durante esta prueba lo sedarán y necesitará descansar después y que alguien lo lleve a casa. La prueba tarda de 20 a 45 minutos y el médico puede tratar cualquier pólipo y hacer una biopsia si es necesario.

Examen de la piel

Los casos de cáncer en la piel han aumentado durante los últimos 20 años y la mayoría se deben a la exposición al sol. Hay muchos casos de melanoma, la forma más letal de cáncer de piel. Los expertos opinan que esto se debe en parte a que las personas no se protegen del sol y no prestan atención a los primeros signos de cáncer de piel. Examinarse la piel con regularidad puede ayudarlo a detectar cualquier tipo de cáncer de piel antes de que tenga

tiempo para extenderse. Utilice un buen protector solar y minimice la exposición al sol, en especial cuando la temperatura esté más elevada.

Quién lo necesita

La gente con alto riesgo de cáncer de piel debe tener un cuidado especial, sobre todo la de piel y cabello claros y pecas; la gente con historial de quemaduras de sol, en especial en la infancia; la que tiene muchos lunares y la que tiene historial de cáncer de piel en la familia. El melanoma generalmente aparece en un lunar y es más común entre los 40 y los 60 años. Es muy importante detectarlo a tiempo, antes de que se extienda.

Otros tipos de cáncer de piel que son más comunes con la edad en general son totalmente tratables. Si tiene más de 40 años, revise su piel con regularidad. Si tiene alto riesgo de melanoma, pida a su médico que lo envíe con un dermatólogo para que lo revise de manera regular.

Cómo se efectúa

Esto es lo que debe buscar:

- una nueva protuberancia o úlcera que no sane en cuatro semanas
- una mancha que sangre persistentemente, se corroa, forme costra, pique o duela
- úlceras en la piel inexplicables y que no sanen en cuatro semanas
- un lunar o mancha oscura nueva, que se agrande, con contorno disparejo o color no uniforme, borde inflamado o rojizo, que dé comezón, sangre, fluya, forme costra o sea más grande que otros lunares del cuerpo.

Lo que significan los resultados Vea al médico si encuentra algo que esté fuera de lo común. Si necesita más pruebas, lo enviarán a una clínica para la piel o con un dermatólogo, quien decidirá el tipo del tratamiento.

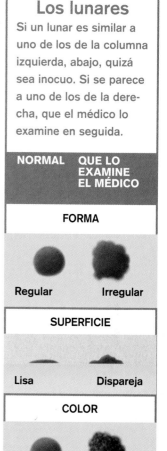

Los lunares

Si un lunar es similar a uno de los de la columna izquierda, abajo, quizá sea inocuo. Si se parece a uno de los de la derecha, que el médico lo examine en seguida.

NORMAL	QUE LO EXAMINE EL MÉDICO
FORMA	
Regular	Irregular
SUPERFICIE	
Lisa	Dispareja
COLOR	
Consistente	Moteado

Tres pruebas muy importantes

Pruebas de densidad ósea

La osteoporosis es un padecimiento en el que los huesos se debilitan en forma gradual y son más frágiles, con mayor probabilidad de fracturas. El riesgo es mayor en las mujeres luego de la menopausia, pero todos los adultos pierden masa ósea al envejecer, a partir de los 35 años.

La osteoporosis progresa con lentitud, sin que usted se entere, y es responsable de 200,000 fracturas cada año, en especial de cadera, columna y muñecas. Suelen descubrir la enfermedad cuando ya causó mucho daño, cuando un golpe, una torcedura o una caída derivan en una fractura o cuando se forma una "joroba", provocada por fracturas en la columna. Las pruebas para evaluar la densidad ósea detectan la osteoporosis, lo cual permite tratarla antes de que avance demasiado.

Quién las necesita Si se quiebra un hueso como resultado de una caída menor o un golpe, el médico sugerirá una prueba de osteoporosis. Esta prueba está indicada para la gente con riesgo alto, como las mujeres con una menopausia temprana (antes de

los 45 años), la que tiene historial familiar y la que toma esteroides. Otros factores que lo ponen en riesgo: tabaquismo, si bebe demasiado, la falta de ejercicio y el poco consumo de calcio. Si cree que está en riesgo, hable con el médico.

Cómo se efectúa

Un examen, llamado absorciometría de rayos X de energía dual (DEXA), se usa para medir la densidad ósea en columna, caderas y muñecas (consideradas las zonas más confiables para la medición). Es similar a los rayos X, pero se usa un aparato especial para retratar la zona valorada. Es indolora, toma unos minutos y emite niveles muy bajos de radiación. La DEXA se usa si el médico cree que hay osteoporosis o si desea valorar la efectividad del tratamiento que le está dando.

Los exámenes con ultrasonido, el cual no emite radiación, se consideran otra herramienta posible para valorar el riesgo de fracturas en las mujeres después de la menopausia.

Lo que significan los resultados

Si las pruebas DEXA indican densidad ósea reducida, hay una variedad de tratamientos para detener el progreso de la osteoporosis e incluso ayudar a la formación de hueso. El médico quizá considere otras opciones, como llevar una buena dieta y hacer suficiente ejercicio (para aumentar la fuerza de los huesos).

Prueba de función tiroidea

Estas pruebas miden la actividad de la glándula tiroides, en el cuello, una fuente de hormonas que regulan el

La osteoporosis puede detectarse y tratarse a tiempo gracias al avance de la tecnología, como la prueba DEXA.

metabolismo. Hay muchas formas de enfermedad tiroidea, pero la mayoría causan hipotiroidismo (poca actividad de la glándula tiroides, lo que reduce el metabolismo) o lo opuesto, hipertiroidismo o exceso de actividad. El hipotiroidismo es más común con la edad y 2% de la gente de más de 60 años puede estar afectada.

Quién la necesita

El médico quizá sugiera la prueba de enfermedad tiroidea si desarrolla usted síntomas como fatiga, aumento de peso, piel seca, estreñimiento y sensibilidad al frío, en especial si es mujer (las mujeres la padecen seis veces más que los hombres) o si tiene un historial familiar de enfermedad tiroidea.

Si alguna vez lo trataron por exceso de actividad de la tiroides, tiene mayor riesgo de poca actividad tiroidea (porque el tratamiento quizá redujo la cantidad de tejido tiroideo capaz de producir hormonas), y el médico le puede sugerir una revisión regular, quizás anual.

Cómo se efectúa

Le toman una muestra de sangre y la envían al laboratorio para medir los niveles de varias hormonas. La hormona estimulante de la tiroides (HET), que la glándula pituitaria produce en el cerebro, estimula a la tiroides para que produzca las hormonas T4 y T3. El médico puede medir una de estas hormonas o una combinación de ellas. Los análisis de sangre para examinar la función tiroidea se conocen como exámenes de la función de la tiroides. El médico quizá ordene pruebas adicionales para medir los niveles de la proteína que transporta las hormonas tiroideas en la sangre, o para conocer las enfermedades autoinmunes que suelen causar problemas en la tiroides. Le pedirán

Pruebas médicas que se hacen en casa

Un gran número de pruebas médicas que se hacen en casa están disponibles en las farmacias o por Internet. No sustituyen la atención médica profesional, pero proporcionan resultados rápidos y precisos sin tener que visitar al médico. Consulte siempre al médico si una prueba casera le da resultados anormales o fluctuantes.

Monitor de la presión arterial

Casi todos los monitores de presión arterial caseros usan una banda que se infla alrededor de la parte superior del brazo y en forma automática marca la presión en un monitor digital. Algunos se colocan en la muñeca o en la punta del dedo, pero no son precisos. También hay disponibles unidades aneroides, que necesitan estetoscopio, pero son mejores si usted tiene a alguien que le tome la presión. Los precios varían entre los que son unidades básicas y los modelos de alta tecnología.

Análisis de colesterol

Se pincha el dedo con una lanceta esterilizada y coloca una gota de sangre en una tira de prueba. Luego de unos minutos, el color de la tira se compara con la gráfica para dar una lectura del nivel de colesterol. Algunos aparatos indican las concentraciones de LAD y el colesterol total. Los precios varían de acuerdo con las características de los modelos.

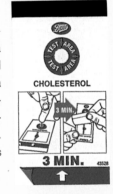

Prueba de glucosa

Se pincha el dedo con una lanceta, pone una gota de sangre en una tira de prueba químicamente activada, por último coloca la tira en un medidor que lee los niveles de glucosa. Los aparatos modernos tienen la capacidad de registrar una serie

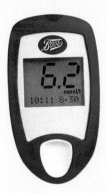

de lecturas, que incluso pueden descargarse en una computadora. Los precios varían según el aparato y las tiras de prueba, y las lancetas se pueden comprar por separado. Otras pruebas de glucosa menos costosas examinan la orina. Se sumerge una tira en el chorro de orina y se obtienen resultados en 90 segundos. Los precios varían según la cantidad de tiras que contengan los estuches de las pruebas.

evitar medicamentos que afecten los resultados de los exámenes de la tiroides, al menos desde 24 horas antes de la prueba. Si los primeros resultados no indican la fuente del problema, le harán pruebas más complejas.

Lo que significan los resultados

Un nivel normal de HET puede descartar un problema en la tiroides, pero, inicialmente, un nivel anormal no puede interpretarse sin conocer los niveles de la hormona tiroidea.

A menudo, el problema que causa hipotiroidismo es que la tiroides no produce suficientes hormonas T3 y T4, y la glándula pituitaria, al sentir esto, aumenta su producción de HET para estimular a la glándula tiroides a que produzca más.

Un nivel elevado de HET, con niveles bajos de T3 y T4, indica que la tiroides tiene poca actividad. Si tiene usted este tipo de hipoti-

roidismo, quizá tenga que tomar tabletas de tiroxina por el resto de su vida, para reemplazar la hormona deficiente. En este caso, quizá le hagan una prueba HET cada año.

En ocasiones, el problema está en la pituitaria, que no produce suficiente HET para estimular a la tiroides para que actúe (en este caso, el nivel de HET y T4 están bajos y lo tratarán por el problema pituitario).

Si la tiroides está demasiado activa, los niveles de HET descenderán en un intento por reducir la producción de T3 y T4, que estarán altos. En este caso, le darán un tratamiento para el exceso de actividad de la tiroides.

Pruebas de diabetes

Nuestro país se ubica entre los de mayor número de casos registrados de diabetes en el ámbito mundial. Hay dos formas de diabetes: la tipo 1 o diabetes insulinodependiente, que suele padecerla gente joven que necesita inyecciones de insulina toda su vida. La diabetes tipo 2 es más común, se inicia avanzada la vida y suele controlarse con dieta, ejercicio y pastillas. Los síntomas son mucho menos obvios que los de la diabetes tipo 1 (muchas personas tienen diabetes sin saberlo). Las pruebas para detectar o monitorear la diabetes incluyen medir los niveles de glucosa en sangre y orina.

La diabetes es un trastorno en el cual el cuerpo no produce suficiente insulina (hormona necesaria para extraer glucosa, principal fuente de energía del cuerpo). O puede ser resistente a la insulina, lo que aumenta los niveles de glucosa en sangre.

Quién las necesita

Los chequeos para personas mayores suelen incluir análisis de orina,

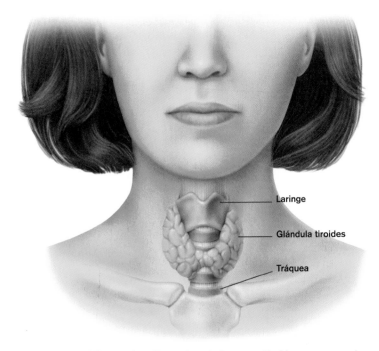

Laringe

Glándula tiroides

Tráquea

La glándula tiroides en el cuello produce la hormona tiroidea en respuesta a otra hormona, la hormona estimulante de la tiroides (HET), que es secretada por la glándula pituitaria en el cerebro.

porque si los niveles en la sangre son elevados, suelen filtrarse a la orina. Si el análisis de orina es positivo, el médico recomendará un análisis de sangre. Si desarrolla síntomas de diabetes, en particular sed, poliuria (micciones abundantes) y pérdida de peso, deben analizarle la sangre.

Consulte al médico si tiene síntomas como pérdida de energía, comezón alrededor de los genitales y visión borrosa, en especial si está en riesgo de diabetes tipo 2. El riesgo aumenta de manera gradual después de los 40 años y es más alto en personas con sobrepeso, en grupos étnicos minoritarios, en las personas que tienen un historial familiar de diabetes y en las mujeres que tuvieron diabetes durante el embarazo o que dieron a luz un bebé con un peso mayor a 4 kg.

Si tiene diabetes, necesitará análisis de glucosa en sangre regulares. Puede monitorear su padecimiento con pruebas efectuadas por usted mismo en las que se pincha un dedo, respaldadas por muestras de sangre que le tome el médico de vez en cuando.

Cómo se efectúan

Hay tres tipos de análisis de sangre para monitorear la diabetes: un análisis de glucosa en cualquier momento; un análisis de glucosa en plasma en ayunas (GSA) tomado de una muestra de sangre en ayunas, y una prueba oral de tolerancia a la glucosa, con muestras de sangre y orina tomadas a intervalos, luego de beber una solución con glucosa (azúcar).

Para la prueba de tolerancia a la glucosa le pedirán que ayune 8 horas (por la noche) antes de la prueba y que evite ciertos medicamentos, como paracetamol y anticonceptivos orales, que afectan los resultados. A

la gente con diabetes le hacen otro tipo de análisis de sangre, llamado HBA1c, que mide la cantidad de glucosa en glóbulos rojos, para dar un promedio de los niveles de glucosa. Esta prueba se hace cada 6 a 12 meses, para vigilar el control general de glucosa en sangre. Los diabéticos a quienes les hacen un HBA1c deben tener un nivel de 7% o menos.

Lo que significan los resultados

Si su diabetes es típica, puede ser diagnosticada con los resultados de estos análisis de sangre:

- glucosa en plasma al azar superior a 200 mg/dl
- glucosa en plasma en ayunas superior a 120 mg/dl (o más de 110 mg/dl si el análisis se hace en sangre entera)
- concentración de glucosa en plasma mayor a 200 mg/dl 2 horas después de una prueba oral de tolerancia a la glucosa.

Si no tiene los síntomas típicos, le harán una segunda prueba para confirmar el diagnóstico. Si los niveles de glucosa al azar o de glucosa en sangre en ayunas son altos pero no lo suficiente para un diagnóstico adecuado, quizá le pidan una prueba oral de tolerancia a la glucosa.

Si le diagnostican diabetes, necesitará revisar su glucosa en sangre con regularidad o analizarla usted, con el objetivo de mantener los niveles entre 72 y 120 mg/dl antes de las comidas y menor a 181 mg/dl 2 horas después de las comidas.

El buen control de los niveles de glucosa en sangre reduce el riesgo de complicaciones diabéticas, que incluyen enfermedades cardíacas y renales, ceguera, apoplejía y daño en los nervios. Muchas personas controlan sin dificultad la diabetes.

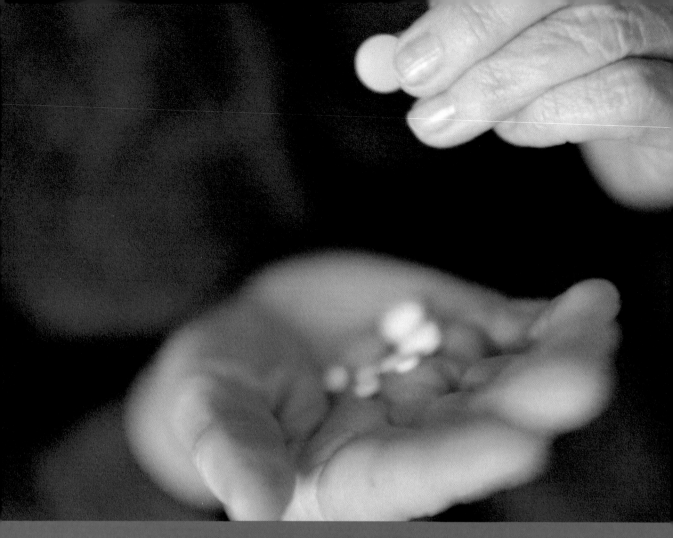

CAPÍTULO

6

Evite las trampas de salud comunes

¿Es usted fumador?

Fumar es lo más dañino que le puede hacer a su salud. Nunca es demasiado tarde para aprovechar los beneficios de dejar de fumar y hay muchas formas nuevas para lograrlo.

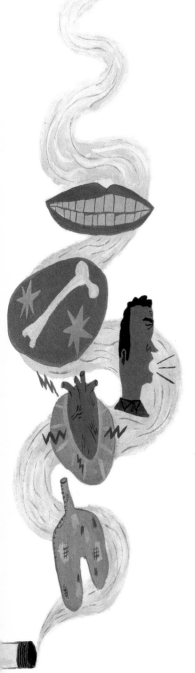

Aunque siga los consejos de este libro, no cuida su cuerpo si aún fuma. Los fumadores le hacen más daño a su cuerpo que si comieran pizza diariamente y nunca se levantaran de sus sillones. Si ya ha intentado dejar de fumar y fracasó, es hora de intentarlo de nuevo.

El tabaquismo causa numerosas muertes cada año por enfermedad coronaria. Mucha gente ha muerto por enfermedades relacionadas con el cigarro. Los médicos atienden a muchas personas por enfermedades relacionadas con fumar. Pero antes de que el tabaquismo lo mate, lo envejece: acelera la resequedad y arrugamiento de la piel. Hay también efectos menos obvios. Las arterias de los fumadores están engrosadas debido a la formación de placa. En un estudio, las arterias carótidas de los fumadores habían engrosado tanto como las de los no fumadores diez años mayores. El tabaquismo quita años a su vida (casi la mitad de los fumadores mueren de 20 a 25 años antes de tiempo).

Además de una muerte temprana por cáncer o enfermedad cardíaca, el tabaquismo causa trastornos en los pulmones, como enfisema y bronquitis crónica. La gente que fuma más de una cajetilla de 20 cigarrillos al día tiene un riesgo casi triple de contraer neumonía que la que no fuma.

El tabaquismo acelera la pérdida ósea al disminuir los niveles de estrógenos en hombres y mujeres. Si una mujer fuma una cajetilla de 20 cigarrillos al día, entrará en la menopausia con 5 a 10% menos de masa ósea que una que no fuma. En los hombres, el tabaquismo afecta el desempeño sexual. Está demostrado científicamente que el tabaquismo puede obstruir los vasos sanguíneos peneales y causar impotencia.

Historias de pipas y puros

Casi nunca se oye hablar de los peligros de las pipas y los puros, pero son casi tan letales como los cigarrillos. Todo el humo del tabaco contiene las mismas sustancias químicas que provocan cáncer. Los puros y las pipas usan tabaco negro (curado con aire), que tiene mayor riesgo de causar cáncer de esófago que el tabaco de los cigarros. Los puros contienen siete veces más alquitrán y cuatro veces más nicotina que los cigarrillos. Un puro grande puede contener tanto tabaco como un paquete de cigarrillos.

El tabaco que no se fuma (como el tabaco para oler o masticar) tampoco es seguro. Está lleno de nicotina, que es rápidamente absorbida por los tejidos de la boca junto con otras sustancias químicas que provocan cáncer.

Los beneficios de dejarlo

La buena noticia es que no importa cuánto tiempo haya fumado, pues vivirá más si deja de fumar hoy. El riesgo de apoplejía disminuye en los primeros dos años luego de dejar de fumar, y es igual al de un no fumador luego de cinco años. Si deja de fumar luego de un ataque coronario, reduce a la mitad el riesgo de padecer otro.

No sólo vivirá más tiempo si deja de fumar, sino que también se sentirá mejor, respirará con más facilidad y tendrá más energía. Asimismo, tendrá menos infecciones respiratorias, dolor de cabeza y de estómago. Además, ahorrará dinero. Su ropa y su aliento perderán el olor a tabaco. Su hábito no irritará o amenazará la salud de la gente que vive y trabaja con usted. Mejor aún, dejará de ser un esclavo del tabaco y recuperará el control de su vida.

¿Cuál es su probabilidad de éxito?

Las investigaciones muestran que la efectividad de casi todos los productos para la terapia de reemplazo de nicotina es similar. Su probabilidad de dejar de fumar se duplica si cuenta con un asesoramiento o una terapia conductual, además del producto que elija. La prescripción del medicamento Wellbutrin (anfebutamona) se considera tan efectiva como los productos para la terapia. Vea en la pág. 171 las opciones disponibles para el reemplazo de nicotina y los medicamentos que el médico podría sugerirle.

PORCENTAJE DE ÉXITO (CON APOYO)

Aerosol nasal	12%
Inhaladores	8%
Tableta sublingual	8%
Chicle*	8%
Parche	6%

*Con los muy fumadores, 4 mg de chicle fueron más del doble de efectivos que 2 mg.

¿Qué tan peligroso es el tabaquismo pasivo?

Vivir o trabajar con un fumador puede ser muy peligroso. ¿Por qué? Los fumadores respiran humo filtrado, pero la gente a su alrededor respira el humo que sale del extremo que arde del cigarrillo (o puro o pipa) sin la ventaja de la filtración. Tiene concentraciones mucho más altas de alquitrán, nicotina y otros gases, que aumentan el riesgo no sólo de un ataque cardíaco y cáncer de pulmón, sino de apoplejía, como descubrieron recientemente los científicos. Investigaciones sobre el cáncer muestran que cada año mueren varios cientos de personas por cáncer pulmonar causado por tabaquismo pasivo, el cual posee un riesgo mayor para la gente que ya tiene un problema respiratorio o cardíaco. Piense en estos datos la próxima vez que vaya a encender un cigarro:

- Se reporta que el humo de segunda mano contiene más de 4,000 compuestos químicos, muchos sumamente tóxicos. Incluyen arsénico, benzeno, formaldehído y cianuro de hidrógeno. Más de 50 de las sustancias químicas causan cáncer (son carcinógenos).
- La probabilidad de muerte de cuna es doble para los bebés de madres fumadoras. La de tener infecciones en el pecho y enfermedades respiratorias, como neumonía, es 72% mayor en los hijos de fumadores, y tienen mayor probabilidad de ser hospitalizados por infecciones pulmonares.

NUTRICIÓN

El tabaquismo reduce los niveles de vitamina C, razón por la cual quizá los fumadores tienen mayor riesgo de cataratas y degeneración macular. En lo que deja de fumar, coma mucha fruta cítrica, fresas, kiwi, brócoli y pimientos, y tome un complemento.

Prepárese para dejar de fumar

Antes de que intente dejar el hábito, haga un plan para mejorar sus probabilidades de éxito. Prepárese para probar una combinación de estrategias y ponga énfasis en las que crea que lo ayudarán más.

No hay una varita mágica que lo ayude a dejar de fumar. Las investigacioes han mostrado que es más probable que tenga éxito si combina varias estrategias. Sin importar la que elija, hable con su familia y amigos antes de empezar. Pregunte si cuenta con su ayuda (que no fumen cuando esté cerca). Si es posible, encuentre a alguien que también quiera dejar de fumar.

Al empezar a pensar en dejar de fumar, visualícese más sano y atractivo. Imagínese que controla su forma de fumar y apéguese a esa imagen. Cuando esté listo para atacar el problema, haga una cita con el médico. Hable con él acerca de la ayuda con nicotina y sin nicotina (vea la gráfica en pág. 171), así como de otras estrategias que tenga en mente. Todas las formas de la terapia de reemplazo de nicotina están disponibles. Pídale que le indique la más adecuada para usted. Si ha intentado con anterioridad dejar de fumar, revise los éxitos logrados. ¿Qué dio resultado aunque sea por poco tiempo? Además, muchas pólizas de seguro de vida ofrecen beneficios al "dejar de fumar". Hable con su compañía de seguros.

Fije una fecha

Elija la fecha para dejar de fumar e informe a amigos, familia y colegas. Elija una fecha bastante cercana para tomarla en serio, pero lo suficientemente lejana para darse un tiempo de preparación. Algunas personas eligen un día festivo, cuando están alejadas de la rutina normal. Otras prefieren la estructura de su horario regular. No elija un día en el que podría estar bajo mucho estrés.

Antes de que llegue la fecha, intente imaginar los problemas que podría enfrentar y visualice las soluciones. Encuentre formas de retirar la tentación de su camino.

- **Planee actividades** que lo hagan sentirse bien, sano y con energía durante las primeras semanas en

Dígale a su médico que quiere dejar de fumar. Él puede recetarle productos con nicotina que lo ayuden y crear con usted un plan adecuado a sus necesidades.

Programa de recuperación

Mientras más tiempo permanezca sin fumar, más comprenderá lo que significa la "recuperación". Aunque parte del daño (a los pulmones, por ejemplo) puede ser permanente, el cuerpo tiene una habilidad sorprendente para repararse. Esta tabla le da una idea de lo rápido que notará los beneficios.

TIEMPO DESDE QUE DEJÓ DE FUMAR	EFECTOS EN SU CUERPO
20 minutos	Su presión arterial y su pulso bajan, y las manos y los pies se calientan.
8 horas	El nivel de monóxido de carbono en su sangre desciende al normal y el nivel de oxígeno en la sangre aumenta al normal.
24 horas	El riesgo de un ataque cardíaco empieza a disminuir.
72 horas	La capacidad de sus pulmones mejoró.
En 1 semana	Sus sentidos del gusto y del olfato mejoran. Su aliento, su cabello y sus dedos están más limpios.
2 semanas a 3 meses	Como el funcionamiento de los pulmones y la circulación mejoran, le es más fácil caminar. Las estructuras de las vías respiratorias en forma de cabellos se recuperan y retiran más moco de los pasajes respiratorios; toserá al principio, a medida que pulmones y senos se limpien.
1 a 9 meses	Nota que tiene menos tos, congestión, fatiga y falta de aliento.
5 a 15 años	El riesgo de ataque cardíaco y apoplejía es el normal.
10 años	El riesgo de cáncer pulmonar disminuye a la mitad del de fumadores. El de cánceres asociados también baja.
15 años	Su riesgo de muerte prematura es casi igual al de la gente que nunca ha fumado.

que deje de fumar. Estas actividades podrán distraerlo y recompensarlo. Saque a pasear un día a sus nietos o agasájese con medio día en un spa, que es una manera mejor de gastar su dinero que comprar cigarrillos.

- **Inicie un programa de ejercicio** Más gente deja de fumar al hacer ejercicio. El ejercicio aumenta su energía y mejora el metabolismo; lo ayuda también a no aumentar de peso. Libera endorfinas (sustancias químicas "felices") que calman síntomas como irritabilidad, dolor de cabeza y letargo.
- **Mejore su dieta** Además de evitar que aumente de peso, comer en forma correcta lo ayuda a abastecerse de vitaminas y

minerales antioxidantes y mejorar su protección contra los radicales libres creados por el humo del tabaco. Beba por lo menos ocho vasos de agua al día, para ayudar a liberar toxinas de su sistema y aliviar la congestión en los senos nasales y los pulmones. Guarde una selección de verduras crudas en el refrigerador para cuando le den antojos.

- **Busque a un amigo** que esté disponible cuando usted necesite hablar.
- **Haga una lista** de sus motivos para dejar de fumar; colóquela donde la vea. Léala todos los días.

Tome el camino más fácil

Los expertos saben que es más probable que vuelva a fumar en tres meses si no cambia sus hábitos y su comportamiento.

Los productos de reemplazo de nicotina le ahorran tiempo para hacer esos cambios. También aumentan su probabilidad general de éxito. Al enviar una cantidad controlada de nicotina al cerebro vía la corriente sanguínea, satisfacen la necesidad del cuerpo sin recurrir al tabaco. (Vea la tabla de la derecha; lo ayudará a elegir el mejor producto para usted.)

¿Existe la posibilidad de que se vuelva adicto al reemplazo de nicotina? Éstos son los datos:

- La mayoría de la gente reduce el uso de productos de reemplazo de nicotina, hasta que los deja por completo.
- Poca gente los usa más allá de los tres a seis meses recomendados.
- El reemplazo de nicotina no daña sus pulmones y no se sabe que cause cáncer.
- Como es mucho menos dañino obtener nicotina a través de un chicle, parche o aerosol nasal que mediante el tabaco, algunos médicos permiten el uso a largo plazo de estos productos.

No está solo

La investigación indica que la forma más exitosa para dejar de fumar es usar productos de reemplazo de nicotina y buscar apoyo para cambiar su comportamiento.

Busque en la *Sección Amarilla,* en su directorio comercial local y en periódicos y revistas clínicas y servicios de asesoramiento para dejar de fumar. Su médico puede conocer clínicas autorizadas para dejar de fumar y tal vez también su farmacia. Asimismo, puede visitar algún sitio web con información para dejar de fumar, donde le proporcionen consejos y asesoramiento.

Si formar parte de un grupo no es precisamente su estilo, escuchar cintas de audio o ver videos quizá lo ayude en los momentos difíciles. Infórmese en las librerías locales acerca de qué cintas y videos que lo puedan ayudar están disponibles.

¿Debe dejarlo "de golpe"?

La mayoría de los fumadores que dejan de fumar con éxito lo hacen en forma repentina. El problema de hacerlo de manera gradual es que el período de abstinencia se alarga.

Pero si usted es un fumador empedernido, no sería realista creer que va a dejar de fumar de repente, ya que está acostumbrado a grandes dosis de nicotina. Puede reducir lo que fuma a menos de una cajetilla al día antes de dejarlo totalmente. Hable con el médico sobre cómo hacerlo con más facilidad, quizá con ayuda del Wellbutrin (anfebutamona). Este antidepresivo equilibra los niveles de algunas sustancias químicas del cerebro asociadas con el humor y el estado mental. Fumar con menos frecuencia, inhalar menos veces en cada cigarrillo y fumar menos profundamente ayuda al cuerpo a dejar la nicotina.

Grandes facilitadores para dejar de fumar

Los productos de reemplazo de nicotina vienen en varias formas; infórmese de lo que hay en el mercado y vea con su médico lo que es mejor para usted. Los antidepresivos pueden ser efectivos en ciertos casos.

AYUDA DE NICOTINA	DATOS CLAVE
Parche de nicotina 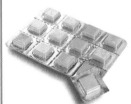	Puede comprarse sin receta. Disponible con distintas cantidades de nicotina. Lleva nicotina a la corriente sanguínea a través de capilares en la superficie de la piel. Nivela la nicotina en la sangre durante el día para eliminar el antojo. Los efectos secundarios incluyen sueños vívidos, insomnio (retíreselo por la noche y colóqueselo de nuevo en la mañana) e irritación de la piel (alterne los sitios). En general, se usa de 6 a 12 semanas.
Nicotina en aerosol nasal	Necesita receta, pero puede comprarlo por Internet. Lo absorbe la corriente sanguínea a través de la membrana mucosa nasal, en un periodo de 5 a 10 minutos. Los efectos secundarios incluyen irritación en nariz y garganta, ojos llorosos, estornudos y tos. Disminuya el uso después de 8 semanas. Puede irritar la nariz y producir tos y estornudos.
Inhalador de nicotina	No necesita receta. Se absorbe por la boca, garganta, pulmones. Punto máximo del efecto en 20 min. Los efectos secundarios incluyen tos, irritación en boca y garganta.
Chicle de nicotina	No necesita receta; disponible en dos potencias. Mastique sólo lo suficiente para liberar poca nicotina (sabor picante). Déjelo entre la mejilla y la encía para permitir que se absorba la nicotina. Cuando desaparezca el sabor, mastique de nuevo hasta que vuelva a tener sabor. Déjelo otra vez. Tírelo después de 30 minutos. (La nicotina tarda 20 minutos en ser totalmente absorbida.) Mucha gente mastica muy pocas piezas al día, y por muy pocas semanas, para obtener el beneficio máximo. Algunos médicos recomiendan un horario fijo de una pieza cada hora o cada dos horas, entre uno y tres meses. Los efectos secundarios incluyen hipo, estómago revuelto, mandíbula adolorida, sensación de ardor en la boca (como resultado de masticarlo en forma inadecuada).
AYUDA SIN NICOTINA	DATOS CLAVE
Wellbutrin (anfebutamona)	Antidepresivo (necesita receta). Eleva el nivel de dopamina (la misma sustancia química del cerebro afectada por la nicotina) en la sangre para crear sensación de bienestar. Se puede usar en combinación con la terapia de reemplazo de nicotina. Inícielo una semana antes de dejar de fumar y continúe durante 8 a 12 semanas. Los efectos secundarios incluyen insomnio, agitación, ansiedad, boca seca, dolor de cabeza y erupción cutánea.
Otros antidepresivos	Se está probando la efectividad de los medicamentos que aumentan la serotonina, como el Prozac.

6 semanas para el éxito

El siguiente plan se basa en fijar una fecha para dejar de fumar en seis semanas. Si la fecha que elija es anterior o posterior, adapte el programa a su tiempo. Piense positivamente en dejar de fumar y sea realista ante la posibilidad de tener un momento de debilidad.

1 Observe sus hábitos de fumar

Inicie un diario sobre el cigarro. Cada día, cada vez que fume, registre brevemente:

- la hora
- lo que está haciendo
- por qué usó el tabaco esta vez (aburrimiento, ansiedad, estrés)
- cómo se siente después.

Al final de cada día, revise que lo lleva a fumar. ¿Qué desencadena el uso del tabaco? ¿Es aburrimiento, ira, fatiga, nerviosismo o ciertas situaciones sociales? Busque otras formas de manejar esos sentimientos y haga planes mentales de contingencia para ver qué hará la próxima vez en lugar de fumar.

Si tropieza en el camino

Esté preparado para posibles recaídas antes de que logre dejar de fumar para siempre. Las recaídas suelen ocurrir en la primera semana después de dejar de fumar, cuando los síntomas de retiro están en el nivel más alto. Si sucede:

- Deje lo que esté haciendo. Tire el producto de tabaco.
- Descanse. Camine o haga algo que lo anime pronto, como comprarse unas flores, una película o un libro.
- Puede dejar de fumar, como ya lo ha demostrado. Sólo piense en el alquitrán y la nicotina que ya no introduce en su cuerpo y el dienro que no ha sacado de su billetera durante el tiempo que dejó de fumar.
- Revise sus motivos para dejar de fumar. Hable con un amigo o un profesional sobre su recaída. Cree una nueva estrategia para controlar lo que está detrás de su recaída.
- Decida regresar a su programa. Recuerde: la única forma de fracasar es dejar de intentarlo.

2 Cambie algunos hábitos

Informe a amigos, familia y colegas la fecha en que planea dejar de fumar. Pídales ayuda. Revise sus motivos para dejar de fumar al menos una vez al día.

Cambie sus hábitos para que sea menos conveniente fumar:

- Compre cigarrillos por cajetilla, no por paquete.
- No tome café por la tarde (cuando normalmente fumaría) y salga a caminar o beba un vaso de agua.
- Si normalmente fuma en medio del tránsito pesado, lleve en el auto chicles sin azúcar y mastíquelos.
- Aléjese de ambientes con humo.
- Retrase el primer cigarrillo del día. Trate de fumarlo una hora después, cada tres o cuatro días.

Intente fumar menos de una cajetilla al día, antes de dejar de fumar totalmente. El médico quizá le recete el antidepresivo Wellbutrin (anfebutamona) para que lo logre más fácilmente.

3 ¡Inicie el conteo!

Recuerde a la gente que su fecha para dejar de fumar está cercana. Continúe retrasando el primer cigarrillo que fuma en el día. También:

- Trate de no fumar durante todo un día.
- Quite el encendedor de su auto.
- Fume en una sola habitación.
- Sostenga el cigarrillo con la otra mano.

La noche anterior a dejar de fumar moje los cigarrillos que le queden y tírelos a la basura. Deshágase de ceniceros, cerillos y encendedores. Tenga listos sus productos de reemplazo de nicotina u otro facilitador. Antes de ir a dormir, revise sus motivos para dejar de fumar. Imagínese victorioso y sano.

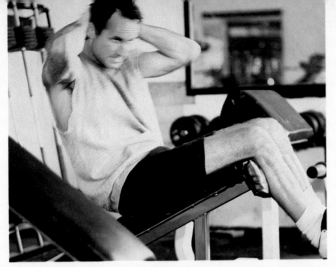

El ejercicio lo distrae de la urgencia de fumar y ayuda a evitar el aumento de peso que se puede desencadenar al dejar de fumar.

¿Le preocupa subir de peso?

Usted no necesariamente aumentará de peso al dejar el tabaco; no les sucede a todos. Pero el fumador promedio que deja de serlo aumenta entre 2 y 4 kg, al menos a corto plazo. He aquí por qué:

Primero, la nicotina le quita el apetito. Cuando fuma, no siente muchas ganas de comer. Segundo, como todos los estimulantes, la nicotina le acelera el metabolismo y quema más calorías. Con la misma cantidad de actividad y la misma dieta, quema 200 calorías más al día cuando fuma que cuando no fuma.

Puede quemar esas 200 calorías extra al día aumentando su nivel de actividad (lo que logrará incluso aspirando la alfombra durante media hora y haciendo trabajo ligero en el jardín). O podría disminuir los refrigerios con muchas calorías (40 g de papas fritas equivalen a 200 calorías).

Recuerde que unos kilos de más son menos dañinos para su salud que fumar. Además, de 2 a 5 kg se notan menos que los dientes amarillos, el mal aliento, la piel arrugada y la ropa maloliente.

4 Llegó su fecha para dejar de fumar

En esta semana, tome un día a la vez. Al despertar, lea sus motivos para dejar de fumar. Dígase: "Puedo hacer cualquier cosa por un día." Use su reemplazo de nicotina y otro facilitador como lo planeó. Evite el alcohol y bebidas con cafeína, pues aumentan su deseo de nicotina. Aléjese de situaciones sociales que desencadenen su hábito de fumar.

Recuerde, el antojo es una parte normal de la abstinencia. Cada antojo dura sólo unos minutos. Cuando sienta la urgencia de fumar, respire profundo varias veces y beba un vaso de agua. Tenga a la mano un paquete de chicles o palitos de zanahoria o apio crudos. Su objetivo de hoy: no usar tabaco.

Quizá se sienta inquieto y se le dificulte concentrarse. Si no puede dormir, tome unas cucharadas de yogur o beba un vaso de leche tibia antes de irse a la cama; contienen sustancias químicas (triptófanos) que son calmantes y lo ayudan a dormir.

Mañana será más fácil. Dejar de fumar es un proceso, no un acto aislado. Toma tiempo, pero usted alcanzará el éxito.

5 Manténgase ahí

Disfrute la agudeza que adquirió de su gusto y olfato. Si dejar la nicotina aún le causa problemas de sueño, pruebe con el ejercicio de respiración profunda de la pág. 202. Cuando se sienta tentado, vaya a lugares (como el cine) donde no pueda fumar. Haga mucho ejercicio. Use los facilitadores de reemplazo de nicotina. Continúe con su diario.

Antes de irse a la cama cada noche, disfrute el hecho de que ese día estuvo libre del hábito de la nicotina. Cuando despierte por la mañana, respire profundo y huela el aire. Felicítese. Está más sano que la semana anterior y su plan es permanecer así.

6 Va por el buen camino

Continúe con su plan: ¡está funcionando! Piense en inscribirse en un club. (Haga cuentas y use el dinero que gastaba en tabaco.) Obsérvese en el espejo. Pronto notará sus dientes más limpios, la piel más sana y el cabello más brillante.

Cuidado con las oportunidades sutiles de recaer: una discusión con su pareja, el tránsito pesado, una reunión para tomar una copa con ese amigo que hace mucho no ve. Tome un día a la vez. Al final de la semana, celebre su éxito, pero esté en guardia. Para algunos, perder el antojo de nicotina tarda años, otros nunca lo pierden.

Medite acerca de la bebida

Recientemente ha habido buenas noticias sobre los beneficios del alcohol en la salud. Pero beber demasiado inhibe muchos de los beneficios potenciales y añade un gran número de riesgos.

Quizá usted ha escuchado que beber con moderación puede ser bueno para el corazón. Pero antes de beber demasiada cerveza, vino o licor con "propósitos medicinales", sería prudente que leyera las letras chicas.

Alcohol y envejecimiento

Los expertos en salud aconsejan que los hombres no deben beber más de 3 o 4 unidades de alcohol al día y las mujeres no más de 2 o 3. Estos límites se aplican si bebe todos los días, una o dos veces a la semana o sólo de manera ocasional. Hay muchas situaciones en que incluso la bebida moderada no se aconseja al envejecer. Vale la pena recordar que las cervezas y las sidras que se venden en botella suelen ser más fuertes que las de barril. Las etiquetas de algunas bebidas embotelladas indican cuántas unidades hay en cada botella.

Investigaciones muestran que al envejecer se absorbe el alcohol con más rapidez y se es más sensible a sus efectos. El número de copas que toleraba hace años quizá ahora sea demasiado para usted. Esto se debe a que el porcentaje de agua y grasa del cuerpo disminuye con la edad y hay menos agua para diluir el alcohol. También fluye menos sangre hacia el hígado y es menos eficaz la acción de la enzima del hígado, por lo que el cuerpo no metaboliza el alcohol tan rápido como lo hacía antes. Es probable además que ahora tome más medicamentos. Éstos pueden causar interacciones peligrosas al mezclarse con el alcohol, así que debe leer las etiquetas. (Vea la tabla de la pág. 179 para mayores detalles.) Beber demasiado alcohol aumenta el riesgo de caídas y otros accidentes.

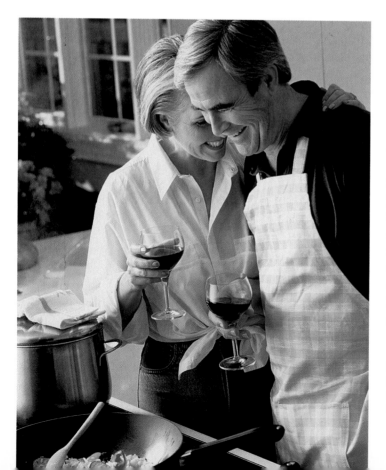

Beber con las comidas reduce el ritmo al que la corriente sanguínea absorbe el alcohol, así que si bebe mientras come, es más probable que lo haga con moderación.

Las mujeres deben tener cuidado especial, pues la mayoría no tolera tanto alcohol como los hombres. Un motivo es que en general son más pequeñas y la gente más pequeña tiene menos volumen de sangre, por lo que un poco de alcohol afecta mucho. También producen menos de la enzima que descompone el alcohol en el estómago antes que lo absorba la corriente sanguínea, y tienen una proporción mayor de grasa corporal, que no absorbe el alcohol. El resultado es que, copa por copa, las mujeres tienen 75% más alcohol en su corriente sanguínea que los hombres.

Los pros

A pesar de las advertencias, no hay duda de que cantidades limitadas de alcohol ayudan a mucha gente a vivir más tiempo y reducen su riesgo de afecciones cardíacas. Las personas con riesgo de cardiopatías o apoplejía y las diabéticas son las que, al parecer, se benefician más con un consumo moderado de alcohol (una o dos copas al día) en el curso de sus vidas.

Se piensa que el alcohol en cantidades moderadas ayuda a:
- elevar el nivel de colesterol LAD ("bueno") en la sangre
- prevenir coágulos de sangre
- reducir el riesgo de ataques cardíacos, cardiopatías, diabetes tipo 2 e isquemia cerebral.

Hay muchas pruebas que apoyan estas afirmaciones. En un estudio en personas mayores, 1,236 hombres y 1,569 mujeres de más de 60 años estuvieron en observación seis años y medio. Entre los hombres y las mujeres que bebieron una cantidad moderada de alcohol cada semana hubo una tasa más baja de mortalidad que entre los que no bebieron.

En otro estudio, los hombres entre 50 y 60 años que tomaron una bebida alcohólica al día tuvieron un riesgo de muerte significativamente menor que los que rara vez o nunca bebieron. Esto puede atribuirse a una incidencia reducida de enfermedad cardíaca coronaria en este grupo.

Al elevar su nivel de colesterol LAD, el alcohol inhibe la formación de placa en los vasos sanguíneos, puesto que el LAD saca del cuerpo el colesterol "malo" (LBD). El alcohol tiene un efecto que adelgaza la sangre, lo que protege contra los ataques cardíacos y la apoplejía. Sin embargo, no debe excederse. La probabilidad de muerte aumenta mucho con tres o más copas al día.

Los contras

Si no bebe, no hay motivo para empezar a hacerlo. Nadie puede predecir quién tiene mayor riesgo de alcoholismo, aunque la mayoría de la gente puede beber alcohol sin riesgo de abuso. Si empieza a beber demasiado, cualquier beneficio potencial del alcohol desaparece por los

¡CUÍDESE!
Beber alcohol con bebidas carbonatada (ron con Coca-Cola, por ejemplo)hace que el estómago se vacíe más aprisa en el intestino delgado, donde el alcohol se absorbe con mayor rapidez.

Qué hay en una bebida

Hay 8 g de alcohol puro en una unidad de alcohol. La siguiente lista nos indica la cantidad de unidades de alcohol que hay en seis tipos populares de bebida.

- 275 ml de cerveza común o lager (3.5% alc. vol): 1 unidad
- 275 ml de sidra: 1 unidad
- 100 ml copa de vino: 1 unidad
- 50 ml jerez u oporto: 1 unidad
- 1 medida de licor: 1.5 unidades
- 1 alcopop: 1.5 unidades

Las bebidas embotelladas son más fuertes que las de barril.

peligros inherentes a la enfermedad relacionada con el alcohol. El consumo inmoderado de alcohol está vinculado con cirrosis, cáncer del hígado, otros cánceres (mama, boca, garganta y esófago), así como con hipertensión arterial, apoplejía hemorrágica, osteoporosis y depresión. Éstos son algunos de los hallazgos:

- El riesgo de cirrosis aumenta espectacularmente con dos o tres copas al día y, en algunos casos, con una o dos copas al día.
- El alcohol aumenta el riesgo de cáncer de mama, en particular en mujeres jóvenes. Al alcohol se le adjudica un gran número de casos de cáncer de mama cada año. El riesgo de una mujer de padecer cáncer de mama aumenta 6% con cada copa extra que consuma diariamente. Cuando la mujer envejece y las cardiopatías se vuelven un riesgo mayor que el cáncer de mama, los efectos del consumo moderado de alcohol pueden ser útiles.

- El alcohol está vinculado con el cáncer de boca, faringe, laringe y esófago, con menos de una copa al día.
- Dos copas al día aumentan el riesgo de una mujer de fractura de cadera al encogerse la masa ósea.
- El riesgo de hipertensión en los hombres aumenta con cada copa que exceda el límite diario.

Demasiado alcohol tiene otros efectos negativos. Puede dañar su agudeza mental, el tiempo de reacción, la coordinación y la memoria. El exceso afecta los niveles de glucosa en sangre y la función sexual, e incluso interfiere con los patrones normales de sueño al dificultar el permanecer dormido y suprimir hasta 20% de los movimientos oculares rápidos en el estado restaurativo del sueño. De hecho, beber mucho y de manera prolongada hace en realidad que el cerebro se encoja.

Lo esencial

¿Cuánto alcohol es útil y cuánto daña? Vea la prueba de la pág. 177 si le preocupa la cantidad que bebe. Si los resultados lo inquietan, hable con el médico. No puede tomar una buena decisión sin considerar su historial de salud y sus riesgos actuales de salud. Éstas son algunas reglas generales:

- Una pequeña cantidad de alcohol puede ser buena para usted; se sabe que la gente mayor en particular se beneficia con un par de copas al día, en especial si hay riesgo de cardiopatías.
- Si bebe, limítese a dos o tres copas al día para no correr riesgos. Un estudio en 6,000 hombres por un período de 21 años indicó que los grandes

¡CUÍDESE!

Las mujeres posmenopáusicas que siguen la terapia de reemplazo de estrógenos deben tener cuidado extra para no beber demasiado alcohol. Algunos estudios sugieren que la combinación aumenta el riesgo de cáncer de mama. El riesgo relativo aumenta 10% si bebe una copa al día.

AUTO EXAMEN

¿Bebe demasiado?

La dependencia del alcohol es un problema grave que requiere ayuda profesional. Si sospecha que podría tener un problema, haga esta prueba para valorar sus hábitos de beber durante el último año. Los puntos para cada respuesta están junto a la pregunta. Súmelos para obtener su calificación total. Para definir una unidad de alcohol, vea la pág. 176.

1 **¿Cuántas unidades bebe al día?**
- Ninguna o menos de 4 (hombre), 3 (mujer) 1
- Hasta 3 U. (hombre), 2 U. (mujer)   0
- 4 a 7 U. al día (hombre), 3 a 5 U. (mujer) 1
- 8 a 9 U. al día (hombre), 6 a 7 U. (mujer) 2
- Más de 10 U. al día (hombre), 7 U. (mujer) 4

2 **¿Con qué frecuencia bebe más de 10 unidades (hombre) o 7 unidades (mujer) en una sola sesión?**
- Nunca   0
- Una vez al mes o menos   1
- Dos o tres veces al mes   3
- Semanalmente o con mayor frecuencia   4

3 **¿Bebe alcohol con regularidad por alguno de estos motivos?**
- Para relajarse después de un día difícil 1
- Para soportar el estrés   1
- Para sentirse a gusto socialmente   1
- Para calmar los nervios antes de un suceso 1

4 **Luego de beber, ¿ha experimentado lo siguiente? Duplique la calificación si fue más de una vez en los últimos 6 meses.**
- No puede recordar lo que sucedió   1
- Hizo algo que no habría hecho de haber estado sobrio 1
- No hizo algo que debería haber hecho como resultado de su forma de beber 1
- Llegó tarde a una cita o trabajo a causa de una "cruda" 1

5 **¿Alguna vez:**
- se sintió culpable por beber ?   1
- le han dicho amigos o la familia que bebe demasiado? 1
- ocultó o mintió respecto a cuánto bebe?   1
- hizo planes para asegurarse de obtener alcohol? 1

6 **¿Necesita una copa para animarse por la mañana?**
- Nunca   0
- Una vez al mes o menos   2
- Dos o tres veces al mes   3
- Semanalmente o con más frecuencia   4
- Diariamente   6

7 **¿Alguna vez:**
- condujo fuera del límite legal?   2
- tuvo la convicción de conducir bebido?   3
- ha tenido algún accidente por conducir bebido? 4
- se lesionó o hirió a alguien por su forma de beber? 4

8 **¿Alguna vez:**
- sintió la urgencia de empezar a beber?   2
- se sintió incapaz de dejar de beber?   2
- se sintió mal por no beber?   2
- evitó tomar parte en actividades que no incluyeran alcohol? 2

¿Su calificación?

Menos de 8 Su forma de beber quizá está dentro de los límites adecuados.

8 a 11 Su consumo de alcohol quizá no lo dañe ahora, pero está en un gran riesgo. Disminúyalo antes de que sea un problema.

12 a 15 Su consumo representa un peligro y ya puede ser dañino. Tome medidas urgentes para evitar arriesgar su salud.

Más de 15 Probablemente tiene un problema grave que está dañando su salud; puede ser dependiente del alcohol y lo más seguro es que tenga síntomas de abstinencia si trata de dejar de beber sin ayuda. Hable con el médico de inmediato para seguir un tratamiento.

Dónde conseguir ayuda

- Alcohólicos Anónimos (proporcionan ayuda las 24 horas).
- Instituciones privadas dedicadas a ayudar a las personas que tienen problemas de alcoholismo.

El hecho de que pueda comprar un medicamento sin receta no significa que sea seguro beber alcohol mientras lo esté tomando.

bebedores (los que bebieron más de 22 unidades a la semana) aumentaron sus probabilidades de morir con cada copa.

- No "guarde" sus bebidas y tome varias al mismo tiempo. La bebida en exceso aumenta el riesgo de muerte prematura. Beber mucho en una ocasión (más de cuatro copas para mujeres o más de cinco para hombres) es más peligroso que un consumo constante de alcohol. Causa ritmo cardíaco irregular, lo cual puede producir coágulos obstructores y desencadenar un ataque cardíaco. Recuerde que más de dos bebidas alcohólicas al día elevan la presión arterial, lo que aumenta el riesgo de enfermedades cardíacas y apoplejía. En un estudio, los hombres que bebían lo suficiente como para estar "crudos" y los

que bebían en exceso tuvieron un índice más alto de muerte que los que lo hacían con moderación.
- Si bebe en forma adecuada y tiene buena salud, es poco probable que el alcohol lo dañe; más bien, quizá obtenga algunos beneficios.

Bebida y medicamentos

El alcohol en sí es una droga (deprime el sistema nervioso central y actúa como sedante o tranquilizante). Mezclado con un medicamento, puede causar problemas graves. El hecho de que pueda comprar un medicamento sin receta no significa que sea seguro beber alcohol mientras lo toma. El paracetamol causa daños graves en el hígado si lo toma con alcohol, y la aspirina y el ibuprofeno causan sangrado en el estómago. Vea en la página opuesta algunos consejos.

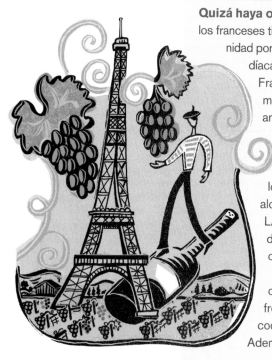

Acabe con el mito de la "paradoja francesa"

Quizá haya oído hablar de la llamada paradoja francesa (fenómeno por el que los franceses tienen un índice menor de afecciones cardíacas a pesar de su afinidad por los cigarrillos y alimentos con mucha grasa). Las afecciones cardíacas son responsables sólo de una cuarta parte de las muertes en Francia, comparado con otros países. Se cree que el gran consumo de vino tinto es el motivo. Específicamente, una sustancia antioxidante en el vino tinto, llamada reveratrol, fue foco de mucha atención, pero puede haber mucho más en la historia.

Aunque los antioxidantes y otras sustancias químicas vegetales en el vino protegen el sistema cardiovascular, hoy los investigadores creen que el alcohol en sí (cualquier tipo de alcohol) ayuda al corazón pues eleva los niveles de colesterol LAD o "bueno". El LAD lleva el colesterol al hígado, donde se descompone y evita la formación de coágulos de sangre, los cuales pueden producir ataques cardíacos y apoplejía.

Los franceses también tienen otros hábitos que pueden contribuir a su salud cardíaca. Tienden a consumir más fruta fresca y verduras, sirven porciones más pequeñas de carne y cocinan con grasas monoinsaturadas, como el aceite de oliva. Además, no comen tantos refrigerios con mucha grasa y sodio.

Interacciones entre medicamentos y alcohol

Incluso la aspirina puede ser peligrosa si se combina con alcohol. Pregunte al médico cómo el alcohol interfiere con los medicamentos que toma, ya sean recetados o si se venden sin receta. En caso de duda, evite el alcohol cuando tome fármacos. Éstas son algunas interacciones entre medicamentos y alcohol.

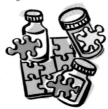

MEDICAMENTO	INTERACCIONES AL TOMARLO CON ALCOHOL
Medicamentos que se venden sin receta	
Paracetamol (como Tempra)	Puede causar problemas en el hígado.
Antihistamínicos (como Rinofren, Lertamine D y otros medicamentos contra el resfriado)	Aumentan la somnolencia.
Aspirina	Aumenta el riesgo de sangrado en estómago e intestinos. Puede causar úlcera gástrica y problemas en el hígado.
Ibuprofeno (como Motrin)	Daña recubrimiento del estómago. Puede dañar el hígado y causar úlcera gástrica.
Medicamentos prescritos	
Algunos antibióticos (como metronidazol, tinidazol, cefamandol y furazolidona)	Pueden causar náusea, vómito, calambres, dolor de cabeza, acaloramiento. No los tome con alcohol.
Medicamentos antidiabéticos (como metformina, tolbutamida)	Las dosis elevadas aumentan el riesgo de glucosa baja en la sangre y pueden causar náusea o dolor de cabeza.
Narcóticos que alivian el dolor (como morfina, petidina y jarabes para la tos con codeína)	Pueden causar depresión excesiva del sistema nervioso central. No los tome con alcohol.
Antiansiolíticos (como diazepam, alprazolam y buspirona) y algunos antidepresivos (como sertralina y fluoxetina)	Pueden causar depresión excesiva del sistema nervioso central. No los tome con alcohol.
Sedantes hipnóticos (como flurazepam, temazepam)	Aumentan los efectos depresivos sedantes. No los tome con alcohol.
Warfarina (como Coumadin)	Aumenta el riesgo de sangrado.

¡CUÍDESE

Es más probable que se vuelva dependiente del alcohol si tiene:

Un historial de malas relaciones familiares (posiblemente con violencia o inestabilidad de los padres)

Hermanos que abusan del alcohol o de las drogas

Uno de sus padres es dependiente del alcohol.

¡Cuidado con los medicamentos!

Algunos de los riesgos para la salud más comunes se presentan en forma de píldora. Tome las precauciones que se dan aquí para asegurarse de que los medicamentos que ingiere no lo dañen.

Dolor por artritis… indigestión… hipertensión arterial… colesterol alto… Al envejecer, es más probable que tomemos más fármacos para combatir las enfermedades. En general, la mayoría de la gente de más de 70 años toma tres o más medicamentos.

La gente mayor es más sensible a los medicamentos y a los efectos secundarios. Esto se debe a que, al envejecer, el hígado y los riñones no funcionan igual y metabolizamos las medicinas con más lentitud. Como resultado, quizá necesitemos menos de algún medicamento que antes. Ésta es una guía para tomar los medicamentos con la debida seguridad y evitar sus peligros más comunes.

Evite las interacciones

El peligro de las interacciones es el mayor problema de tomar medicamentos, pues pueden interactuar con otros medicamentos y con la comida. También interfieren con sus enfermedades y padecimientos (distintos de la afección por la cual los toma).

● **Interacciones entre medicamentos** Tomados juntos, los componentes de los medicamentos prescritos y sin receta, e incluso de vitaminas, minerales y hierbas, pueden reaccionar juntos, causar

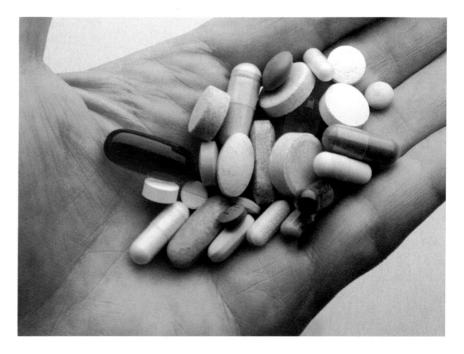

Cuantos más medicamentos tome, mayor será la probabilidad de que haya interacciones o mal uso. Los medicamentos que parecen inocuos, como la aspirina y el ibuprofeno, pueden causar sangrado interno. Asegúrese de que su médico sepa todos los medicamentos, hierbas y vitaminas que usted toma.

efectos secundarios o cambiar la forma en que actúan las medicinas en el cuerpo aumentando el efecto de un medicamento. Si toma aspirina y un adelgazador de la sangre, como la warfarina, la combinación puede adelgazar la sangre tanto como para ponerlo en riesgo de un sangrado excesivo. Un medicamento puede evitar que otro actúe en forma adecuada, como cuando un antiácido o un complemento de hierro interfiere con los efectos de un antibiótico.

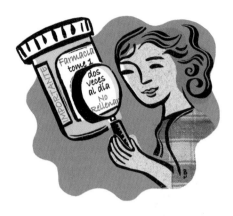

- **Interacción entre medicamento y comida** Sucede cuando una comida afecta la acción de un medicamento. El jugo de uva aumenta el efecto de los bloqueadores de canales de calcio y de la píldora para dormir triazolam, pues el jugo compite con las enzimas que descomponen estas medicinas.
- **Interacción entre medicamento y enfermedad** Ocurre cuando un medicamento empeora un padecimiento o causa efectos secundarios. Si tiene hipertensión arterial no controlada, no debe tomar descongestivos, pues pueden elevar más la presión arterial.

Para ayudar a prevenir estos y otros problemas, adopte estas medidas de seguridad. Son fáciles de seguir y evitan que cometa un error grave.

Cómo usar medicamentos

Lea la hoja de información Estudie las letras chicas de cada medicamento o complemento que tome, aunque necesite una lupa para hacerlo. Preste atención particular a las advertencias sobre las interacciones del medicamento y los efectos secundarios. Cuando tome un medicamento recetado, lea siempre la etiqueta para asegurarse de que es el correcto y no cometer errores fatales.

Evite empalmar Muchos medicamentos contienen los mismos ingredientes activos o similares, y si toma más de un medicamento puede ingerir demasiado de ese ingrediente sin notarlo. No tome un adelgazante de la sangre, como la warfarina, con aspirina, cimetidina o vitamina E, pues también adelgazan la sangre.

Hable con el médico Dígale a su doctor los medicamentos que toma (incluidos los que se venden con y sin receta y los complementos de vitaminas, minerales y hierbas). Es recomendable llevar en su billetera una lista de sus medicamentos, con nombres genéricos y marcas, como referencia. Pregúntele cuáles medicamentos que se venden sin receta son mejores para usted.

Compre en una farmacia Si se surte de todos sus medicamentos en la misma farmacia, es probable que detecten cualquier medicamento duplicado o posibles interacciones peligrosas antes de que ocurra un problema. Algunas farmacias tienen registros electrónicos de los medicamentos recetados a sus clientes.

No se guarde los problemas Si tiene efectos secundarios o no se siente bien luego de empezar a tomar un medicamento, no se quede

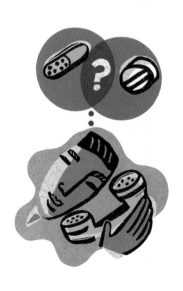

MEDICAMENTOS

Se estudiaron personas de más de 65 años que tomaban con regularidad cinco o más medicamentos. La mitad consultó periódicamente al farmacéutico sobre sus medicinas. El grupo de control no lo hizo. Los que consultaron tuvieron 25% menos reacciones adversas.

callado. Esté alerta ante los síntomas comunes de las interacciones entre medicamentos como náusea, malestar estomacal, dolor de cabeza, acidez y mareo. Si algún efecto secundario le causa molestia, llame al médico.

Más no es mejor No trate de complementar medicamentos recetados con medicamentos que se venden sin receta, con el fin de aliviarse más pronto. Pregunte cuándo debe dejar de tomar un medicamento. Con medicamentos que se venden sin receta, tome la dosis efectiva más pequeña posible. Mejor aún, vea si comer en forma más nutritiva, hacer más ejercicio, evitar el estrés o cambiar el estilo de vida lo ayudará.

No improvise Siga las indicaciones al pie de la letra. Si necesita tomar un medicamento cuatro veces al día, investigue si eso significa en realidad cada 6 horas. No mastique, rompa o machaque las tabletas o cápsulas, a menos que el médico se lo indique. Si mastica los medicamentos de acción prolongada, éstos podrían absorberse con demasiada rapidez, lo que daría como resultado una sobredosis. Algunas tabletas no están diseñadas para partirse en dos, por ejemplo si están recubiertas para duración prolongada o para proteger el estómago. Pregunte a su médico. Si él recomienda partir las píldoras, entonces hágalo.

Todo en su lugar Nunca ponga diferentes medicamentos en el mismo recipiente, pues podrían mezclarse con mucha facilidad. Manténgalos en sus envases originales, incluso cuando viaje. También vea bien dónde coloca los envases. Los tubos de ungüentos o cremas, por ejemplo, no deben estar junto a la pasta dental. Podría recibir una sorpresa desagradable cuando esté de prisa.

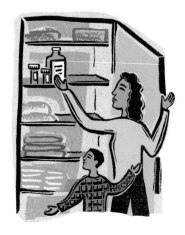

Proteja a los demás Nunca comparta sus medicinas, pues podrían dañar a alguien a quien no se las recetaron. Deseche los sobrantes o los medicamentos que expiraron. Nunca los vierta en el escusado o en el fregadero: podrían contaminar el agua.

Guárdelos en forma correcta Mantenga los medicamentos fuera del alcance de los niños, pero no en el baño, pues hay humedad y los medicamentos deben guardarse en un lugar fresco y seco, lejos de la luz directa del sol, como en un botiquín.

Evite decisiones apresuradas Algunos medicamentos que se venden sin receta, como los del resfriado, tienen hasta cinco componentes. Para minimizar los efectos secundarios y las interacciones, elija un producto con sólo los ingredientes que necesite. No tome los sobrantes de recetas ni use los que expiraron, pues son menos potentes e incluso pueden ser tóxicos.

Nunca tome medicamentos en la oscuridad Si guarda los medicamentos en el cajón del buró y necesita tomar alguno durante la noche, encienda la luz para ver lo que toma. Nunca tenga sedantes, narcóticos o tranquilizantes junto a la cama: sin darse cuenta podría repetir una dosis si los toma medio dormido.

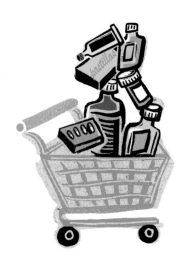

Sea un comprador inteligente por Internet

Comprar medicamentos por Internet puede ser cómodo y quizá sean más económicos que en la farmacia, aunque no siempre es el caso. Comprar de fuentes no acreditadas puede ser un riesgo para la salud. Siempre tenga cuidado con los vendedores por Internet que:

- venden productos sin licencia (pueden haber caducado, estar contaminados o ser falsificados)
- evitan los procedimientos establecidos para proteger al consumidor, como ofrecer medicamentos que sólo se venden con receta
- tienen su base en el extranjero y venden medicamentos que no cumplen con las especificaciones de la Secretaría de Salud de nuestro país
- venden productos que no deben recetarse sin un examen físico
- no proporcionan un farmacéutico que responda a sus preguntas
- no dispongan de una dirección ni un número telefónico para que pueda usted contactarlos por problemas que pudiera tener con sus productos
- anuncian "nuevas curas" para enfermedades graves, o medicamentos que lo curan todo.

Para su protección

Muchos medicamentos prescritos están disponibles en Internet, a menudo sin dispositivos de seguridad o control médico. Lo único que necesita es una computadora y una tarjeta de crédito, sin la receta o la recomendación de un médico. Algunas farmacias en línea anuncian: "¿No tiene receta ni médico? ¡No hay problema!" Muchos de los medicamentos tienen efectos secundarios peligrosos que, según algunos, podrían conducir a un incremento de suicidios.

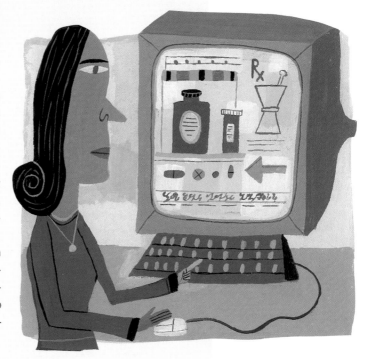

En 2003, un joven de 24 años se lanzó a las vías de un tren luego de volverse adicto a un coctel de medicamentos que ordenó por Internet. Hubo un momento en que recibía por correo 300 tabletas antidepresivas cada día, y cuando murió ya había probado 23 tipos de antidepresivos. Aunque es ilegal para cualquier compañía vender medicamentos en esta forma, es decir, sin receta, existe muy poco control oficial en las compras por Internet.

Las asociaciones médicas advierten que no deben comprarse medicamentos en línea sin consultar primero al médico. Debe investigarse cualquier sitio web que parezca estar violando los reglamentos oficiales.

Uso seguro de medicamentos comunes

Los medicamentos que se venden sin receta pueden ser peligrosos si se usan inadecuadamente. ¿Utiliza usted mal alguno de estos medicamentos? Mucha gente lo hace sin saberlo. No cometa estos errores.

MEDICAMENTO	USOS INDEBIDOS Y PELIGROS QUE DEBE EVITAR
Antiácidos (como Alka-seltzer, Tums)	El uso excesivo es común, puesto que la gente suele utilizarlos para curar los efectos dañinos de una mala dieta, acidez, indigestión, tabaquismo, alcohol y estrés. En cantidad excesiva pueden causar estreñimiento (quizá obstrucción intestinal, en especial en la gente mayor) y daño renal. Las marcas que contienen magnesio pueden causar diarrea o deshidratación. El uso frecuente o prolongado puede causar dependencia del laxante. Si se toman con mucha frecuencia, los productos que contienen calcio pueden elevar los niveles de calcio y formar cálculos renales. Tome todos los antiácidos 2 o 3 horas antes o después de otros medicamentos, para evitar posibles interacciones. No exceda la dosis recomendada.
Aspirina y antiinflamatorios sin esteroides	No tome aspirina si tiene indigestión, dolor de estómago o reflujo ácido, o si tiene un historial de úlceras o dispepsia. Consulte al médico si tiene irritación estomacal, incluso náusea, vómito y diarrea, después de tomar aspirina. Para minimizar la irritación estomacal, tome el medicamento con comida, leche o un vaso lleno de agua. No se recueste de 2 a 5 minutos después de tomarlo, para no irritar el esófago. No la tome por más de 10 días. El uso excesivo y frecuente de la aspirina para el dolor de cabeza (en especial en productos que también contienen cafeína) puede tener un efecto de rebote y causar dolor de cabeza cuando la deje de tomar. El zumbido de oídos puede indicar que está tomando demasiada aspirina. No tome aspirina para el corazón diariamente sin consultar primero al médico. Como la aspirina aumenta el riesgo de sangrado, evite tomarla una o dos semanas antes de cualquier cirugía, incluida la cirugía dental.
Antitusivos y expectorantes (como Robitussin, Vicks)	Algunas marcas contienen hasta 40% de alcohol; evite beber alcohol cuando las tome. No tome un expectorante y un antitusivo al mismo tiempo. No tome demasiado medicamento por mucho tiempo, porque algunos jarabes para la tos contienen narcóticos y pueden crearle hábito.
Ayuda para dieta 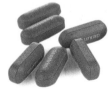	En busca de resultados rápidos y buenos, algunas personas exceden la dosis de estos medicamentos. Los efectos secundarios incluyen ansiedad, inquietud, mareo, insomnio, dolor de cabeza y ritmo cardíaco acelerado. Se asegura que los ingredientes activos en su preparación son herbarios, pero hay inquietud respecto a estas aseveraciones. Las personas hipertensas con padecimientos cardíacos o enfermedad de la tiroides no deben tomarlos. Aumente su nivel de actividad y reduzca el consumo de comida en lugar de usarlos. Una dieta saludable, acompañada de un incremento en el ejercicio habitual, hará más por su deseo de perder peso que estas píldoras costosas y posiblemente peligrosas.

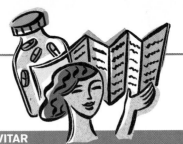

MEDICAMENTO	USOS INDEBIDOS Y PELIGROS QUE DEBE EVITAR
Laxantes (como leche de magnesia, Senokot)	Mucha gente mayor los usa indebidamente, pues cree que necesita tener un movimiento intestinal a diario (el cual no es necesario si las evacuaciones pasan con facilidad). Algunas personas los usan en forma inapropiada para controlar el peso, pero no son efectivos (la comida ya fue absorbida antes de que el laxante pudiera actuar). El uso excesivo puede producir un frustrante ciclo de estreñimiento y diarrea. Esto afecta la habilidad para mover los intestinos y puede disminuir los fluidos del cuerpo y los electrolitos esenciales. Puede afectar la absorción de vitamina D y calcio. No los use diariamente por más de una semana sin el consejo del médico. Evite el estreñimiento comiendo más alimentos con mucha fibra, bebiendo ocho vasos de agua al día y aumentando su nivel de actividad física. Si ya empezó a usar laxantes, vaya a ver a su doctor. Necesita supervisión médica para suspenderlos en forma gradual.
Descongestivos nasales (como Sudafed, Vicks Sinex) 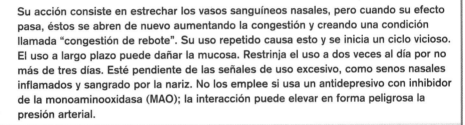	Su acción consiste en estrechar los vasos sanguíneos nasales, pero cuando su efecto pasa, éstos se abren de nuevo aumentando la congestión y creando una condición llamada "congestión de rebote". Su uso repetido causa esto y se inicia un ciclo vicioso. El uso a largo plazo puede dañar la mucosa. Restrinja el uso a dos veces al día por no más de tres días. Esté pendiente de las señales de uso excesivo, como senos nasales inflamados y sangrado por la nariz. No los emplee si usa un antidepresivo con inhibidor de la monoaminooxidasa (MAO); la interacción puede elevar en forma peligrosa la presión arterial.
Paracetamol 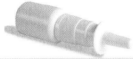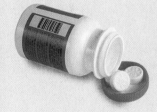	El intervalo entre una dosis segura y una sobredosis es muy pequeño. La sobredosis o el uso indebido pueden causar daño grave o fatal a riñones o hígado. No lo tome por más de 10 días. El uso excesivo causa dolor de cabeza cuando deja de tomarlo. Mantenga el consumo a largo plazo por abajo de 4 g al día. El uso exagerado o prolongado causará sangrado, magulladuras, dolor de garganta y malestar. Vea otros medicamentos con los mismos ingredientes para no tomar una sobredosis. Nunca beba alcohol mientras lo toma, pues puede dañar seriamente el hígado. Si está demasiado enfermo para comer, no tome este medicamento. Al tomarlo en ayunas aumenta el riesgo de problemas hepáticos.
Ayuda para dormir (como Nytol) y antihistamínicos	La gente que depende de píldoras para dormir desarrolla tolerancia con mucha frecuencia, por lo que necesita tomar dosis mayores para obtener el mismo efecto. A algunas personas mayores se les dificulta metabolizar las píldoras, que pueden permanecer en su sistema hasta por cuatro días y afectar su estado de alerta. Los ingredientes activos de algunos de estos medicamentos se encuentran en muchos otros para el resfriado y la alergia. No tome ambos a la vez. Si tiene problemas hepáticos, renales o respiratorios, próstata agrandada o glaucoma, consulte al médico antes de tomar un medicamento para dormir. Los antihistamínicos causan somnolencia y ocasionan caídas y accidentes al conducir.

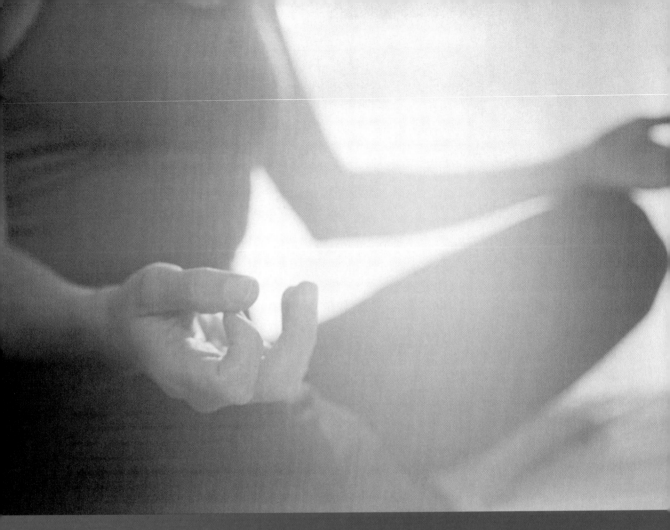

Rechace el estrés

El vínculo con la salud

En este nuevo milenio en el que cada minuto cuenta, el estrés es inevitable. Pero no debe permitir que domine su vida ni arruine su salud. Aprenda a manejar situaciones de estrés y salga triunfante.

Todos sabemos lo que es el estrés (el terrible embotellamiento de tránsito cuando está retrasado para ir al trabajo; ese déficit inesperado en su cuenta bancaria). El estrés es todas las irritaciones de la vida moderna y la forma en que reacciona el cuerpo ante los sucesos.

Cuando el corazón se acelera, las palmas de las manos sudan y la boca se seca, es la respuesta al estrés. El estrés tiene un propósito biológico. Cuando el hombre primitivo veía una bestia salvaje lista para comérselo, su cuerpo iniciaba una serie de acciones para defenderse o huir apresurado. Su hígado convertía grasas en glucosa para darle energía rápida. Los neurotransmisores, como la serotonina, alertaban su sistema nervioso. Las hormonas del estrés recorrían su cuerpo, elevando su ritmo cardíaco y la presión arterial para acelerar oxígeno y nutrientes hacia el cerebro y músculos principales. Las hormonas llamadas glucocorticoides detenían el almacenamiento de energía bloqueando la transferencia de nutrientes hacia las células de grasa. Sus pupilas se dilataban para ver mejor al adversario o la ruta de escape.

Con la reacción "pelear o huir", la naturaleza canaliza nuestros recursos para que escapemos del peligro inmediato. El problema es que fechas límites y problemas monetarios y maritales (dificultades típicas de la época moderna) desencadenan la respuesta del estrés con más frecuencia y duración de lo que intentaba la naturaleza, y eso es malo para la salud. El estrés del hombre primitivo duraba el tiempo suficiente para escapar y el nuestro puede volverse crónico.

El estrés, parte de la existencia moderna, no es en realidad un problema de salud, a no ser que sea crónico. Si se convirtió en una forma de vida para usted, pregúntese por qué, luego decídase a cambiarla.

El estrés: una espada de doble filo

La respuesta "pelear o huir" es una bendición en una emergencia, pero si la desencadena con demasiada frecuencia, puede dañar la salud y aumentar el riesgo de cardiopatías, depresión, problemas del sueño y daño en la piel.

REACCIÓN	VENTAJA	DESVENTAJA
Respira más aprisa.	La respiración rápida permite que entre más oxígeno en la corriente sanguínea y da energía inmediata.	La respiración rápida y poco profunda hace imposible la relajación.
El ritmo cardíaco se acelera.	El corazón bombea más sangre por minuto y aumenta la circulación. Esto hace que la energía llegue más rápido a los músculos.	Con el paso de los años, el ritmo cardíaco contribuye a que haya dolor en el pecho, ritmos cardíacos irregulares (arritmia), enfermedad cardíaca y mayor transpiración o bochornos.
Los vasos sanguíneos se contraen.	La sangre es enviada a órganos vitales, como el corazón.	Al tener menos vasos sanguíneos muy abiertos, la presión arterial se eleva.
Fuentes de energía, como azúcar en sangre (glucosa) y grasa, se liberan en la corriente sanguínea.	Los niveles de glucosa en sangre aumentan y dan más energía.	Los niveles de glucosa en sangre crónicamente elevados contribuyen a la diabetes tipo 2. La grasa liberada en la corriente sanguínea que no es usada para energía se convierte en colesterol y contribuye a la formación de placa en el interior de las arterias.
En la sangre se libera fibrina, sustancia que ayuda a la sangre a coagularse con facilidad.	En caso de una lesión, el cuerpo está mejor capacitado para detener el sangrado.	La sangre que se coagula con facilidad es factor de riesgo de ataque cardíaco y apoplejía.

Estrés y enfermedad

Por muchos años, el vínculo entre el estrés crónico y enfermedades como el resfriado común fue tema de cuentos de comadres (se creía, pero nunca se demostró). En la última década las pruebas han sido tan convincentes que muchos científicos y médicos consideran que el estrés es un verdadero peligro para la salud. Éstas son formas en las que el estrés daña.

El sistema inmunitario Muchos estudios indican que el estrés crónico debilita el sistema inmunitario, lo que nos hace más susceptibles a infecciones y enfermedades, incluyendo resfriado y gripe. En un estudio, los investigadores notaron que la gente con estrés tenía 60% menos células CD8 activas y significativamente menos células CD4. Las células CD8 y CD4 son glóbulos blancos especializados que ayudan a destruir bacterias, virus y células de cáncer. Las hormonas del estrés cortisol y adrenalina son las culpables.

La gente con estrés sufre los peores síntomas cuando se resfría. En otro estudio, los investigadores inyectaron a voluntarios el virus de la influenza A y los pusieron en cuarentena en un cuarto de hotel siete días. Los más estresados, antes de ser

DATO
Los investigadores creen que el estrés crónico puede aumentar 90% la susceptibilidad a los resfriados.

El estrés y los sexos

¿Quién experimenta más estrés, los hombres o las mujeres? Las mujeres jóvenes soportan mejor el estrés que los hombres jóvenes, aunque ellas, al parecer, sufren un mayor nivel de estrés.

Algunos expertos creen que un motivo por el cual las mujeres experimentan más estrés es que suelen tener una carga de trabajo total mayor que los hombres, puesto que muchas trabajan y tienen más responsabilidades familiares. Otra posibilidad es que las mujeres sienten más estrés porque a menudo hacen el papel de proveedoras y suelen atender a todos primero que a ellas.

¿Por qué las mujeres jóvenes tienen menos riesgo de afecciones cardíacas vinculadas con el estrés? Los vasos sanguíneos de las mujeres se contraen menos bajo el estrés que los de los hombres, quizá debido al efecto protector del estrógeno. Al disminuir los niveles de estrógenos durante la menopausia, aumenta el riesgo de enfermedades cardíacas. Por eso las mujeres mayores no manejan tan bien el estrés como las jóvenes. La hormona femenina estradiol, el estrógeno principal que producen los ovarios, actúa como hormona antiestrés.

A pesar de esta disminución en la protección natural de una mujer mayor, los hombres entre 40 y 60 años están en mayor riesgo de un ataque cardíaco.

Un estudio indicó que los hombres tienen mayor probabilidad de beber y fumar más, faltar al trabajo por enfermedad y tener otros problemas de salud luego de una crisis, que las mujeres. Las mujeres también fumaron y bebieron más, pero siguieron trabajando y manteniendo sus contactos sociales.

Las mujeres son más susceptibles a expresar sus sentimientos y buscar apoyo que los hombres, y se sabe que ambas acciones ayudan a proteger al cuerpo de los efectos dañinos del estrés.

inyectados, experimentaron síntomas más intensos de la influenza.

Enfermedades cardíacas Reaccionar con ira ante sucesos estresantes sólo empeora una situación difícil. Los arranques de ira y hostilidad pueden desencadenar un ataque cardíaco fatal. La ira y el estrés dañan el corazón al elevar la presión sanguínea. El aumento rápido de la presión arterial puede causar lesiones en las paredes de las arterias coronarias. Con el tiempo, se forma tejido cicatrizado que contribuye a la arteriosclerosis o endurecimiento de las arterias. El estrés acelera el ritmo cardíaco y, a la larga, puede alterarlo.

El estrés también hace que la sangre se coagule con más facilidad, quizá para detener el sangrado en caso de lesión. Además, aumentan los niveles de colesterol en la sangre fomentando la formación de placa en los vasos sanguíneos que alimentan el corazón, lo cual dificulta que la sangre fluya. Todos estos factores conducen a un ataque cardíaco.

Enfermedades de la piel Una sustancia llamada hormona liberadora de corticotropina (liberada por el hipotálamo en el cerebro, en respuesta al estrés) puede tener una parte importante en las enfermedades crónicas de la piel, como eccema y psoriasis. Las presiones de la vida moderna empeoran las enfermedades de la piel. La investigación indica que el tratamiento de la psoriasis es más efectivo cuando los pacientes siguen una terapia para controlar su humor.

Curación de heridas Ciertos investigadores evaluaron a 53 adultos con heridas en las piernas. Revisaron sus niveles de ansiedad y depresión y encontraron que la curación fue cuatro veces más rápida en los pacientes con menos estrés y ansiedad. Esto se pudo deber a que es menos probable que la gente estresada coma y duerma bien, lo que retarda el proceso de curación.

El cerebro Investigaciones indican que el estrés crónico causa una "quemadura en el cerebro" (daño a la parte del cerebro que controla el aprendizaje y la memoria). Esto es el resultado de altos niveles de glucocorticoides, hormonas del estrés que inhiben la función de las neuronas en la corteza del cerebro y el hipocampo. Los efectos (pensamiento lento, dificultad para desempeñar tareas complejas, así como mente acelerada o apatía) se acentúan en las personas de edad. El estrés prolongado provoca fallas en la memoria.

La hormona del estrés cortisol está vinculada con la sensación de mente vacía que sufren algunas personas al entrar en un salón de examen, lo que afecta la habilidad del cerebro para recuperar información. En un estudio se pidió a un grupo de estudiantes que memorizaran una lista de 60 palabras. A la mitad se les dio cortisol y al día siguiente se les preguntó lo que recordaban. A los que tomaron cortisol se les dificultó recordar las palabras memorizadas.

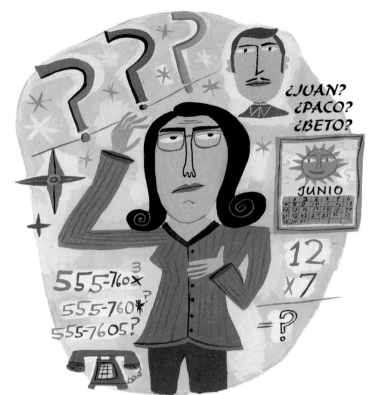

El intestino El estrés no es, en realidad, la causa de la mayoría de las úlceras, pero puede contribuir al desarrollo de muchas de ellas. Por el estrés es probable que la gente beba y fume demasiado, no coma sanamente y descuide su bienestar. Es difícil conciliar el sueño, en especial cuando más se necesita. El estrés empeora el síndrome de colon irritable, que causa dolor abdominal y diarrea o estreñimiento.

Algunas situaciones estresantes pueden mejorar sus recuerdos a corto plazo. El estrés que dura unos días o más puede afectar su memoria e interferir en la habilidad para recordar detalles como nombres y números telefónicos.

Las señales sutiles

Escuche con atención a su cuerpo, ya que el estrés puede expresarse en muchas formas. Éstos son los ejemplos más comunes:

- Fatiga inexplicable y crónica
- Ansiedad
- Explosión de ira repentina
- Incapacidad para concentrarse o recordar cosas sencillas
- Frustración rápida ante obstáculos o reveses
- Falta de interés en el sexo

- Falta de aliento sin motivo
- Boca seca
- Temblor
- Aturdimiento
- Irritabilidad
- Problemas de sueño
- Dolor de estómago o indigestión
- Pérdida o aumento de peso

10 causas de estrés

En el transcurso de 20 años, los investigadores hicieron más de 5,000 entrevistas con el fin de determinar los 10 principales factores estresantes que están vinculados con enfermedades o lesiones. Sus resultados:

1 Muerte del cónyuge
2 Divorcio
3 Separación marital
4 Sentencia de prisión
5 Muerte de un familiar cercano
6 Lesión o enfermedad personal
7 Matrimonio
8 Despido o destitución
9 Reconciliación marital
10 Retiro

Peso Estudios de dos universidades indican que niveles altos de estrés pueden hacer que la persona aumente de peso, en particular alrededor de la cintura. Durante una situación estresante, el hígado convierte con

rapidez las grasas almacenadas en energía lista para utilizarse en forma de glucosa, que luego llega a la corriente sanguínea. Mientras más seguido tenga estrés una persona, más tratará su cuerpo de almacenar grasa alrededor del abdomen, cerca del hígado, para tiempos de crisis. Algunas personas comen más cuando están estresadas.

Estrés bueno y estrés malo

No todo el estrés es negativo. Iniciar un nuevo trabajo, cambiarse de casa o esperar el nacimiento de un nieto son sucesos felices, pero estresantes. Muchos atletas, probablemente no establecerían récords si no tuvieran competencias, acompañadas de una oleada de adrenalina, que fortalecieran sus músculos . Incluso el estrés negativo sirve a un propósito y es un gran motivador: ¿arreglaría el techo si no le preocupara que goteara la próxima vez que llueva? ¿Pagaría a tiempo sus impuestos si no tuviera que pagar una multa? El

AUTO EXAMEN

¿Qué tan estresado está?

Use este cuestionario, adaptado de información recopilada por una asociación de salud mental, para evaluar sus niveles de estrés.

- ¿Se olvida de cosas con mayor frecuencia y se le dificulta concentrarse?
- ¿Se le dificulta dormirse o permanecer dormido o duerme demasiado y aún se siente cansado?
- ¿Los problemas menores verdaderamente lo irritan o frustran demasiado?
- ¿Es imposible para usted dejar de preocuparse?
- ¿Se siente nervioso y ansioso con regularidad?
- ¿Le parece que muchas de las cosas que lo enfadan están fuera de su control?

- ¿A menudo se siente incompetente?
- ¿Le parece que las cosas nunca resultan a su manera?
- ¿Se molesta con facilidad por cosas que suceden inesperadamente?
- ¿Es incapaz de salir adelante con todo lo que tiene que hacer?

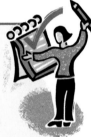

Si respondió "sí" a más de una o dos de estas preguntas (y permanece así varios días o semanas), el estrés se está apoderando de su vida. Lea el resto de este capítulo para conocer formas de encontrar alivio.

estrés crónico (temor, frustración y preocupación experimentados a diario por sentirse a merced de sucesos adversos sobre los que no tiene control) nunca es bueno.

La gente que tiene menos control sobre su vida diaria experimenta el nivel más grande de estrés en el trabajo y el riesgo más alto de muerte por enfermedad cardiovascular. Según los investigadores, el estrés afecta más, no a altos ejecutivos, sino a choferes de autobuses, trabajadores de líneas de montaje, meseras y otras personas con gran presión de trabajo, pero sin mucha autoridad para tomar decisiones o poder para cambiar sus condiciones de trabajo.

Demasiado estrés en el trabajo puede acortarle la vida. Los investigadores que analizaron información recopilada en 26 años encontraron que los trabajadores que tenían poca o ninguna autoridad para tomar decisiones en su trabajo tuvieron mayor riesgo de muerte prematura.

Los que pasaron más de la mitad de su vida laboral en empleos que les permitieron tomar decisiones tuvieron una probabilidad 50% menor de morir durante el estudio.

Las personas de edad mediana sufren un nivel alto de estrés: 20% de las personas entre 35 y 54 años se sienten estresadas todos los días.

Mantener un sentido de control es importante, incluso si no es parte de la fuerza de trabajo. Varios estudios examinaron a personas que vivían en asilos. En un asilo, a un grupo de pacientes se le permitió elegir sus comidas y el plan de actividades. El otro siguió la rutina habitual dictada por el personal.

Durante varias semanas, la gente del primer grupo socializó más con los demás y se mostró más feliz que

¿Es estrés... o algo más?

A veces, los síntomas que cree que son causados por estrés son signos de una enfermedad grave. Por ejemplo:

- Un dolor intenso, opresivo y prolongado en el pecho hacia el hombro izquierdo, brazo o mandíbula puede indicar un ataque cardíaco. Pida ayuda médica de inmediato; mastique aspirina mientras tanto, pues ayuda a despejar el bloqueo.
- La falta de deseos de comunicarse, sociabilizar o mantener actividades cotidianas normales puede ser un signo precoz de depresión clínica que requiere ayuda profesional y debe tratarse. La depresión reduce la inmunidad.

la del segundo grupo. Las evaluaciones médicas de doctores que no sabían qué pacientes pertenecían a cada grupo confirmaron que la gente del primer grupo mostró una mejoría definitiva en su salud. Después de 18 meses, en el primer grupo hubo la mitad de muertes que en el segundo.

También las fobias aumentan las probabilidades de un ataque cardíaco, pero hoy existen técnicas excelentes para vencer sus temores.

Cuando los paracaidistas saltan de un avión, su ritmo cardíaco y presión arterial se elevan para preparar sus cuerpos para la acción. Por otro lado, el estrés crónico no tiene propósitos útiles.

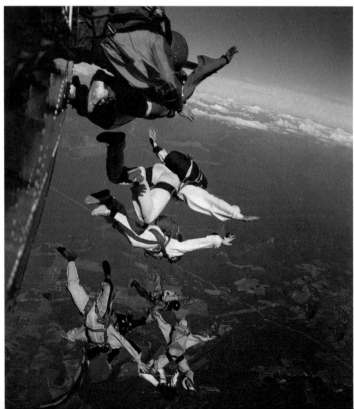

Su estrategia antiestrés

Como la maleza en un jardín, el estrés puede apoderarse de su vida si no lo arranca de raíz. El secreto del éxito es reconocer el problema y tratarlo antes de que lo debilite por completo.

Si está muy estresado, es muy probable que lo note. Aunque hay muchas técnicas de relajación (vea las págs. 200 a 203) para ayudarlo a controlar su reacción ante el estrés, debe atacar la causa.

Pequeñeces, no montañas

¿En realidad importa si hace hoy el balance de su chequera? ¿Esa discusión con su jefe en verdad vale el enojo? Una clave para aliviar el estrés es cambiar la forma en que ve las cosas. Considere estas preguntas:

- ¿Qué es lo peor que puede pasar? ¿Es probable que suceda?
- ¿Hizo todo lo que pudo acerca de la situación? Si es así, olvídela. Si no, tome medidas positivas para solucionar el problema.

- ¿Cómo afectará el resultado su vida? ¿Lo recordará dentro de unos años?
- ¿Qué le aconsejaría hacer a un amigo en su situación?

Las enfermedades asociadas con el estrés *no* son causadas por sucesos externos, *sino por su reacción ante ellos*.

Evite el estrés

Un proceder obvio es hacer a un lado las cosas que causen estrés y esto necesita un poco de planeación.

- Si los embotellamientos de tránsito lo molestan, busque otros caminos hacia sus destinos y programe sus viajes para evitar horas pico.
- ¿Cumplir con fechas límite lo mantiene despierto por la noche? Prométase empezar cada proyecto

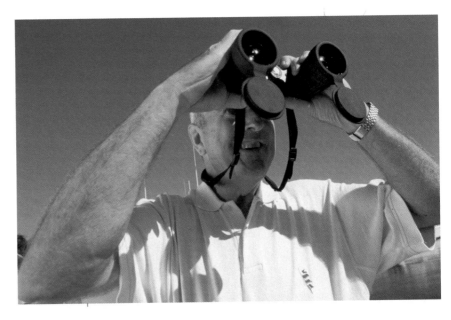

Sumérjase en un pasatiempo que le guste y sus problemas se reducirán. Las actividades al aire libre, como la jardinería y observar las aves, son terapéuticas.

mucho antes de la fecha límite. Divida el trabajo en pasos alcanzables y dé uno cada día.

- Mantenga bajo control las expectativas de otros. Los estudios indican que expectativas de desempeño no claras o conflictos de desempeño originan estrés no sólo en el trabajo, sino en la vida privada. Pregunte a la gente importante en su vida lo que espera realmente de usted. Luego (esto es lo más importante) compare sus deseos con las necesidades propias e informe lo que puede y no puede hacer.

- Si ciertas personas que no puede evitar lo enervan siempre, trate de verlas sólo cuando esté relajado y dígales con franqueza que usted simplemente no desea discutir.

Elija la relajación

Al mismo tiempo es importante buscar actividades que proporcionen un refugio para el estrés. Por supuesto, lo que elija dependerá de lo que disfrute. Algunos pasatiempos son relajantes por naturaleza. La jardinería es particularmente terapéutica, ya que ofrece un vínculo con la naturaleza, lo obliga a calmarse, centra su atención en otras cosas que tienen vida en lugar de usted (y sus problemas) y le proporciona un ejercicio saludable.

Cualquier pasatiempo que lo absorba por completo lo aleja de sus preocupaciones, en especial actividades que requieran intensa concentración. Tenis, squash, golf y montañismo demandan toda su atención y lo obligan a concentrarse mucho.

También, las actividades creativas no sólo lo absorben por completo al esforzarse por capturar las sombras de esa pintura o concentrarse en un bordado intrincado, sino que además le dan la satisfacción de crear algo especial y hermoso. La satisfacción que obtiene es tan buena como una dosis de medicamento.

Controle su tiempo

¿Cuántas veces no hemos sentido que hay demasiado que hacer y poco tiempo para hacerlo? Primero, la solución es separar lo que en verdad es urgente de lo que puede esperar, y poner toda su atención en las responsabilidades de alta prioridad.

Segundo, delegue las tareas que pueda y, en verdad, déjelas ir en lugar de controlar continuamente su avance. (Eso incluye el trabajo doméstico. Evite la tentación de vigilar a quienes lo ayudan, que incluso pueden ser sus seres queridos. Las tareas aburridas no tienen que hacerse a su manera; solamente tienen que hacerse.)

Sin importar lo que haga o lo ocupado que pueda estar, nunca relegue lo necesario, pues a la larga saldrá peor si se salta comidas, disminuye la cantidad de ejercicio o no lo hace y se priva de dormir.

He aquí algunos consejos para manejar el tiempo sensatamente:

- Haga el trabajo más demandante cuando esté más alerta, lo cual para mucha gente es por la mañana. Deje para la tarde la contestación de llamadas no urgentes y otras tareas que requieran poca concentración.

- Deje sonar el teléfono si está ocupado haciendo algo que no pueda interrumpir; si tiene correo de voz o contestadora, permita que la persona que llame deje un mensaje y devuélvale la llamada cuando sea más conveniente para usted.

NUTRICIÓN

¿Estresado? No acuda a la comida chatarra, mejor pruebe estos refrigerios:

Leche tibia, yogur y budín de arroz. Todos proporcionan triptófano, aminoácido que produce serotonina, una sustancia química del cerebro asociada con la relajación.

Pan, cereal y pasta. Le inducen una sensación de calma al estimular la liberación de serotonina.

Plátano, jugo de naranja y chabacanos. Son ricos en potasio, que a menudo disminuye en los períodos de intenso estrés.

- Divida las tareas abrumadoras en secciones que pueda manejar, para que lo cansen menos. Hágalas poco a poco, cuando tenga unos minutos libres, y estarán terminadas antes de que se dé cuenta.
- Sólo diga no. Si en verdad no tiene tiempo para hornear ese pastel o aceptar ese proyecto extra, admítalo primero y luego halle la forma de decir que no a los organizadores y otras personas.

La respuesta del ejercicio

El ejercicio es un arma potente contra el estrés. Ayuda a aliviar la tensión muscular y desencadena la liberación de endorfinas, las hormonas que mejoran el humor. Además, aleja su mente de lo que le preocupa. La gente que se ejercita experimenta reacciones físicas más ligeras ante el estrés. Los estudios indican que los que se ejercitan antes de enfrentar una situación de estrés experimentan un aumento menor de los niveles de glucosa en sangre.

El ejercicio favorece períodos más prolongados de sueño profundo, lo que recarga más las baterías del cuerpo cuando éste lo necesita.

No tiene que ser fanático del ejercicio para obtener beneficios. Una caminata de 20 a 30 minutos o andar en bicicleta de 3 a 5 veces por semana ayuda (30 minutos al día es ideal).

La cuestión es elegir una actividad que disfrute. Cualquier tipo de ejercicio es valioso, pero para aliviar el estrés, existen formas que tienen ventajas específicas.

- Las actividades aeróbicas (a un ritmo lo suficientemente rápido para sudar pero suficientemente lento para sostener una charla) ayudan a reducir la tensión.
- Los ejercicios rítmicos (como el ciclismo, la natación, correr o remar) le producen un estado de calma similar a la meditación.
- Los deportes de ritmo rápido (tenis o squash) requieren concentración intensa y alejan la mente de las preocupaciones.
- Los deportes solitarios (caminar, correr, ciclismo) le dan oportunidad de resolver los sentimientos negativos y agresivos y calman la mente.
- Los deportes en equipo otorgan el beneficio de interactuar con otros.

Practique el optimismo

La carga que el estrés deposita en su cuerpo depende de cómo maneje la adversidad. Si tiende a retirarse, desilusionarse, culparse o culpar a otros, perder los estribos o beber unos tragos, estará permitiendo que el estrés lo domine. Por otra parte, si tiende a concentrarse en el lado brillante, estará mucho más inmune a los golpes de la vida.

Martin Seligman, psicólogo de una universidad y autor del libro *Learned Optimism*, identificó las actitudes que ayudan a las personas a manejar con gran éxito el estrés. Cuando algo malo sucede, los optimistas se dicen a sí mismos que la situación es tan sólo temporal ("las cosas mejorarán pronto"). Culpan a los sucesos externos, no a sí mismos ("a veces estas cosas suceden".) Consideran el incidente un evento aislado, no parte de algo más profundo ("esta persona tiene un problema conmigo, pero la mayoría de la gente no").

Según los psicólogos, si no es un optimista natural, puede aprender a serlo. Cuando note que reacciona ante un suceso en forma destructiva,

El valor de los amigos peludos

El apoyo de amigos y familiares protege contra las enfermedades relacionadas con el estrés, pero el afecto incondicional de un perro leal o de un gato amistoso es útil también. Los dueños de mascotas visitan menos al médico; es menos factible que se enfermen y más probable que vivan más tiempo que los que viven solos. Manejan mejor el estrés.

Un estudio indicó que los dueños de mascotas tenían nivel reducidos de colesterol y triglicéridos en la sangre (dos factores que influyen en las enfermedades cardíacas). Estos efectos no pudieron explicarse por diferencias en la dieta, por fumar o por otras circunstancias. Casi todos los dueños de mascotas tienen presión arterial mucho más baja.

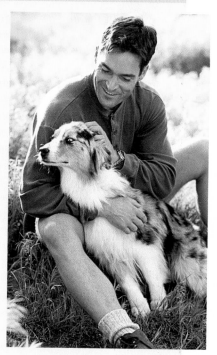

Las mascotas tienen un efecto significativo en la susceptibilidad de las personas a las enfermedades. Los niños expuestos a mascotas desde una edad temprana tienen asma con menos frecuencia. Un estudio indicó que los niños con mascotas en casa tenían sistemas inmunitarios más fuertes y menos probabilidad de faltar a la escuela por enfermedad.

No hay mejor forma de conocer gente e iniciar amistades interesantes que pasear a un perro en el parque o en un espacio abierto. Las mascotas en asilos incrementan las interacciones de los pacientes con otros. Para muchas personas, el cuidado de una mascota desarrolla el instinto de criar y aumenta la habilidad y oportunidad de hacer amigos.

deténgase un minuto y considere si hay otro punto de vista; en seguida trate de volver a formular sus pensamientos. El hecho de buscar la compañía de personas optimistas ayuda a cultivar una actitud más positiva.

Para una forma rápida de detener el flujo de pensamientos negativos, pruebe esto: anote con rapidez cinco o diez cosas que lo hagan feliz en la vida y pondérelas, una por una. Es una buena revisión de la realidad que lo ayuda a concentrarse en lo positivo y no en lo negativo.

Por último, puede reducir los niveles de estrés cediendo de vez en cuando (trate de comprometerse y de ver el punto de vista de la otra persona). En una confrontación, deténgase y pregúntese si ésa es una situación que "debe ganar". Si no, sea flexible y olvídelo.

Si necesita ayuda

Si siente que no puede controlar su nivel de estrés, pida consejo a amigos o a su médico y haga una cita con un asesor o terapeuta. Esto no es vergonzoso; por el contrario, muestra que está tomando el control de su situación al obtener la ayuda que necesita. Muchos terapeutas ofrecen una sesión gratuita para conocerse; úsela para ver si se siente cómodo con esa persona. Si está empleado, consulte el plan de prestaciones de su compañía; algunas ofrecen programas de asistencia al empleado que incluyen asesoramiento.

No deje pasar más tiempo y decídase a enfrentar todo aquello que le provoca estrés. Utilice los medios que le resulten más cómodos y obtenga la información necesaria para que lo asesoren profesionalmente sobre cómo controlar su estrés.

DATO
Las investigaciones muestran que la gente con vínculos familiares fuertes responde físicamente mejor ante el estrés.

10 Soluciones para el estrés

¿El estrés hace que su ánimo descienda en espiral? Trate de que esto no lo desaliente. Mejor actúe para tenerlo bajo control antes de que el estrés lo controle a usted. Éstas son algunas formas fáciles y adecuadas para controlar el estrés y divertirse al mismo tiempo.

1 Apóyese en otros

Los estudios de animales y personas indican que el contacto social ayuda a disminuir la respuesta física del cuerpo ante el estrés. Puede incluso mejorar la inmunidad. Cree un grupo de personas con quienes pueda contar. Comparta con un amigo sus preocupaciones y pídale consejo. Evite a la gente que siempre necesita algo sin dar nada a cambio, o la que siempre está de mal humor o deprimida.

2 Limpie su mundo

Deje de almacenar revistas y periódicos viejos que no necesita. Limpiar su entorno lo ayudará a prevenir la frustración de no poder encontrar lo que necesita, además de que le proporcionará la seguridad de saber que todo está en su lugar.

3 Elimine las prisas de último minuto

Salga de casa con tiempo para llegar a sus citas; establezca un sistema de pago directo para saldar sus cuentas; surta sus recetas con una semana de anticipación, compre desde antes esa tarjeta de cumpleaños o aniversario que le gustó para su mejor amigo. Estos pequeños planes pueden evitarle muchos dolores de cabeza.

4 Lleve un diario

Registrar todo lo que lo estresa y le agrada lo ayuda a reconocer patrones y a actuar en forma adecuada. Escribir es una forma de relajarse y de poner en perspectiva los sucesos y los planes a largo plazo.

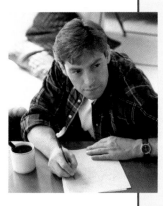

5 Organícese

Destine un sitio para cuentas, cartas y papeles. Guarde en lugar accesible los artículos que utiliza más. Dedique 5 minutos para arreglar su oficina o cuarto de estar al final del día. Tenga un calendario a largo plazo y una lista de pendientes a corto plazo. Palomee lo que termine: sirve de estímulo.

6 Que le den masaje

El masaje relaja los músculos tensos, disminuye el nivel de hormonas del estrés en la corriente sanguínea y estimula la liberación de serotonina, sustancia química del cerebro asociada con la relajación y sensación de bienestar. Los estudios indican que el masaje baja el ritmo cardíaco y la presión arterial. El contacto humano también ayuda.

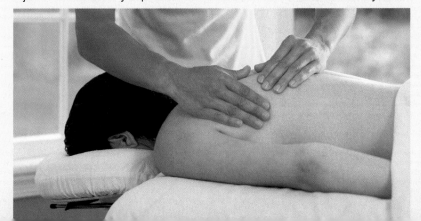

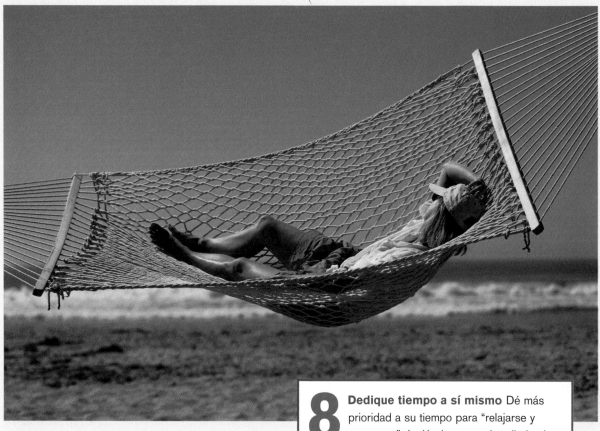

8 **Dedique tiempo a sí mismo** Dé más prioridad a su tiempo para "relajarse y renovarse". Inclúyalo en su plan diario al menos cada tercer día. Si tiene que interrumpir una actividad para disfrutar de su pasatiempo o un baño de placer, hágalo. Dedique tiempo a leer o a escuchar su música favorita.

7 **Acorte a la mitad su lista de pendientes** La mayoría de nosotros intentamos hacer demasiado. Luego de escribir su lista, decida lo que es más importante a largo plazo y acórtela a la mitad. Si no puede eliminar tareas, consiga que alguien las haga. Contrate a un vecino adolescente que pode el pasto, o encargue comida preparada.

10 **Ríase un poco** Al reír envía al cerebro sustancias químicas llamadas endorfinas. Calman el dolor y mejoran su sensación de bienestar. La risa estimula también corazón, pulmones y músculos; mejora su resistencia a la infección. Si ríe 20 segundos, el cuerpo recibe la misma cantidad de oxígeno benéfico (bueno para aliviar el estrés) que con 3 minutos de ejercicio aeróbico. Además, es casi imposible permanecer tenso mientras se ríe. Busque caricaturas, videos, programas de TV, escritores y cómicos que lo hagan reír. Comparta chistes por e-mail con amigos.

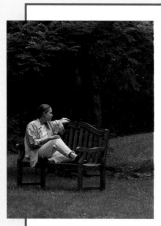

9 **Evite las multitudes** Trate de viajar en las horas no pico, coma 15 minutos antes que los demás, salga a divertirse el jueves y no el sábado, compre comestibles entre semana o pídalos por teléfono; use catálogos para comprar por correo ropa y otros artículos.

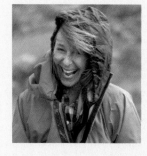

Aprenda a relajarse

¿Olvidó cómo relajarse? No es una pregunta tan ridícula como parece. Hay muchas formas diferentes de hacerlo y la verdadera relajación necesita esfuerzo, pero vale la pena intentar aprender.

El estrés (la reacción "pelear o huir") se presenta en forma automática en respuesta al peligro. El problema es que a no ser que literalmente huya del problema, no tendrá salida para la tensión que experimenta su cuerpo y eso daña la salud.

Puede aprender a controlar la respuesta del estrés activando en forma consciente la "respuesta de relajación". Con ciertas técnicas para relajarse, como la meditación y la respiración profunda, puede disminuir la presión arterial, alentar la respiración, cambiar los patrones de sus ondas cerebrales, reducir el consumo de oxígeno del cuerpo y mejorar algunos aspectos del sistema inmunitario.

Cualquiera de los siguientes métodos de relajación lo ayudará a aliviar la ansiedad, a fomentar una sensación de bienestar y a mejorar la salud general. Mientras más los practique, más poderosos serán en su vida.

Relaje los músculos

La relajación muscular progresiva es una técnica que incluye tensar y relajar grupos de músculos, uno por uno, para relajar todo el cuerpo.

Las técnicas de relajación, como la relajación muscular progresiva, ayudan a disminuir la presión arterial en personas con hipertensión relacionada con el estrés.

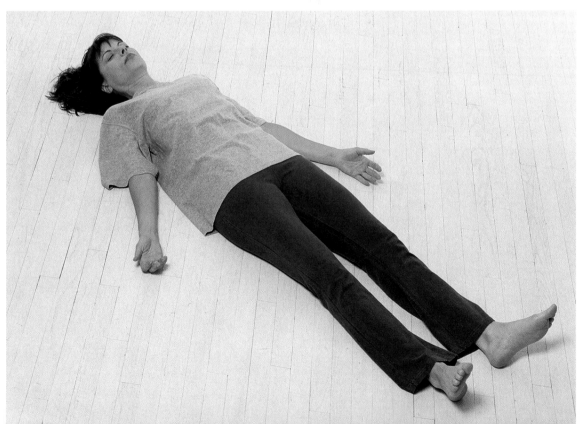

1 Recuéstese de espaldas en una colchoneta. Asegúrese de no estar en una corriente de aire.

2 Respire profundo, tense todo el cuerpo y mantenga la tensión varios segundos; note cómo se siente. Relájese mientras exhala y sienta la diferencia.

3 Tense cada parte de su cuerpo, una por una; empiece por los pies. Apunte los dedos hacia adelante y luego hacia arriba. Tense los músculos de las pantorrillas; relájelos. Siga con los músculos de los muslos y luego con los del estómago. Arquee un poco la espalda y luego presiónela contra el piso.

4 Continúe tensando grupos individuales de músculos. Cierre los puños; ábralos. Oprima los brazos en el piso; relájelos. Encoja los hombros; relájelos. Tense los músculos de la cara (arrugue la frente, apriete los dientes, abra la boca); relájelos.

5 Al terminar, siga acostado unos segundos. Debe sentir todo el cuerpo descansado.

Meditación

Hay muchos tipos de meditación. En la meditación trascendental, uno se concentra en una cosa (en general, una palabra o frase llamada mantra) para aclarar la mente y lograr un estado profundo de calma. Éste es un ejercicio básico de meditación trascendental para empezar. Practíquelo 20 minutos, una o dos veces al día.

1 Elija un sitio tranquilo donde no lo interrumpan. Cierre la puerta, desconecte el teléfono y ponga lejos

Aromas que calman

Los investigadores descubrieron que los aceites esenciales, destilados de plantas y flores, influyen en el humor y calman el dolor. En un hospital, un psicólogo tranquilizaba a los pacientes claustrofóbicos a quienes les efectuaban un escáner de resonancia magnética bombeando aroma de vainilla en la habitación.

Aunque algunos estudios indican que ciertos aromas, como el de lavanda, tienen propiedades relajantes especiales, cualquier fragancia sirve. Los aromas populares para el estrés incluyen ylang-ylang, neroli, madera de sándalo, eucalipto, rosa y geranio. Aquí, algunas formas de usarlos:

- Mezcle unas gotas de aceite esencial con un aceite base (como aceite de almendra o de uva) y agréguelo al agua del baño, o úselo para darse masaje. (La mujer encinta debe evitar el contacto de aceites esenciales en la piel.)
- Use un difusor (aparato eléctrico que dispersa moléculas de aceite esencial en el aire). Puede colocar un temporizador en el difusor para despertar con el vigorizante aroma de aceites cítricos, en lugar del zumbido de un despertador.
- Rocíe un par de gotas de aceite esencial en un pañuelo e inhale el aroma.

Precaución Los aceites esenciales pueden irritar la piel. No los aplique directamente sobre la piel, a no ser que primero los diluya en un aceite base. Nunca los ingiera ni se los aplique alrededor de ojos y boca.

a sus mascotas. Evite los momentos en que tenga hambre después de que haya comido mucho.

2 Use ropa holgada y siéntese en una postura cómoda.

3 Mientras respira lento y profundo, cierre los ojos y repita una palabra o frase (cualquiera que elija). Puede ser una palabra neutral, como "uno" u "om", una palabra inspiradora, como "paz" o "amor", o una frase religiosa, como "El Señor es mi pastor".

4 Cuando otros pensamientos entren en su mente, vuelva a dirigir su atención a su palabra o frase. Esto puede resultar difícil al principio, pero cuanto más practique la meditación, mejor podrá aclarar la mente de toda distracción.

Respiración profunda

Otra forma de usar la respuesta de relajación es concentrarse en la respiración. En momentos de estrés, tendemos a hacer respiraciones breves y poco profundas y llenamos de oxígeno sólo la parte superior del pecho. Los niños, al contrario, llenan por completo sus pulmones respirando en forma instintiva desde el abdomen, respiración que se llama profunda o diafragmática.

La respiración profunda aumenta su consumo de oxígeno, y ayuda a reducir la tensión propiciando un estado de relajación alerta. Practique esta técnica una vez al día.

1 Recuéstese de espaldas, con los pies un poco separados.

2 Respire lento por la nariz. Haga que la punta de la lengua toque el paladar durante este ejercicio. Si tiene tapada la nariz, inhale por la boca, un poco abierta.

3 Cuente hasta 4 mientras inhala; imagine que en sus pulmones entra aire tibio. Asegúrese de que el abdomen, no el pecho, sea el que se expande mientras los pulmones se llenan de aire.

4 Mantenga el aire en los pulmones mientras cuenta hasta 4.

5 Exhale despacio, haciendo ruido, mientras cuenta hasta 4; imagine

que la tensión sale junto con el aire. Contraiga los músculos del estómago para sacar todo el aire de los pulmones. Mantenga los hombros en el piso en todo momento.

6 Haga una pausa de uno o dos segundos y repita. A medida que esté más relajado, aumentará el conteo sin esfuerzo hasta llegar a 8.

Visualización

La imaginación es una herramienta poderosa. Los atletas la usan para mejorar su desempeño "viéndose" a sí mismos ejecutar el salto de altura o la carrera perfecta antes de hacerlo. Si se imagina calmado y bajo control, el cuerpo responde bien. Los estudios indican que la visualización disminuye la ansiedad e incluso el dolor. Éste es un ejercicio simple de visualización que puede practicar todos los días o cuando sienta que el estrés empieza a aumentar.

1 Haga varias respiraciones profundas, como en el ejercicio de la izquierda.

2 Imagine una escena tranquila (un lago, la cima de una montaña o un lugar donde se sienta calmado).

3 Sumérjase en cada aspecto de la escena. Imagine el color del césped o del agua, sienta el aire tibio o frío en la cara, huela el océano salado o los pinos o las flores, escuche el canto de las aves o el ruido rítmico de las olas. Permita que estos detalles absorban toda su atención durante cinco o diez minutos. Note que su respiración es ahora más lenta y regular. Cuando esté listo para "soltarse", permita que la imagen desaparezca lentamente.

NUTRICIÓN

El cuerpo consume más vitamina C en los momentos de estrés; cuando se sienta estresado, asegúrese de obtener la suficiente. Algunos expertos recomiendan aumentar el consumo hasta 500 mg mediante comida y complementos. Al obtener más vitamina C, tendrá una ganancia adicional: en estudios recientes en animales, la vitamina redujo los niveles de hormonas del estrés en la sangre.

Busque el Oriente para relajarse

Las prácticas orientales, como el yoga y otras descritas abajo, lo ayudan a encontrar el equilibrio si está estresado. En muchas, las posturas definidas y los movimientos repetitivos ayudan a concentrar la mente y relajar el cuerpo. Para mayor beneficio, dedique tiempo a aprender la técnica adecuada. Tome clases con un maestro experimentado. Al aprender el método, podrá practicarlo solo.

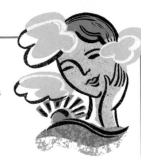

TÉCNICA	¿QUÉ ES?	¿QUÉ PUEDE HACER?
Yoga	Significa "unión". Integra cuerpo, mente y espíritu para favorecer una mejor salud. Consiste en una serie de posiciones, movimientos y estiramientos corporales. El más común es el estilo lento Hatha, que se enfoca en ejercicios de estiramiento y respiración. El yoga de poder, con movimientos rápidos de estiramiento, puede hacerlo sudar; es también popular.	Fortalece los músculos, mejora la flexibilidad y la sensación de bienestar. Relaja el cuerpo. Los estudios indican que practicar yoga con regularidad reduce la temperatura corporal, la presión arterial y el ritmo cardíaco. Consulte primero al médico si tiene problemas en corazón, pulmones, huesos o músculos, pues quizá tenga que limitar las posiciones de cabeza.
Tai chi	Desarrollado hace más de 1,000 años como un arte marcial chino, ahora se practica en variedad de "escuelas" o formas. Llamado "meditación en movimiento", incluye movimientos lentos circulares y posturas gráciles combinadas con respiraciones profundas. Calma la tensión en mente y cuerpo.	Fortalece los músculos y las articulaciones. Mejora la circulación y el equilibrio. Lo hace sentirse tranquilo, pero alerta.
Qigong	Se desarrolló en China como sistema de meditación y ejercicio de autocuración. Se basa en el concepto asiático del "chi" o energía vital de vida. El chi bloqueado causa enfermedades; a la inversa, el flujo del chi estimulado conduce al bienestar. Coordinación de ejercicios suaves, posturas y respiración, con visualización.	Favorece la relajación. Mejora el sistema inmunitario. Mejora el equilibrio y la flexibilidad.
Reiki	Se desarrolló en Japón en el siglo XIX, a partir del antiguo arte budista de curación y relajación. Es una forma de terapia de curación basada en la transferencia del chi o fuerza vital de vida del donador al receptor. Se parece al masaje, pero algunos facultativos se lo hacen sin tocarlo. Usted yace en una mesa de masaje, vestido, mientras el facultativo pone las manos en posiciones específicas sobre su cuerpo o a varios centímetros de él.	Restaura la salud física, mental y emocional.

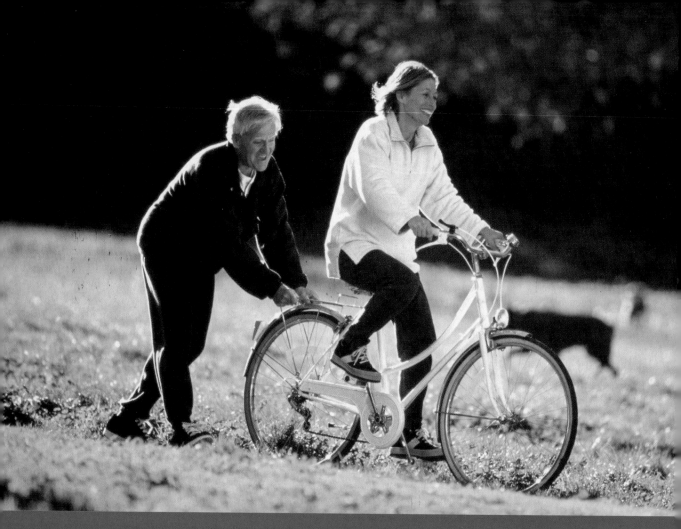

8

Siéntase bien

Siéntase bien consigo mismo

Si piensa que su estado emocional no afecta su salud, piénselo de nuevo. La mente y el cuerpo están vinculados, para bien o para mal, en la enfermedad y en la salud. He aquí como interactuan.

Los científicos aprenden más cada día acerca del vínculo entre la mente y la salud. Se ha demostrado que el estrés, la ira y la depresión allanan el terreno para las enfermedades. Por otro lado, si se siente bien consigo mismo, tiene una actitud positiva y su participación en la vida es activa, es más probable que se sienta feliz y que esté sano.

La autoestima sí importa

Muchas cosas (la genética, su medio ambiente, lo que come, su salud, cómo duerme e incluso las estaciones del año) influyen en su estado emocional; pero en el fondo de todo está la manera en cómo se ve a sí mismo. La autoestima es muy importante, aunque hay quien no lo cree así. Las personas que se valoran no sólo enfrentan mejor las adversidades de la vida, sino que se sienten más plenos, seguros y afortunados, incluso gozan de mejor salud. Los estudios indican que una autoestima positiva ayuda a proteger a la gente contra la depresión y la ansiedad, padecimientos que pueden aumentar el riesgo de contraer desde resfriados y osteoporosis hasta una cardiopatía.

El sentido de la valía de casi todos tiene su raíz en la infancia, en la aceptación o rechazo de padres, maestros y amigos. Pero al envejecer, la mayoría nos juzgamos por lo bien o mal que actuamos en el mundo,

AUTO EXAMEN

¿Cómo está su salud emocional?

Medir su estado mental no es tan simple como medir la presión arterial. Para tener una idea general de cómo está, empiece preguntándose si usted:

- es una persona con mucha energía e iniciativa.
- tiene o ha tenido una relación satisfactoria y duradera con una pareja.
- tiene lazos de amistad buenos y seguros.
- está abierto a gente nueva e ideas nuevas.
- ríe con facilidad y frecuentemente.
- rara vez se siente culpable de sus decisiones.
- supera pronto la ira.
- permanece en contacto con sus sentimientos.
- se siente deprimido pocas veces al año.
- evita a conocidos y familiares abusivos.
- toma decisiones espontáneas, sin mucha preocupación.
- tiene vida sexual activa y placentera.
- es moderado con el alcohol.
- siente que puede continuar después de una pérdida emocional profunda.

Si respondió "no" a más de una o dos de estas preguntas, puede ser hora de renovarse y actuar. Siga leyendo, tenemos información para mejorar su bienestar emocional.

especialmente en las relaciones emocionales y el trabajo.

La capacidad para amar y ser amados da sentido a nuestras vidas, sentimos que tenemos un propósito, también hallamos satisfacción y orgullo en los logros del trabajo; la gente que conocemos y con la que trabajamos refuerza nuestro sentido de autovaloración y nuestro papel en la vida.

Al llegar a la edad madura, nuestra autoestima puede dar un giro en respuesta a los cambios en nuestra vida. Las relaciones maritales pueden cambiar, los hijos se van de casa y empezamos a disminuir la carga de trabajo al acercarnos al retiro. Lo que ve en el espejo quizá ya no sea lo que veía antes.

Mejore su autovaloración

Si su autoestima se erosiona un poco, hay muchas formas para fortalecerla de nuevo.

- **Reestructure su identidad** Redefina la base de su sentido de autovaloración. En lugar de "gerente de ventas", "analista de mercados" o "madre", considérese "organizador de la comunidad", "voluntario y caritativo", "gran cocinero", "jardinero talentoso", "buen amigo" y mucho más.

- **Hable con su crítico interior** Esté consciente de lo duro que es consigo mismo y cambie su actitud negativa por una charla positiva.

- **Arriésguese** Como se dice por ahí, es mejor intentar algo y fracasar que tener éxito al no intentar nada. Concéntrese en metas relacionadas con las actividades que realmente le interesen, para que disfrute el sentido de tener un propósito y

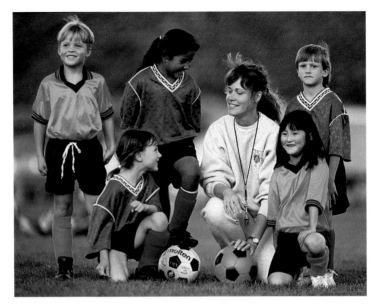

Sentir que uno es útil y pertenece a un grupo es muy importante para la autoestima.

encuentre placer en el intento, ya sea que logre plenamente o no su objetivo.

- **Dedíquese tiempo** Lea el periódico, lleve un diario, nade. Esto es importante para las mujeres, que a menudo están tan ocupadas atendiendo a otros que descuidan sus necesidades e intereses.

- **Mantenga sano su cuerpo** Coma una dieta balanceada y esté físicamente activo para mantenerse en forma, ya sea que esto signifique subir más escaleras o ejercitarse con un entrenador personal. Se verá y se sentirá mejor, y tendrá energía para nuevas actividades.

- **Dése el crédito** Recuerde sus mejores cualidades y haga una lista. ¿Es divertido, considerado, generoso? Siga agregando cualidades a la lista (y saque la lista cuando necesite darse ánimos). Asimismo, aprenda a ver el lado positivo de sus errores. Por ejemplo, si habla demasiado por teléfono, recuerde que también valora a sus amistades y cultiva sus relaciones.

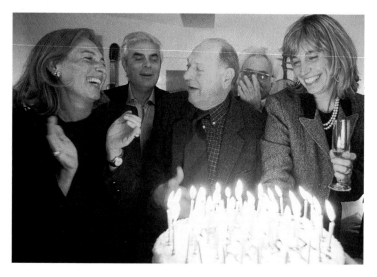

Un cumpleaños significativo puede desencadenar una crisis de madurez. En lugar de eso, mejor úselo para revalorar sus metas y enfocarse en lo que en verdad le importa.

¿Cuál crisis de madurez?

Una buena imagen de sí mismo lo ayuda a soportar el estrés inevitable en su vida, incluso la expectativa de envejecer. Por ejemplo, es una gran ayuda en lo que la gente suele llamar, a veces incluso con desdén, una crisis de madurez. Para algunas personas, éste es un periodo de

inseguridad, aburrimiento, ansiedad, depresión e incluso pánico. Por supuesto, no todos lo experimentan, y para algunos la incertidumbre es leve y dura poco tiempo. Pero para un 10% de la gente, la crisis es terriblemente real.

Una crisis de madurez suele darse después de un suceso negativo que ponga en juego su concepto de vida (divorcio, pérdida de empleo, enfermedad grave o muerte de un ser querido). El momento de la verdad puede incluso iniciar por caer en la cuenta que sus hijos se van de casa o inician su propia familia.

Sin importar qué active la crisis, puede inundarlo con una sensación de insatisfacción y hacer que se pregunte: "¿Eso es todo?" Pero estos

Cómo manejar una crisis de madurez

Experimentar una crisis de madurez no necesariamente es malo. He aquí cómo debe tratar de vivirla y salir adelante.

- **Dése tiempo** Busque un tiempo para reflexionar y buscar su alma. Si no logró lo que deseaba, reevalúe sus metas o cámbielas. Si se siente atrapado en un trabajo que odia, tome las medidas pertinentes.
- **No dependa de arreglos rápidos** Quizá esté impaciente por lograr cambios radicales, pero recuerde que el cambio y el crecimiento suelen ocurrir como parte de un proceso gradual.
- **Mire hacia el exterior** Repítase con frecuencia: "No todo es sobre mí." Contribuya con el mundo a su alrededor. Al hacerlo, cada vez se interesará más por los demás y esto le servirá para el resto de su vida.
- **Reinvéntese** Si antes basaba su autovaloración en la apariencia o la inteligencia, ahora explore otras cualidades. Véase en situaciones nuevas, en diferentes funciones, usando fuerzas no exploradas.

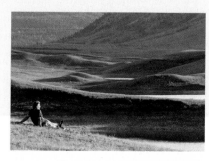

sentimientos perturbadores le ofrecen la posibilidad de cambio y crecimiento. Esta crisis puede ser un despertar a la madurez, una oportunidad para fijar sus metas otra vez y apreciar su vida de otro modo.

Para llegar a un acuerdo con usted mismo y el rumbo que tomó su vida, tiene que retroceder y evaluarse. Revise su vida como es, con sus altas y bajas. Mire hacia atrás no con pesar, sino con gratitud por las lecciones que aprendió.

Planee el retiro

Su retiro (esa recompensa tan esperada por los años de trabajo) es muy importante, pero puede afectar sus sentimientos de autovaloración, sus finanzas y hasta su matrimonio.

Aunque es bien recibido por mucha gente, el retiro puede causar confusión, ansiedad y depresión a otros. Para evitar estos sentimientos negativos, es importante planear con anticipación. Esto significa poner en orden sus finanzas y establecer relaciones personales que no se basen sólo en su trabajo profesional. Esto es importante sobretodo para las personas cuyas relaciones sociales están limitadas al trabajo y que obtienen su sentido del yo de él. Esta gente suele sentirse perdida tras su retiro.

Las personas que son más felices en el retiro tienden a nutrir sus relaciones y a mantenerse ocupadas con cosas que disfrutan. Eso incluye iniciar un nuevo negocio o pasatiempo o dedicarse al trabajo soñado (más sobre esto en la pág. 215). Lo importante es no retirarse emocionalmente de la vida. A la gente que cae en esta trampa suele irle muy mal y es más probable que llegue a tener problemas de salud.

Juntos para siempre, pero no pegados

Sin importar lo que haga en su retiro, su matrimonio sentirá los efectos de esta transición. Quizá le sorprenda saber que los investigadores encontraron que la depresión y el conflicto marital aumentaban entre hombres y mujeres recién retirados. Otro estudio indicó que la clave para un matrimonio feliz después del retiro no era el dinero ni la salud, sino el éxito con el que una pareja manejaba la transición.

La mejor forma de manejar cualquier etapa nueva de su vida es dar los siguientes pasos que fortalecerán sus relaciones. He aquí lo que debe hacer:

- **Sean considerados el uno con el otro** Las metas o preocupaciones de su pareja quizá difieran de las suyas. Esfuércese por lograr una mejor comprensión. A veces hay que ponerse en los zapatos de la pareja.
- **Comparta las tareas de la casa** (y no critique las técnicas de su pareja.) Luego pasen una cantidad equivalente de tiempo dedicados a cosas que ambos disfruten.
- **Amplíen su red social** No dependa de su pareja para satisfacer sus necesidades sociales. Involúcrese en actividades que lo pongan en contacto con diversas personas.
- **Dense espacio el uno al otro** tanto emocional como físicamente. Cada uno debe tener espacio en la casa para "hacer lo que guste". Si acaba de retirarse, comprenda que su pareja necesita estar a solas de vez en cuando.
- **Háblenlo** Aumentar el número y la variedad de temas sobre los que hablan cada día fomenta una mejor comunicación general. Compartan sus opiniones sobre noticias, política, intereses culturales, entretenimiento, planes para vacaciones y todo tipo de ideas nuevas.
- **Recuerden que son un equipo** Acuerden que cada uno se comprometa con una decisión antes de seguir adelante y no decidan cosas importantes con rapidez. Irse a vivir a ese soleado lugar de España quizá no sea lo que soñaron.
- **Mantengan el sentido del humor** Poder reírse de sí mismos y los apuros que enfrentan es el mejor tónico.

No pierda el contacto

Es bien sabido que quien permanece relacionado socialmente vive más tiempo y se mantiene más sano. Los amigos íntimos y una red de apoyo son tan buenos como un tónico medicinal.

La gente que necesita estar con los demás es tal vez la más afortunada. Eso dice una canción y quizá esté en lo cierto. Quienes tienen lazos sociales sólidos con amigos, familiares y colegas disfrutan de una vida más larga, activa y satisfactoria que los que se aíslan social y emocionalmente.

Los estudios ratifican dos hechos clave sobre las relaciones sociales:

● **El aislamiento daña la salud** En un estudio, las mujeres con pocas oportunidades de relacionarse con los demás tuvieron presión arterial más alta que las que sí se relacionaban socialmente. Aquellas con menos relaciones, tuvieron un riesgo de muerte prematura de 2 a 4 veces mayor sin importar la edad ni otros factores.

● **El apoyo social mejora la salud** La gente mayor con un círculo sólido de amigos tiene menos riesgo de enfermedades cardíacas. Las mujeres con cáncer de mama metástico que participaron en un grupo de apoyo semanal vivieron en promedio 18 meses más que las que no participaron.

Las interacciones sociales protegen el cuerpo de los efectos negativos del estrés. Las personas con un apoyo

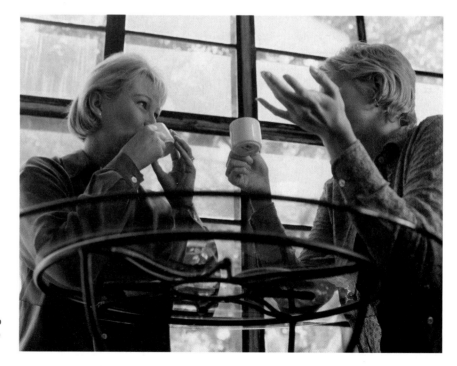

Esfuércese por mantener las relaciones que lo hacen sentirse feliz, entusiasmado y relacionado, y olvídese de las que no le den esto.

¡Adelante! Cómo encontrar viejos y nuevos amigos en Internet

Internet se está convirtiendo en una forma de encontrar amigos perdidos y también de hacerse de amigos nuevos en todo el mundo. La mayoría de los sitios web no cobran por el servicio.

- **Inicie con una búsqueda general,** cuando quiera localizar a personas que formaron parte de su vida hace muchos años, en direcciones como www.t1msn.com.mx, www.yahoo.com.mx y www.google.com.mx. Escriba el nombre de la persona entre comillas (para asegurarse de que se haga la búsqueda del nombre completo). Si no lo encuentra, navegue hasta encontrar alguna herramienta de búsqueda más específica.
- **Pruebe un sitio** localizador de personas, por ejemplo si quiere localizar a sus ex compañeros de la primaria, preparatoria o universidad. Consulte entre otros sitios web: mx.todalanet.net/ o www.amcverano.unam.mx/busca_ciencia.htm,

en México; o tal vez buscador.ya.com, en España, si tiene parientes en ese país.
- **Conozca nuevos amigos** en las páginas o foros especiales de los principales buscadores que puede consultar en línea, como: google.com, yahoo.com, hotmail.com. En muchos de esos foros se clasifica el tipo de amistades que se ofrecen. Así, puede usted consultar los que se refieren a las personas mayores, pues al navegar por ellos encontrará afinidades, consejos y grupos de apoyo.
- **Visite sitios especiales** para pasatiempos especiales, sin importar la edad que tenga, como manualidades, aeromodelismo o lectura.

social sólido han mostrado menos necesidad de alivio para el dolor y una recuperación más rápida de la enfermedad. También es más probable que sigan el consejo del médico y se cuiden. Y las mujeres relacionadas socialmente tuvieron más probabilidades de seguir dietas con poca grasa que las que se aislaban más.

La gente es prioridad

Éstas son algunas formas para mantener y fortalecer las amistades ya establecidas y hacer otras nuevas, ya sea que esté retirado, sea viudo o sólo un poco tímido:

- **Inicie interacciones informales** Converse con el empleado de donde compra el periódico, comparta un chiste con la cajera del súper o hable con un vecino con el que nunca ha hablado. Estas interacciones ayudan a mantener un sentido de comunidad.
- **Reanude viejas amistades** Visite al primo o a amigos que no ha

visto en años. Pase tiempo a solas con su hermano o hermana. Estas personas no sólo mantienen su historia y lo relacionan con su pasado, sino que al nutrirse estas relaciones, todos los involucrados tienen la oportunidad de crecer y desarrollarse de manera personal.
- **Escriba, telefonee o envíe un correo electrónico** Cuando los amigos y la familia se muden, mantenga el contacto. Aunque el teléfono y el correo electrónico son las formas más rápidas de comunicarse, es mejor en persona; haga el esfuerzo de visitarlos.
- **Salga de casa** Quizá se sienta incómodo en situaciones sociales nuevas, pero dejará de crecer si no se aventura más allá de lo familiar. Hay muchas opciones recreativas: jugar cartas, tomar clases de cocina, asistir a servicios religiosos, ser voluntario en obras benéficas o entrar en un grupo de poesía, pintura o lectura.

DATO

Un estudio indicó que las personas con seis o más tipos diferentes de relaciones, incluidos la pareja, colegas de trabajo, amistades y relaciones familiares, tuvieron 25% menos probabilidades de resfriarse que las que tenían menos lazos de tipo social.

Siga enamorado de la vida

Decir sí a la vida (comprometer corazón, mente y alma) es la mejor receta para permanecer joven de corazón. Abrazar nuevas ideas y posibilidades lo mantiene mentalmente joven y divertido.

Envejecer bien no es sólo permanecer sano, sino también animado. ¿Por qué otra razón desearía conservar una buena salud si no es para prolongar el placer que siente por la vida?

Al cuidar su felicidad, también está cuidando su salud. Los estudios indican que las personas felices se enferman con menos frecuencia y se recuperan con mayor rapidez. El optimismo ha sido relacionado con defensas inmunitarias más fuertes. La gente positiva y feliz también tiene más éxito en encontrar pareja que sus homólogos pesimistas.

Haga una lista de los viajes que siempre deseó hacer y luego haga la reservación para ir a uno.

Aprenda toda su vida

Permanecer mentalmente activo y abierto para dominar nuevas habilidades y temas le añade más alegría, aventura y plenitud a su vida, y lo ayuda a alejarse del aislamiento, la ansiedad y la depresión. Aunque nunca haya perdido su capacidad de aprender, ésta puede atrofiarse si no la usa lo suficiente. Éstas son formas de ejercitar sus músculos mentales. (Más en págs. 240 a 253 sobre cómo mantenerse mentalmente activo.)

- **Amplíe sus horizontes** Visite a su agente de viajes para que le dé ideas sobre vacaciones en el

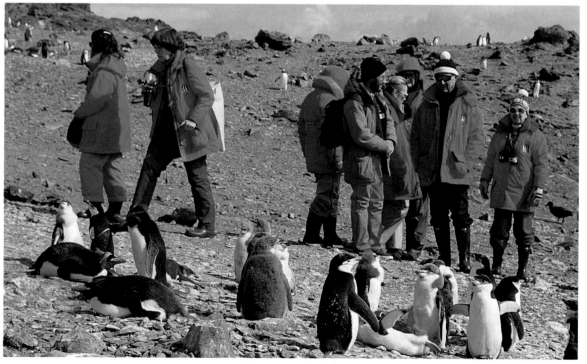

Ría para tener una salud mejor

La risa es buena para usted. Desencadena la liberación de endorfinas, sustancias químicas del cerebro que lo hacen sentirse bien y que están relacionadas con la sensación de bienestar. La risa elimina el estrés al relajar los músculos y disminuir el ritmo cardíaco y la presión arterial. Quizá lo ayude a ver su situación bajo una nueva luz.

El humor también ayuda a sanar. Estudios recientes indicaron que los niños enfermos hospitalizados que fueron visitados por médicos "payasos" sanaron más pronto. Para inyectar más ligereza a su vida:

- **Inicie el día con humor** ya sea con un calendario de caricaturas, un sitio web divertido, un programa matutino en televisión o radio, o una audiocinta entretenida que vaya escuchando en el auto rumbo al trabajo.
- **Deje lugar para la fantasía** Busque comedias en la tienda de videos. Incluso 5 minutos de estar viendo una película divertida inician el bombeo de endorfinas. Investigue si hay un club de comedia cercano. Lea libros de poesía o humor. Comparta chistes y juegos de palabras con la familia.
- **Intercambie chistes con amigos** por e-mail. Junte caricaturas que lo diviertan. Ponga una en la puerta del refrigerador y cámbiela cada semana.
- **Si es necesario, finja.** El acto físico de sonreír, incluso si no tiene ganas, causa cambios químicos en el cuerpo que levantan el ánimo. Las sonrisas son contagiosas y hasta podría iniciar una epidemia rápidamente.

extranjero o hágase miembro de alguna asociación que ofrezca eventos adecuados para viajeros de más de 50 años. Hay muchas compañías de viajes especializadas en recorridos culturales y de aventura para personas mayores.

Ejercite la mente Estudiar algo nuevo, como un instrumento musical, arte prehistórico o un idioma extranjero, ejercita su habilidad para pensar creativamente y mantiene su mente en excelente estado. Centros de educación para adultos, universidades locales y planetarios son sitios ideales para expandir sus horizontes educativos y encontrar amigos nuevos.

Sea un estudiante adulto de intercambio Si busca algo que sea más fuera de lo común, puede convertirse en un estudiante de intercambio en el extranjero. La familia anfitriona le proporciona hospedaje y comida por un costo mínimo y podrá aprender y practicar el idioma local todo el día. Para mayores datos, busque información en Internet.

Piense en forma positiva

Cuando se trata de ser feliz, una actitud positiva ayuda. Los investigadores documentaron los beneficios físicos y sociales de mirar la vida con una sonrisa. Los estudios indican que los optimistas tienden a vivir más tiempo que los pesimistas.

El optimismo no es sólo pensar positivamente (lo que algunos psicólogos llaman "optimismo pasivo"). Optimismo significa tener una actitud proactiva y tomar medidas para mejorar las condiciones de su vida.

DATO
De 300 pacientes hospitalizados con lesiones, los que creían que aprenderían algo de esa experiencia, y consideraban que la lesión quizá fue inevitable, dejaron más pronto el hospital, se curaron el doble de rápido y tuvieron menos complicaciones que los que se culpaban a sí mismos de no haber prevenido la lesión.

Ser voluntario en una organización, como alguna asociación de caridad, lo ayudará a descubrir nuevos intereses, quizá hasta nuevas habilidades, y lo introducirá a un nuevo grupo de personas.

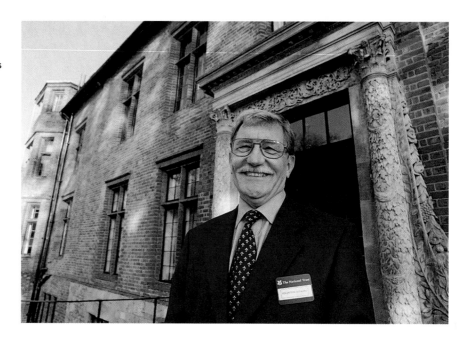

Incluso si usted no es optimista por naturaleza, puede aprender a serlo. Empiece fingiendo. Con el tiempo, se convertirá en optimista con sólo haber actuado como tal. Empiece así:

- **Cambie su enfoque** En lugar de ver los acontecimientos de su vida como problemas, véalos como desafíos. Si le diagnostican una enfermedad, en lugar de desesperarse o de depender por completo del consejo del médico, haga muchas preguntas, lea sobre su padecimiento y aprenda más sobre éste. Encuentre un grupo de apoyo donde pueda hacer que los demás y usted se sientan mejor.

- **Diga "gracias" cada día** Tenga un "diario feliz". Inícielo con diez cosas, grandes y pequeñas, por las que esté agradecido ("mi computadora no se averió hoy" o "mi socio tiene buena salud"). Siga añadiendo más cosas buenas que le ocurran, y los días en que se sienta un poco deprimido, acurrúquese en un sillón con su diario y una bebida caliente.

- **Vea con ojos de niño** Permítase sorprenderse. Reflexione sobre la maravilla de los bebés, las mariposas, los efectos de alta tecnología en las películas, el cambio de estación y todas las cosas sorprendentes que lo rodean.

- **Decídase a dejar de ser infeliz** Para esto quizá primero tenga que ir por partes hasta que logre manejar la situación. Inténtelo un minuto, luego una hora, un día y siga así. Como dijo Dale Carnegie: "Actúe como si ya fuera feliz y eso tenderá a hacerlo feliz."

Desee ser feliz

¿Sabía usted que 40% de los voluntarios tienen más de 50 años y muchos son de más de 60 y 70 años? La cantidad de mujeres voluntarias supera en algo a la de los varones, pero todos tienen un papel valioso en una variedad de organizaciones de beneficencia tanto especiales como para la población en general. El grupo de voluntarios mayores experimentados y físicamente activos aumenta cada día y las organizaciones los aprovechan gustosas. Puede formar parte de esta multitud creciente poniéndose en contacto con un grupo que actúe como intermediario entre los voluntarios potenciales y las necesidades de la beneficencia y otras organizaciones. Llame por teléfono o visite sus sitios web. En la Guía de ayuda, al final del libro, damos datos de algunas organizaciones.

Usted puede añadir años a su vida convirtiéndose en voluntario. Según un estudio realizado en Inglaterra, los ciudadanos mayores que trabajaban como voluntarios tuvieron un riesgo 67% menor de morir durante un período de siete años, comparado con quienes no fueron voluntarios.

Siga sus creencias

Los estudios indican que la gente que asiste a servicios religiosos cada semana vive en promedio ocho años más que la que no asiste.Mueren menos de cardiopatías, tiene la mitad de riesgo de depresión, requiere menos medicamento y tiene menos complicaciones postoperatorias.

Creer en un poder superior facilita enfrentar las dificultades de la vida y ayuda a aliviar el estrés (un factor de riesgo de enfermedad). La gente que tiene fe también tiende a ser optimista y esto repercute positivamente en el curso de la enfermedad. La espiritualidad no está limitada a la religión organizada. Puede hacerse mucho bien si sólo medita o camina en la playa o en el campo.

El poder de una mascota

Atender a una mascota (una criatura que dependa totalmente de usted) ayuda mucho a mejorar su sentido de realización en la vida. Un amigo peludo o con plumas lo ayuda a:

- **Divertirse** No hay nada como un perro o un gato para que lo divierta y entretenga. En una encuesta a hombres que tenían mascotas, 52% confesaron haber cantado o bailado con sus perros.
- **Sentirse adorado** Las mascotas pueden ser mejores que los amigos para elevar su autoestima. Nunca juzgan y siempre están listas para aceptarlo y quererlo.
- **Tener a alguien a quien amar** Las mascotas ayudan a evitar que se sienta solo, lo cual podría dañarle la salud. Un estudio indicó que tener una mascota produjo mejor salud en tan sólo un mes.

DATO
La gente que asiste a servicios religiosos con regularidad o que estudia la Biblia tiene presión arterial más baja y una probabilidad 56% menor de haber sido hospitalizada en el año anterior que la que no asiste a ellos.

¿Cuál es el trabajo de sus sueños?

Los expertos dicen que un retiro feliz depende no de lo que deja, sino de aquello que hará. Es una oportunidad dorada para dedicarse a un trabajo o actividad que tenga más sentido para usted, una segunda carrera o un sueño de toda la vida. Una forma común en que muchos jubilados lo logran es al obtener ese empleo de medio tiempo que siempre han deseado, guía de turistas o cuidador de un parque. Al elegir lo que le gustaría hacer, pregúntese:

1 Cuando era niño, ¿qué quería hacer? ¿Recuerda por qué?
2 ¿Qué es lo que ha deseado hacer pero nunca dispuso del tiempo para hacerlo?
3 Si está pensando en hacer un trabajo en particular:
- ¿Tiene la fuerza física y el temperamento adecuado para hacerlo a largo plazo?
- ¿Cómo lo ayudará a ser más feliz?
- ¿Tendrá algún beneficio extra, tal como trabajar al aire libre, ser productivo y valorado, aprender técnicas u oficios nuevos, visitar nuevos lugares?

Una vez que haya elegido su trabajo ideal, ¿cómo encontrarlo? Búsquelo en ferias de trabajo, Internet y anuncios, y vincúlese con personas y organizaciones en el campo que escogió. Una de las mejores formas de encontrar un empleo es a través de amigos, vecinos y grupos de la iglesia o de la comunidad.

Controle su estado de ánimo

La preocupación, la ira y la depresión dañan su estado de ánimo, su sistema inmunitario y su corazón. El secreto de una buena salud y de la felicidad es controlar adecuadamente su mal humor.

Quizá se enoja de la nada, o tal vez a menudo está ansioso o deprimido. Hay algo más en juego que su felicidad: los científicos han demostrado que su estado de ánimo afecta su salud.

Derrote la tristeza

Todos se sienten deprimidos en alguna ocasión. Es perfectamente normal y a menudo una reacción propia de un cambio o una pérdida (como divorcio, aflicción y despido). Pero la depresión crónica lo hace más vulnerable a la enfermedad y agrava padecimientos como las cardiopatías y la artritis reumatoide.

Como la depresión eleva los niveles de la hormona del estrés cortisol, la cual roba calcio a los huesos, puede contribuir a la pérdida ósea y aumentar el riesgo de fracturas.

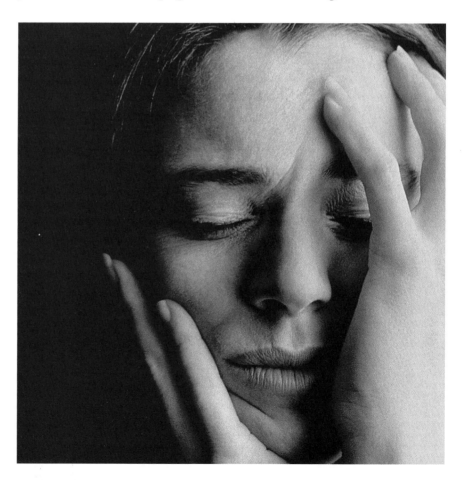

La mujer tiene mayor riesgo de depresión que el hombre. Las personas mayores de 65 años son especialmente susceptibles a ella.

Una forma de alejar la depresión es mantener una red social activa y seguir involucrado en la vida. La forma más rápida de animarse es salir y hacer ejercicio. Esto aumentará los niveles de endorfinas, las sustancias químicas que hacen que el cuerpo se sienta bien. El ejercicio lo ayuda a prevenir la depresión.

Un estudio indicó que la asistencia a clases de ejercicio de 45 minutos, dos veces por semana, mejoró los síntomas de gente que sufría depresión mucho mejor que la misma cantidad de tiempo dedicada a pláticas de salud y discusiones. El ejercicio dio resultado en casos en que los antidepresivos habían fallado.

También levantar pesas es efectivo. En otro estudio, gente que sufría depresión ligera o moderada usó aparatos de pesas tres veces a la semana. Luego de diez semanas, el 82% ya no mostraba signos de depresión.

Si se interesa en remedios naturales contra la tristeza, considere la hierba de San Juan, que puede adquirir en tiendas naturistas. La acción antidepresiva de esta hierba se está estudiando muy de cerca. (Más información en la pág. 328.)

Si sus sentimientos de infelicidad duran más de dos semanas o empiezan a abrumarlo, debe hablar con el médico, quien decidirá si necesita un antidepresivo. Si constantemente le falta energía, siente que no vale nada, no encuentra placer en lo que le gustaba, o si empieza a experimentar problemas de sueño, a subir o bajar de peso de manera significativa, a tener dificultad para concentrarse o recordar, o a tener pensamientos persistentes de muerte o suicidio, busque la ayuda de un profesional. (Más información sobre la depresión en las págs. 326 a 329.)

¿Preocupado yo?

Un poco de preocupación de vez en cuando es productiva. Sin ansiedad, quizá no se preocuparía por cerrar la puerta con llave por la noche o por hacerse una mamografía de manera periódica. Pero cuando la preocupación impide que disfrute la vida, es tiempo de aligerarse un poco.

Demasiada preocupación causa muchos problemas, como falta de concentración, malos hábitos de sueño, menor capacidad para manejar dificultades cotidianas y problemas físicos, como presión arterial alta.

Antes de preocuparse hasta enfermar, pruebe estas estrategias:

- **Vea las cosas desde una perspectiva diferente** No ahonde en los detalles. Hable consigo mismo sobre la situación general o imagine qué haría un amigo sensato si estuviera en su caso.
- **Anote sus preocupaciones** Escribir sus preocupaciones lo ayuda a crear una distancia

¿Está triste?

Si los meses de invierno lo entristecen, quizá tenga un trastorno afectivo estacional, un desorden del humor relacionado con la disminución de luz estacional. Enero y febrero pueden ser difíciles y quizá experimente poca energía, un estado de ánimo decaído y aumente de peso.

Si padece esto, trate de pasar al menos una hora al día al aire libre; en invierno, camine bajo la luz del sol. Si no puede obtener suficiente luz del sol a diario, quizá sea candidato para la fototerapia en casa. Ésta consiste en sentarse frente a un aparato que produce una luz brillante, no ultravioleta (similar a la del sol), durante unas horas cada mañana. Para un alivio duradero, siga con la fototerapia hasta la primavera. (Más información en la pág. 329.)

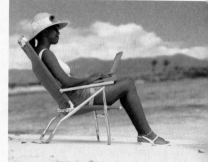

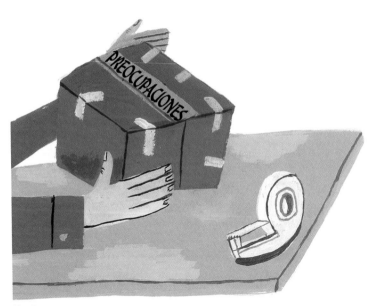

Mantenga sus preocupaciones fuera de su vista y de su mente almacenándolas de manera temporal.

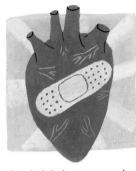

Reprimir la ira provoca el incremento de los niveles de homocisteína, sustancia química vinculada con las afecciones cardíacas.

objetiva entre sus inquietudes y usted. Cada día anote sus pensamientos a primera hora de la mañana, antes de iniciar su día. Dedique 15 minutos a escribir y meditar sobre lo que lo preocupa, y luego olvídelo.

- **Guarde sus preocupaciones** Si escribir un diario no va con usted, haga una "caja de preocupaciones" mental. Imagine que guarda en la caja sus ansiedades y cierre la tapa. Guarde esta caja imaginaria fuera de la vista y de su alcance. Fije una hora específica cada día para sacar la caja, abrirla y examinar sus preocupaciones, pero el resto del tiempo manténgala cerrada.
- **Comparta sus preocupaciones con un amigo** Discutir sus temores con un amigo de confianza lo ayuda a quitarse la carga de la preocupación, y a su amigo le da la oportunidad de ofrecer pensamientos confortantes o, tal vez, una dosis de realidad.
- **Cree un espacio personal** Elija un sitio tranquilo en su casa donde pueda concentrarse en sus

preocupaciones sin que lo interrumpan. Permanezca ahí de 10 a 20 minutos cada día. Sea estricto con este límite de tiempo y trate de no preocuparse excepto cuando esté en su "espacio de preocupaciones" especial.

- **Imagine un "futuro feliz"** Visualícese dominando cualquier dificultad y que el problema se soluciona de la mejor manera posible. Concentrarse en un resultado feliz puede ayudar a que esto suceda. La forma en que vemos el futuro resulta a menudo una profecía autocumplida.
- **Aprenda a relajarse** Tome una clase sobre cómo manejar el estrés o sobre meditación para ayudarse a reducir los pensamientos acelerados de tristeza. Visite una biblioteca pública o una escuela para adultos y busque programas en su área. Las clases de yoga, ballet y tai chi lo ayudan a reordenar sus pensamientos.
- **Busque la ayuda de un terapeuta** Si sus temores se salen de control continuamente o si tiene sentimientos exagerados de angustia o temor, un terapeuta o un asesor lo ayudará a hallar formas de recuperar el control.

Dome el enojo

La ira puede ser una emoción saludable. Cuando la examina y la expresa en forma constructiva, lo ayuda a desarrollarse como persona y a conocerse mejor. Pero cuando usted reprime la ira de manera consistente o ésta empaña la forma en que ve la vida, puede amargársela y causarle problemas de salud graves.

La ira desencadena en el torrente sanguíneo un torrente de hormonas del estrés que dañan las arterias, eleva los niveles de colesterol, el ritmo cardíaco y afecta al sistema inmunitario. Los estudios informan que hay vínculos entre hostilidad, ira reprimida y enfermedad cardíaca. Un estudio reciente indicó que la ira reprimida y expresiones de hostilidad repetidas causaron aumento de homocisteína, sustancia de la sangre asociada con enfermedades cardíacas.

¿Reconoce en usted cierto nivel de hostilidad? La gente con tendencia a ser hostil en general tiene:

- desconfianza de otros (cree que son demasiado lentos, incompetentes, tontos, están en el error)
- ira frecuente o sentimientos negativos o reacción excesiva ante sucesos menores
- comportamiento agresivo (arranques de ira al manejar y uso excesivo de la bocina; gritar, lanzar cosas y golpear puertas).

Los investigadores encontraron que la gente hostil tiene mayores probabilidades de desarrollar alguna enfermedad que amenace su vida y mayor riesgo de muerte prematura que la gente calmada. También es probable que coma, beba y fume más de lo que es bueno, con efectos dañinos en su salud en general.

El problema no es en sí que experimente demasiada ira, sino hasta qué punto le afecta su vida y cómo la maneja. En pocas palabras: si la ira es crónica, es peligrosa.

¿El más mínimo retraso lo enardece? ¿Se enfada en un embotellamiento de tránsito? ¿Habitualmente piensa que los demás hacen todo mal? ¿Le es difícil olvidar algún desaire? Éstas son manifestaciones de la ira crónica. Claro, le hace la vida infeliz, pero también molesta a la gente a su alrededor y lo deja aislado.

Qué hacer con la ira

Si siente ira de inmediato y tiende a actuar dominado por ella en forma destructiva, practique estas estrategias.

1 Reconozca y acepte su ira Cuando sienta ira, tenga curiosidad por su reacción. Pregúntese:

- ¿Qué le hace físicamente? (¿Le hace apretar la mandíbula? ¿Le causa dolor de cabeza?)
- ¿Cómo la expresa? (¿Se vuelve sarcástico? ¿Es brusco con la gente? ¿Dice palabras o frases hostiles y cortantes de las que luego se arrepiente?)
- ¿Por qué se enfadó tanto? (¿Fue porque hirieron sus sentimientos? ¿Se sintió atemorizado? ¿Insultado?)

2 Responsabilícese de su ira Reconozca que es su elección enfadarse o no. Una vez que acepte la responsabilidad de sus sentimientos, pensamientos y conductas, será menos probable que reaccione en forma explosiva.

3 Hable sobre su ira Expresar verbalmente la ira es mejor que demostrarla con acciones y lo hará sentirse con mayor autoridad en sus relaciones personales.

4 Cálmese Con el tiempo, puede comprender lo que lo encendió y decidir si es o no necesario hacer algo. Si la ira no se disipa o si se irrita de nuevo, trate de calmarse:

- contando hasta 10
- respirando profundo y concentrándose en la respiración
- retirándose físicamente de la escena del conflicto hacia un sitio tranquilo o saliendo a caminar
- imaginando un sitio o una experiencia apacible, donde se sienta en paz y no amenazado
- meditando
- hablando consigo mismo en un sitio más calmado o positivo
- observando desde otra perspectiva (la de la otra persona involucrada) el acontecimiento que desencadenó su ira.

5 Aprenda formas apropiadas de expresar su ira Un curso para manejar la ira o un terapeuta lo ayudarán a aprender a eliminar la ira. No saber manejar la ira está vinculado a menudo con penas no resueltas en el pasado. Discutir sus sentimientos con un profesional ayuda a liberar estas emociones.

Aprender a reconocer y expresar la ira apropiadamente es la mejor forma de evitar que dañe su vida. Vea arriba, en Qué hacer con la ira, consejos sobre cómo manejar esta emoción potencialmente destructiva.

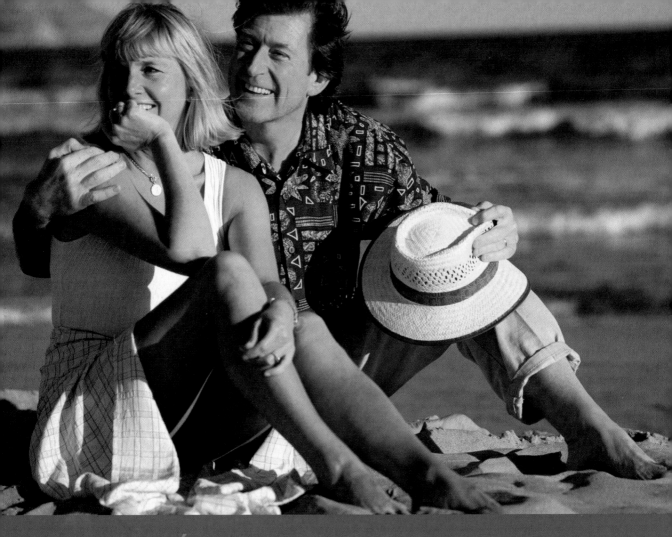

Su salud sexual

Mejor con la edad

A juzgar por lo que ve en los medios, usted pensaría que el sexo es sólo para los veinteañeros. Nada está más lejos de la verdad: el sexo y el romance adquieren más sentido con la edad.

Si espera que su vida sexual termine con el tiempo, se sorprenderá. Mucha gente descubre que, al pasar los años, disfruta más el sexo que antes. Reader's Digest hizo en 2002 una encuesta de matrimonios que reveló datos sorprendentes acerca del nivel de satisfacción que obtienen las parejas mayores de su relación sexual. Cada aspecto de la relación, incluso "estar enamorado", fue superior en hombres mayores de 65 años que en jóvenes, y el porcentaje de mujeres mayores de 65 que dijeron "hago un esfuerzo por permanecer sexualmente atractiva para mi pareja" fue el doble que el de las jóvenes.

Es bueno saber que el sexo habitual confiere varios beneficios físicos y emocionales impresionantes.

- Es un ejercicio aeróbico que fortalece corazón y pulmones.
- Se demostró que mejora la función del sistema inmunitario.
- Aumenta la producción de estrógenos en la mujer, lo que la beneficia de varias formas, como evitar que su cabello y su piel se resequen y que sus huesos se vuelvan frágiles.
- Protege al hombre del agrandamiento de próstata, ya que la eyaculación vacía los fluidos retenidos en la glándula prostática.

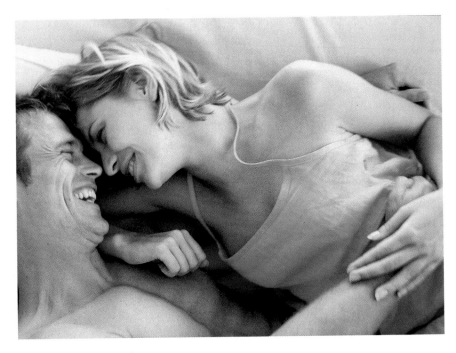

Una relación sexual sana es clave para la vida en pareja e incluso para la salud. No hay límites de edad; de hecho, muchas parejas mayores dicen que el sexo mejora.

Separemos la realidad de la ficción

El sexo durante la madurez y después de ella está rodeado de confusión y mala información. Éstos son algunos mitos comunes y la verdad.

FICCIÓN Después de cierta edad, la gente tiene poco interés en el sexo.
REALIDAD No hay límite de edad para la sexualidad, pero para la gente de más de 50 años, la satisfacción sexual depende más de la calidad general de la relación que para la más joven. Una encuesta reporta que entre la gente de más de 60 años que tiene relaciones sexuales regularmente, 74% de los hombres y 70% de las mujeres encuentran que su vida sexual es más satisfactoria que a los 40 años.

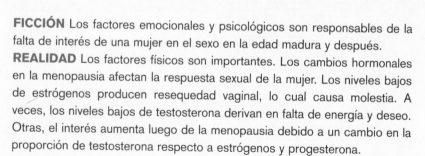

FICCIÓN La edad afecta la capacidad para tener una erección.
REALIDAD El envejecimiento no causa disfunción eréctil. Al disminuir los niveles de hormonas se precipitan cambios. Un hombre puede necesitar más estimulación física para excitarse y su erección quizá no sea tan firme como cuando era más joven, pero el sexo no es menos placentero. Mientras que un hombre de 25 años podría tener una segunda erección 15 minutos después de una eyaculación, un hombre de 50 años podría necesitar varias horas.

FICCIÓN Los factores emocionales y psicológicos son responsables de la falta de interés de una mujer en el sexo en la edad madura y después.
REALIDAD Los factores físicos son importantes. Los cambios hormonales en la menopausia afectan la respuesta sexual de la mujer. Los niveles bajos de estrógenos producen resequedad vaginal, lo cual causa molestia. A veces, los niveles bajos de testosterona derivan en falta de energía y deseo. Otras, el interés aumenta luego de la menopausia debido a un cambio en la proporción de testosterona respecto a estrógenos y progesterona.

FICCIÓN Una mujer pierde la capacidad de tener orgasmos al envejecer.
REALIDAD Muchas mujeres tienen más placer sexual luego de la menopausia, incluso orgasmos más frecuentes e intensos.

FICCIÓN La masturbación reduce la capacidad de disfrutar el sexo en pareja.
REALIDAD La masturbación aumenta el placer sexual, con y sin pareja. En las mujeres, ayuda a mantener los tejidos vaginales húmedos y elásticos y aumenta los niveles de hormonas. En el hombre, mantiene la respuesta eréctil.

FICCIÓN Es muy probable que la incapacidad del hombre para tener una erección sea el resultado de un problema emocional.
REALIDAD Causas físicas, como problemas de circulación, próstata y efectos secundarios de medicamentos, son responsables del 85% de las dificultades eréctiles. Si las parejas mayores no tienen sexo con regularidad, en general se debe a que alguno tiene una enfermedad o problema físico.

SOLUCIÓN SENCILLA

Los ejercicios Kegel aumentan el placer sexual y ayudan a la mujer a lograr el orgasmo con más facilidad. Para hacer los ejercicios (desarrollados por un ginecólogo para mejorar el control de la vejiga de la mujer luego de dar a luz), concéntrese en el músculo que usa para detener el flujo de orina; luego practique contrayendo y soltando ese músculo. Haga 20 contracciones, tres veces al día. Esto también ayuda a hombres con problemas urinarios.

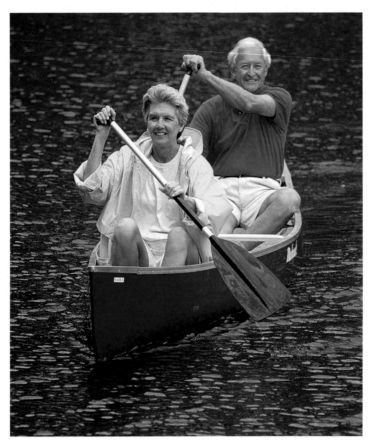

Volver a descubrir intereses compartidos añade un nuevo deleite a su relación dentro y fuera de la recámara.

- Es un antidepresivo natural, porque libera endorfinas, sustancias químicas del cerebro que mejoran el humor y reducen el dolor.
- Nos ayuda a relajar y a sentir bien con nosotros mismos.

Cuando se trata de disfrutar una vida sexual activa, su salud es un factor más importante que la edad. Impedimentos comunes para la función sexual, en especial para los hombres, son los problemas de salud crónicos, como hipertensión arterial, enfermedades cardíacas y diabetes (y los medicamentos que usan para tratarlos). ¿Qué mejor incentivo necesita para comer bien y ejercitarse más?

Para muchas mujeres de edad madura y mayores, la "diferencia de edad con la pareja" es un problema.

Los investigadores indican que sólo 21% de mujeres de 75 años y mayores tienen pareja, en comparación con 58% de hombres de esa edad.

El cambio está en el aire

Por supuesto, el sexo no va a permanecer igual al envejecer. Pero no todos los cambios que tienen lugar son negativos. Una vez que la mujer pasa la menopausia y ya no se preocupa por el embarazo, a muchas parejas se les facilita relajarse y hacer el amor. Las parejas retiradas o que trabajan medio tiempo suelen tener más energía y tiempo para hacer el amor y dedicarse a otras actividades.

En la edad madura, usted ya conoce su cuerpo y el de su pareja íntimamente y es de esperarse que haya aprendido a comunicar lo que le agrada. Es muy probable que ya no tenga inhibiciones sexuales y que su seguridad y su experiencia derivan en un mejor sexo para ambos.

Es de igual manera importante que el sexo sea más satisfactorio emocionalmente, porque ahora está menos dominado por las hormonas y más por el deseo de ser parte de alguien que lo ama. De acuerdo con un informe, el sexo después de los 65 años se da con menos frecuencia, pero los encuestados respondieron que es más satisfactorio.

Hombres: lo logran juntos

Al iniciar la madurez, casi todos los hombres notan que para tener una erección requieren estimulación física más directa y más tiempo. Esto es un cambio positivo, puesto que las mujeres tienden a excitarse con más lentitud y eso empareja los ciclos de excitación. Una respuesta más lenta alienta la estimulación erótica, que beneficia a las mujeres menopáusicas y posmenopáusicas que requieren estimulación adicional para tener suficiente lubricación vaginal.

El tiempo de recuperación (el tiempo requerido para tener otra erección luego de la eyaculación, llamado período refractario) aumenta, pero también el tiempo que dura una erección antes de la eyaculación. Esto puede conducir a un estilo más placentero de hacer el amor, que deja a ambos más satisfechos física y emocionalmente.

Mujeres: se sienten cómodas

Durante y después de la menopausia, la gran disminución en la producción de estrógenos causa cambios en el cuerpo que hacen que el sexo sea incómodo, que la vagina pierda elasticidad y que esté más reseca. Los lubricantes a base de agua a menudo solucionan el problema. Si no es así, pida al médico que le recete una crema de estrógenos tópica que se coloca en la vagina mediante un aplicador, o un anillo de estrógeno, del tamaño de un diafragma, que se introduce en la vagina y se deja ahí tres meses.

Como su cuerpo cambia, lo que le resultaba agradable antes tal vez ya no le sea placentero. Por ejemplo, como el tejido que cubre el clítoris se encoge y adelgaza, la estimulación manual directa puede serle incómoda. La comunicación es más importante ahora que antes. Permita que su pareja sepa lo que le agrada, y no teman darse placer uno al otro por medio de nuevas formas.

En algunas mujeres menopáusicas, la libido y su capacidad de excitación y orgasmo disminuyen. Esto puede ser resultado de que los niveles de testosterona se reducen (la tes-

terona es la hormona principal responsable del deseo sexual en hombres y mujeres). No dude en discutir el problema con su médico. Si un análisis de sangre confirma que sus niveles están bajos, el médico quizá le recete un complemento de testosterona. (Si tiene colesterol alto, puede no ser candidata para el reemplazo de testosterona, pues esta hormona eleva los niveles de colesterol.)

Algunas mujeres notan que su deseo sexual aumenta con la menopausia. Esto se debe a que los niveles de estrógenos se reducen más que los de testosterona, lo que deriva en un aumento relativo de testosterona. Las mujeres con terapia de reemplazo hormonal no tendrán este efecto y quizá experimenten el efecto contrario. Esto pasa porque los estrógenos afectan las proteínas que transportan la testosterona por la corriente sanguínea, haciéndola menos disponible para el cuerpo. El médico puede medirle su "testosterona libre" para saber si esto es un problema.

Regreso a la intimidad

Es fácil, en especial en las relaciones duraderas, caer en hábitos que crean distancia emocional entre usted y su pareja. Gran parte de su vida adulta quizá estuvo ocupada en criar hijos, darles una carrera y manejar los gastos. Al disminuir estas actividades, puede descubrir que no sabe qué hacer la mayor parte del tiempo cuando usted y su pareja están solos. El sexo tal vez se convirtió en un acto más que en una experiencia, en una función física en lugar de un vínculo emocional. Esta época de su vida es la oportunidad ideal para descubrirse de nuevo el uno al otro, así como para volver a descubrir la intimidad que compartieron antes.

MEDICAMENTOS

Pronto los hombres con dificultad para tener una erección podrán remediar esta situación con una crema tópica que aumenta el flujo de sangre hacia los genitales. Estas cremas contienen alprostadil, una forma sintética de prostaglandina E1, y estarán disponibles en el futuro cercano. Es posible que la crema también sea útil para las mujeres a quienes les es difícil tener un orgasmo.

Para salir de la rutina, aléjense de lo cotidiano. El "brillo" de un fin de semana especial puede perdurar durante mucho tiempo.

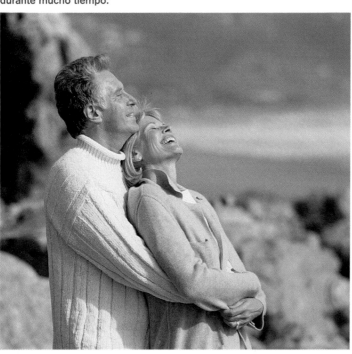

Por supuesto, la intimidad no se trata sólo de sexo. Es compartirse con su pareja, revelar sus esperanzas y sueños, sus preocupaciones y temores, sus necesidades y deseos. Es confianza, amor y respeto. Hacer el amor en forma apasionada es una forma de afirmar estos sentimientos. Otra forma es acurrucarse juntos y disfrutar caricias y besos, incluso si el sexo no es el resultado final.

Para algunas personas, la madurez es un tiempo en que afloran problemas de relación. Para las personas cuyos hijos se fueron de casa y las que acaban de jubilarse, el cambio que implica dedicarse sólo a ustedes dos es intenso. Algunas relaciones se ven afectadas. Si enfrentan dificultades, piense en visitar a un consejero matrimonial que los ayudará a solucionar sus problemas. Un profesional calificado ayuda a resolver los conflictos con objetividad y presenta soluciones que satisfacen las necesidades de ambos.

En solitario

Si se acerca a la madurez sin tener pareja, quizá piense en iniciar una nueva relación. Para la mayoría de las personas, tener alguien con quien compartir las alegrías y las penas de la vida es una faceta importante de la felicidad. Tenga presente que todos, sin importar la edad, somos vulnerables a las enfermedades de transmisión sexual, incluido el VIH, que es el virus que causa el sida.

Aunque el control natal puede ya no ser una preocupación, la protección contra las enfermedades es siempre una prioridad. A no ser que tenga una relación monógama de varios años y ambos estén libres de enfermedades sexuales, siempre use condones durante la relación sexual.

Mucha gente, en especial mujeres, se encuentra sin pareja ya avanzada la vida. La masturbación es una forma de permanecer vinculado con su sexualidad. En las mujeres, mantiene sano el tejido vaginal. En los hombres, mantiene la respuesta eréctil. Los juguetes sexuales aumentan el placer; puede comprarlos desde su hogar por correo y por Internet.

Mantenga la pasión

Las hormonas podrían ser responsables del deseo sexual, pero nutrir su pasión mutua puede mantener ardiente el deseo. Si su vida sexual se enfrió, pruebe estos consejos para reavivar la llama.

- **Planee sus encuentros** El tiempo tiene el hábito de escurrirse al llenarlo de actividades (incluso sólo ver la televisión) que usted no programó. Planee sus aventuras amorosas para que no se le escapen. Llámelas citas si así lo desea. Al elaborar planes para hacer el amor se genera expectativa y se despierta el interés. No es necesario ir a ninguna parte ni hacer nada especial. Simplemente dediquen una noche o una mañana o una tarde, si tienen los días libres, sólo para ustedes dos.

- **Cambie su rutina** Si usted y su pareja han estado juntos mucho tiempo, quizá tengan un patrón establecido en lo referente a hacer el amor. La próxima vez que inicien su ritual de siempre, deténganse y hagan un cambio. No tiene que ser algo grande. Tomen una ducha juntos, en lugar de separados; enciendan velas perfumadas o dense masaje uno al otro con aceite corporal. Pongan la música que escucharon en su primera cita. Pónganse algo sorprendente para ir a la cama. Cada pequeño cambio da a su vida amorosa una nueva sensación de excitación. Consideren un cambio de lugar. Reserven en un hotel para una cita romántica. Los fines de semana son agradables, pero si ambos están jubilados, escaparse durante la semana cuando todos los demás trabajan añade excitación a la experiencia.

- **Actúe lento y disfrute más** Aunque es natural que su cuerpo se muestre más lento, su cerebro tal vez aún le indique que debe desenvolverse a un ritmo más rápido. Relájese y disfrute el viaje. Explore nuevas formas para estimular a su pareja, fuera de la relación sexual en sí. Disfrute el placer de dar y recibir; permita que las cosas sigan su paso natural.

- **Pruebe diferentes posiciones** A veces los problemas de salud hacen que las posiciones que eran sus favoritas para hacer el amor le resulten incómodas o imposibles. Si la artritis es un problema, pruebe posiciones de lado que evitan la necesidad de sostenerse o soportar el peso de su pareja.

Las posiciones sedentes le permiten variar la profundidad de la penetración y le dan apoyo adicional (en especial si coloca la espalda contra una pared o respaldo de una silla). Si al hombre se le dificulta mantener una erección, puede tratar de ponerse sobre su pareja con las piernas fuera de las de ella, para que ella pueda estimularle el pene juntando y oprimiendo sus muslos con fuerza.

- **Continúe haciendo el amor** durante varias sesiones. Es estupendo cuando tiene toda una tarde para dedicarla al sexo, o una noche cuando no se siente cansado. Pero éste no es siempre el caso. En lugar de apresurarse para hacer el amor, trate de interrumpir la sesión y más adelante continúe donde la dejó. Un hombre puede descubrir que disfrutó una sesión de amor sólo dándole placer a su pareja, incluso si él no llegó a experimentar el orgasmo.

- **Saboree la experiencia** Luego de hacer el amor, disfruten el placer de permanecer acostados uno junto al otro. Usen el tiempo para hablar, relájense acariciándose y tocándose, o sólo déjense llevar y duérmanse juntos.

¿Qué tal una diversión "muy limpia"? Vuelva a sacar chispas cambiando la rutina al hacer el amor.

SOLUCIÓN SENCILLA

Un baño tibio antes de la relación sexual ayuda a relajar las articulaciones artríticas, lo que hace el sexo más placentero. Añada un aceite perfumado para baño que ambos disfruten.

Supere la menopausia

Algunas mujeres consideran que "el cambio" es el final de la vida como la conocían. Otras le dan la bienvenida como el inicio de la vida que habían soñado. Bien controlada, no es un problema.

La menopausia, a la que solía llamársele "el cambio de vida", en verdad trae una variedad de cambios. En la menopausia, los ovarios de la mujer dejan de producir estrógenos. La más obvia es que ya no menstrúa y ya no es fértil, pero hay otras implicaciones para la salud a largo plazo.

A los 35 años, el cuerpo de una mujer empieza a perder calcio. La disminución de los niveles de estrógenos acelera esta pérdida. Durante los años anteriores a la menopausia, puede perder masa ósea a razón de 1% al año, a no ser que tome medidas para prevenirlo. La pérdida ósea excesiva causa osteoporosis, padecimiento por el cual los huesos carentes de calcio están débiles y susceptibles a fracturas. La terapia de reemplazo de hormonas, los complementos de calcio y magnesio y el ejercicio de levantamiento de pesas reducen la pérdida ósea. Una vez que se presenta la osteoporosis, hay medicamentos que, combinados con el ejercicio y un consumo extra de calcio, ayudan a reconstruir los huesos. (Más información sobre la osteoporosis en la pág. 384.)

La menor producción de estrógenos aumenta el riesgo de enfermedades cardíacas y apoplejía. Luego de la menopausia, el riesgo de ataque cardíaco y apoplejía en una mujer equivale al de un hombre. El ejercicio regular y una dieta adecuada y nutritiva ayudan a compensar estos cambios.

¿Qué causa los bochornos?

Los bochornos, sello de la menopausia, afectan a 80% de las mujeres. Los niveles fluctuantes de estrógenos confunden al mecanismo de ajuste de temperatura y el cuerpo responde dilatando los vasos sanguíneos cercanos a la superficie de la piel, su forma usual de iniciar un enfriamiento rápido. Esto puede causar bochornos o sudoración abundante. Como el cuerpo no tiene exceso de calor, un escalofrío suele seguir al bochorno. Algunas mujeres no experimentan este ciclo, que los médicos llaman inestabilidad vasomotora, o sólo esporádicamente, mientras que para otras es un problema casi constante. La terapia de reemplazo hormonal elimina o reduce los bochornos. En casi todas las mujeres, los bochornos desaparecen luego de la menopausia, al estabilizarse los estrógenos.

Cuando tenga un bochorno, recuerde qué comió o bebió poco antes. Esto puede desencadenarlo: cafeína, alcohol, chocolate, quesos duros, vino tinto, tomates, chile, pimientos, frutas cítricas. Evite comidas que le provoquen bochornos.

Tres etapas de menopausia

Una menopausia natural (no iniciada por cirugía u otras causas) tiene tres etapas distintivas. Estas etapas son: perimenopausia, menopausia y posmenopausia.

1 Perimenopausia Significa "alrededor del final de la menstruación". En términos generales, es lo que se considera como la experiencia de la menopausia. En este tiempo, los ovarios de la mujer empiezan a producir menos hormonas del sexo:

estrógeno, progesterona y testosterona. La disminución no siempre es constante; a veces los niveles de hormonas fluctúan mucho y causan períodos menstruales irregulares. (Si experimenta de pronto períodos abundantes, avise al médico para que pueda descartar otras causas, como tumores fibroides y cáncer de endometrio.) Síntomas como bochornos, insomnio y olvido están en su punto máximo. Los tejidos de la vagina y del tracto urinario pueden resecarse y atrofiarse, lo que hace incómodo el sexo y causa infecciones en el tracto urinario.

Durante este tiempo todavía es posible que quede encinta, así que quizá el médico le recete píldoras anticonceptivas en dosis bajas como una forma de terapia hormonal. Es posible que quede encinta en los dos años siguientes a su último período si tiene menos de 50 años, y al menos durante un año después del último período si tiene más de 50.

Iniciar la terapia de reemplazo hormonal en esta etapa puede tener ventajas para usted, como tener mejor control de su ciclo menstrual, la desventaja es que al tomar píldoras anticonceptivas o seguir dicha terapia hay riesgos, puede ser más difícil determinar cuándo en realidad ocurrió la menopausia.

Las mujeres inician una menopausia natural en cualquier momento entre los 40 y los 50 años, pero la edad promedio en el mundo occidental es 51 años. La perimenopausia se inicia en promedio alrededor de los 47 y dura de 10 a 12 años.

Contrario a la creencia popular, no hay relación entre la edad en que una mujer empezó a menstruar y la edad en que inicia la menopausia. Es mucho más probable que tenga la

Síntomas de la menopausia

En la menopausia y los años que la preceden, puede experimentar los siguientes cambios. La mayoría se deben, directa o indirectamente, a los niveles fluctuantes de hormonas y a la disminución en la producción de estrógenos. La incontinencia urinaria causa el adelgazamiento de las paredes vaginales y de los músculos que sostienen y controlan la vejiga. Muchos cambios, como bochornos y cambios de humor, son temporales. Otros, como cambios en la piel y el tejido vaginal, son permanentes si no sigue la terapia de reemplazo de estrógenos.

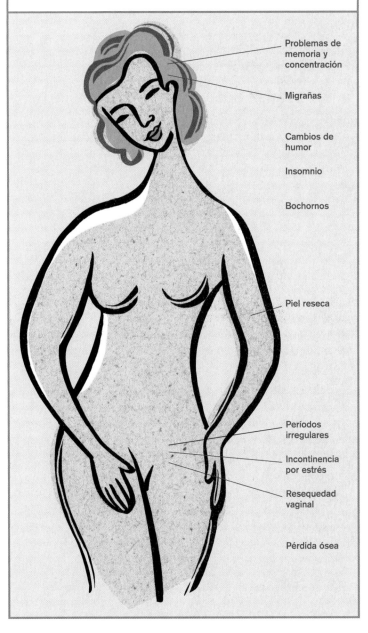

Problemas de memoria y concentración

Migrañas

Cambios de humor

Insomnio

Bochornos

Piel reseca

Períodos irregulares

Incontinencia por estrés

Resequedad vaginal

Pérdida ósea

AUTO EXAMEN

¿Ya es la menopausia?

No siempre es fácil saber si se encuentra en la perimenopausia, esa fase que la lleva a su último período menstrual. Hágase estas preguntas:

- **¿Tiene períodos muy abundantes?** El sangrado excesivo es común en mujeres menopáusicas, pero puede ser causado por fibroides uterinos (tumores benignos). Consulte al médico.

- **¿Tiene períodos irregulares?** Irregularidad menstrual es síntoma de perimenopausia.

- **¿Aumentó de peso recientemente?** Casi todas las mujeres aumentan un poco de peso al acercarse la menopausia.

- **¿Experimenta bochornos?** Estos episodios de sentir un calor incómodo, a veces con sonrojo y transpiración, afectan a 80% de las mujeres perimenopáusicas. Pero tome nota de que estas sensaciones anormales de calor también pueden ser causadas por hipotiroidismo.

- **¿Se irrita, tiene mala concentración, cambios de humor o es olvidadiza?** En un estudio reciente, dos terceras partes de las mujeres perimenopáusicas reportaron experimentar "a veces" o "a menudo" estos síntomas. Son comunes entre las mujeres que tienen un historial de depresión.

menopausia a la misma edad que su madre. Las estadísticas apoyan la teoría de que las mujeres que fuman tienen más probabilidades de entrar en la menopausia dos o tres años antes que las no fumadoras.

Cuando la menopausia es temprana

La menopausia llega temprano para algunas mujeres por varios motivos. Éstos son los más comunes:

- **Cirugía** La extirpación de los ovarios inicia una menopausia inmediata. Otros tipos de cirugía abdominal interrumpen el flujo de sangre a los ovarios y hacen que los folículos mueran.

- **Falla prematura de los ovarios** Las mujeres que inician la menopausia cuando son treintañeras o incluso veinteañeras pueden tener enfermedades que provocan que sus ovarios dejen de funcionar mucho antes de tiempo. Cuando esto ocurre, es necesario hacerse una evaluación médica.

- **Síndrome de ovario poliquístico** Este padecimiento interfiere con la ovulación, causa inflamación y cicatrización que daña y destruye los folículos.

- **Enfermedades autoinmunes** Incluyen diabetes insulino dependiente, hipotiroidismo, artritis reumatoide y lupus.

- **Tratamientos para cáncer** La quimioterapia y radiación pueden desencadenar una menopausia temprana, así como tomar tamoxifeno para reducir el riesgo de cáncer de mama.

2 Menopausia La menopausia es, literalmente, un acontecimiento único en la vida de una mujer: su último período menstrual. No puede saber cuándo será su último período hasta que ya no tenga otros, por lo que ésta es una fecha retrospectiva. Los médicos consideran que la menopausia ha ocurrido cuando ha pasado 12 meses sin menstruar.

3 Posmenopausia La vida de una mujer luego de la menopausia se llama posmenopausia. En el pasado, cuando vivir hasta los 55 era una rareza, éste era el inicio del fin. Ahora que la expectativa de vida se extiende más allá de los 80 e incluso hasta los 90, algunas mujeres disfrutarán casi tantos años de su vida luego de la menopausia como antes de ésta.

Las mujeres siguen enfrentando el creciente riesgo de una enfermedad cardíaca, apoplejía y osteoporosis durante la posmenopausia. Por eso los médicos les aconsejan que tomen complementos de calcio, magnesio y vitamina D, coman una dieta nutritiva con pocas calorías y disfruten de un ejercicio moderadamente intenso. Algunos recomiendan la terapia de reemplazo hormonal luego de la menopausia.

La menopausia y el cerebro

Los ovarios y el útero no son los únicos órganos en transición al llegar a la menopausia. Debido a la disminución de los niveles de estrógenos, el cerebro experimenta varios cambios químicos que pueden alterar la forma en que piensa y siente.

Las pruebas muestran que la disminución en los niveles de estrógenos puede alterar la forma en que el cerebro codifica y recupera información. Los investigadores notaron, por medio de imágenes de resonancia magnética, que las mujeres menopáusicas que no toman estrógeno pueden tener menos activación en el lado izquierdo del cerebro al codificar la información. Quizá por eso algunas mujeres reportan tener problemas con procesos del pensamiento racional o analítico del "lado izquierdo del cerebro", como al hacer el balance de una chequera o al tomar decisiones. Lo inverso es un aumento de pensamiento creativo en el "lado derecho del cerebro". Esto, si existe, es temporal y los estudios indican que el reemplazo de estrógenos lo contrarresta.

Los científicos empiezan a comprender los efectos complejos de los estrógenos en el cerebro. En los animales, la hormona estimula el desarrollo de las dendritas, proyecciones como cabellos que facilitan la comunicación entre neuronas (células del cerebro). Al parecer también aumentan los niveles del neurotransmisor acetilcolina y protege las neuronas de ciertas áreas del cerebro –en especial el hipocampo, región muy importante para el aprendizaje y la memoria– del daño que causa la muerte de las células. Se está investigando si los estrógenos pueden retrasar o prevenir la enfermedad de Alzheimer. Hasta el momento, los resultados han sido variados.

El vínculo con la memoria

Algunas mujeres notan lapsos temporales en la memoria de corto plazo al acercarse a la menopausia, y probablemente se deba en parte al cambio en los niveles de estrógenos (por eso olvida dónde dejó las llaves del auto o por qué fue a la cocina).

Los investigadores descubrieron que las áreas del cerebro involucradas en la memoria son sensibles a los estrógenos. Las mujeres que los toman muestran más actividad en áreas del cerebro asociadas con la memoria. Algunos estudios indican que las mujeres que toman estrógenos obtienen mejores resultados en pruebas de memoria que las que no los toman. Otros estudios no confirman esos resultados. La mayoría de las mujeres quizá no tengan problemas de memoria al llegar a la menopausia.

Cambios de humor

En algunas mujeres, la menopausia puede causar cambios de humor, quizá como resultado de los niveles fluctuantes de hormonas. Contrario a la creencia popular, no existe mayor riesgo de depresión en este período. La investigaciones indican que las mujeres menopáusicas tienen una menor incidencia de depresión clínica que las más jóvenes.

Al parecer, los estrógenos afectan el pensamiento. Los niveles muy bajos y los cambios relacionados con el envejecimiento pueden significar menos pensamiento analítico ("cerebro izquierdo") y más pensamiento creativo ("cerebro derecho").

TRH y otras opciones

¿Seguirá usted la terapia de reemplazo hormonal (TRH) o una alternativa natural? Es una decisión personal luego de revisar pros y contras y discutir con el médico los riesgos de salud a largo plazo.

La terapia de reemplazo hormonal o TRH restituye los niveles de estrógenos y, en algunos casos, la progesterona que el cuerpo ya no produce. Aunque varias hormonas tienen un papel en la menopausia, es la falta de estrógenos lo que causa los síntomas desagradables que sufren muchas mujeres. La TRH reduce o elimina muchas de estas molestias en la mayoría. Puede disminuir el riesgo de problemas de salud a largo plazo, como osteoporosis y enfermedades cardíacas, aunque estudios recientes no encontraron beneficio cardíaco.

La TRH no es para todas, pero el médico la sugerirá si:

- Bochornos frecuentes interfieren con su sueño o interrumpen sus actividades diarias habituales.
- Tiene mayor riesgo de osteoporosis (vea la pág. 385).
- Resequedad y cambios del tejido vaginal hacen que la actividad sexual resulte incómoda.
- Tiene síntomas como cambios de humor, irritabilidad, incontinencia urinaria o infecciones del tracto urinario frecuentes.

En general, la TRH no es apropiada para mujeres con un historial de:

- coágulos de sangre o problemas de coagulación
- problemas en el hígado
- cáncer de mama o endometrio (capa uterina) en usted o en familia inmediata (madre, hermanas).

MEDICAMENTOS

Las pruebas indican que los antidepresivos como el Prozac ayudan a aliviar los bochornos.

Seguir la TRH es una decisión muy personal, que se toma con el médico después de explorar sus opciones y considerar su estado de salud, su historial médico y la más reciente opinión científica sobre la TRH. No se apresure a tomar una decisión y valore los beneficios y los riesgos.

Los beneficios

A corto plazo, la TRH proporciona gran alivio a las molestias de la menopausia, en especial bochornos, resequedad e irritación vaginal y cambios de humor. Muchos médicos creen que la TRH ofrece protección contra la osteoporosis y las enfermedades cardíacas. Dos de los estudios más exhaustivos sobre los efectos de la TRH en las mujeres que tienen buena salud arrojan pruebas firmes y consistentes de que el reemplazo de estrógenos en combinación con calcio reduce y suele detener la pérdida ósea, y disminuir el riesgo de osteoporosis. Un estudio en 2002 indicó una reducción significativa en fracturas de cadera y columna, y esto está respaldado por estudios de Escandinavia que consideran la reducción de fracturas de cadera por osteoporosis en 40%.

Los hallazgos son menos concluyentes sobre el papel de los estrógenos en la protección contra las enfermedades cardíacas. Aunque parece que hay una relación entre estrógenos y cardiopatías, los investigadores no la entienden totalmente. Las cardiopatías no son comunes en mujeres menores de 50 que menstrúan, pero es la principal causa de muerte en las de más de 50; se pensaba que esto se debía al efecto reductor de colesterol de los estrógenos.

Se había considerado que las mujeres que seguían la TRH tenían menos incidencia de enfermedades cardíacas y los científicos se sorprendieron por los resultados recientes de un estudio, que muestran que las mujeres que siguen la TRH tienen un ligero aumento en ataques cardíacos, apoplejía y coágulos sanguíneos en los pulmones. Estos datos están respaldados por un informe actual y un estudio publicado en agosto de 2003. Vea los riesgos en la pág. 234.

Opciones de TRH

Hay varias formas de seguir la TRH, como tomar estrógenos y progestágeno en forma de píldoras o en una combinación de formas, como un parche de estrógenos y píldoras de progestágeno. La decisión depende de sus síntomas, sus factores de riesgo de salud y sus preferencias personales. Vea pág. 234.

FORMA DE TRH	COMENTARIOS
Sólo píldoras de estrógenos	Conveniente sólo para mujeres a quienes les han extirpado el útero.
Terapia cíclica: píldoras de estrógenos con progestágeno añadido los segundos 10 a 14 días del mes	Imita el ciclo menstrual. Posibles efectos secundarios: senos sensibles, abotagamiento y sangrado al suspender el progestágeno.
Terapia combinada continua: a diario, estrógenos y progestágeno	Una dosis menor de progestágeno (porque se toma con más frecuencia) minimiza la sensibilidad en los senos. Puede causar sangrado irregular.
El parche: disponible sólo con estrógenos (quizá necesite progestágeno en forma de píldora) o como parche combinado con estrógeno y progestágeno	Se coloca en el tronco inferior y se cambia cada 3 o 4 días. Dosis menor y menos efectos secundarios. Los parches son mejores que las píldoras si tiene riesgo de cálculos en la vesícula (vea pág. 300). Protege huesos y minimiza bochornos y resequedad vaginal tanto como los estrógenos orales. Si el adhesivo causa irritación en la piel, pruebe otra marca.
Gel	Similar al parche, pero sin reacciones en la piel.
Cremas vaginales con estrógenos	Útil sólo para resequedad vaginal y atrofia y para reducir el riesgo de infecciones en el tracto urinario. Algunos estrógenos pueden entrar en la corriente sanguínea y, según la dosis, quizá necesite tomar píldoras de progestágeno para evitar un riesgo mayor de cáncer de endometrio.
Estrógenos naturales (estriol, estradiol, estrona): disponibles en crema y píldoras	Algunas personas creen que son más seguros que los estrógenos sintéticos porque son más débiles, pero la prueba científica de su eficacia es escasa. Los investigadores no saben si los estrógenos naturales solos, sin progestágeno, aumentan el riesgo de cáncer uterino.
Aerosol nasal	El aerosol, un producto reciente, se usa a diario. El estrógeno se absorbe para dar 24 horas de alivio. Se dice que hay menos efectos secundarios.
Progesterona natural: disponible en crema y píldoras	Es menos factible que la progesterona natural cause los efectos secundarios, como sensibilidad en senos y abotagamiento, que puede causar la sintética. No hay información sobre efectos en endometrio o huesos.

MEDICAMENTOS

Hay medicamentos para mujeres posmenopáusicas que no contienen estrógenos. El Tibolone es un esteroide sintético que trata los síntomas menopáusicos, evita la pérdida ósea y mejora la libido y el humor, pero tiene un ligero riesgo de cáncer de mama. Los Moduladores Selectivos del Receptor de Estrógeno imitan la acción del estrógeno en algunos tejidos y lo bloquean en otros. Uno de éstos, el raloxifeno, se usa para tratar la osteoporosis.

Los riesgos

Para muchas mujeres, las múltimples ventajas de la TRH significan que a menudo se ignoran las advertencias sobre los riesgos. En agosto de 2003, sin embargo, una unidad de epidemiología de investigación del cáncer que trabajaba con la TRH informó que un estudio de las historias médicas de 1.1 millones de mujeres de entre 50 y 65 años indicó que el uso a largo plazo de la TRH combinada duplicó el riesgo de cáncer de mama. Este estudio, el más grande que se ha hecho, calculó que el uso de la TRH combinada (estrógenos y progestágeno) era responsable de 20,000 casos más en la última década. Las terapias unicamente con estrógenos, que siguen 40% de quienes utilizan la TRH, aumentaron el riesgo de cáncer de mama sólo en 30%. El estudio indicó por primera vez que el creciente riesgo de cáncer de mama se inició tras uno o dos años de uso, y no después de un uso prolongado, como se creía antes. Los riesgos aumentaron con el uso del tratamiento durante más tiempo.

Este aumento de 30% se debe poner en contexto. Entre las mujeres de 60 a 65 años que no siguen la TRH, 3 de cada 1,000 desarrollan cáncer de mama. Entre las del mismo grupo de edad que toman sólo estrógenos durante 5 años, 4 de cada 1,000 desarrollan cáncer de mama.

En 2002 se reportó que la TRH suspendió la parte del estudio de estrógeno y progestágeno combinados, debido a un aumento en el cáncer de mama y enfermedades cardíacas detectados, en una tasa de 8 mujeres por cada 10,000, después de apenas cinco años de uso. También se indicó el creciente riesgo de ataques cardíacos y apoplejía, y

se hizo énfasis en que los productos con estrógenos deben recomendarse en dosis lo más bajas posibles y sólo por corto tiempo. Estas advertencias incluyen todas las formas de productos que contengan estrógeno (píldoras, parches y cremas).

Es evidente que hay motivo de preocupación, así que es importante que discuta sus opciones con el médico y que vuelva a valorar su decisión a medida que haya más información disponible. Asegúrese de hacerse la revisión de los senos y una mamografía con regularidad.

Ajustes en la TRH

Al inicio, la TRH puede causar efectos secundarios, como sensibilidad en los senos, aumento de peso y sangrado uterino, la mayor parte de los cuales desaparecen en seis meses o un año de uso. Si siguen las molestias, el médico puede ajustar la dosis, el tipo o el horario del medicamento. Al parecer en algunas mujeres el estrógeno provoca más migrañas, y en otras disminuye su frecuencia y severidad.

Muchas mujeres no se desaniman por las advertencias de los últimos estudios, porque su experiencia con la TRH es positiva. Es recomendable suspender la TRH periódicamente, para ver si vuelven los síntomas.

Alternativa a la TRH

Algunas mujeres optan por tomar el medicamento raloxifeno, modulador selectivo del reemplazo de estrógeno que tiene muchas de las ventajas a largo plazo de los estrógenos sin el riesgo de cáncer de mama. Se usa también para el tratamiento de la osteoporosis. El Tibolone es un esteroide sintético que evita la pérdida ósea y mejora la libido y el humor.

Opciones naturales para aliviar la menopausia

ALTERNATIVA	CÓMO AYUDA	COMENTARIOS
Soya 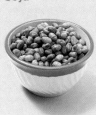	La soya contiene isoflavones, compuestos vegetales que actúan como una forma débil de estrógeno y calman los síntomas menopáusicos. Reducen el colesterol y la pérdida ósea. Obtenga al día 30-50 mg de isoflavones de la comida. Diferentes alimentos de soya tienen distintas cantidades; revise la etiqueta. Los frijoles de soya, el tofu y la leche de soya son tres formas de consumirla. (Sugerencias para añadir más soya a su dieta en la pág. 50.)	Los estudios dieron conclusiones diversas sobre si la soya da o no resultado. La única forma de saberlo es probándola. Los científicos no saben si las dosis muy altas aumentan el riesgo de cáncer de mama, como los estrógenos. Los complementos con isoflavones no se recomiendan en esta etapa de la vida.
Semilla de linaza	Las semillas de linaza son fuente de estrógenos naturales. Muélalas en un molino de especias y añada 1 o 2 cdas. al cereal y otras comidas.	
Cohosh negro	Este tradicional remedio herbarios nativo americano contiene hormonas vegetales. Se ha demostrado que ayuda a aliviar síntomas como bochornos, abotagamiento, depresión, insomnio y resequedad vaginal.	Para determinar la dosis, consulte a un herbolario calificado. No lo tome si tiene períodos abundantes, porque puede aumentar el flujo menstrual.
Agnocasto	Llamada también sauzgatillo y pimiento silvestre, esta hierba se usa en Europa para aliviar los síntomas de la menopausia. Ayuda a restaurar los niveles de progesterona, que disminuyen durante la menopausia. Tome de 30 a 40 mg una vez al día.	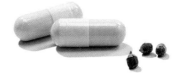
Vitamina E	En dosis altas, ayuda a algunas mujeres a aliviar bochornos, sudor nocturno y resequedad vaginal. Tome 270 mg (400 UI) 1 o 2 veces al día. Esta vitamina protege contra las cardiopatías, aunque los estudios dan resultados contradictorios.	Consulte al médico antes de tomar más de 270 mg (400 UI) al día. La gente con diabetes y otras enfermedades debe tener precaución especial.
Hierba de San Juan	Esta hierba combate la depresión ligera y el insomnio. Una dosis de 200 a 300 mg de extracto estandarizado con 0.3% de hipericina, tres veces al día, puede ayudar.	Esta hierba tarda hasta cuatro semanas en dar resultados. No la tome junto con otros antidepresivos.
Acupuntura	Un estudio reportó que la acupuntura ayuda a combatir el insomnio y los bochornos. A algunas mujeres les ha dado resultado.	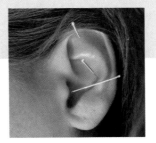
Ejercicio	Los estudios indican que de 1 a 3 horas de ejercicio a la semana reducen significativamente los bochornos. Ejercicios como caminar y levantar pesas ayudan a prevenir la osteoporosis, y los aeróbicos, previenen contra enfermedades cardíacas.	

Otro ritmo para el hombre

Si siente que va lento, no se preocupe. Un ritmo más placentero aumenta la creatividad, lo que puede llevar su relación sexual a un nivel completamente nuevo que ambos agradecerán.

La frase "menopausia masculina" no es literal, lo que no significa que el cuerpo del hombre no cambie en la madurez.

Uno de los cambios es la disminución de testosterona disponible o "libre". En los hombres de cualquier edad, casi toda la testosterona en la sangre está vinculada a una proteína llamada SHBG y está inactiva. Sólo de 2 a 3% circula libremente y tiene actividad biológica. Con la edad, la producción de testosterona se reduce y la SHBG aumenta, lo que deriva en una disminución de testosterona libre. A los 50 años, tiene 75% de la testosterona libre que tenía a los 25. A los 75, tiene la mitad. Para casi todos los hombres, esto es más que suficiente para mantener una fun-

ción sexual placentera, pero el tiempo de respuesta y recuperación puede ser más lento. Otros cambios afectan la habilidad para tener una erección. Los vasos sanguíneos pierden elasticidad y no responden con rapidez a las demandas de un mayor flujo de sangre. Los vasos sanguíneos se obstruyen con depósitos de grasa que limitan la cantidad de sangre que pasa a través de ellos (motivo para una dieta con poca grasa).

Muchos de los cambios se dan poco a poco y pueden ser una señal del cuerpo para que se tome su tiempo y permita que, en forma gradual, la tensión sexual aumente. Considérelo una invitación para hallar rutas alternas a un destino familiar y disfrute el paisaje del camino.

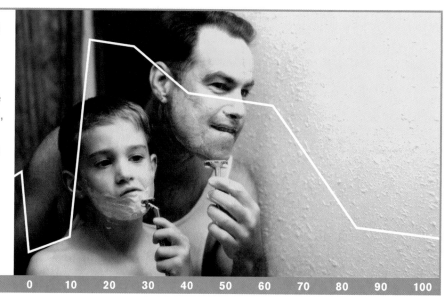

Cambios en la testosterona

Los hombres sufren una baja gradual de testosterona disponible de los 45 a los 70 años, cuando ocurre la baja más marcada. No es el final de su vida sexual. El mejor pronóstico de una vida sexual activa después de los 60 es una vida sexual activa en sus años jóvenes.

| EDAD | 0 | 10 | 20 | 30 | 40 | 50 | 60 | 70 | 80 | 90 | 100 |

Problemas eréctiles

Uno de cada diez hombres tiene problemas para tener o mantener una erección. Muchos médicos consideraban que la disfunción eréctil estaba más en la mente que en el cuerpo. Ahora saben que los problemas físicos causan 85% de las dificultades eréctiles.

Entre los culpables están la arteriosclerosis (endurecimiento de las arterias, que restringe el flujo de sangre hacia el pene), la diabetes (que puede dañar los vasos sanguíneos y los nervios involucrados en la erección) y la hipertensión arterial, o los medicamentos para tratar estos problemas. También interfieren en la respuesta las lesiones en la médula espinal, apoplejía, cirugía o lesión en el área pélvica y lesiones en la ingle que dañan el pene o los testículos.

Los factores emocionales complican la situación. Es natural sentirse afligido cuando desea hacer el amor y el cuerpo se niega, pero el estrés sólo empeora las cosas. Trate de relajarse y mantenga abierta la comunicación entre usted y su pareja.

El factor Viagra

Cuando estas píldoras azules llegaron al mercado en 1998, millones de hombres se apresuraron a probarlas.

La publicidad fue precisa. El citrato de sildenafil, más conocido por su nombre comercial, Viagra, mejora la función eréctil en 80% de los hombres que lo usan. Actúa al suprimir una enzima producida en el pene que descompone el óxido nítrico, el cual se requiere para una erección. El Viagra necesita entre 30 y 60 minutos para hacer efecto y se requiere estimulación física para tener una erección, la cual puede durar entre 45 minutos y una hora.

El Viagra no es perfecto. Como cualquier fármaco, tiene efectos secundarios, que incluyen cefalea, bochornos y alteraciones de la visión. Los hombres que toman medicamento para el corazón que contenga nitratos no son candidatos para el Viagra, porque la combinación de medicamentos puede causar una disminución de la presión arterial repentina y peligrosa, incluso fatal. No se ha demostrado que el Viagra mejore las erecciones de los hombres que no son impotentes.

El Viagra también lo recetan a hombres con impotencia causada por padecimientos subyacentes. (Vea el recuadro ¡Cuídese!, de la derecha.)

Otro medicamento nuevo para la impotencia, apomorfina (Uprima), actúa al aumentar los niveles de la sustancia química del cerebro dopamina, en un área del cerebro importante para las erecciones. Como su mecanismo es diferente al del Viagra, este medicamento puede ser benéfico en hombres a quienes no les funcione el Viagra. A diferencia de éste, es seguro para quien toma medicamentos con nitrato. Se coloca una tableta bajo la lengua y la corriente sanguínea absorbe el medicamento. Produce una erección en minutos. Este medicamento, como cualquier otro, tiene efectos secundarios, como náusea, vómito y baja peligrosa de la presión arterial, que puede causar desmayo.

Otros tratamientos

Uno de los tratamientos más nuevos y prometedores para la disfunción eréctil es un medicamento llamado alprostadil. Es una forma sintética de prostaglandina E1, una hormona que relaja el tejido muscular del pene, lo

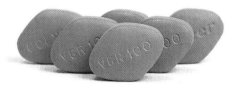

Gracias al éxito del Viagra, las compañías farmacéuticas buscan desarrollar un remedio similar al Viagra para la disfunción sexual femenina.

Sexo y ataques cardíacos

Para la mayoría de la gente, incluso la que ha tenido ataques cardíacos o cirugía de arterias coronarias con *bypass*, el sexo que culmina en orgasmo no causa más estrés en el corazón que subir uno o dos tramos de escaleras sin descansar. Las estadísticas indican que menos del 1% de las muertes por ataque cardíaco ocurren durante o después del sexo, a menudo debido al estrés del sexo extramarital y al consumo de alcohol. Los especialistas creen que es una combinación de estrés (temor a ser sorprendido) y presión arterial elevada (por el alcohol) lo que causa tensión fatal en el corazón, no el sexo. Si tuvo un ataque cardíaco, siga las indicaciones del médico. La mayoría puede reanudar la actividad sexual en 12 a 16 semanas.

que permite un mayor flujo de sangre que provoca una erección. Puede inyectar alprostadil directamente a los músculos del pene con una aguja muy fina o usar un aplicador desechable que se introduce en la uretra como un supositorio. También se está probando una crema. La erección ocurre en 15 minutos. El medicamento no debe usarse más de tres veces a la semana.

Otras opciones incluyen aparatos de succión, bombas implantadas y cirugía para reparar los vasos sanguíneos que han sido dañados.

¿Debe probar la testosterona?

Si la terapia de reemplazo hormonal funciona para las mujeres, ¿podría ayudar a los hombres? Varios estudios valoraron la terapia de

El cinc es importante para la producción de testosterona. Tomadas como complemento de la dieta, las tabletas de cinc deben incluir siempre cobre, pues su uso a largo plazo interfiere con la absorción de éste.

reemplazo de testosterona (TRT) como una forma de contrarrestar la disminución natural de los niveles en la sangre de testosterona disponible, que ocurre en el cuerpo del hombre al envejecer. Aunque la disminución no interfiere con la función sexual normal en la mayoría de los hombres, puede causar una respuesta sexual más lenta y contribuir a una disminución del deseo sexual, falta de energía e incluso bochornos similares a los que sufren las mujeres durante la perimenopausia.

Los médicos recetan parches para la piel o inyecciones de testosterona a hombres que sufren una disminución severa de la hormona. Pero la TRT debe aplicarse con precaución, pues puede agravar la hipertrofia prostática benigna o la próstata agrandada (vea Proteja su próstata, en la pág. siguiente). Se cree que la TRT puede aumentar el riesgo de cáncer de próstata, pero se necesitan estudios a largo plazo para tener la seguridad. Si sigue la TRT, el médico debe darle seguimiento para detectar cualquier signo de la enfermedad.

Opciones naturales

También existen varias opciones sin medicamento que puede probar.
- **Ginkgo biloba** Ofrece un remedio natural para hombres con problemas eréctiles ligeros. La hierba mejora la circulación al relajar los vasos sanguíneos, lo que ayuda a que más sangre llegue al pene. Si toma aspirina o adelgazantes de la sangre (como la warfarina), sea

MEDICAMENTOS

Más de 200 medicamentos pueden causar problemas de erección. Los principales son los medicamentos usados para tratar hipertensión arterial, enfermedades cardíacas, depresión, alergias y úlceras. El cambio de medicamento, dosis u horario puede ayudar, hable de ello con su médico.

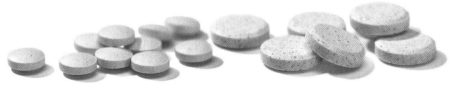

precavido, porque el ginkgo puede aumentar sus efectos; hable con el médico antes de que decida tomarlo.

- **Tome suficiente cinc** Un consumo adecuado de este mineral es importante para la producción de testosterona. Son alimentos ricos en cinc: ostiones, yogur, cereales fortificados, frutos secos, semillas, germen de trigo, mariscos y aves.
- **Baje de peso** Según un estudio reciente, los hombres con 107 cm de cintura tuvieron el doble de probabilidades de tener disfunción eréctil que los que tenían 81 cm.
- **Deje el cigarro** El tabaquismo daña los vasos sanguíneos, incluso los pequeños capilares del pene. Esto le puede dificultar el tener y mantener una erección.

Proteja su próstata

Enclavada en lo profundo de la pelvis, en la base de la vejiga, está la glándula del tamaño de una castaña llamada próstata. Es vital para el funcionamiento adecuado de la vejiga y el control del flujo de orina, pero su papel principal es crear semen y enviarlo a través del pene.

Por motivos que aún no se conocen bien, la próstata empieza a agrandarse al llegar a los 50 o 60 años. Al agrandarse, oprime la uretra, el tubo que transporta la orina fuera de la vejiga. La pared de la vejiga lo compensa oprimiendo más, lo que crea urgencia de orinar con más frecuencia, incluso cuando hay poca orina almacenada. El padecimiento, llamado hipertrofia prostática benigna (HPB), suele no tratarse si no existen síntomas. La HPB no causa cáncer de próstata y no interfiere con la función sexual. Algunos hombres experimentan síntomas,

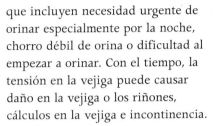

La hierba sabal ha sido muy efectiva contra los síntomas de agrandamiento de la próstata.

que incluyen necesidad urgente de orinar especialmente por la noche, chorro débil de orina o dificultad al empezar a orinar. Con el tiempo, la tensión en la vejiga puede causar daño en la vejiga o los riñones, cálculos en la vejiga e incontinencia.

Existen varios medicamentos para tratar la HPB. Algunos inhiben la producción de testosterona, lo cual puede disminuir el deseo sexual e interferir con las erecciones. Si siente efectos secundarios, el médico puede hacer ajustes en sus medicamentos.

Una opción natural común es la hierba sabal, que ha demostrado aliviar de manera significativa los síntomas de la HPB ligera o moderada, aunque no encoge la próstata. La dosis normal es de 160 mg dos veces al día, entre comidas, pero esta dosis no debe excederse. Puede tomar sabal con seguridad de manera prolongada. Otras opciones naturales incluyen semillas o aceite de linaza, que ayudan a prevenir la hinchazón de la próstata, y las semillas de calabaza, ricas en cinc, mineral que reduce el tamaño de la glándula y ayuda a aliviar los síntomas. Evite los descongestionantes y la comida picante o ácida, pues empeoran los síntomas.

Si cree tener HPB, visite al médico para descartar la prostatitis (inflamación de la próstata), un padecimiento más grave causado a menudo por una infección y acompañado por dolor en la espalda baja, ardor al orinar, fiebre, dolor en articulaciones y músculos, y en el interior de la pelvis o el escroto.

> **DATO**
> Nueve de cada diez hombres de 70 años o más pueden llegar a desarrollar algún tipo de problema en la próstata.

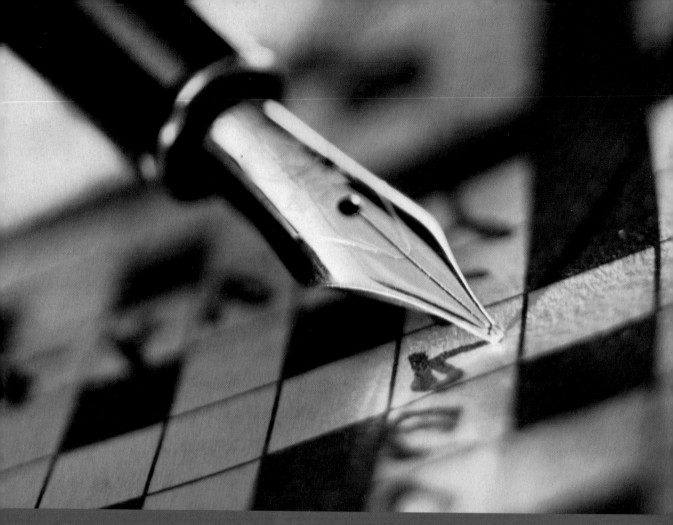

Conserve su memoria

El mito del cerebro agotado

El debilitamiento de la mente en la edad avanzada se ha exagerado. No hay límite para el aprendizaje. Considerar las nuevas ideas con ojos experimentados hace que sean fáciles de comprender.

Tal vez le preocupa que las fallas de memoria sean señal de envejecimiento o algo peor. Relájese. Trate de no sentir pánico cada vez que olvida un nombre o extravía sus llaves. Sí, algunos procesos mentales disminuyen un poco en el transcurso del envejecimiento normal. Sin embargo, los cambios en la memoria suelen ser ligeros y rara vez afectan su capacidad para funcionar bien en la rutina de todos los días. El estilo de vida y la actitud ayudan a conservar la memoria.

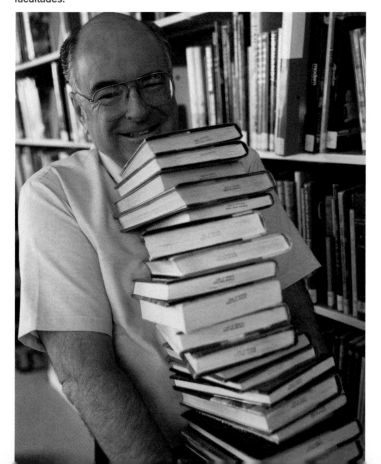

Mueva su músculo mental: continuar su educación, formal o informalmente, lo ayuda a conservar sus facultades.

Nunca es demasiado tarde ni demasiado temprano para empezar a desarrollar sus defensas. Tome nota de lo que arrojó un estudio sobre el envejecimiento:

- **El aprendizaje hace la diferencia** Mientras más conocimientos tenga y más siga aprendiendo, mayor será la probabilidad de mantener un buen funcionamiento cognitivo. Los científicos no saben con exactitud por qué. Quizá porque el aprendizaje en la vida temprana tiene un efecto positivo en el sistema de circuitos del cerebro o sólo porque la gente instruida tiene más probabilidad de dedicarse a pasatiempos intelectuales que estimulen el cerebro. Algo es seguro: el envejecimiento no disminuye su capacidad para hacer conexiones mentales nuevas, absorber nueva información y aprender nuevas técnicas. Si necesita pruebas, piense en toda la tecnología que la gente mayor ya domina y que no existía hace unos años, como cajeros automáticos, Internet y teléfonos celulares.
- **La buena condición física y la fuerza cerebral** Para conservar el estímulo mental, debe mantener un buen estado físico y un buen funcionamiento pulmonar. El ejercicio oxigena el cerebro y aumenta los niveles del factor de desarrollo nervioso, sustancia química que fomenta el desarrollo

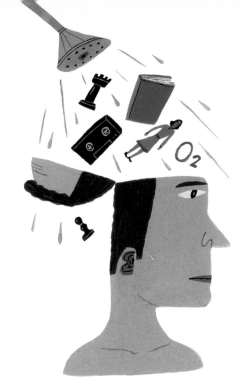

Una ducha de estimulación alimenta el cerebro, obliga a sus vías neuronales a continuar el desarrollo. Juegue ajedrez o lea ese clásico que siempre quiso leer.

de células cerebrales, lo que los científicos creían imposible.

- **Un cerebro estimulado no se deteriora** Es más probable que mantenga una mente ágil si cree en su capacidad para solucionar problemas, influir en lo que ocurre y ponerse a prueba cada día. Para muchas personas, el trabajo es la principal fuente de estimulación mental y les proporciona oportunidades para juzgar y tomar decisiones. Éste es uno de los motivos por los cuales la gente que se jubila después de tener una carrera satisfactoria sufre una fuerte disminución de la función cognitiva. Por otra parte, si se jubila de un empleo que se centra en tareas repetitivas y monótonas, el retiro puede significar una oportunidad para desarrollar la mente. La clave es mantener una actitud positiva y llenar sus días con actividades que exijan iniciativa y capacidad para solucionar problemas. No importa si no le pagan por el trabajo. Entréguese a actividades de voluntario que estimulen la mente o sea estudiante otra vez.

- **Puede entrenar su cerebro** Los ejercicios para desarrollar la memoria sí dan resultado. En un estudio, la gente mayor a la que se le dificultaba recordar 5 palabras al azar de una larga lista recordó 15 luego de completar el entrenamiento de memoria. En otro estudio, la gente que perdía su capacidad para descifrar indicaciones o pasar con lógica del

punto A al B, mejoró en forma significativa y permanente luego de cinco sesiones de entrenamiento y tuvo mejores resultados que la gente joven que no se entrenó.

Olvídese de los mitos

Se han hecho estudios que han cambiado drásticamente lo que se pensaba sobre cómo el envejecimiento afecta la memoria y la capacidad cerebral, y han fomentado que se investigue más.

No es demasiado viejo para aprender

Algunos procesos mentales disminuyen un poco en el curso del envejecimiento normal. Una tercera parte de la gente mayor tiene cierta dificultad con la recuperación –la capacidad para recordar en forma espontánea nombres de personas, lugares y cosas (el fenómeno "en la punta de la lengua")–, una zona en la que el entrenamiento de la memoria puede ser fundamental. La gente mayor no está en desventaja en cuanto a aprender nuevas técnicas y conocimientos. Una investigación indicó que el envejecimiento no afecta la cantidad de material que puede absorber en cierto período. Y una vez aprendido, tal vez lo retenga como la gente más joven.

Autopista de la información

Las neuronas (células nerviosas del cerebro) envían, reciben y almacenan las señales que se suman a la información. Están conectadas por filamentos como cabellos llamados dendritas, que la reciben y procesan de las neuronas adyacentes. Esta información pasa a través de espacios llamados sinapsis, que necesitan activarse con regularidad para mantener las conexiones.

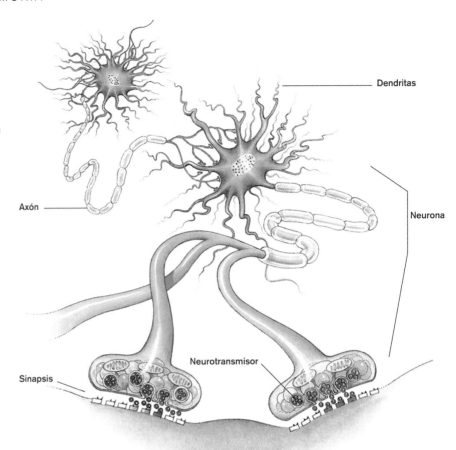

Dendritas

Neurona

Axón

Neurotransmisor

Sinapsis

SOLUCIÓN SENCILLA

Para mantenerse en buena forma mental, continúe con su trabajo. Un estudio japonés a personas de 80 años indicó que el empleo mejora la agilidad mental. Los que trabajaban un día normal tuvieron mentes más ágiles que sus contemporáneos que se retiraron a los 60. La función del cerebro mejoró en empleados que trabajaban una hora al día.

MITO 1: La memoria y la agilidad mental empeoran al envejecer

No forzosamente. Los cambios vinculados con la edad son menores de lo que se creía. Una investigación reciente indica que los adultos mayores se desempeñan igual que los jóvenes en casi todas las tareas mentales que demandan memoria. Un estudio observó a un grupo por 28 años para dar seguimiento a los cambios en su capacidad para:

● usar palabras y números con precisión
● ver relaciones entre distintas formas
● sacar conclusiones apropiadas de determinados hechos.

En el grupo de mayor edad, de 74 a 81 años, al menos la mitad de los participantes no mostró señales de deterioro en estas áreas funcionales. Esto lo apoya un estudio de 1995 en 65,000 hombres y mujeres mayores, en el que los científicos reportaron que el IQ cambió máximo 5% entre los 50 y los 80 años.

MITO 2: Se deterioran 50,000 células cerebrales al día, lo que explica el deterioro vinculado con la edad.

Los científicos creen que la masa cerebral se encoge 10% a lo largo de la vida, pero esto no necesariamente disminuye la capacidad del cerebro. Parece que la complejidad y fortaleza de los circuitos del cerebro es más significativa que el tamaño de éste.

Los investigadores creen que la mayor parte del deterioro mental no resulta del encogimiento de las células nerviosas (las neuronas), sino de la densidad reducida en las dendritas, los finos filamentos que parten de los extremos de las neuronas y reciben y procesan la información de las neuronas vecinas.

Las dendritas se desarrollan durante la vida, cuando adquirimos nuevos conocimientos o aprendemos a hacer algo. La información pasa a las dendritas a través de conexiones llamadas sinapsis. Si las sinapsis no se activan con regularidad, las dendritas se atrofian y las conexiones entre neuronas se debilitan, lo que reduce la capacidad del cerebro para aprender y recuperar información de la memoria.

Si obtiene nutrición adecuada, ejercicio y estimulación mental (y no tiene la enfermedad de Alzheimer), las dendritas del cerebro humano que envejece pueden crecer más largas y densas. Esta red mejorada de conexiones permite que las células del cerebro se conecten en formas múltiples, lo cual enriquece el proceso de pensamiento y ayuda a compensar el encogimiento celular.

Las conexiones cada vez más intrincadas entre las células cerebrales, a menudo llamadas la sabiduría de la edad, lo ayudan a:

- entender mejor las consecuencias de decisiones a largo plazo
- saber cuándo y dónde obtener más información, antes de tomar una decisión
- ser más sensible a temas religiosos y culturales
- comprender que las cosas son complejas y que ninguna línea de acción es perfecta.

MITO 3: Una vez perdido, se fue para siempre

Los científicos creían que la pérdida o daño de células del cerebro era permanente, pero nuevos estudios refutan la idea de que nacemos con todas las neuronas que tendremos en la vida. Se ha demostrado científicamente que después del nacimiento se desarrollan nuevas neuronas. Los investigadores no están seguros de que estas células funcionen ni cómo en los procesos de aprendizaje y memoria, pero parece que es posible.

Investigaciones similares sobre la capacidad del cerebro para desarrollarse o curarse se llevan a cabo en todo el mundo. Ciertos investigadores desarrollaron conexiones visuales que funcionan plenamente en el tejido cerebral auditivo. Lo que significa que el oído, la vista y el tacto funcionales (y quizá el lenguaje y las emociones) no están aislados en regiones especializadas del cerebro, o al menos esas regiones no están determinadas al nacer.

Los investigadores también están probando una nueva y polémica tecnología para reparar el cerebro: la creación y manipulación de células madre, que son células inmaduras que desarrollan en cultivos de laboratorio para luego incorporarlas en el tejido vivo. Una vez introducidas en el cerebro, las señales químicas pueden hacer que se desarrollen en células cerebrales especializadas y formen conexiones apropiadas con otras neuronas.

Si este proceso da resultado, puede ayudar a restaurar la función de cerebros lesionados. Se ha tenido éxito con el implante de células madre en cerebros de ratas y primates seniles o dañados por apoplejía.

A medida que continúa la investigación, aumentan las nuevas técnicas para reparar el cerebro dañado y retrasar la pérdida de memoria.

Las dendritas se desarrollan en el transcurso de la vida, cuando adquirimos nuevos conocimientos o a hacer algo diferente.

Maximice su memoria

Es frustrante y embarazoso no poder recordar el nombre de alguien a quien acaba de conocer. Aprenda los trucos que usan los expertos y conserve una buena memoria a cualquier edad.

El proceso mediante el cual el cerebro primero adquiere información, y luego la almacena y recupera cuando la necesita, es un asombroso y enigmático fenómeno. Gracias a los avances tecnológicos, que incluyen la tomografía de emisión de positrones y las imágenes de resonancia magnética funcional, los investigadores empezaron a registrar la función del cerebro (el cableado del cerebro), lo que nos da una mejor idea de cómo se crean los recuerdos, qué es la memoria y cómo funciona.

Pensamiento en acción

Los recuerdos se graban como secuencias de actividad eléctrica que conectan las células cerebrales o neuronas en varias partes del cerebro. Estos senderos eléctricos enlazan todos los sentidos, conectan la energía sensorial con las respuestas físicas y emocionales y las almacenan en la memoria.

Cuando recuerda algo, no recupera la información de un archivo muy organizado que esté localizado en un área específica del cerebro, sino que es mucho más complejo que eso. Piense en la palabra "martillo" y su mente al instante recuerda el nombre de esta herramienta, su apariencia, peso y textura, su función, el sonido que produce al golpear un clavo (cada pieza de información fue tomada de una región diferente del cerebro). Al recordar a un maestro de primaria favorito, reúne, en sólo una milésima de segundo, los distintos aspectos de su apariencia, su personalidad y quizá el sonido de su voz, y luego proyecta esa imagen de muchas capas en la pantalla mental a la que llamamos nuestro "ojo mental".

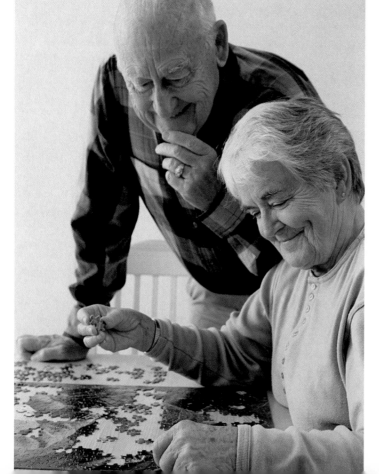

La gente mayor puede mejorar su habilidad analítica y espacial armando rompecabezas y jugando juegos complejos.

A largo y corto plazo

Un recuerdo se inicia en el momento en que capta información a través de ojos, oídos, nariz, piel o papilas gustativas. Las impresiones sensoriales son efímeras y primero se mantienen en la memoria a corto plazo, pero sólo entre 30 segundos y unos minutos, pues la capacidad ahí es limitada. Al entrar nueva información en su memoria a corto plazo, empuja hacia afuera la información antigua.

No hay reglas establecidas que rijan lo que la mente guarda en la memoria a largo plazo y lo que "limpia". No elegimos de manera consciente lo que se retiene. Lo que hace que la información permanezca depende de factores como su impacto, su importancia emocional y sus vínculos con la memoria existente. Si se involucran dos o más sentidos o si se relaciona con algo de gran interés para usted, es más probable que la información sea retenida.

Prácticamente no hay límite en la cantidad que podemos almacenar en la memoria a largo plazo y la información ahí nunca se pierde (pero no siempre es fácil tener acceso a ella).

Recuerdos que perduran

Estas sugerencias lo ayudan a convertir sus experiencias en recuerdos:

- **Céntrese en una cosa a la vez** No puede recordar cada dato en su camino. Decida lo que en verdad es importante y preste mucha atención cuando esta nueva información se presente.
- **Sea un oyente activo** Oír no es lo mismo que escuchar. A algunas personas les es muy útil repetir lo que acaban de escuchar, por ejemplo: "Déjeme ver si comprendí bien lo que dijo. Usted desea que yo…"

- **Elimine distracciones** Cuando era más joven, quizá le resultaba fácil estudiar con la televisión o la música con el volumen alto. Ahora que es mayor, tal vez tenga que eliminar distracciones para un mejor desempeño mental. Algunas personas necesitan un silencio total para concentrarse.
- **Use los sentidos** Use todos los sentidos que pueda para almacenar un recuerdo. Hace años, los niños de primaria aprendían largas listas de información al cantarlas con una melodía familiar. Procesaban la energía de entrada en varias pistas a la vez: cognitiva, visual, auditiva y motora. Años después, ese recuerdo aún está ahí.
- **Practique, practique, practique** La exposición repetida fortalece los conductos eléctricos del cerebro y mejora el recuerdo. ¿Recuerda cuántas horas dedicó a memorizar las tablas de multiplicar? Dé al nuevo aprendizaje el tiempo que necesita.
- **Ponga en contexto la nueva información** Es mucho más fácil recordar algo con sentido que algo abstracto. Para retener mejor, asocie el nuevo aprendizaje con algo que ya sepa. Cuantos más vínculos desarrolle alrededor de una pieza de información, mayores probabilidades tendrá de que algo se quede en su memoria.
- **Duerma bien** El sueño adecuado es importante por dos cosas. Primero, su mente funciona mejor si no está cansado. Segundo, las investigaciones indican que casi toda la gente necesita de 6 a 8 horas de sueño (al menos dos ciclos de sueño profundo por noche) para que el cerebro haga

> **DATO**
> Los investigadores creen que masticar ayuda a aprender. Usaron resonancia magnética para observar a la gente en el acto de masticar y descubrieron que los movimientos de la mandíbula aumentan la actividad eléctrica en el hipocampo, una zona del cerebro donde la nueva información se integra con la almacenada.

los cambios químicos necesarios para integrar nuevas habilidades o datos en la memoria a largo plazo.

- **Reduzca el estrés** El estrés, en forma de ansiedad o depresión, es un impedimento para la memoria, pues interfiere en la concentración y debilita la motivación de aprender.
- **Vea si tiene impedimentos sensoriales** Usted no puede recordar la información que no capta. Para algunas personas mayores, los problemas de memoria se inician con deficiencias sensoriales. Si tiene problemas de vista u oído, hable con el médico.
- **Cree hábitos** Facilítese las cosas. Elija un sitio para dejar anteojos, llaves y billetera.
- **Beba mucha agua** Beba al menos ocho vasos de agua al día, más si toma bebidas cafeinadas. La deshidratación puede causar muchos problemas, como el desequilibrio electrolítico que afecta el cerebro.
- **Elija un estilo de vida inteligente** Puede mejorar el funcionamiento de la memoria siguiendo los consejos de este libro: coma en forma nutritiva, dedique tiempo al ejercicio aeróbico tres veces a la semana, evite fumar y limite el consumo de alcohol.

Consejos de expertos

¿Se ha preguntado cómo los entrenadores de memoria logran recordar cientos de nombres y muchas secuencias? Dominaron el uso de fórmulas mnemotécnicas, trucos y métodos fáciles que ayudan a capturar información y almacenarla en la memoria. Casi todos estos trucos funcionan al aumentar en forma consciente la cantidad de

procesamiento mental alrededor de una sola información. Aunque muchas de las técnicas comunes para mejorar la memoria son antiguas, están respaldadas por los últimos descubrimientos sobre cómo procesa el cerebro los nuevos datos.

Las principales técnicas son asociación, visualización, imaginación y organización. Vea cómo entran en juego en estos desafíos de memoria cotidianos.

Déle nombre a ese rostro Los nombres son la principal pesadilla de la memoria. La próxima vez que conozca a una persona, examine su rostro y capte algún detalle (las pecas, la sonrisa, el peinado). Ahora haga un vínculo consciente entre esa característica y el nombre de la persona. Digamos que conoció a un hombre llamado Javier de la Barca. Note que sus ojos azules son del color del océano e imagínelo como el capitán de un barco que se dirige a la isla de Java. Mientras más ridícula sea la imagen, mejor, porque la exageración hace más memorable una visualización. La clave es hacer una asociación intensa entre el nombre y la imagen visual, para que al recordar uno, se desencadene el otro. Afiance ese recuerdo repitiendo el nombre varias veces durante la conversación. Intente imaginar cómo se vería el nombre escrito.

Asocie y visualice La asociación y la visualización ayudan a evitar que extravíe sus anteojos para leer o su boleto de viaje. Para fijar datos en su memoria, asócielos con una imagen visual o, al menos, con una pista sensorial adicional. Por ejemplo, cuando coloque sus anteojos en la repisa del baño, fíjese cómo los lentes captan el reflejo de la luz. Cuando guarde su boleto de viaje en el bolsillo de su gabardina, fíjese cómo contrasta su color con el de la gabardina y sienta el borde áspero del boleto contra la suave tela del interior del bolsillo. Para recordar que debe comprar limones, imagine su acidez en la lengua al añadirlos a su lista mental de compras.

Haga una frase Tome la primera letra de las palabras que desea recordar y construya una nueva palabra o frase. Puede memorizar esta corta lista de compras: leche, huevos, limones, lechuga, naranjas, betabeles, con la frase "Los hombres libres luchan nobles batallas". Asimismo, puede intentar formar una palabra con la primera letra de cada una de las palabras de su lista de compras.

Agrupe Las secuencias largas de números (de tarjeta de crédito, de credenciales) se organizan en subgrupos para recordarlas con más facilidad. Casi todos los números telefónicos del mundo están formados por una serie de 7 a 10 dígitos (divididos en dos o tres subgrupos), porque eso es todo lo que la memoria a corto plazo puede recordar a la vez.

Aplique la misma técnica a las palabras. Digamos que la lista de pendientes del jueves incluye: huevos, recoger ropa en la tintorería, periódico, pan, comprar un pantalón, ponerle gasolina al auto, farmacia, manzanas. Así puede agrupar la información para eficiencia de la memoria:

Comida	Sitios	Pal. con 'P'
huevos	farmacia	periódico
pan	gasolinera	pantalón
manzanas	tintorería	

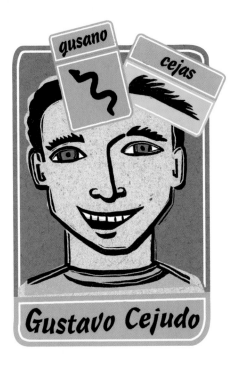

Gustavo Cejudo

Para recordar un nombre, visualice una imagen basada en el nombre y vincúlela con alguna característica del rostro de la persona. Por ejemplo, para recordar a Gustavo Cejudo, imagine un gusano entre las cejas del hombre.

Forme una cadena Piense en serie y haga una minihistoria que hile los artículos que desea recordar. Mientras más tonta sea la historia, mejor. Así podría memorizar la lista del jueves:

Al llegar a la gasolinera para llenar el tanque con leche, casi atropello a un hombre que salía de la farmacia. Se enfadó tanto que lanzó huevos, pan y manzanas a mi auto. Al correr, derribó a una mujer que salía de la tintorería con un pantalón. Más tarde el incidente salió en el periódico local.

Conviértase en reportero Si debe recordar algo importante, imagine que es un reportero y que tiene que escribir una historia que concentre el quién, qué, dónde, cuándo y por qué de la información para su exigente editor. Se dará cuenta de que al exagerar algunos aspectos de la historia, le resultará más fácil recordar la información. No pierda de vista los hechos verdaderos.

Ejercite la mente

Se necesitan dos tipos de ejercicio (aeróbico y neuróbico) para mantener ágil el cerebro. Hercule Poirot y sus "pequeñas células grises" muestran lo que puede hacer una mente ejercitada.

Los experimentos indican que los animales que viven en ambientes enriquecidos con muchas actividades sociales, juguetes y áreas por explorar, desarrollan cerebros más pesados que los que viven en ambientes reducidos y que no tienen ninguna estimulación. También los primeros aprenden mejor y desarrollan más conexiones entre las neuronas.

Quizá ya lo sabe porque lo ha visto y porque los investigadores lo han confirmado: la gente mayor que se mantiene físicamente activa y toma parte en actividades estimulantes tiene una mente más aguda que la que vive sus últimos años en un sillón frente al televisor. Permanecer físicamente activo y mentalmente estimulado es la mejor forma de aumentar la capacidad intelectual a cualquier edad.

Consérvelo activo

El ejercicio aeróbico es una de las claves para maximizar una buena condición cerebral. Los investigadores, citando estudios con animales, indican que el ejercicio físico aumenta el número de neuronas en el cerebro. Más aún, el acondicionamiento cardiovascular obtenido por la actividad aeróbica habitual previene el endurecimiento de las arterias. Las personas con mala salud cardiovascular tienen tres veces más probabilidades de que disminuya su función cognitiva que los ancianos sanos.

Mantenga el desarrollo

Hay otro tipo de ejercicio que mejora la condición mental. Lawrence Katz y Manning Rubin lo llaman "neuróbico" en su libro *Keep Your Brain Alive,* y es un ejercicio mental que fortalece la inclinación natural del cerebro por aprender.

El neurobiólogo Katz observó que muchas de las ramificaciones neurales se usan muy poco. Necesitan estimulación extra para alcanzar su potencial. La investigación reveló que cuando combina sus sentidos en formas nuevas e inesperadas, el cerebro produce una sustancia química llamada neurotrofina, una especie de fertilizante que fortalece los circuitos del cerebro al casi duplicar el tamaño y la complejidad de sus dendritas.

El ejercicio neuróbico lo ayuda a desempeñar tareas comunes en formas nuevas usando los cinco sentidos, no sólo sus canales visual y auditivo, que están ya sobrecargados. Lo enseña a dejar las rutinas que "apagan" el cerebro y a buscar experiencias que aumenten la actividad de las estructuras nerviosas que normalmente no usa.

Músculo mental

Un estudio indicó que la gente mayor que permanece mentalmente alerta a menudo se da tiempo para:

- jugar ajedrez, Scrabble, bridge u otros juegos complejos
- leer, a veces en una biblioteca local
- mantenerse al tanto de los acontecimientos actuales
- hablar con regularidad con los demás
- resolver crucigramas y disfrutar programas de preguntas
- resolver problemas matemáticos mentalmente
- aprender a hacer nuevas tareas
- ayudar en negocios relacionados con niños o cuidar nietos
- escribir, pintar, tocar un instrumento musical o dedicarse a otros pasatiempos creativos.

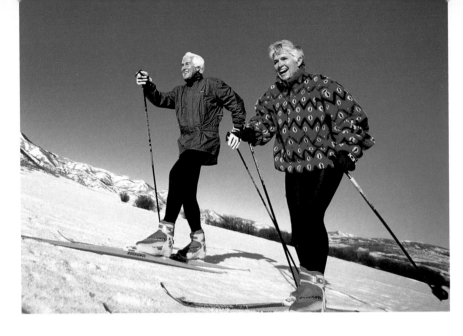

Haga algo diferente. Llevar a cabo una actividad física nueva añade interés al ejercicio, lo cual mejora la circulación y mantiene el flujo de nutrientes en el cerebro.

Éste es un ejercicio neuróbico para que lo haga ahora: cruce la habitación con los ojos cerrados. Al hacerlo, estará estimulando al cerebro para que desempeñe una tarea interesante y potencialmente frustrante. Además de activar su memoria espacial, forzará los sentidos del tacto, olfato y oído a actuar de manera no acostumbrada. El cerebro absorberá toda clase de energía sensorial fresca y creará nuevos vínculos entre las neuronas. Incluso algo tan simple como cepillarse los dientes con la mano no dominante, o vestirse con los ojos cerrados, ayuda.

Un neuróbico al día

El acondicionamiento neuróbico es fácil. Sólo use al menos dos de sus sentidos en formas inesperadas durante el día. Aunque parece simple, al hacer las cosas de otro modo acciona actividades complejas en el cerebro y, con el tiempo, mejora su condición mental. Éstas son actividades para una semana.

DOMINGO	LUNES	MARTES	MIÉRCOLES	JUEVES	VIERNES	SÁBADO
Vea diferente las cosas	Siga otra ruta	¿Puede repetir eso?	Use el asiento trasero	Olfatee	Use monedas	Vaya al parque
Estimule su sentido espacial: párchese un ojo o cubra un lente de sus anteojos.	**Tome una ruta nueva** en su camino diario al trabajo o cuando vaya de compras. Si conduce, abra las ventanillas y deje que toda la vista, sonidos y olores entren.	**En la cena, pida a toda la familia** que coma sin hablar y sólo use gestos y expresiones faciales para darse a entender.	**Desafíe su sentido visual** y espacial y cambie su perspectiva al ocupar el asiento trasero del auto y dejar que otra persona conduzca.	**Ponga una sustancia muy perfumada** en una taza y pida a alguien que la esconda en su casa. Encuentre la taza con los ojos cerrados, por medio del olfato, tacto y memoria espacial.	**Llene una taza con diferentes monedas** y, sin mirar, use el sentido del tacto para colocar las monedas del mismo valor en pilas separadas.	**Siéntese en la banca de un parque, con los ojos cerrados.** Escuche los sonidos, olfatee los aromas a su alrededor y fórmese una imagen de la escena. Haga una historia sobre esto.

251

Juegos mentales

¿Desea ejercitar diferentes partes del cerebro? Ésta es una colección de juegos de memoria, desafíos mentales y crucigramas. Encontrará las respuestas en la pág. 257. ¡No las vea antes de resolverlos!

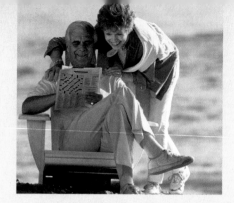

1 Pruebe su capacidad digital

En una hoja de papel, escriba en forma vertical las letras de la A a la O. Ahora, en el ejercicio de abajo, observe cada línea de números iniciando con la línea A. Luego cubra esta página y anótelos de memoria en su hoja. Continúe hasta que ya no recuerde correctamente la secuencia. Casi toda la gente puede memorizar siete dígitos sin mucho problema. Puede aumentar su capacidad visualizando las formas de los números, repitiéndolos en voz alta varias veces, anotándolos mientras los memoriza, dividiéndolos en grupos de tres o cuatro, asociándolos como parte de una secuencia de números que ya conoce (como una dirección o fecha de nacimiento) o reconociendo un patrón en los números (por ejemplo, los números pares seguidos de números nones, números en orden de valor ascendente o descendente, etc.).

A 9537

B 04429

C 719503

D 4932187

E 60443659

F 138274992

G 2848688808

H 73656243317

I 934637830507

J 7564132958503

K 24179553573060

L 621487346596832

M 8574068300583237

N 79948328574639102

O 649301948672883755

2 Los tres sombreros

Hay tres sombreros negros y dos blancos en una caja. Tres hombres (A, B y C) tienen los ojos vendados. Cada uno mete la mano en la caja y se pone uno de los sombreros. Ninguno puede ver el color de su sombrero. Los hombres se colocan de tal manera que A puede ver el sombrero de B y de C, B sólo puede ver el de C y C no puede ver ninguno.

Cuando le preguntan a A si sabe el color del sombrero que usa, dice que no. Cuando le hacen la misma pregunta a B, dice que no. Cuando le preguntan a C, dice que sí y es correcto. Todos oyen las respuestas de los demás. ¿De qué color es el sombrero de C y cómo lo sabe?

Adaptado de brain-teaser.com

3 Una los puntos

Use sólo 4 líneas para conectar los nueve puntos sin levantar el lápiz del papel.

4 ¡Eso es!

En el sótano hay tres apagadores de luz, todos en la posición APAGADO. Cada apagador controla un foco del piso superior. ¿Cómo determina qué apagador controla cada foco? Puede operar cualquier apagador las veces que desee, pero sólo puede subir una vez para inspeccionar los focos.

Adaptado de brain-teaser.com

5 **Juego de memoria**
Ésta es una forma divertida para activar su mente. Pida a su pareja que acomode sobre una mesa un grupo de artículos no relacionados entre sí y que los cubra con una tela. Al retirar la tela, tiene usted 60 segundos para memorizar los artículos. Al taparlos de nuevo, anote todos los que pueda recordar. Túrnense, sustituyan con nuevos artículos y reacomódenlos. Trate de recordar más usando algunas de las técnicas para mejorar la memoria de las págs. 247 y 248: asocie los artículos con algo más, agrúpelos, relaciónelos para hacer una historia, etcétera.

6 **La magia de las palabras**
Forme todas las palabras que pueda usando las letras que tiene cada una de las siguientes voces. Aumente el desafío compitiendo con alguien más o trabajando con un límite de tiempo.

mercenario   **metamorfosis**

7 **Dibuje esto**
Use todos los elementos siguientes para hacer tres dibujos distintos. No hay respuesta correcta; aumente las opciones variando el tamaño y la orientción de los elementos.

2 rectángulos ☐ ☐   **2 triángulos** △ △

2 puntos ● ●   **2 comas** ”

8 L L L L L L L L L

8 **Escuche y relacione**
¿Qué lugares mexicanos le recuerdan?
Aquí hay pulque
Zarpan a popa
Cuernos de vaca
El son de Nora
No hay cal ni pan
Más atrás
¡Acá, tiita!

9 **Saque las cuentas**
En 1990, alguien tenía 15 años.
En 1995 esa misma persona tiene 10.
¿Cómo cree que eso podría ser posible?
¡Aquí se requiere un poco de pensamiento lateral!

10 **Solución práctica**
Meta un botón en una botella de vino vacía y coloque el corcho. ¿Cómo puede sacar el botón sin quitar el corcho ni romper la botella?

11 **Gato**
Ponga 6 X en los cuadros sin que queden 3 seguidos en la misma hilera.

12 **Diga el número**
Estudie las siguientes oraciones para descubrir los números telefónicos y el NIP de un cajero automático, así como la técnica usada para codificarlos.

Números telefónicos
Laura lloraba inconsolable en la azotea de Rosa.
Jugué con dos muñecas al bajar mi patineta.

NIP de cajero automático
Baja las escaleras ahora.
Jirafas con cuellos largos.

Cuide la salud de su cerebro

¿Le preocupa su memoria? Si está en buen estado físico y bien, nunca es demasiado tarde para empezar a practicar la habilidad mental que ayuda a mantener en forma el cerebro hasta la vejez.

Vimos que el envejecimiento normal vuelve lento el proceso del pensamiento y la formación de la memoria. Pero se dice que la gente con problemas para almacenar y recuperar recuerdos lo que tiene es un trastorno de memoria.

Esto suele ser resultado de enfermedad o lesión que afecta al cerebro. Varios casos pueden ser por demencia, un estado de deterioro mental generalizado y progresivo (no sólo olvido, sino habilidades de lenguaje, visuales y espaciales reducidas, pérdida de juicio y de habilidad para solucionar problemas). La enfermedad de Alzheimer es la forma más común de demencia. (Más sobre Alzheimer en las págs. 344-347.)

Otra causa común de pérdida de memoria entre la gente mayor puede sorprenderlo: la depresión. Los científicos, al usar la última tecnología para escanear el cerebro, notaron que la "tristeza" persistente hace que el metabolismo del cerebro cese en la parte que corresponde al pensamiento y se inicie en la parte emocional. Afortunadamente se puede hacer algo y contrarrestar la pérdida de memoria. (Lea sobre la depresión y sus tratamientos en las págs. 326-329.)

¿Tiempo para un examen?

Si los lapsos de memoria empiezan a afectar la calidad de su vida, hable con el médico. El diagnóstico puede

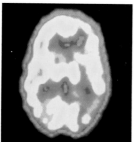
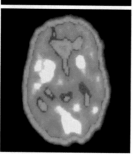

La depresión daña la capacidad cerebral. Arriba se muestra un escáner de un cerebro normal. Abajo se ve una actividad reducida en las principales zonas de pensamiento del cerebro en una persona deprimida.

No es Alzheimer

Los investigadores identificaron una nueva categoría de pérdida de memoria: el deterioro cognitivo ligero o DCL. La gente con DCL no está desorientada o confundida, como la que tiene la enfermedad de Alzheimer, ni tiene problemas con el lenguaje, el pensamiento abstracto ni su habilidad de atención. Sus capacidades mentales y funcionales se reducen más pronto que las de una persona promedio de su edad y puede dificultársele recordar datos, citas y pagar cuentas.

La gente con DCL tiene un hipocampo pequeño, una zona del cerebro muy relacionada con el aprendizaje y la memoria. Parece que tener DCL aumenta el riesgo de desarrollar la enfermedad de Alzheimer.

Actualmente se investiga si una combinación de vitamina E y el medicamento donepecilo (Eranz) podría detener el progreso de DCL hacia la enfermedad de Alzheimer. También se están haciendo pruebas para determinar la efectividad del medicamento inhibidor de COX-2 rofecoxib (Vioxx), que en la actualidad se usa mucho para tratar la artritis.

Comida para el pensamiento

Una de las mejores formas de cuidar el cerebro y el sistema nervioso es con un abastecimiento continuo de nutrientes esenciales. Los malos hábitos alimentarios, y una mala absorción de la comida, contribuyen a problemas cognitivos. Consejos:

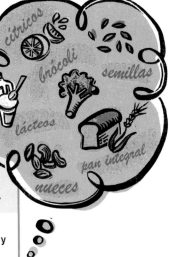

RECOMENDACIÓN	POR QUÉ ES IMPORTANTE
Siga una dieta con poca grasa para controlar el colesterol.	Una dieta con mucha carne roja y productos lácteos enteros eleva los niveles de colesterol, tapa arterias y reduce el flujo de oxígeno al cerebro.
Consuma productos lácteos semidescremados y carne magra.	Son buenas fuentes de carnitina, un aminoácido esencial para el buen funcionamiento del cerebro y los nervios.
Aumente el consumo de granos integrales y legumbres.	El frijol, el pan integral y los cereales contienen lecitina, la cual es usada por el cerebro para crear acetilcolina, un neurotransmisor importante.
Coma alimentos ricos en vitaminas C y E y complemente su dieta.	Estos antioxidantes protegen al cerebro del daño de los radicales libres neutralizantes y ayudan a reducir depósitos de placa con proteína relacionados con el deterioro mental. Las fuentes de vitamina C incluyen brócoli, frutas cítricas, verduras de hojas verdes, fresas y tomates. Aumente la vitamina E con almendras, aceite vegetal, frutos secos, semillas y harina de trigo integral. Tome complementos.
Coma alimentos ricos en vitaminas del complejo B o cereales fortificados que las contengan.	Las investigaciones muestran que aun una carencia moderada de vitamina B_{12} y ácido fólico contribuye al deterioro mental y quizá a la aparición de la enfermedad de Alzheimer, al elevar los niveles de homocisteína (un aminoácido) en la sangre. Cereales fortificados, germen de trigo, frutos secos, semillas y aceite vegetal son buenas fuentes.

incluir una revisión de su historial médico, exámenes físicos, neurológicos y análisis de laboratorio, valoración cognitiva y quizá más pruebas para descartar otros posibles problemas en el cerebro:

- mala nutrición, en especial deficiencias de vitaminas B
- problemas hormonales, como enfermedad de la tiroides
- efectos secundarios de medicamentos comunes (vea la pág. 256)
- problemas en la vista o el oído
- ansiedad o estrés
- deshidratación
- consumo de alcohol
- aislamiento e inactividad
- problemas de sueño
- aflicción.

Aunque en la actualidad hay disponibles pocos tratamientos con medicamentos para los problemas de memoria más allá de estas causas tratables, los investigadores esperan desarrollar algunos en la próxima

MEDICAMENTOS

Los estudios indican que hay menor porcentaje de enfermedad de Alzheimer entre pacientes artríticos y otros que con regularidad toman medicamentos antiinflamatorios sin esteroides, como la aspirina, el ibuprofeno y el naproxeno. Otros tratamientos incluyen donepecilo (Eranz), rivastigmina (Exelon), galantamina* y un nuevo medicamento, memantina (Ebixa). Tambien un tratamiento experimental con elegelina*, usado para el mal de Parkinson, puede ser util para el Alzheimer.

*Medicamento no disponible en México en el momento del cierre de la edición de este libro.

Medicamentos que afectan la memoria

Muchos medicinas y combinaciones de éstas afectan la cognición y la memoria. A veces puede evitar el problema pidiendo al médico que sustituya una medicación por otra o que reduzca la dosis. Medicamentos culpables más comunes:

TIPO DE MEDICAMENTO	EJEMPLOS
Bloqueadores H2 del ácido estomacal	famotidina
Antidepresivos	Tryptanol
Medicamentos antipsicóticos	haloperidol (Haldol) tioridazina (Melleril)
Medicamentos antivirales	Antiflu-Des
Medicamentos para la presión arterial	metildopa (Aldomet) propranolol (Inderal)
Relajantes/sedantes	flunitrazepam (Rohypnol) diazepam (Valium)

¡CUÍDESE!

Estudios recientes relacionan la hipertensión con la habilidad mental afectada. La hipertensión afecta las arterias y los capilares, lo cual reduce el flujo de sangre y oxígeno hacia el cerebro. Si no se trata en 10 años, la hipertensión crónica puede disminuir la memoria 3 o 4 puntos en una escala de 100.

década. Mientras, debe saber lo que puede hacer para ayudar a prevenir los problemas de memoria.

¿Vínculo con el estrógeno?

Los estrógenos parecen desempeñar un papel clave en la función de la memoria al absorber radicales libres (moléculas de oxígeno inestables), ayudar en la reparación celular nerviosa, reducir la inflamación celular y aumentar los niveles de acetilcolina, un neurotransmisor importante.

Los investigadores asocian la incidencia de enfermedad de Alzheimer en mujeres con la disminución de estrógenos en la menopausia.

Un estudio de 1996 en más de 1,000 mujeres indicó que el uso de estrógenos hasta por un año redujo 60% el riesgo de enfermedad de Alzheimer. La reducción fue mayor cuando las mujeres tomaron la

hormona por períodos más largos. Estudios más recientes indican una reducción del riesgo en 30 a 50%. Y algunos estudios en mujeres posmenopáusicas que siguen la terapia de reemplazo hormonal (TRH) vinculan los niveles más altos de estrógenos con una mejoría de la memoria.

Los resultados, aunque impresionantes, no son claros. Un estudio reciente en mujeres posmenopáusicas en las primeras etapas de la enfermedad de Alzheimer no mostró cambio en su disminución cognitiva como resultado de la TRH. Otros investigadores notaron que es difícil separar los efectos de la TRH de otros factores. Las mujeres que siguen la TRH tienden a ser instruidas y, por motivos desconocidos, los niveles más altos de preparación se asocian con un menor riesgo de Alzheimer.

La TRH tiene riesgos y nadie debe iniciarla sólo por los beneficios potenciales en el cerebro. Discuta los pros y los contras con su médico.

Use el ginkgo

Usado por miles de años en las culturas asiáticas para aumentar la energía y el estado de alerta mental,

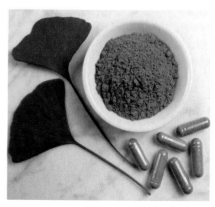

La hierba ginkgo biloba ayuda a mejorar el flujo de sangre, y por consiguiente de oxígeno y nutrientes, al cerebro.

el ginkgo biloba es una hierba antioxidante con propiedades que adelgazan la sangre. Se cree que aumenta el flujo de sangre al cerebro (también al corazón y extremidades) y mejora el poder de concentración.

El ginkgo quizá no mejore la memoria de la gente sana, pero ayuda a las personas mayores con arterias estrechadas y que tienen un flujo menor de sangre hacia el cerebro. Se cree que el ginseng, tomado junto con el ginkgo, mejora la memoria.

Los investigadores vieron que los pacientes que tomaron las hierbas se concentraron por más tiempo y que con cada dosis hubo una marcada mejoría en su capacidad para guardar y recuperar información. El ginkgo se usa en muchos países para tratar la enfermedad de Alzheimer.

Además del ginkgo y el ginseng, quizá podría incluir jengibre y romero en su dieta. Todos son anti-oxidantes que se cree que estimulan el flujo de sangre al cerebro.

Juegos de memoria: respuestas

Respuestas a los juegos de las págs. 252 y 253. (Las preguntas 1 y 5 no requieren respuesta.)

2 El hombre A no ve dos sombreros blancos en B y C; si no, sabría que el suyo es negro. La respuesta de A establece que B y C usan sombrero negro. Si B viera que C usaba sombrero blanco, sabría que el suyo era negro. Como B no supo el color del sombrero que usaba, C sabe que él debe usar un sombrero negro y responde correctamente.

3

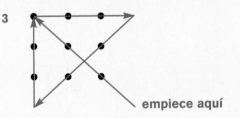

empiece aquí

4 Encienda el apagador 1 cinco minutos y apáguelo. Encienda el apagador 2 y en seguida toque los focos. El apagador 1 controla el foco caliente. El apagador 2 controla el foco encendido. El foco frío y apagado está controlado por el apagador 3.

6 Éstas son algunas posibilidades:
mercenario – aire, cena, cerca, corre, crear, crema, mar, meca, mecer, mena, mío, mire, nacer, no, raro, reina, rima, río, roma.
metamorfosis – amor, faro, forma, foro, fosa, mesa, meta, metamorfo, mismo, morfema, mota, mote, roma, rosa, sismo, Sofía, sota, tema, tomar.

7

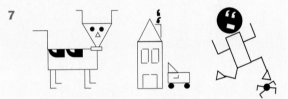

8 Acapulco, Zapopan, Cuernavaca, Sonora, Naucalpan, Mazatlán, Acatitla. Invente sus propias frases con palabras que le recuerden nombres de países o ciudades.

9 La persona vivía en la era antes de Cristo.

10 Empuje el corcho hacia el interior de la botella y saque el botón.

11

X	X	
X		X
	X	X

12 Números telefónicos: 5543 5237; 5236 2267. NIP cajero automático: **2532; 5225**. La inicial de cada palabra corresponde a su número en el teclado del teléfono, una forma útil de asegurar su NIP.

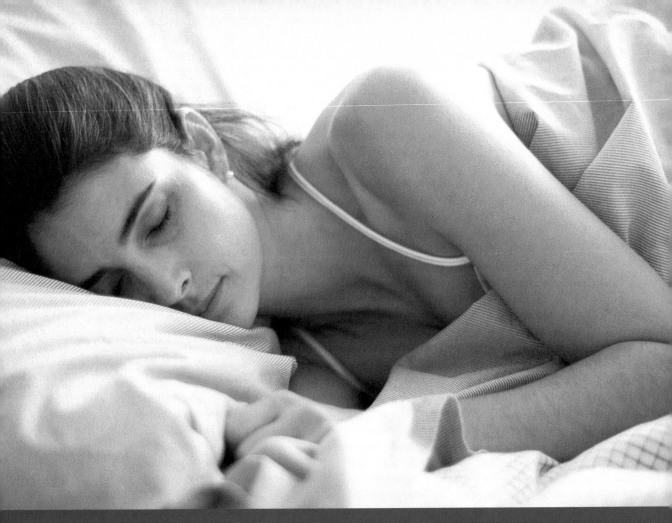

CAPÍTULO

11

Duerma lo suficiente

¿Qué lo mantiene despierto?

¿Cómo pasa la noche? ¿Se vuelve de un lado a otro? ¿Se despierta en la madrugada? Los problemas del sueño son algo más que irritaciones inocuas: pueden poner en peligro nuestra salud.

Casi toda la gente espera despertar y sentirse descansada. Una buena noche de sueño es una bendición y es vital para la salud física y mental. Hace poco se descubrió que la gente que duerme al menos 6 horas –incluidos dos períodos de sueño profundo y sueño REM *(rapid-eye movement)*– tiene mejor formación de la memoria que la que duerme menos.

Mucha gente duerme menos para hacer otras cosas. Al envejecer, el sueño profundo y descansado suele dificultarse. El 40% de las personas mayores de 60 años se queja porque su sueño no es como antes. Con la edad, el sueño se vuelve irregular y ligero. La gente mayor de 60 años puede despertarse más de 20 veces en una sola noche (dos veces más que la gente más joven). Ese sueño no productivo va más allá de hacer que se sienta cansado y malhumorado al día siguiente; puede dañar su función cognitiva y su salud (abajo).

Peligros de la falta de sueño

El sueño es vital para el funcionamiento adecuado del cerebro y el cuerpo. El sueño profundo restaura el cuerpo físico y los expertos creen que los sueños restauran la mente, quizá eliminando información irrelevante. Como indican las investigaciónes, perder una noche de sueño puede causar:

- **Inmunidad debilitada** Muchos estudios indican que la falta de sueño interfiere con la función del sistema inmunitario. Una prueba indicó que 4 horas menos de sueño en una noche ocasionaron disminución de actividad de las células T, un tipo de glóbulos blancos que combaten la enfermedad. Luego de una buena noche de sueño, la actividad de las células T volvió a la normalidad.
- **Aumento de hormonas del estrés** En un estudio, la falta de sueño se vinculó con una mayor producción de la hormona del estrés cortisol, que se cree que con el tiempo aumenta el riesgo de falla de memoria y resistencia a la insulina relacionada con la edad.
- **Metabolismo de glucosa menos eficiente** En el mismo estudio, los participantes que no durmieron mostraron 30% de disminución en su capacidad para secretar y responder a la insulina, padecimiento semejante a una etapa temprana de diabetes, por lo que la falta de sueño exacerba o apresura la aparición de diabetes tipo 2.
- **Funcionamiento cognitivo afectado** En varios estudios, se ha demostrado que la falta de sueño interfiere con el aprendizaje, la memoria, la concentración, las operaciones matemáticas y el razonamiento lógico.
- **Mayor riesgo de accidentes automovilísticos** Un estudio sugirió que los efectos de la falta de sueño son similares o peores que los efectos de beber cantidades excesivas de alcohol. El estudio indicó que la falta de sueño (o su interrupción, como un trabajo de turnos) afecta en mucho la capacidad del cuerpo para pensar con claridad y moverse o actuar en forma normal.

Qué sucede durante el sueño

Cuando dormimos, el cerebro sigue una secuencia de actividades que ocurren en ciclos. Cada ciclo contiene cinco fases de sueño, llamadas etapas no REM 1, 2, 3 y 4, más sueño REM. Las etapas progresan de la etapa 1 al REM, luego se repite el ciclo, por un total de cuatro o cinco ciclos por noche. Entre los 50 y los 60 años, se empieza a pasar más tiempo en las etapas 1 y 2 y menos tiempo en el sueño profundo. En la gente mayor con insomnio (en particular las mujeres), la etapa 4 puede estar ausente. Se cree que una etapa 4 deficiente es un factor en afecciones crónicas dolorosas, como la fibromialgia.

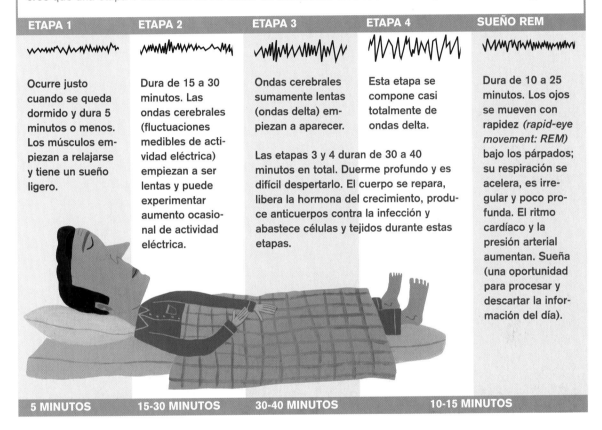

ETAPA 1	ETAPA 2	ETAPA 3	ETAPA 4	SUEÑO REM
Ocurre justo cuando se queda dormido y dura 5 minutos o menos. Los músculos empiezan a relajarse y tiene un sueño ligero.	Dura de 15 a 30 minutos. Las ondas cerebrales (fluctuaciones medibles de actividad eléctrica) empiezan a ser lentas y puede experimentar aumento ocasional de actividad eléctrica.	Ondas cerebrales sumamente lentas (ondas delta) empiezan a aparecer. Las etapas 3 y 4 duran de 30 a 40 minutos en total. Duerme profundo y es difícil despertarlo. El cuerpo se repara, libera la hormona del crecimiento, produce anticuerpos contra la infección y abastece células y tejidos durante estas etapas.	Esta etapa se compone casi totalmente de ondas delta.	Dura de 10 a 25 minutos. Los ojos se mueven con rapidez *(rapid-eye movement: REM)* bajo los párpados; su respiración se acelera, es irregular y poco profunda. El ritmo cardíaco y la presión arterial aumentan. Sueña (una oportunidad para procesar y descartar la información del día).
5 MINUTOS	15-30 MINUTOS	30-40 MINUTOS		10-15 MINUTOS

¿Cuánto necesita?

Sus patrones de sueño pueden cambiar, ya que no necesita dormir tanto como cuando era más joven. Casi todos los adultos menores de 70 años necesitan 7-8 horas por noche; los mayores de 70 sólo necesitan 6. Según una encuesta, sólo una tercera parte de los adultos duerme unas 8 horas cada noche por semana.

Una tercera parte de los encuestados reportó que dormía menos de 6 horas. Las mujeres entre 30 y 60 años son las que más se privan de dormir.

Algunas personas sólo requieren 5 horas de sueño, mientras que otras necesitan 10. El número de horas de sueño puede ser menos importante que la constancia de su patrón de sueño. Si se despierta descansado luego de 7 horas o incluso menos y no necesita un despertador para despertar, no debe preocuparse. Pero si su patrón de sueño es inconstante o no duerme usted lo suficiente, a pesar de estar el número adecuado de horas en la cama, debe empezar a buscar las causas.

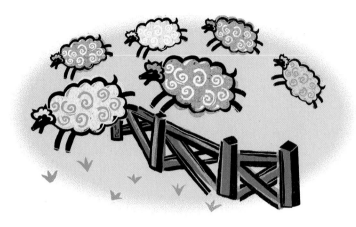

Si despierta por la noche y no puede volver a dormirse, no cuente ovejas. Levántese y haga algo que lo relaje hasta que vuelva a sentir sueño, o encienda la radio junto a la cama, muy bajito, hasta que se duerma.

Si cuenta ovejas

El 40% de los adultos experimenta insomnio, el trastorno del sueño más común. Puede incluir dificultad para dormirse, despertarse y tratar de volver a dormirse, o despertarse muy temprano. Si sólo dura unos días, se llama insomnio pasajero; si dura unas semanas, se llama insomnio a corto plazo. El problema es crónico si le pasa casi todas las noches de la semana y dura un mes o más.

La forma más común de insomnio es el insomnio aprendido, en el que unas noches sin dormir crean ansiedad acerca de no poder dormir, lo que dificulta más hacerlo, pues la preocupación lo mantiene despierto.

Sin importar el tiempo que dure, el insomnio no es una enfermedad en sí, sino un síntoma de otro problema o de varios, ya sean físicos, emocionales o de comportamiento. Las causas más comunes incluyen:

- **Estrés** Muchos expertos lo consideran la causa principal de los problemas de sueño a corto plazo. Los desencadenantes comunes incluyen presiones en el trabajo, problemas conyugales, una enfermedad grave o una muerte en la familia. En general, el insomnio desaparece cuando pasa la situación de estrés. Si las hormonas del estrés aún actúan en su cuerpo cuando se va a la cama, inhibirán la producción de melatonina, una hormona que ayuda a inducir el sueño. Los niveles altos de hormonas del estrés bloquean los

Hacer siesta: ¿bueno o malo?

Los ritmos naturales del cuerpo tienen dos momentos pico para dormir: en la noche y a media tarde. Aun si no tiene problemas de sueño crónicos, la urgencia de dormir luego de la comida suele ser abrumadora. ¿Debe sucumbir? Sí, si no interfiere con su sueño nocturno. Las siestas breves mejoran la productividad, la creatividad, la habilidad para solucionar problemas y reducen los accidentes de trabajo. Los estudios indican que el cerebro está más activo luego de una siesta, presta más atención a detalles y tiene más capacidad para tomar decisiones críticas. La gente que hace siesta vive más.

La duración ideal de una siesta es de 20 a 30 minutos. Si duerme más, pasa al sueño profundo, el sueño con ondas del cerebro lentas que le dificultará despertar y lo dejará debilitado entre media y una hora después. Si duerme más de una hora, eso quizá interfiera con el sueño de la noche. Una siesta más prolongada reduce la cantidad total de sueño que necesita en la noche, lo hará despertar más temprano o le dificultará permanecer dormido.

263

efectos restauradores de la hormona del crecimiento, que ayuda en la creación de nuevas células.

- **Alcohol y cafeína** Demasiada cafeína o alcohol, en especial si se toma muy cerca de la hora de dormir, puede arruinarle el sueño. Los efectos de la cafeína duran hasta 10 horas luego de tomarla, en especial en personas mayores, cuyo metabolismo es más lento. Aunque el alcohol es un sedante y ayuda a dormir con más rapidez, puede interrumpirle el sueño cuando pase su efecto.

- **Dolor y enfermedades crónicas** El dolor de la artritis, la acidez, el dolor de espalda o un dolor de cabeza pueden despertarlo y hacer que se le dificulte volver a dormir. En una encuesta al azar entre adultos, 25% reportó dolor que interrumpió su sueño diez o más noches en un mes. Los padecimientos crónicos, como la fibromialgia, la enfermedad de Parkinson y la diabetes, pueden dificultar que se duerma o hacer que se despierte durante la noche.

- **Altas y bajas de las hormonas femeninas** Al inicio y al final del ciclo menstrual, los niveles bajos de progesterona pueden dificultarle el dormir. Si cree que sus hormonas contribuyen a que no duerma bien, escriba un diario de sueño durante un mes. Puede ayudarla a resolver cuándo, durante su ciclo, debe evitar la cafeína, el alcohol y otras cosas que empeoran el problema. Durante la menopausia, los bochornos causados por los niveles fluctuantes de estrógenos ocasionan noches inquietas. La terapia de reemplazo hormonal por lo general ayuda.

- **Medicamentos** Algunos medicamentos, como los corticosteroides y los usados para tratar hipertensión arterial, asma y depresión, pueden interferir en el sueño, al igual que los utilizados para la tiroides, si la dosis es demasiado alta. Muchos medicamentos comunes, incluso descongestionantes y productos para perder peso, contienen estimulantes, como seudoefedrina; algunas fórmulas de aspirina contienen cafeína. Si tiene problemas de sueño, hable con el médico sobre sus medicamentos.

- **Depresión** Los investigadores observaron anormalidades del sueño en personas con depresión, incluso períodos reducidos de sueño con ondas lentas del cerebro y una presencia temprana del primer episodio del sueño REM. El 90% de la gente deprimida tiene problemas del sueño, que varían desde despertar temprano, el síntoma más usual, hasta dormir demasiado. En estos casos, atender la depresión ayuda.

Soluciones para dormir

El insomnio pasajero a corto plazo es muy común y, por definición, de corta duración. Encontrar la raíz del problema ayuda a solucionarlo. Puede ser algo tan sencillo como evitar esa taza de café que suele tomar después de la cena o crear un patrón de sueño más regular, procurando irse a la cama y levantarse a la misma hora cada día. Si la

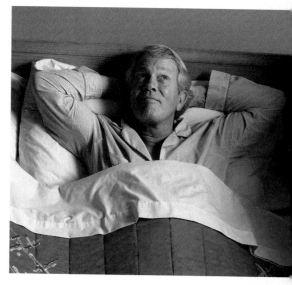

El sueño ligero o interrumpido es un problema para mucha gente mayor. Una solución es el ejercicio, pues aumenta la duración del sueño profundo, del cual es menos probable que se despierte.

El papel de la melatonina

La melatonina es una hormona natural producida por la glándula pineal del cerebro. En el día, los niveles de melatonina en la sangre son bajos, pero a la hora de dormir, esta glándula aumenta su producción y libera más hormonas. Aunque no lo hace dormir en forma directa, la melatonina inicia en su cuerpo cambios que lo preparan para el sueño. Los niveles están más altos alrededor de las 2 a.m. y disminuyen en forma gradual hasta el nivel normal en el día, como a las 7 u 8 a.m.

Se creía que la producción de melatonina disminuía al envejecer, pero un estudio reciente no encontró diferencia en los niveles de melatonina en gente joven y gente mayor. Parece ser que las personas producen niveles variables.

causa es el estrés, piense en aprender una técnica de relajación, como la respiración profunda o la meditación (vea págs. 200 a 203). Un estudio indicó que la gente que practicó técnicas de relajación y buenos hábitos para dormir (vea Formas para dormir más, pág. 268) redujo en 75% el tiempo que tardaba en dormirse por la noche (de 76 a 19 minutos).

Mucha gente toma medicamentos para dormir, como clorhidrato de difenhidramina, para aliviar una noche de insomnio. Se compran más pildoras para dormir, sin receta, que cualquier otro fármaco. La mayoría de los expertos coinciden en que los medicamentos no son una solución para el insomnio.

Si a menudo se le dificulta dormir, lo mejor es corregir sus hábitos de sueño. Los medicamentos que se venden sin receta no son adictivos, pero hacen que se sienta soñoliento al día siguiente. La gente mayor es susceptible a la somnolencia al día siguiente porque su metabolismo es más lento y el medicamento permanece más tiempo en su organismo. El alcohol y otros depresivos aumentan

la somnolencia. Hay mayor peligro de caídas causadas por somnolencia, en especial si tiene que levantarse para ir al baño por la noche. La confusión y la torpeza dejan a la gente mayor muy vulnerable y la "cruda" del día siguiente puede irritarlos. Lo peor es la reacción llamada insomnio de rebote, que hace que la falta de sueño vuelva con fuerza tan pronto como deja de tomar el medicamento.

Los antihistamínicos son el ingrediente activo principal en la mayoría de estos medicamentos. Los antihistamínicos, en combinación con los analgésicos, se encuentran en medicamentos como la trimeprazina*.

Si un dolor menor es lo único que lo mantiene despierto, tome acrivastina (Benadryl), cetirizina (Virlix) o ibuprofeno (Advil), que no causan cansancio durante el día. Si tiene angina, arritmia cardíaca, problemas de respiración, bronquitis crónica, glaucoma o dificultad para orinar debido a una glándula prostática agrandada, consulte al médico antes de tomar píldoras para dormir.

Más ayuda

Si su insomnio persiste, visite al médico. Él quizá necesite ajustarle sus medicamentos actuales o tratarlo por estrés o depresión.

La mitad de los pacientes que visitan al médico por problemas del sueño regresan a casa con una receta de medicina para dormir. Incluso los medicamentos prescritos sólo tratan el síntoma, no la causa, y provocan somnolencia al día siguiente y el insomnio de rebote antes descrito, cuando deja de tomarlos.

Los medicamentos antiinsomnio más recetados son benzodiazepinas, hipnóticos que inhiben la excitabilidad de las células nerviosas (las

¡CUÍDESE!
La somnolencia durante el día está asociada con las enfermedades cardíacas entre personas de 65 años y mayores. Un estudio de gente mayor indicó que quienes reportaron sentir sueño durante el día tenían más riesgo de enfermedad cardíaca.

*Medicamento no disponible en México en el momento del cierre de la edición de este libro.

neuronas). Las marcas más conocidas incluyen diazepam (Valium) y lorazepam (Ativan). Estos medicamentos pueden causar tolerancia, lo que significa que después de unas semanas son menos eficaces y necesita tomar más para obtener el mismo efecto.

Las benzodiazepinas son potencialmente peligrosas si se toman con alcohol, y pueden causar efectos secundarios si se toman con el medicamento para la úlcera cimetidina (Tagamet). Las benzodiazepinas de efecto prolongado, como diazepam (Valium), flurazepam y clorodiazepóxido*, pueden permanecer en el cuerpo por días en personas mayores; de ser posible deben evitarse.

Estos medicamentos para el sueño pueden causar dependencia y, al dejar de tomarlos, quizá necesite ayuda para tratar los síntomas de abstinencia. Cuanto más los tome, mayor será el riesgo de experimentar estos síntomas al suspenderlos.

Es mejor no usar ayuda para dormir a diario o por más de cuatro semanas máximo. Una píldora una vez cada dos o tres días debe romper el ciclo de insomnio y reducir la probabilidad de dependencia del medicamento. Por lo general, puede suspenderlo sin problemas si no lo toma por más de cuatro semanas.

A diferencia de los medicamentos arriba mencionados, uno nuevo, el zaleplon*, no es una benzodiazepina y no causa somnolencia al día siguiente si lo toma al menos 4 horas antes de que necesite despertar por la mañana.

Un estudio indicó que puede tomarlo sin riesgo alguno hasta por un año sin que le cause síntomas de abstinencia cuando deje de usarlo. Los medicamentos antidepresivos como al Seroxat* los recetan para el

insomnio causado por depresión. Estos medicamentos tienen menos riesgo de dependencia que los específicos contra el insomnio.

Peligrosa apnea del sueño

La apnea del sueño obstructiva es un padecimiento que a veces no se detecta. Si tiene apnea del sueño, literalmente deja de respirar durante períodos breves. Es un padecimiento muy grave que incluso amenaza la vida. Es más común entre hombres con sobrepeso, aunque las mujeres también lo padecen.

La apnea del sueño obstructiva ocurre cuando la lengua o el paladar de la parte posterior de la garganta se relaja durante el sueño y bloquea el flujo de oxígeno a través de las vías respiratorias. Puede usted dejar de respirar tal vez entre 20 y 100 veces cada noche, durante 10 segundos o más en cada ocasión.

En general se despierta durante estos lapsos, pero usted no lo recuerda. También puede roncar y jadear en busca de aire, señal de que el cerebro inicia la respiración. Quizá despierte exhausto. El peligro para la salud se debe a los niveles más altos de bióxido de carbono y a los más bajos de oxígeno que se presentan cuando su respiración no es regular. Estos cambios aumentan su probabilidad de desarrollar

SOLUCIÓN SENCILLA

Una almohada de las que mantienen la cabeza más alta que el cuerpo estrecha las vías respiratorias. Para evitar roncar, use una almohada baja o apoye el cuello en una almohada chica o toalla enrollada, para mantener abiertas las vías respiratorias.

Una nueva píldora para dormir, el zaleplon*, es eliminado del organismo en unas horas y no causa efectos posteriores. Puede tomarse después de acostarse si usted no se puede dormir.

hipertensión arterial, apoplejía, ataque cardíaco, falla cardíaca, diabetes e insuficiencia renal.

Los tejidos de las vías respiratorias en un padecimiento menos común, llamado apnea central del sueño, son normales, pero el centro respiratorio del cerebro funciona mal. La causa es una enfermedad vascular o degenerativa del cerebro.

En un estudio que comparó a adultos con apnea del sueño con personas en estado de ebriedad, los que tenían apnea salieron peor que los ebrios en una prueba que midió el tiempo de reacción.

Es importante que vea al médico si sospecha que lo que tiene es apnea del sueño, para evitar complicaciones de salud. El médico quizá lo envíe a una clínica de trastornos del sueño, donde lo examinarán y observarán durante la noche.

Qué hacer con la apnea

La apnea del sueño puede ser de ligera a grave, y el tratamiento depende de la severidad de los síntomas y de si la apnea es obstructiva o central. Si tiene apnea ligera o sólo ronca mucho, trate de dormir sobre su costado y no sobre la espalda, para prevenir que el paladar blando y la lengua se relajen hacia la parte posterior de la garganta.

Si su apnea del sueño es grave, el médico le proporcionará una máscara de plástico suave para que la use cuando esté durmiendo. Esta máscara le permitirá inhalar aire presurizado de la habitación, lo que hará que se mantengan abiertos sus pasajes de aire.

Antes de llegar a esto, hay muchas causas posibles que deben atenderse primero.

Si el contorno de su cuello es de más de 43 cm, o si tiene papada, perder peso puede ser la solución. Tal vez lo anime saber que la apnea del sueño obstructiva en general suele mejorar cuando la persona pierde peso y, en algunos casos, llega a desaparecer por completo.

Los residuos de adenoides y amígdalas pueden ser la causa, o un bloqueo nasal, por lo que el médico tal vez lo envíe con el especialista de oídos, nariz y garganta (otorrinolaringólogo). Al retirar estas obstrucciones se consigue alrededor de 65% de probabilidades de éxito.

Una mandíbula hundida puede ser la causa de la apnea y tal vez lo ayude una visita al dentista. Pueden colocarle frenos diseñados para que la mandíbula se desplace a la posición correcta; tendría que usarlos durante algún tiempo.

El hipotiroidismo es otra causa posible (vea págs. 354 y 355).

Si tiene apnea, hay varios cambios en el estilo de vida que puede hacer y que ayudan. Evite el alcohol y las píldoras para dormir, ya que relajan los músculos y empeoran el problema. Fumar también afecta,

Un consejo si roncar es un problema serio: para evitar acostarse de espaldas (hábito que provoca los ronquidos), cosa bolsillos en la parte posterior de la camisa de su pijama y meta en ellos pelotas de tenis, o enrolle calcetines y péguelos con cinta a la parte superior de la pijama.

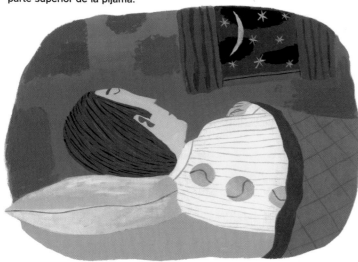

267

porque puede inflamar la garganta y estrechar las vías respiratorias.

La cirugía con láser es otra opción y en general requiere tres o cuatro sesiones externas. Sin embargo, esta cirugía es considerada experimental y todavía no tiene un porcentaje comprobado de éxito.

Síndrome de piernas inquietas

Otro padecimiento que puede turbar su sueño es el síndrome de piernas inquietas que afecta a algunos adultos. Es más común en la gente mayor y, por motivos que nadie puede explicar, afecta más a las mujeres que a los hombres. Causa sensaciones de comezón, hormigueo y cosquilleo en las piernas. El movimiento alivia temporalmente los síntomas. Lo irónico es que se experimenta al estar en reposo, no al usar las piernas.

Los médicos no saben con exactitud la causa del síndrome, pero puede estar asociado con deficiencias de vitaminas o hierro, anemia, enfermedad en la tiroides, trastornos de los nervios periféricos, consumo excesivo de cafeína y enfermedades crónicas como diabetes o artritis.

Mucha gente (45% de las personas mayores de 65 años) puede tener la enfermedad de movimientos periódicos de las extremidades, en la que las piernas o brazos tienen una reacción refleja en lapsos que duran desde unos minutos hasta una hora o más, pero sólo durante el sueño.

Si tiene el síndrome de piernas inquietas, el movimiento es continuo y ocurre al estar en reposo. El 80% de la gente con este síntoma tiene también la enfermedad de movimientos periódicos de las extremidades. El tratamiento es el mismo para am-

bos padecimientos. Si los movimientos de las piernas lo mantienen despierto, déles masaje o camine.

Remojar las piernas en agua fresca o usar un cojín térmico ayuda. Como la cafeína, el alcohol y la nicotina podrían agravar el padecimiento, evítelos, y trate de hallar técnicas para reducir el estrés. Analgésicos que se venden sin receta, como paracetamol (Tempra, Tylenol) e ibuprofeno (Advil), dan cierto alivio.

Si le resulta imposible solucionar el problema, visite al médico. Él decidirá cuáles medicamentos, como levodopa (Sinemet), pergolida (Permax), bromocriptina (Parlodel), usados para tratar los temblores de la enfermedad de Parkinson, y benzodiazepinas (hipnóticos) como el Valium pueden ayudarle. Una encuesta reciente indicó que la melatonina (Benedorm) proporcionó alivio en la enfermedad de movimientos periódicos de las extremidades.

¿Son sospechosos sus ronquidos?

¿Cómo saber la diferencia entre los ronquidos comunes y la apnea del sueño? Si sus ronquidos son moderados y continuos, quizá no tenga problemas. Sonidos fuertes con falta de aire que lo despiertan a usted o a su pareja son sospechosos.

El médico puede emitir un diagnóstico preliminar al hacerle algunas preguntas. Puede confirmar el diagnóstico mediante una prueba llamada polisomnografía, que le hacen en un centro de trastornos del sueño donde lo observarán durante la noche. Le tomarán la presión sanguínea, que generalmente es muy baja durante el sueño. Si su presión sanguínea se eleva durante la noche, quizá tenga apnea grave.

Recientemente se desarrolló una prueba muy precisa para ayudar a los médicos a detectar la apnea en 5 minutos. Tomando en cuenta varios indicadores como peso, estatura, contorno del cuello y sobremordida dental, el médico determina si es probable que sus vías respiratorias se bloqueen durante el sueño. Aún no se usa mucho, pero promete ser una herramienta de diagnóstico útil para médicos y dentistas.

Formas para dormir más

Déles las buenas noches a los problemas del sueño. Éstas son estrategias sencillas y efectivas para que usted duerma mejor por la noche, y no tiene que ir a la farmacia.

Si últimamente ha pasado una o dos noches malas, quizá solucione el problema tomando algunas medidas que se detallan abajo. Estas medidas requieren que cambie sus hábitos para dormir, pero a la larga el esfuerzo vale la pena.

1 Haga de su recámara un refugio para dormir Su recámara debe estar sin ruido y oscura, porque la oscuridad hace que la glándula pineal produzca melatonina, la hormona que induce al sueño. Las cortinas gruesas ayudan a evitar que entre luz, y un ventilador o una máquina de ruido blanco (que combina sonidos de diferentes frecuencias) apaga los sonidos molestos. La temperatura fresca ayuda a dormir. Para mejor circulación de aire, abra una ventana o use un ventilador. Si el aire del cuarto es seco, use un humidificador.

2 Desarrolle hábitos Una rutina nocturna es efectiva para que el cuerpo sepa cuándo es hora de dormir. Siga los rituales necesarios para prepararse mentalmente para dormir. (Lea su novela, dedique de 5 a 10 minutos al aseo personal, medite, estírese.) Es importante irse a la cama y levantarse a la misma hora todos los días, incluso el fin de semana.

3 Ocupe su cama sólo para dormir y hacer el amor Evite trabajar, pagar cuentas o mirar la televisión en la cama. Si la asocia sólo con el sueño, es más probable que se duerma cuando se mete entre las sábanas por la noche. Esto no es fácil si renta un cuarto amueblado o vive en un espacio pequeño.

4 Dome a su estómago Si se va a la cama con hambre o muy lleno, alterará su sueño. No coma mucho antes de irse a la cama, pues el proceso digestivo podría mantenerlo despierto. Si se recuesta luego de una gran comida, puede tener reflujo gástrico (el ácido estomacal sube por el esófago). Si tiene hambre, coma un refrigerio con hidratos de carbono, que desencadenan la liberación de serotonina, sustancia química del cerebro vinculada con la relajación. Coma una galleta o un tazón de cereal. La leche tiene triptófano, el aminoácido que induce el sueño.

5 Vigile la cafeína Demasiada cafeína durante el día puede contribuir a un sueño intermitente. Al llegar a los 50, el metabolismo es más lento y la cafeína permanece en su sistema más tiempo, hasta 10 horas. Limítese a dos tazas de té, café o bebidas de cola, tomadas al menos 6 horas antes de irse a la cama. Si eso no da resultado, suspenda la cafeína.

6 Pruebe el ejercicio Simple: si está físicamente cansado al final del día, usted dormirá mejor. En

SOLUCIÓN SENCILLA

Usar calcetines para ir a la cama quizá no sea sexy, pero lo ayuda a dormir. Un estudio reportó que los participantes cuyos pies y manos se mantuvieron calientes en la cama se durmieron en menos tiempo. Al calentarse las extremidades, aumenta el flujo de sangre hacia esas zonas, redirigiéndose desde los órganos internos y reduciendo la temperatura corporal, un requisito para conciliar el sueño.

cierto estudio, un grupo de personas de entre 50 y 76 años con problemas del sueño iniciaron ejercicio moderado por media hora, cuatro veces a la semana. Comparado con un grupo similar de personas que no hicieron ejercicio, el grupo más activo durmió un promedio de una hora más cada noche, tardó menos tiempo en dormirse, hizo menos siestas y reportó una mejoría general en la calidad del sueño. El ejercicio al aire libre es en especial útil. Exponerse a la luz del sol (en especial por la tarde) ayuda a prevenir la somnolencia durante el día y refuerza el reloj de 24 horas. Ejercítese al menos 3 horas antes de irse a la cama.

7 Remójese Tome un baño tibio una o dos horas antes de irse a la cama. La temperatura del cuerpo descenderá en forma lenta al salir del baño y se sentirá cansado. Sin embargo, un baño justo antes de ir a la cama puede estimularlo lo suficiente para que se le dificulte conciliar el sueño.

8 Ayudas naturales Pruebe los beneficios de la manzanilla, la valeriana, la pasionaria, la lavanda, el toronjil o el lúpulo. Tome estas hierbas en té y en otras formas. Una taza de té de lavanda o de manzanilla antes de irse a la cama quizá sea todo lo que necesite para relajarse. Si toma valeriana, la dosis sugerida es de una o dos cápsulas de 240 mg al día, pero nunca combine valeriana con alcohol ni con medicamentos que regulen el estado de ánimo. No tome más de una de estas hierbas a la vez.

9 No dé vueltas y vueltas Si pasa media hora y aún no se ha dormido, no se quede en la cama con la frustración de no conciliar el sueño. Levántese y haga algo que lo relaje, como escuchar música suave o beber una taza de leche tibia.

10 Compre una cama adecuada Una cama demasiado blanda produce una mala postura al dormir (provocando tensión muscular y problemas de espalda). Si el colchón queda sumido cuando se levanta, es demasiado blando. Reemplace el colchón si tiene más de 10 años por uno que lo soporte bien. Si no puede comprar un colchón nuevo, ponga una tabla debajo del actual.

MEDICAMENTOS

La terapia de reemplazo hormonal (TRH) ayuda a prevenir el insomnio causado por bochornos durante la menopausia, y permite a las mujeres conciliar el sueño más pronto, dormir más tiempo y despertar con menos frecuencia. Hable con su médico, pues hay riesgos asociados con la TRH.

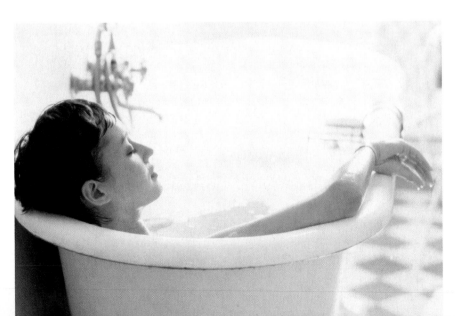

Al añadir al agua del baño aceites esenciales calmantes como rosa, lavanda o mejorana, puede hacer más relajante un remojo antes de irse a la cama. Mezcle el aceite esencial con un aceite base, como el aceite vegetal, antes de agregarlo al agua.

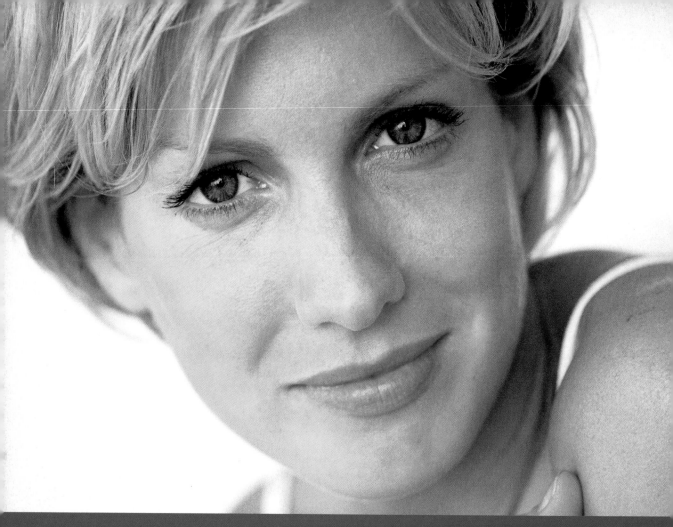

12

Véase bien

Ponga una buena cara

¿Su piel se ve muy maltratada? Nunca es demasiado tarde para detener el proceso de envejecimiento y quizá recuperar parte de la apariencia juvenil. He aquí cómo puede lograrlo.

Si desea verse lo mejor posible, y quién no, debe pensar primero en su piel. La piel con apariencia sana irradia un brillo juvenil sin importar la edad. La piel con los signos de una mala dieta, el hábito de la nicotina o demasiado tiempo al sol, le añade años a su apariencia.

Apariencia de la piel vieja

Tal vez piense que ve el mismo rostro cada mañana, pero no es así. La capa superior de la piel, la epidermis, se reemplaza cada 27 días. Su nuevo exterior se crea debajo, en la segunda capa más gruesa, la dermis. En esta capa hay colágeno (las fibras de proteína parecidas a cuerdas que proporcionan elasticidad). Hay también un colchón protector de grasa, que crea los agradables contornos que rellenan y modelan su rostro y su cuerpo.

Al envejecer su piel, el colágeno y la elastina se descomponen y la grasa subcutánea se encoge, lo que hace más prominentes las áreas óseas del rostro. La piel se adelgaza más y es más fácil ver los pequeños vasos sanguíneos y cualquier coloración irregular. Con el tiempo y la gravedad, esta piel más delgada y menos elástica empieza a debilitarse. Las sonrisas y los gestos repetidos también dejan marcas.

Piel joven

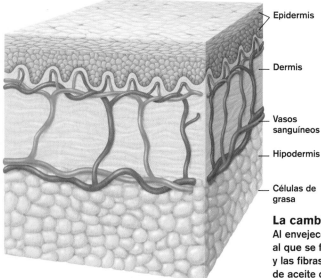

Epidermis

Dermis

Vasos sanguíneos

Hipodermis

Células de grasa

Piel vieja

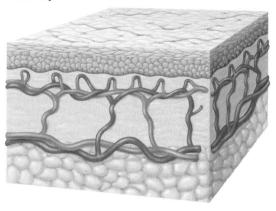

La cambiante piel
Al envejecer la piel, la epidermis o capa externa se adelgaza y el ritmo al que se forman nuevas células disminuye. En la dermis, el colágeno y las fibras de elastina se desintegran en forma gradual. La producción de aceite disminuye y el cojín de grasa bajo la piel se encoge.

Sea amable con su piel

Ni cremas, ni lociones ni procedimientos cosméticos pueden hacer tanto por su piel como una dieta nutritiva y el ejercicio. Para una piel con apariencia radiante y juvenil, necesita un abastecimiento regular de todos los nutrientes básicos, incluyendo proteínas, grasas, vitaminas, minerales y mucha agua. Las vitaminas antioxidantes (como E, C y A) son en especial importantes, puesto que ayudan a disminuir los efectos de los radicales libres, esas moléculas de oxígeno inestables que se cree que aceleran el envejecimiento al dañar células y tejidos.

El ejercicio es asimismo importante porque bombea más sangre rica en oxígeno a través del cuerpo, lo que acelera la eliminación de toxinas y favorece el desarrollo de nuevas células. Su piel necesita 7% del oxígeno que aspira. Si se ejercita menos conforme va envejeciendo, tomará menos oxígeno y esto se reflejará en su piel.

Evite lo que arruga la piel

Cuidar su piel significa también evitar las cosas que pueden dañarla.

- **Demasiado sol** El sol es el culpable de hasta 90% de las arrugas, sin mencionar esa temida apariencia áspera. Los rayos ultravioleta descomponen la estructura de la piel y dañan las membranas celulares y el ADN. Aumentan la producción de las enzimas que descomponen el colágeno. Aunque el uso de un filtro solar no contrarresta el daño existente, ayuda a prevenir más arrugas y protege contra el cáncer de piel. Vea Protéjase del sol, pág. 275, para consejos sobre filtros solares.

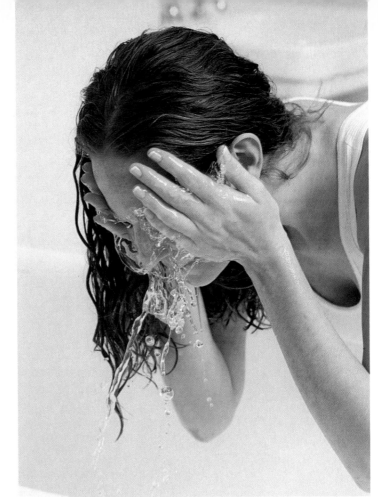

Un ciclo suave: si su piel es muy seca, es suficiente lavarse la cara una vez al día.

- **Tabaquismo** Si necesita otro motivo para dejar de fumar, el tabaquismo daña la piel. Comprime los vasos sanguíneos, disminuye el flujo de sangre y priva a la piel de parte del oxígeno que necesita. El tabaco introduce toxinas y acelera más el daño de los radicales libres. Como ayuda para dejar de fumar, vea las págs. 166 a 173.
- **Demasiado alcohol** Como las bebidas alcohólicas deshidratan el cuerpo, el exceso puede darle a su piel una apariencia más seca y vieja. Para tener una mejor salud general, limite el consumo a no más de dos unidades al día si es mujer, a tres si es hombre, y evite la deshidratación causada por el alcohol bebiendo agua en abundancia durante el día.

SOLUCIÓN SENCILLA

Si su piel es demasiado seca, tome regaderazos cortos y mantenga el agua templada. La mayoría de las mujeres lo hacen 12 minutos más de lo necesario. La exposición prolongada al agua caliente retira de la piel los aceites y los reemplaza con agua, que al evaporarse deja la piel más seca.

- **Poco sueño** Por algo se le llama sueño de la belleza: mientras usted duerme, el cuerpo renueva el colágeno y la queratina (proteína de la capa superior de la piel). La falta de sueño afecta el cutis y deja ojeras. Eleve la cabecera de su cama colocando bloques de madera debajo de las patas para ayudar a reducir la hinchazón bajo los ojos, ya que esto permite que el fluido que ahí se forma se absorba.
- **Demasiado estrés** Las manchas y erupciones son comunes cuando está estresado, pero incluso sin ellas, la piel se ve pálida o rojiza y contraída. Las técnicas de relajación y las vacaciones hacen mucho bien. Agasájese con un masaje facial o corporal. No sólo lo ayuda a relajarse, sino que mejora la circulación de la sangre y de la linfa, y acelera la eliminación de toxinas y la distribución de oxígeno y nutrientes a la piel.

Cuidado simple de la piel

El cuidado de la piel no tiene que incluir muchos productos caros o esfuerzo. Mucha gente hace más mal que bien a su piel al usar jabones ásperos, máscaras abrasivas y al lavársela con demasiada frecuencia. Para casi toda la gente, ésta es la única rutina diaria que necesita.

Buena comida para la piel

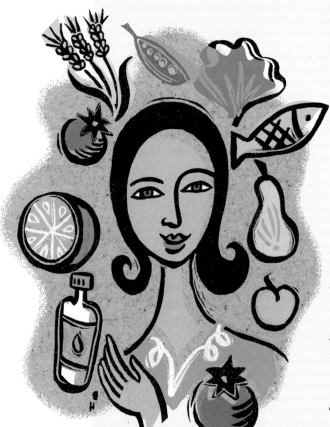

Usted es lo que come, como dicen, y nada lo demuestra con más rapidez que la piel. Para ese brillo radiante, asegúrese de obtener suficientes cantidades de los siguientes alimentos:

- **Carotenoides (como el betacaroteno):** de las frutas y verduras color amarillo y anaranjado, como chabacanos, zanahorias y camotes.
- **Vitaminas B:** de las sardinas, hígado, huevo, cereales.
- **Vitamina C:** de las fresas, frutas cítricas, tomates, verduras verdes.
- **Vitamina E:** del aceite vegetal, cereales integrales, germen de trigo y verduras de hojas verdes.
- **Ácidos grasos esenciales:** del salmón, trucha, macarela, atún y complementos, como aceite de hierba del asno.
- **Agua:** el agua simple es mejor, pero los jugos de fruta ayudan.

1 **Limpieza** Lave su cara una o dos veces al día con jabón suave y sin espuma (como Dove) o loción limpiadora (como Cetaphil). Use las manos, no una tela, que puede ser áspera para la piel y tener bacterias. Evite usar almohadillas ásperas y cepillitos faciales, que pueden quitar a la piel su capa protectora. Las almohadillas de limpieza suaves fomentan la producción de grasa, que puede ser útil si su piel es seca. Si tiene la piel grasosa, lávela dos veces al día con un limpiador líquido con pH balanceado, lo suficientemente astringente para quitar la grasa.

2 **Tonifique** Si usa una loción astringente o aclaradora luego de la limpieza, elija una a base de vinagre (suaviza la piel y alivia la comezón) y no una que contenga alcohol, pues éste tiene un efecto de resequedad en la piel.

3 **Humecte** Aplique un humectante luego del regaderazo, cuando la piel todavía está húmeda. Los humectantes en realidad no añaden humedad a la piel, sino que conservan la que ya está ahí. Si su piel es seca, elija un producto a base de aceite.

Si su piel es grasosa, busque una loción a base de agua. No es necesario elegir una marca costosa; el precio no es un medidor preciso de efectividad. Aplíquese con cuidado los productos alrededor de los ojos, porque la piel ahí es más delgada y con mayor probabilidad de arrugarse al estirarla en forma repetitiva.

Si su piel es sensible, use una loción humectante que no contenga aditivos y que sea hipoalergénica. Lea las etiquetas antes de elegir la apropiada para usted.

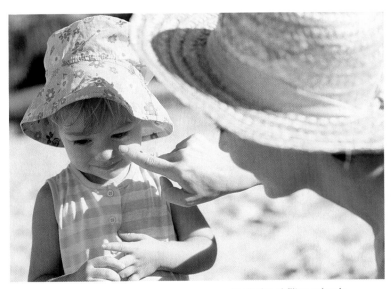

Protéjase del sol

El filtro solar es su boleto para tener una piel con apariencia joven. Asegúrese de usarlo en forma adecuada.

- **Use el filtro solar a diario,** con lluvia o sol, en verano o invierno. No suponga que la neblina o las nubes lo protegerán, ya que 80% de los rayos del sol las penetran. No dependa sólo de una sombrilla o de un sombrero de ala ancha para protegerse del sol, pues 85% de los rayos rebotan en arena, agua, nieve y concreto. Debe usar también un filtro solar si se sienta cerca de una ventana en la oficina o en casa, pues los rayos UVA atraviesan el vidrio.

- **Elija un filtro solar de amplio espectro** para protección de los rayos UVA más largos, que se cree que causan envejecimiento y melanoma, y de los rayos UVB más cortos, que causan cáncer de piel. Elija un producto con factor de protección solar (SPF) de 15 o mayor y clasificación UVA de cuatro estrellas o más alta. Los fabricantes investigan productos con filtro solar con protección UVA extra.

No limite el filtro solar; la mayoría de la gente se aplica muy poco. Úselo a diario, sin importar estación o clima, y varias veces para obtener mayor protección.

- **Sea generoso** Los dermatólogos recomiendan usar una pequeña porción más de filtro solar en la cara, las orejas y el cuello de lo que la mayoría de la gente usa. Para mejor absorción, aplíqueselo 30 minutos antes de salir y vuelva a aplicárselo cada 2 o 3 horas.
- **Protección en manos** La piel de las manos es delgada, motivo por el cual las manos son de las primeras zonas que muestran los indicios del daño del sol. Para prevenir las manchas de edad y las arrugas, aplique también filtro solar a sus manos.
- **Cuide sus labios** Para protegerse los labios del sol, use bálsamo o lápiz labial que contenga filtro solar. El cáncer de piel es más agresivo cuando ataca los labios.
- **Protéjase al mediodía** Cuando sea posible, permanezca fuera del sol entre 10 a.m. y 3 p.m., cuando los rayos del sol son más fuertes.

Alivio para las arrugas

Incluso si tiene cuidado con el sol, algunas arrugas son inevitables con la edad. No tiene que aceptarlas sin combatirlas un poco. Aunque no podrá librarse por completo de todas las arrugas, puede hacer mucho para que se noten menos.

- **No dependa del retinol** Este ingrediente se encuentra en un gran número de productos para la piel. A menudo aparece en las etiquetas como vitamina A, retinal o palmitato de retinil. A pesar de lo que diga la etiqueta, no hay estudios en seres humanos que respalden que sí combate el envejecimiento.
- **Aún deliberan sobre los AAH** Los ácidos alfa-hidróxidos o AAH, llamados también ácidos glicó-

licos, son ácidos frutales que desprenden la piel muerta y aceleran la renovación celular. Varios productos contienen diferentes concentraciones de AAH (los productos vendidos sin receta tienen menos del 10%). Hay incertidumbre respecto al AAH. Se está considerando fijar nuevos límites sobre su uso debido a la preocupación que existe de que en lugar de renovar la piel, los AAH la dañen. Se sabe que aumentan la sensibilidad de la piel a la luz del sol y esto puede causar enrojecimiento, ampollas y quemaduras. Los productos quizá tengan que incluir etiquetas de advertencia. Si decide usar AAH, sea paciente, pueden transcurrir hasta seis meses antes de que se suavicen las líneas faciales.
- **Los estrógenos** Aunque nadie debe tomar estrógenos sólo por los beneficios adicionales, en particular ahora que se piensa que tienen ciertos riesgos, es verdad que las mujeres que siguen la TRH tienen menos probabilidad de que les salgan arrugas. Un motivo es que los estrógenos contrarrestan la reducción de las glándulas que producen grasa, y se presentan con la edad. Según un estudio, las mujeres que tomaron estrógenos durante un año aumentaron 12% el espesor de la piel.
- **Pregunte sobre el Retinova** Necesitará una receta médica para el Retinova, un producto a base de tretinoína, la forma ácida de la vitamina A. Se usa cuando diagnostican fotoenvejecimiento o daño causado por exposición al sol. Contrarresta los signos de daño solar, suaviza las arrugas y reduce

las manchas. Con el uso constante, verá resultados en tres o cuatro meses. Incluso con una pequeña gota, la piel produce comezón y se enrojece, hasta puede pelarse en las primeras semanas de tratamiento. Cantidades excesivas pueden causar ruptura de capilares pequeños con el tiempo. Como este producto hace más sensible la piel al sol, úselo por la noche y aplíquese un filtro solar durante el día.

Ataque manchas hepáticas

A pesar de su nombre, las manchas hepáticas, llamadas también manchas de edad, no tienen nada que ver con el hígado y muy poco con la edad, aunque tienden a aparecer en personas mayores de 55 años. Estas manchas pequeñas y oscuras en rostro y manos son el resultado de la exposición al sol.

Si desea minimizar estas manchas, las cremas blanqueadoras pueden ser efectivas. Los productos varían, hay desde los que son suaves (a los seis meses de uso se puede ver una diferencia) hasta cremas más fuertes, disponibles sólo por medio de un dermatólogo. Sin importar la que pruebe, también use un filtro solar o las manchas no disminuirán.

Como la tretinoína (Retinova) mejora la calidad de la piel dañada en general, suele aclarar las manchas. Pueden congelarle las manchas con nitrógeno líquido en un procedimiento llamado criocirugía.

También ayuda un *peeling* químico o un alisamiento con láser (vea las págs. 280 y 281). Pida consejo al médico sobre tratamientos adecuados y personas calificadas.

No confunda las manchas de edad con la hiperpigmentación, oscurecimiento de la piel que puede ser señal de insuficiencia adrenal o efecto secundario de ciertos medicamentos.

Importante: si sus manchas de edad son grandes, de color irregular café claro a oscuro, o tan oscuras como el café negro, avise al médico.

Cirugía cosmética: qué debe preguntar

Si está pensando en la cirugía cosmética, asegúrese de investigar bien sus opciones. El cirujano responderá cualquier pregunta que le haga con relación con el procedimiento, como su capacitación, experiencia y técnicas personales, así como los honorarios y políticas de pago. Prepare sus preguntas para que pueda valorar las respuestas del cirujano. Si no comprende bien una respuesta, pregunte de nuevo. El cirujano hablará con usted de temas como:

- su motivación y expectativas
- las opciones, si las hay
- los riesgos y variaciones como resultado de su método. En este punto, usted o el cirujano pueden introducir imágenes "antes y después"
- los comentarios y preocupaciones que pudiera usted tener en relación con las recomendaciones del cirujano.

No se apresure a tomar la decisión. Es conveniente que espere al menos una semana antes de programar el método elegido. Este período de "enfriamiento" es muy importante y suele recomendarse una segunda consulta.

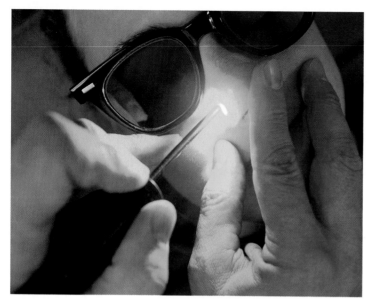

El tratamiento con láser es efectivo para eliminar los capilares rotos alrededor de la nariz y las mejillas.

Venas araña

De poca importancia médica, las venas araña son una red de venas azul púrpura del grosor de un cabello y de capilares rojos que se forman cerca de la superficie de la piel. (Por el contrario, las venas varicosas se abultan hacia la superficie de la piel de las piernas y causan comezón o dolor.) Si lo preocupan, hay procedimientos cosméticos para quitarlas.

La escleroterapia es el tratamiento más usado en piernas y muslos. Luego de adormecer el área, inyectan una solución salina (agua con sal) en las venas. La solución inflama el recubrimiento de las venas y las colapsa; el cuerpo reabsorbe las venas. Hay poca reacción adversa a esa solución, aunque suele ser necesario más de un tratamiento.

Los procedimientos con láser son efectivos. La energía de una longitud de onda de luz específica golpea y colapsa estos pequeños vasos sanguíneos sin afectar el tejido circundante. Un tratamiento común con rayo láser incluye de dos a cuatro sesiones. Para evitar que se formen más venas araña, termine con el hábito de cruzar las piernas. Evite asimismo estar de pie por períodos prolongados y limite las actividades de alto impacto, como correr.

Celulitis

La celulitis, una pesadilla en la vida de casi todas las mujeres, es esa piel con hoyuelos (el efecto cáscara de naranja) que suele desarrollarse en los muslos, los brazos y las nalgas de las mujeres. La celulitis es simple grasa bajo la piel. La grasa forma hoyuelos cuando las adhesiones de tejido conectivo fibroso bajo la piel la hunden y empujan hacia arriba la grasa a cada lado, similar a una colcha capitonada. Nadie sabe con exactitud por qué ocurre, aunque la edad, el género y la herencia influyen al afectar la fortaleza de las fibras conectivas y el grosor de la piel. (Las mujeres por lo general tienen la piel más delgada que los hombres, por ello las bolsas de grasa son más visibles.)

Quizá algunas cremas reduzcan la apariencia de la celulitis, pero no hay pruebas de que estos productos den resultado, y la mayoría de los expertos concuerdan en que no lo dan. La liposucción retira la grasa, pero puede dañar la fina red de capilares, vasos linfáticos y fibras de colágeno, lo que provoca que se presente de nuevo la celulitis. La piel con celulitis puede verse peor luego del tratamiento. En algunas clínicas privadas, el interés comercial puede influir en las decisiones que se tomen para una cirugía cosmética.

Aunque no hay cura milagrosa para la celulitis, el ejercicio ayuda, así como perder peso, aunque hay muchas mujeres delgadas con celulitis, por lo que no hay garantía. Beba mucha agua para hidratar las células y

DATO
Tener de 50 a 100 o más lunares duplica el riesgo de cáncer de piel. Si ha tenido usted cuatro lunares irregulares más grandes que el diámetro del borrador de un lápiz, su riesgo aumenta a 28 veces.

aplíquese una loción autobronceadora para que los muslos y el resto de su cuerpo parezcan más delgados.

Mejillas sonrosadas

La rosácea, padecimiento marcado por acaloramiento ligero y enrojecimiento facial con granos y pequeñas líneas rojas por los vasos sanguíneos dilatados, es inocua, pero no agradable a la vista. En casos severos, se centra en la nariz y le da apariencia bulbosa. Se desconoce su causa y suele iniciar entre los 35 y los 50.

La rosácea se trata con antibióticos, en forma de ungüento o píldora, que controlan el padecimiento, el cual puede volver a presentarse al dejar la medicación.

Para prevenir que retorne la rosácea, evite la luz directa del sol y productos de belleza que contengan fragancias, alcohol, hamamelis, mentol y aceites de menta y eucalipto, pues agravan el padecimiento. Limite el consumo de alimentos y bebidas que dilaten los vasos sanguíneos, incluidos alcohol, comidas picantes, cafeína y bebidas calientes. Reducir el estrés también ayuda. Éstas son algunas opciones naturales.

- Contrarreste la inflamación con ácidos grasos omega-3 que se encuentran en pescado (macarela y salmón), aceite de linaza y aceite de hierba del asno. Tome 1,000 mg de este aceite tres veces al día o una cucharada de aceite de linaza al día.
- Consuma suficiente vitamina A, pues ayuda a la salud de la piel. Se recomienda tomar 600 mcg al día a las mujeres y 700 mcg a los hombres. Algunos expertos sugieren tomar un complemento de vitamina A para minimizar el enrojecimiento de la piel.

- Asegúrese de obtener suficientes vitaminas B; su deficiencia es común en gente con rosácea.

Marcas en la piel

La piel sana puede desarrollar una especie de marcas: pequeños colgajos del color de la piel que aparecen en cuello, axilas o ingles). El médico las retira con facilidad al congelarlas con nitrógeno líquido.

Las queratosis seborreicas son nódulos inocuos de color carne u oscuro que aparecen en la piel, en general en el rostro o en el torso, más comunes en las personas mayores. Un médico las elimina mediante la congelación con nitrógeno líquido o extirpándolas con un escalpelo, con anestesia local.

> **DATO**
> Según una encuesta, 1 de cada 3 mujeres mayores de 30 años usa alguna preparación contra el envejecimiento. Se gasta mucho dinero en productos contra el envejecimiento.

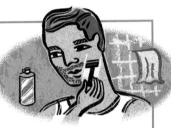

Sólo para hombres

Los hombres tienen sus propios problemas de la piel y quizá no busquen soluciones en las tiendas. Éstas son algunas para usted:

PROBLEMA	SOLUCIÓN
Un botiquín lleno de productos	Use un gel limpiador todo-en-uno; retira células muertas, cura lesiones al afeitarse y barbas enterradas. Use un producto multifuncional para la ducha (loción para cabeza, cara y cuerpo de barro para absorber el exceso de grasa).
Irritación al afeitarse	Prevéngala suavizándose la barba con una preparación para antes de afeitarse. Aféitese en la ducha o después. Luego use un bálsamo para después de afeitarse, como protección.
Puntos negros	Inicie con una limpiadora para eliminar las células muertas de la superficie que tapan los poros, y termine con una loción exfoliante que usa partículas abrasivas para limpiar los poros y evitar manchas y barbas enterradas. También puede usar una loción humectante para piel grasosa, la cual contiene ingredientes antibacterianos y ácido salicílico que actúan para prevenir las manchas.

Productos para mejorar el rostro

¿Desea un tratamiento más atrevido para lograr una piel con apariencia más joven? Un procedimiento cosmético no quirúrgico podría darle resultado. En otros tiempos, dominio de ricos y famosos, hoy estas técnicas son de uso normal entre la gente común. Cada año se llevan a cabo miles de procedimientos cosméticos. El más popular de todos son las inyecciones de Botox, que en la actualidad son la principal elección no quirúrgica. Más de 40% de los pacientes son hombres. Entre éstos, 82% tiene menos de 30

PROCEDIMIENTO	QUÉ ES	PROS
Inyecciones de Botox	Botox es un veneno paralizante, seguro cuando se usa en dosis mínimas. Inyectado en las marcas de expresión, patas de gallo y arrugas del cuello, llega a las terminaciones nerviosas de los músculos y las inactiva. Al estar inmovilizado el músculo, las líneas de la superficie de la piel se suavizan.	Desaparece la apariencia cansada o de enfado. Las inyecciones tardan menos de 3 minutos y no dejan cicatrices ni puntos de sutura. Se usa un anestésico local, para suprimir el dolor de los pinchazos. La hinchazón dura media hora o menos, aunque los resultados se ven de dos días a dos semanas.
Microdermabrasión	Llamado *peeling* poderoso", este procedimiento usa un aparato que rocía una fina atomización de partículas de óxido de aluminio en rostro, cuello, pecho y manos, para borrar líneas y aclarar manchas e imperfecciones.	Este alisador y abrillantador de la piel no es agresivo. No necesita láser ni tiempo de recuperación. La mejoría es gradual y se necesitan de 6 a 10 tratamientos para notar el cambio. Resultados permanentes.
Peeling químico	Se unta la piel con una solución ácida para retirar toda la epidermis o capa externa y quizá parte de la dermis o cama interior. La profundidad del *peeling* depende de la fuerza del ácido, que en general es 20 veces más fuerte que la mayoría de los otros productos. Suele dejarse durante 2 minutos.	Disminuye o quita las líneas finas y suaviza la piel. Si se usa un ácido muy fuerte, puede aclarar o quitar las manchas de edad y las pecas.
Alisamiento con láser	Un rayo de luz vaporiza unas capas de piel (más cuando el láser se pasa varias veces) para remover decoloraciones, arrugas e irregularidades de la superficie. El alisamiento con láser estimula el desarrollo de colágeno, por lo que las arrugas y depresiones se rellenan en forma natural y queda una piel más lisa.	Obtiene resultados con un procedimiento rápido, que suele llevarse a cabo en una clínica especializada.
Rellenadores de líneas	El colágeno, extraído de tejidos de vaca o desarrollado de su propio tejido en un laboratorio, es inyectado en las líneas faciales, marcas de sonrisa y cicatrices de acné para dar una apariencia más lisa a la piel. El mismo material se usa para abultar los labios.	Las inyecciones de colágeno bovino son rápidas y sólo requieren anestesia local. Los resultados duran hasta un año. Usar su propio tejido es más lento, pues el cultivo del tejido tarda 10 semanas en desarrollarse.

años, comparado con 70% de mujeres. Las cinco operaciones cosméticas más populares para hombres son remodelación de nariz, estiramiento facial, cirugía en párpados, liposucción y fijación del oído. Para ayudarlo a decidir qué le conviene, éstas son cinco de las principales opciones. Su elección depende de la profundidad de las arrugas y la cantidad de dinero que tenga en su bolsillo. Antes de tomar una decisión, asegúrese de discutir los pros y los contras con su médico.

CONTRAS	COSTO	RESULTADO
Quizá es desconcertante pensar que le están inyectando una toxina mortal que, en dosis mayores, podría paralizarlo de pies a cabeza. En algunos países, el Botox no tiene licencia para este uso específico. Una mala colocación causa cejas o párpados flácidos, aunque esto sólo ocurre en 2% de los casos y generalmente puede corregirse.	Depende del médico o del lugar donde se las apliquen.	Las inyecciones duran de 3 a 4 meses y deben repetirse; con el tiempo puede gastar más que con un estiramiento quirúrgico.
Puede causar enrojecimiento que dura 10 minutos. No planee combinarla con un *peeling* ácido el mismo día.	Depende del médico o del lugar donde se la hagan.	El maquillaje se ve más homogéneo, las líneas superficiales y la decoloración desaparecen poco a poco.
La recuperación puede tardar en *peelings* más profundos. La piel puede quedar con costra dos semanas, luego roja y con brillo no natural por varios meses. Efectos secundarios: dolor, infección, cicatrices. No todos tienen una piel tan resistente como para soportar la agresión. (La gente con piel sensible debe considerar una opción más ligera y menos costosa, el *peeling* glicólico.)	Depende del médico o del lugar donde se lo hagan.	Este procedimiento es para usted sólo si puede permanecer encerrado en su casa al menos dos semanas, mientras su piel se recupera.
La descarga muy agresiva puede quemar y dejar cicatriz. No corrige la piel colgada y el enrojecimiento puede durar hasta tres meses, sin importar la habilidad del experto.	Depende del médico o del lugar donde se lo hagan.	Este procedimiento se considera más seguro y efectivo que la microdermabrasión, pero es más costoso. Debe asegurarse de elegir a un médico altamente calificado para hacerlo.
Pueden presentarse reacciones alérgicas si no usan su propio tejido. Da resultados más rápidos en gente joven. Los rellenos pueden ser permanentes o no. Si no le agradan los resultados de un relleno permanente, ya no se puede hacer mucho al respecto.	Depende del médico o del lugar donde se le aplique este tratamiento; pueden ser necesarias hasta cinco de estas intervenciones.	Los resultados dependen de la habilidad del médico, así que para evitar un relleno excesivo, asegúrese de que quien se lo haga sea un médico experimentado.

Perfeccione su sonrisa

¿Qué seguridad tiene de no padecer enfermedades de las encías o periodontales? Ahora que se consideran factor de riesgo de ataque cardíaco, es tiempo de averiguarlo. Se pueden prevenir.

Es fácil no cepillarse los dientes o usar el hilo dental. Después de todo, esos 5 o 10 minutos al día no le salvan la vida, ¿verdad? Mentira. Lo que no puede ver puede lastimarlo y quizá ya lo lastimó.

El meollo del asunto

Tres de cada diez adultos de más de 50 años de edad tienen algún grado de enfermedad en las encías, y tal vez sea el 95% de la población. La enfermedad de las encías temprana o gingivitis empieza como una placa, una película sin color formada por bacterias alrededor de las encías y sobre los dientes. Esta placa irrita las encías y produce inflamación e infección. Al inflamarse las encías, se forma una bolsa entre la encía y el diente, donde queda atrapada más placa. Si no se atiende, la gingivitis puede extenderse bajo las encías y roer el hueso que rodea los dientes. Esta etapa avanzada se conoce como periodontitis.

La periodontitis puede causar la pérdida de los dientes, pero ésa no es su amenaza más grande a la salud, pues tiene relación con tres padecimientos graves: cardiopatía, daño pulmonar y diabetes. Duplica el riesgo de ataques cardíacos y es el segundo factor de riesgo después del

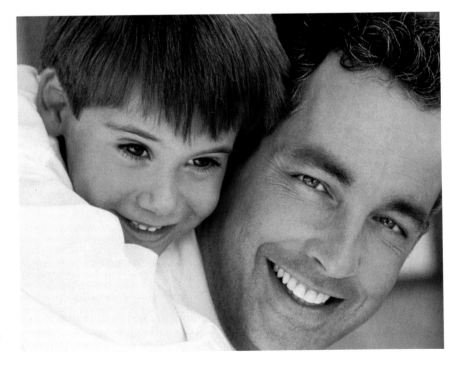

¿Desea una sonrisa triunfadora? Pregunte al dentista sobre los enjuagues y tratamientos de fluoruro. Los estudios indican que son efectivos en adultos, adolescentes y niños para mantener sanos dientes y encías.

cigarro. Las bacterias que atacan los dientes entran en la corriente sanguínea y pueden causar infección en el corazón. Como parte del intento del cuerpo por destruir las bacterias, forma coágulos de sangre, los cuales bloquean las arterias y causan ataque cardíaco o apoplejía.

La enfermedad de las encías avanzada puede empeorar la diabetes tipo 2 al desequilibrar el procesamiento de insulina, lo que dificulta el control del nivel de glucosa en la sangre. (La diabetes aumenta el riesgo de enfermedad de las encías.) La periodontitis está vinculada con un riesgo siete veces mayor de osteoporosis y dos de bronquitis.

¿Puede tener enfermedad de las encías y no saberlo? Vea los factores de riesgo en la pág. 348.

Técnicas de cepillado

Para salvar sus dientes (y quizá su corazón), sólo diríjase al botiquín del baño. El cepillado y el uso del hilo dental previenen la pérdida de dientes y, si lo hace bien, sus encías se mantendrán sanas. Para mejores resultados, siga estos consejos:

- Que le hagan una revisión dental y limpieza profesional para remover la placa cada seis meses (más seguido si el dentista lo sugiere).
- Sostenga el cepillo dental en un ángulo de 45 grados respecto de dientes y encías, y haga pequeños movimientos circulares o hacia arriba y abajo. No olvide limpiar las superficies interiores de los dientes frontales. Cepíllese la lengua para retirar las bacterias que provocan mal olor.
- Use hilo dental para retirar la placa que se forma alrededor de las encías. Para un mejor resultado, sostenga un tramo

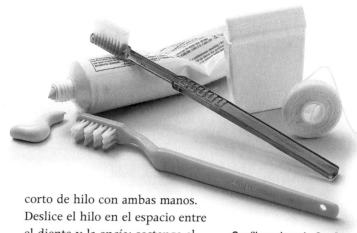

corto de hilo con ambas manos. Deslice el hilo en el espacio entre el diente y la encía; sostenga el hilo apretado contra el diente y muévalo hacia arriba y hacia abajo. Úselo también en la parte posterior de los dientes.

- Pregunte al dentista sobre las tabletas que muestran cualquier resto de placa e indican qué tan bien se cepilla los dientes y usa el hilo dental.

Cepíllese durante 2 o 3 minutos con un cepillo de cerdas suaves, de cabeza chica, que llegue con facilidad a los extremos de la boca. Cambie de cepillo cuando las cerdas del anterior se desgasten o después de tener un resfriado.

Repare el daño

Si ya padece periodontitis, es probable que el dentista le recete antibióticos orales o locales. Puede llevar a cabo un procedimiento mediante el cual se hace retroceder la encía para así poder quitar la placa de las raíces y de las encías inflamadas. Este tratamiento disminuye en 88% la necesidad de extraer los dientes de las mandíbulas enfermas.

Existe también una nueva técnica que permite que los dentistas quiten la encía enferma sin que se pierda tanta cantidad de tejido sano como sucedía en el pasado. Se conoce como procedimiento dental de láser excisional y es muy caro.

Si ya perdió algunos dientes, los implantes dentales cubren los espacios siempre que haya quedado suficiente hueso para sostenerlos. De apariencia cómoda y natural, estos implantes de metal (en general de ti-

> **" Así lo dijeron... "**
>
> "Algún día cecano, la Asociación Norteamericana del Corazón añadirá la enfermedad de las encías a la lista de factores de riesgo de enfermedades cardíacas. Ya agregó ya el tabaquismo."
>
> Dr. Fredric Pashkow
> Profesor de Medicina,
> Universidad de Hawai

tanio) se fijan en forma permanente a la mandíbula mediante el hueso natural y reemplazan a los tradicionales puentes y dentaduras para quien pueda costearlos. Evitan la pérdida ósea y el envejecimiento visible asociado con las dentaduras postizas.

Una sonrisa más blanca

Con el tiempo, los dientes pueden tomar un color poco atractivo que lo hace verse más viejo. ¿Cómo sucede? El esmalte incoloro y protector de los dientes se adelgaza cada año que pasa y hace que se vea la dentina amarilla que está abajo.

Comer alimentos azucarados y beber bebidas dulces acelera el proceso haciendo más ácida la saliva, lo que deja poroso el esmalte. Esto permite que el residuo de bayas, refrescos de cola, café, té y vino tinto se filtre y manche los dientes. Los depósitos de sarro dental causan decoloración, al igual que fumar.

Si sueña con una sonrisa más blanca, no es el único. Para abrillantar los dientes de perla hay

varias opciones. Tenga en mente que estos procedimientos cosméticos a veces no tienen el apoyo legal.

- **Blanqueado con luz o láser** es uno de los procedimientos de blanqueado más populares. El dentista cubre el interior de la boca y las encías con una barrera protectora, aplica un gel blanqueador (que contiene peróxido de hidrógeno) a los dientes y usa una poderosa fuente de luz o láser para acelerar la acción química del producto blanqueador. El blanqueamiento con láser deja los dientes con un tono cinco o seis veces más claro. Las manchas cafés y amarillentas responden mejor al tratamiento; las manchas grises de tetraciclina, no tanto. Quien tiene dientes y tejido bucal hipersensibles no es un buen candidato al tratamiento, el cual dura alrededor de una hora.

- **Blanqueado con moldes** Puede llevarlo a cabo en su casa con la ayuda del dentista, quien toma impresiones de los dientes superiores e inferiores y hace moldes semejantes a las guardas atléticas. Le entrega una solución blanqueadora para que la aplique a los moldes. Debe usar los moldes una o dos horas al día o durante la noche, dependiendo de su sensibilidad al procedimiento. El tratamiento tiene una duración de dos semanas (más tiempo para las manchas causadas por el tabaco). Los resultados duran el mismo tiempo que con el blanqueado con luz, pero puede volver a utilizar los moldes. Existen equipos para el hogar, pero no son tan efectivos como el tratamiento del dentista.

Observe su nueva apariencia

No tiene que adivinar cómo se verá después de haber corregido las imperfecciones dentales con frenos y coronas, o después de que le hayan blanqueado los dientes. Cientos de dentistas cosméticos y ortodoncistas ofrecen en la actualidad imágenes de alta tecnología en computadora que le permiten ver cuál sería su nueva apariencia después de un tratamiento.

Se pueden observar ejemplos de imágenes generadas por computadora en el sitio web www.karedent.co.uk

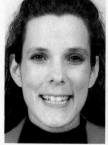 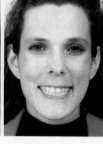

ANTES **DESPUÉS**

- **Pastas dentales blanqueadoras.** Este tipo de pastas contienen enzimas y fórmulas químicas. Hasta hace poco tiempo, muchas contenían abrasivos ligeros; sin embargo, las nuevas fórmulas son más suaves para el esmalte. Nuevas fórmulas salen con frecuencia al mercado, entre las cuales tiene la posibilidad de elegir la que considere más adecuada para usted. Sin importar lo buenas que puedan ser estas fórmulas, recuerde que las pastas dentales blanqueadoras nunca podrán proporcionar los mismos resultados que un proceso de blanqueamiento.

Use coronas

¿Alguna vez se ha preguntado cómo es que las celebridades logran tener esas sonrisas de millón de dólares? Muchas tienen revestimientos, llamados también coronas o carillas. Similares a uñas postizas para los dientes, estas delgadas cubiertas hechas a la medida, y del color de los dientes de la persona, se pegan en forma permanente a los dientes. Deben limarse y prepararse los dientes para colocar estas coronas, lo cual lo convierte en un proceso irreversible. Por lo tanto, asegúrese de saber de lo que se trata antes de iniciar el tratamiento.

Los revestimientos pueden tener una duración aproximada de hasta unos quince años y son una solución excelente para cubrir los espacios entre los dientes y también para los dientes decolorados. Pueden utilizarse también para corregir las mejillas hundidas o para hacer que los labios tengan una apariencia más gruesa. Las coronas suelen ser poco económicas.

Puentes

Otra forma de cubrir espacios entre dientes es mediante puentes. En este procedimiento, el técnico dental fabrica sus dientes con resina compuesta, con una apariencia similar al esmalte natural del diente. Se usan para cubrir espacios y reparar dientes rotos. Es un procedimiento más conservador que las coronas y cuesta menos. Tiene una duración de cinco años o más, antes de necesitar reparación. Un punto negativo es que los dientes de un puente no se blanquean y son susceptibles a manchas. Si elige este tratamiento, visite al dentista con más frecuencia para una limpieza.

Use frenos

Si piensa que los frenos sólo son para niños, está en un error. En la actualidad, una tercera parte de la gente que opta por los frenos es adulta ya que no son tan notorios como antes. Hay disponibles alambres plásticos transparentes y frenos de cerámica del color de los dientes, para enderezar dientes torcidos o para corregir una mala mordida, que puede causar dolor crónico. Estos frenos son más caros que los tradicionales de metal.

Si elige los de metal, los alambres nuevos de níquel y titanio reducen el tiempo de enderezamiento una tercera parte sin costo adicional. El calor de la boca endereza el alambre en los dientes, lo que hace que se muevan más rápido y comodamente.

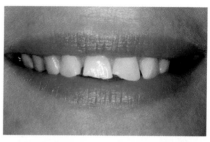
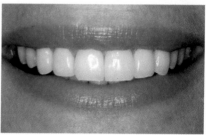

Transformación sorprendente: diga adiós a los dientes disparejos con la ayuda de las coronas, llamadas también carillas.

SOLUCIÓN SENCILLA

Para evitar que sus dientes se manchen, use un popote para bebidas como café helado, té helado, refrescos de cola y jugo de uva. Luego, cepíllese los dientes o enjuágueselos con agua. El uso del popote protege la superficie de los dientes de caries causadas por bebidas ácidas y azucaradas.

Consejos para el cabello

Si prefiere tener su plata en un joyero, no hay razón para que muestre sus canas. Pero si es feliz con sus rizos plateados, aprenda a hacerlos brillar para que coronen su belleza.

Es probable que se haya visto una o dos canas o doscientas. Si le gustan, fabuloso. Después de todo, una cabellera plateada puede ser un rasgo muy atractivo, una marca de distinción. Si prefiere su color anterior, adelante. Más de 50% de las mujeres entre 35 y 49 años se tiñen el cabello para cubrir las canas. Entre las mujeres de 50 a 69 años, la cifra es más alta. Los hombres representan el segmento que aumenta con más rapidez en la industria del cuidado del cabello.

Color para rejuvenecer

Si está listo para un cambio de color y sólo tiene pocas canas, considere las luces (decoloran el gris y le añaden nuevo color) o aplicar color a las canas. Su estilista puede aconsejarle cuál elegir. Para mayor luminosidad y acondicionamiento, pídale que añada un brillo que refleje la luz. Si

desea hacerlo usted mismo, hay disponibles varias marcas de tintes a prueba de errores, y de ellos muchos pueden usarse en la barba y el bigote. Haga una prueba de alergia 48 horas antes de teñirse el cabello y una prueba en un mechón, para determinar el tiempo y comparar el color contra el de su cutis.

Consejos para el tinte

Siga estas indicaciones para asegurar un color duradero y uniforme:

- Antes de teñirse el cabello, lávelo con un champú clarificante, que remueve los depósitos minerales y residuos de productos para peinarse y estimula una mejor absorción del color.
- Si desea cubrir las canas, debe elegir un color uno o dos tonos más claro que su color natural. (Si su piel se aclaró con la edad, el cabello oscuro hace que se vea más pálida.)
- Si el cabello le queda con un matiz rosado, es que el tinte no penetró totalmente en el cabello. No se preocupe: sólo vuélvalo a aplicar y déjelo de 10 a 40 minutos más. Elija un color un poco más oscuro y más cenizo, en lugar de un cobrizo, castaño rojizo o dorado.
- Conserve el nuevo color con un champú para cabello teñido y protéjalo del sol, el agua salada y el agua con cloro.

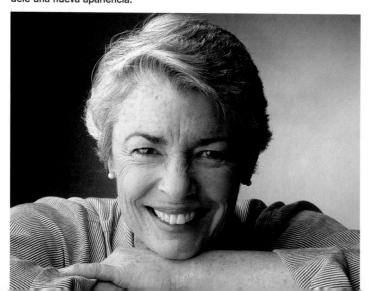

Luzca su cabello gris con un corte excelente y use colores que resalten. Pero si éste lo hace sentirse viejo, déle una nueva apariencia.

Pula esa plata

Para evitar que las canas se tornen amarillentas, evite las tenazas para rizar y los tubos calientes. Para que las canas brillen más, use un champú para "realzar las canas". Busque uno que contenga aceites esenciales de violeta dulce, trébol o ácido cítrico, ya que todo ello reaviva las canas y neutraliza el tono amarillo.

Recupere la humedad

Como la piel, el cabello pierde humedad con la edad y, con ésta, brillo y fuerza. Contrarreste así estos efectos:

- **Use un champú suave** que contenga ácidos grasos, bálsamos, humectantes o proteína.
- **Cambie de marca** cada 6 u 8 meses. Evite que el mismo tipo de grasa se vaya en cada lavada.
- **No se dé champú dos veces** Este consejo sólo beneficia a comerciantes y fabricantes, pues los ayuda a vender más champú. Incluso puede diluirlo a la mitad para una limpieza más ligera. Dése champú con menos frecuencia. Enjuague bien para evitar los residuos que hacen que el cabello se vea débil y sin brillo.
- **Aplique acondicionador** sólo a las puntas, no al cuero cabelludo, donde tapa los poros y acondiciona en exceso el cabello, dejándolo sin brillo. El cuero cabelludo secreta grasa para acondicionar los primeros 7 cm de cabello.
- **Selle las cutículas del cabello** enjuagándolo con agua fría.
- **Minimice** el uso de secadoras y tenazas para rizar, para evitar que el cabello se reseque y las puntas se separen. Sostenga el secador al menos a 15 a 30 cm de la cabeza.
- **Evite productos que contengan alcohol,** pues reseca el cabello.

¿Quiere probar?

Si se va a pintar el cabello por primera vez, empiece con un teñido temporal antes de hacer un cambio permanente.

TIPO DE COLOR	HECHOS Y DATOS
Temporal	Cubre la superficie del cabello con pigmento soluble al agua; cambio sutil. No cubre canas. Dura hasta 3 lavadas.
Semipermanente	Sin amoníaco ni peróxido; apto para cabello con permanente o químicamente tratado. Resalta el color natural, añade brillo y cubre hasta 50% de las canas. Para minimizar la apariencia de las raíces, elija un color dos tonos cercano al suyo. Dura de 6 a 12 lavadas.
Demipermanente	Contiene una pequeña cantidad de peróxido, sin amoníaco; no afecta la condición del cabello. Ofrece una gran selección de tonos que se mezclan y cubren las canas. Llega más profundo en el cabello que el color semipermanente. Puede aclarar el cabello. Dura 24 lavadas.
Permanente	Contiene peróxido y amoníaco. Cambia o aclara el color hasta tres tonos. Oculta incluso una cabeza llena de canas. Se adhiere mejor al cabello áspero. El amoníaco suaviza la cutícula del cabello y ayuda a que las canas se mezclen. No desaparece al lavarse; se ven las raíces.

- **Limite los productos con silicón**: le quitan brillo y lo debilitan.
- **Recorte el cabello** cada 4-6 semanas: elimina las puntas separadas.
- **Coma una dieta** rica en cinc, hierro, magnesio, potasio y proteína magra, ya que todo esto ayuda a tener un cabello sano.

Combata la calvicie

Si sus entradas emprenden la retirada con la rapidez de un ejército derrotado, no se dé por vencido: los refuerzos vienen en camino. Nuevos tratamientos dan esperanza a mucha gente.

El cabello no suele desaparecer de un día a otro, aunque así parezca. El crecimiento del cabello empieza a disminuir a los 25 años, en hombres y mujeres. El 50% de los hombres muestran un patrón de calvicie masculina a los 50 años. Si las mujeres pierden el cabello antes, se debe casi siempre a un problema médico. En las mujeres, la diferencia es el estrógeno, que ayuda a mantener el crecimiento del cabello.

Recupere el control

Aunque no harán florecer el desierto, hay dos medicamentos que al parecer detienen la pérdida del cabello en la mitad de la gente que los usa. El minoxidil (Regaine) es el único medicamento disponible sin receta y aprobado para los hombres y mujeres que pierden pelo. Puede irritar el cuero cabelludo y, si deja de usarlo, pierde lo ganado.

Para mejores resultados, aplíquese Regaine antes de que se presente una pérdida mayor de cabello. Actúa mejor en la calvicie de la coronilla y no mejorará las entradas. En estudios realizados por la compañía que lo fabrica, 25% de los hombres entre 18 y 49 años mostraron un crecimiento de cabello en la coronilla después de cuatro meses de uso.

La finasterida (Propecia) es una píldora disponible sólo con receta y es para hombres. Como el Regaine, debe continuarse indefinidamente para obtener resultados duraderos. Además, puede reducir la libido.

La dutasterida (Avodart, Avolve), disponible por Internet, es un tratamiento europeo en forma de tableta, similar a la finasterida.

Varios tratamientos están en etapa experimental. El Tricomin (se frota en el cuero cabelludo) estimula el desarrollo del folículo capilar y mantiene activos los folículos existentes. Muchos hacen promesas tentadoras, así que consulte primero a su médico

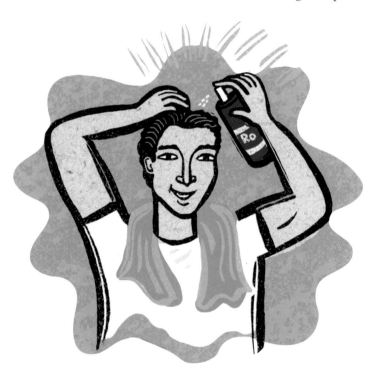

Regaine, aplicado dos veces al día, no hará que recupere todo el cabello, pero puede evitar que se le caiga más. Úselo a las primeras señales de pérdida de pelo.

Solución permanente

El reemplazo quirúrgico del cabello es otra opción, aunque polémica. Esta técnica utiliza el propio cabello y requiere que tenga un crecimiento sano en los costados y la parte posterior de la cabeza. A veces se usa una combinación de tratamientos, y aunque no es probable que restauren el cabello en toda la cabeza, sí ayudan a rellenar huecos.

Para un trasplante de cabello, se toma cabello de zonas "donadoras" del cuero cabelludo y se coloca en los sitios calvos. Los trasplantes actuales son mejores que los de hace una década, porque las técnicas de microcirugía mejoraron y permiten que un dermatólogo capacitado o un cirujano plástico use más cabellos en cada injerto de piel, y por eso se ve más natural. Existen dos inconvenientes: el precio y el trauma. Puede necesitar hasta 1,000 injertos. La operación no es agradable y quizá no le guste el resultado. No hay marcha atrás en esta técnica.

En la cirugía de trasplante de tiras de cabello, el cirujano quita parte de la sección calva y trasplanta allí una tira de cuero cabelludo en la que aún crece cabello.

En la cirugía de expansión de tejido, un pequeño aparato como globo se inserta bajo el área calva del cuero cabelludo, cerca de una zona donde crezca el cabello. Al llenar poco a poco el globo con agua de sal durante varias semanas, la piel se abulta hacia arriba. Con el tiempo, el cabello crece sobre la nueva piel, que se usa para reparar la zona calva.

En otra opción quirúrgica, la reducción de cuero cabelludo, el cirujano quita zonas calvas de cuero cabelludo y cierra los espacios entre las zonas donde aún crece el cabello.

Pérdida del cabello: los hechos

¿VERDAD?	HECHO
La pérdida del cabello se determina genéticamente y se hereda del padre.	Puede heredar el cabello ralo del lado materno o paterno de la familia, pero el patrón masculino de calvicie se hereda del padre 81.5% de hombres calvos tuvieron padres calvos.
Perder entre 50 y 100 cabellos al día es causa de preocupación.	Esa pérdida de cabello es la norma. El cabello promedio crece medio centímetro al mes, durante dos años, luego entra en un período de estancamiento y se cae.
El pelo se vuelve ralo en todo el cuerpo al envejecer.	Los cambios hormonales en hombres y mujeres reducen el crecimiento de pelo en cuero cabelludo, axilas y pubis. Esos mismos cambios hormonales pueden producir crecimiento de vello indeseable. Las mujeres pueden desarrollar vello facial al envejecer, y los hombres suelen experimentar crecimiento de vello en cejas, orejas, fosas nasales, hombros y espalda.
La pérdida de cabello es principalmente un problema masculino.	A los 50 años, la mitad de los hombres experimentan pérdida de cabello en la coronilla o en las sienes. Sólo 1 mujer de cada 4 notará algún enralecimiento a causa de la disminución de estrógenos que acompaña a la menopausia.
Darle 100 cepilladas al cabello cada noche estimula su crecimiento y la producción de grasa de las glándulas sebáceas.	Esta cantidad de cepilladas en realidad favorece la pérdida del cabello.

Cualquier tipo de cirugía presenta riesgos, como cicatrices o infección. Hable con el médico primero. Y sea precavido con esas ofertas que se hacen por Internet y en los medios de comunicación, las cuales parecen demasiado buenas para ser verdad; por lo general no lo son.

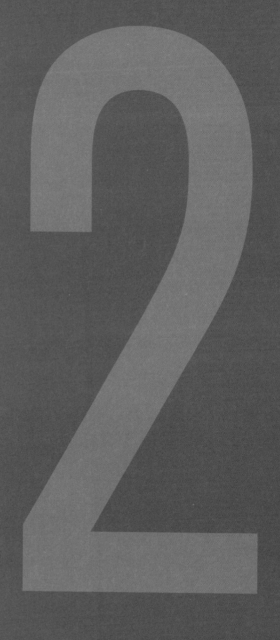

PARTE

2

Enfermedades de la A a la Z

Ésta es su guía para conocer muchas de las enfermedades comunes relacionadas con la edad. Aquí hallará una descripción clara de cada padecimiento y de cómo puede ser tratado, así como medidas preventivas prácticas para que usted pueda evitarlos.

Alergias

SÍNTOMAS

- **Rinitis alérgica:** ojos llorosos o irritados, nariz tapada o que le fluye, estornudos, dolor de garganta, oídos tapados, goteo posnasal

- **Asma alérgica:** jadeo, tos, opresión en pecho o falta de aliento vinculados a momentos y lugares

- **Dermatitis alérgica de contacto:** piel roja, seca, comezón y ampollas

- **Alergias alimentarias:** labios hinchados, hormigueo; erupción, comezón; dolor de estómago; hinchazón; náusea, vómito, diarrea. En ocasiones, las reacciones graves amenazan la vida

¿Qué son?

Una de cada tres personas sufre alguna forma de alergia. Las alergias ocurren cuando el sistema inmunitario considera una sustancia usualmente inocua como intrusa y produce anticuerpos para defender el cuerpo contra ésta. Al mismo tiempo, las células en las zonas afectadas producen histamina y otras sustancias químicas que causan estornudos, comezón y otras reacciones alérgicas. Casi siempre, estas reacciones aparecen en la parte del cuerpo que tuvo contacto con el alergeno (por ejemplo, respirar polen causa estornudos y tocar la ortiga causa erupción en la piel). Los adultos rara vez superan por completo las alergías, pero los síntomas se van haciendo menos graves con el tiempo. Algunas personas desarrollan alergias en la edad madura.

TIPOS DE PADECIMIENTOS ALÉRGICOS

- **La rinitis alérgica** afecta a muchas personas. Puede ser estacional (fiebre del heno) o perenne (todo el año). Ambas tienen los mismos síntomas, pero la fiebre del heno es causada por el polen de árboles, hierbas y flores, mientras que las alergias perennes son causadas por alergenos interiores, como ácaros del polvo, esporas de moho, plumas y caspa de mascotas (pequeñas hojuelas de piel muerta de gatos, perros o aves).

- **El asma alérgica** es una enfermedad mortal que causa problemas de respiración al exponerse a un alergeno. Los desencadenantes comunes son polen, esporas de moho, ácaros del polvo, caspa de mascotas, plumas y cucarachas, en especial su excremento. Uno en diez adultos y uno en siete niños escolares tienen asma, y 80% de los asmáticos tienen alguna alergia.

- **La dermatitis alérgica de contacto** es causada por el contacto de la piel con alergenos específicos, como algunas plantas, ingredientes cosméticos, hule, adhesivos, níquel (en joyería) o saliva de mascotas.

AUTO EXAMEN

¿Tiene riesgo de alergias?

La herencia y el medio ambiente afectan su probabilidad de tener alergias. Responda estas preguntas para valorar su riesgo:

- **¿Alguno de sus padres tiene o tuvo alergias?** Si es así, tiene de 30 a 50% de probabilidades de tenerlas.

- **¿Los dos tienen o tuvieron alergias?** Si es así, su riesgo aumenta entre 60 y 80%. Puede no ser alérgico a las mismas cosas.

- **¿Es alérgico a lo que lo rodea?** Si vive en una casa con niveles altos de humo de cigarro, moho u otros alergenos, o en una zona con mucho polen o contaminación en el aire (emanaciones del tránsito o carbón, gas o humo de madera), su riesgo de desarrollar una alergia a una de estas sustancias es alto, en especial si en su infancia estuvo expuesto a ese ambiente muchas veces.

- **Las alergias alimentarias** rara vez son fatales. Por fortuna, una alergia alimentaria que amenace la vida ocurre rara vez. En los últimos diez años ha habido pocas muertes por alergias alimentarias. Los cacahuates son una de las causas más comunes de una reacción alérgica a la comida.
- **Las alergias a los medicamentos,** en particular a la penicilina y antibióticos similares, son los desencadenantes de reacciones más frecuentes. Afectan aproximadamente a 5% de la población y de estos casos, sólo 0.1% son fatales.
- **Las picaduras de insectos** provocan reacciones alérgicas en una o dos personas de cada mil. Las alergias a los medicamentos y a los insectos pueden ocasionar reacciones que amenazan la vida (anafilaxis); las alergias a las picaduras de insectos provocan entre dos y nueve muertes al año.

¿Cómo se tratan?

Si es posible, evite el alergeno. Si no, estos tratamientos pueden ayudar:

PARA LA RINITIS ALÉRGICA

- **Los antihistamínicos** evitan los síntomas bloqueando la liberación de histamina. Medicamentos como la clorfeniramina (Coricidin) pueden causar somnolencia, pero es menos probable que la causen medicamentos más nuevos como fexofenadina (Allegra), cetirizina (Zirtec) y la preparación loratadina (Clarityne). Los antihistamínicos pueden provocar que la gente mayor se sienta excitada y nerviosa, más que soñolienta.
- **Los aerosoles nasales descongestionantes** reducen la inflamación en los conductos nasales luego de un ataque alérgico. Las marcas comunes incluyen xilometazolina (Otrivine*) y oximetazolina (Afrin). Pueden mantenerlo despierto; tómelos sólo de día. No los use por más de tres o cuatro días, porque al dejarlos después de un uso prolongado, la inflamación y la congestión regresan con ganas, efecto conocido como rinitis de rebote.
- **Antihistamínico/descongestionante.** Las combinaciones tienen las ventajas de ambos grupos. El médico recetará la combinación más adecuada para sus síntomas y tomará en cuenta cualquier otro problema de salud que tenga. Los medicamentos combinados disponibles incluyen bronfeniramina y pseudoefedrina (Afrinex Repetabs*) y pseudoefedrina y triprolidina (Actifed Cold and Sinus*, SudafedPlus*).
- **Los aerosoles antiinflamatorios** reducen la inflamación de las membranas nasales. Incluyen aerosoles con cromoglicato de sodio como Rynacrom, y aerosoles corticosteroides como fluticasona (Flixonase). Tienen pocos efectos secundarios, pero pasarán varios días antes de que empiece a sentir que le hacen efecto.

PARA EL ASMA ALÉRGICA

- **Los broncodilatores** como salbutamol (Ventolin) ensanchan las vías respiratorias y detienen ataques repentinos. Corticosteroides como predni-solona y betametasona (Fisopred y Celestone) desensibilizan las vías

*Medicamento no disponible en México en el momento del cierre de la edición de este libro

respiratorias y evitan ataques. Los antileucotrienos como montelukast (Singulair) evitan la inflamación y los ataques. Los aerosoles antiinflamatorios como beclometasona (Becotide y otros) y budesonida (Pulmicort) y los medicamentos antiinflamatorios orales reducen la inflamación.

PARA LA DERMATITIS ALÉRGICA DE CONTACTO
- **Las cremas corticosteroides** como hidrocortisona (Nutracort) se usan para casos leves. Los casos graves pueden tratarse con corticosteroides orales como prednisolona. Para prevenir la infección, mantenga limpia la zona afectada, cúbrala con vendajes secos y no reviente ninguna ampolla. Los corticosteroides reducen la inflamación y alivian la comezón.

PARA ALERGIAS ALIMENTARIAS Y PICADURAS DE INSECTOS
- **Los antihistamínicos** se usan para reacciones ligeras. Las erupciones en la piel se tratan con cremas corticosteroides. La adrenalina inyectable se da para alergias a comida y piquetes que ponen en peligro la vida.
- **Las inyecciones para la alergia** (de minúsculas dosis diluidas de alergenos) se usan si los medicamentos no dan resultado o si de plano no puede evitar el alergeno. Este método, a veces llamado desensibilización o inmunoterapia, rara vez se usa a menos que sea para picaduras de abeja o de avispa. La desensibilización a otros alergenos es un tratamiento complementario, y pueden pasar uno o dos años antes de que se vean los resultados.

Su plan de prevención

DIETA
- **Evite comidas dañinas** Si tiene alergia alimentaria, lea las etiquetas de los alimentos y aprenda los nombres científicos de aquellos que le causan reacción (proteína de trigo es gluten; clara de huevo, albúmina).
- **Coma alimentos con vitamina C** La vitamina C es un antihistamínico natural y algunos estudios relacionan los niveles bajos de vitamina C con las alergias. Buenas fuentes: frutas cítricas, kiwi, tomates, pimientos verdes y col.
- **Coma yogur** Un estudio indicó que una pequeña ración de yogur con cultivos vivos al día reduce la intensidad de los ataques de la fiebre del heno.

EJERCICIO
- **Ejercicio en interior** Si tiene fiebre del heno, ejercítese en el interior si hay viento, la calidad del aire es mala y el índice de polen alto.
- **Planee** Hacer ejercicio en aire frío y seco puede provocar asma. Inhale su medicamento 15 minutos antes de ejercitarse, para prevenir los síntomas.
- **Manténgase activo** A pesar de las precauciones que debe tomar, el ejercicio habitual mejora la función de los pulmones en gente con asma. Si tiene ataques intensos e imprevisibles, pregunte al médico si existen medidas preventivas adicionales que le permitan estar activo de manera más segura.

OPCIONES MÉDICAS

• **Esté preparado** Si es alérgico a picaduras de insectos, siempre lleve adrenalina. Para la fiebre del heno, tome antihistamínicos dos semanas antes del inicio de la temporada de alergias y 30 minutos antes de salir.

• **Pruebas** Si no está seguro de qué le causa la alergia, las pruebas en la piel se lo dicen. Para una prueba, se inyectan pequeñas cantidades de alergenos diluidos bajo la piel. Si la zona inyectada se enrojece e inflama en 15 a 20 minutos, es alérgico a ese alergeno. Los análisis de sangre se hacen mientras tiene los síntomas. Si los glóbulos blancos aumentan, su sistema inmunitario presenta una respuesta alérgica. Un análisis de sangre radioalergosorbente detecta el alergeno midiendo los niveles de anticuerpos alineados contra éste.

COMPLEMENTOS

• **Tome una combinación** Los expertos recomiendan tomar el flavonoide quercetina, que inhibe la liberación de histamina, en combinación con la hoja de ortiga para combatir los estornudos, y la vitamina C antioxidante y el ácido pantoténico de la vitamina B para reducir la congestión nasal.

SALUD NATURAL

• **Relájese** En un estudio, los adultos asmáticos que hicieron yoga tuvieron menos síntomas intensos, menos ataques y una mejor función pulmonar. La meditación y la música también ayudan.

• **Considere la acupuntura** Los estudios indican que aumenta la producción de endorfinas, sustancias químicas del cerebro que alivian el dolor y el estrés.

• **Aumente su inmunidad** Tome miel de abeja, antes del inicio de la temporada, para impedir o reducir los ataques de fiebre del heno.

ESTILO DE VIDA

• **Prueba de alergia para su casa** Si es alérgico a las partículas que transporta el aire, tome estas medidas. Cierre las ventanas para mantener fuera el polen cuando éste abunde. Como los ácaros del polvo se reproducen en un ambiente tibio y húmedo, mantenga su casa fresca y seca. Tenga pisos de madera en lugar de tapetes y trapéelos con regularidad. Lave la ropa de cama con agua caliente una vez a la semana y cubra colchones, bases de camas y almohadas con cubiertas plásticas. Mantenga las mascotas afuera o, al menos, fuera de su recámara. Libérese del moho ventilando y limpiando la casa con regularidad. No fume ni se exponga a humo de segunda mano; no queme madera ni use un calentador de aceite; use electricidad en lugar de gas natural para cocinar y calentarse. Evite los aerosoles, perfumes, talco, aromatizantes de ambiente y pintura fresca.

• **¡No toque!** Averigüe a qué plantas o sustancias químicas es alérgico, y para prevenir reacción en caso de contacto accidental, lávese la piel con jabón y limpie la zona con agua corriente durante varios minutos después del contacto.

• **Anuncie su alergia** Use un collar o brazalete de alerta médica si ya ha tenido una reacción alérgica grave anteriormente.

¡CUÍDESE!

El choque anafiláctico es una reacción alérgica mortal. Puede ocurrir en segundos después del contacto con algún alergeno; comida, medicamentos y picaduras de insectos suelen ser los culpables.

Los síntomas son hormigueo en la boca, enrojecimiento, urticaria, falta de aliento, vómito, diarrea, disminución repentina de la presión arterial, inconsciencia y conmoción. Debe aplicarse adrenalina de inmediato si la reacción es intensa. Si es muy alérgico a algo, el médico le recetará una sola dosis de adrenalina; llévela siempre consigo. Después de inyectársela, vaya de inmediato a una sala de urgencias.

Apoplejía

¿Qué es?

A veces se le llama "ataque cerebral" a la apoplejía porque el flujo de sangre a una parte del cerebro se interrumpe al ocurrir éste, así como se interrumpe a una parte del corazón en un infarto. Si la sangre rica en oxígeno no llega a las células cerebrales, éstas mueren o se dañan. El oxígeno debe restaurarse con rapidez para salvar las células dañadas. Existen dos tipos principales:

- **Apoplejía isquémica,** que es causada por un bloqueo (coágulo de sangre en el cerebro o en los vasos sanguíneos del cuello). La apoplejía isquémica representa 90% de todos los casos y es de dos tipos. En una apoplejía embólica, un coágulo de sangre formado en otra parte del cuerpo viaja hasta el cerebro y allí tapa los vasos sanguíneos. La causa más común es un coágulo liberado por una fibrilación auricular, un ritmo cardíaco irregular que hace que la sangre se acumule en las aurículas, las dos cámaras superiores del corazón (la sangre estática tiende a coagularse). En una apoplejía trombótica, la formación de placa a causa de la aterosclerosis (estrechamiento de las arterias) corta el suministro de sangre al cerebro.

- **Apoplejía hemorrágica,** que representa 10% de todos los casos, aunque es más probable que sea fatal. Es causada por un sangrado en el cerebro, generalmente debido a un vaso sanguíneo roto o a un aneurisma (bolsa en un vaso sanguíneo debilitado) que reventó.

En México, las enfermedades cardiovasculares son la primera causa de mortalidad. De entre las 10 principales enfermedades cardiovasculares, la aterosclerosis predomina.

Si sospecha que usted o alguien tuvo un ataque cerebral, llame de inmediato a una ambulancia. Los paramédicos pueden administrarle medicamentos que le salven la vida camino al hospital, donde los médicos harán pruebas físicas y neurológicas (cerebro) para valorar el daño causado por la apoplejía.

Primeras señales de peligro de apoplejía

A los ataques isquémicos pasajeros (AIP) se les llama "mini-ataques" porque producen los mismos síntomas que un ataque total, pero éstos desaparecen en unas horas sin efectos posteriores. No los ignore, pues los AIP pueden indicar que ocurrirá una apoplejía: preceden a un ataque cerebral en 40% de la gente que los tiene.

Visite al médico si sospecha que tuvo un AIP. Le harán un ultrasonido (prueba indolora con ondas de sonido) o una imagen de resonancia magnética (IRM) para ver si hay placa en las arterias del cuello que obstruyan el flujo de sangre al cerebro. Si 70% de las arterias están bloqueadas, necesitará una cirugía para retirar la placa.

Una vez en el hospital, es de vital importancia para el médico determinar el tipo de apoplejía que tuvo para recomendarle las opciones de tratamiento más adecuadas. Por tanto, es posible que ordene las siguientes pruebas:

- **Tomografía computarizada (TC)** que examina el cerebro para ayudar a confirmar el diagnóstico de apoplejía.
- **Imagen de resonancia magnética (IRM)** para confirmar que tuvo apoplejía y determinar de qué tipo fue.
- **Electrocardiograma** para buscar posibles causas, una vez que esté estable.
- **Otras pruebas** como análisis de sangre para saber el nivel de glucosa y colesterol, y ultrasonido de las arterias carótidas para buscar bloqueos.

NUTRICIÓN

Una publicación científica indicó que la gente con sobrepeso que come demasiada sal tiene un riesgo 32% mayor de apoplejía.

AUTO EXAMEN

¿Cuál es su riesgo de apoplejía?

La probabilidad de tener apoplejía es mayor si hay uno o más de estos factores:

Lo que no puede controlar:

- **Grupo étnico** Los afrocaribeños tienen casi el doble de probabilidades que los de raza blanca.
- **Edad** Después de los 55 años, el riesgo de apoplejía se duplica con cada década.
- **Género** Los hombres tienen 1.25 veces mayor riesgo de apoplejía que las mujeres.
- **Herencia** Trastornos heredados de coagulación de sangre aumentan el riesgo de apoplejía. La deficiencia de proteína C es más común en los blancos y la anemia de células falciformes ocurre principalmente en los afrocaribeños.
- **Historial familiar** de AIP o apoplejía.
- **Si ya tuvo AIP o apoplejía** Los hombres que tuvieron un ataque cerebral tienen 40% de probabilidad de tener otro dentro de cinco años; la probabilidad en las mujeres de tener otro es de 24%. El 35% de toda la gente que ha tenido AIP tiene apoplejía en los siguientes cinco años.

Lo que puede controlar:

- **Diabetes** Si no controla bien la diabetes, su riesgo de apoplejía es mayor.
- **Hipertensión**
- **Ritmo cardíaco irregular** La fibrilación auricular, el ritmo cardíaco irregular más común, lo hace 6 veces más propenso a tener apoplejía.
- **Enfermedad cardíaca** Aterosclerosis (arterias estrechas) y estenosis carotídea (arterias del cuello estrechas) aumentan 6 veces el riesgo.

- **Fumar** No fumar reduce el riesgo.
- **Colesterol alto** De acuerdo con algunos estudios, los niveles altos de colesterol total aumentan el riesgo de apoplejía. Otra investigación indica que los niveles bajos de LAD son el verdadero culpable. Debe mantener normal el nivel de colesterol.
- **Respuesta al estrés** Algunos estudios indican que su respuesta a situaciones de estrés predice el riesgo de apoplejía. Se considera que el riesgo de la gente que responde con ira o con un ritmo cardíaco acelerado es más alto.
- **Peso** Tener sobrepeso lo hace más susceptible a factores de riesgo como diabetes, hipertensión arterial y colesterol elevado.
- **Drogas ilegales** El uso de cocaína estrecha las arterias y hace que el corazón lata erráticamente, lo que puede causar la formación de coágulos y apoplejía. Fumar marihuana es también un factor de riesgo, porque causa un cambio rápido en la presión arterial. El uso de heroína, anfetaminas y esteroides anabólicos aumenta sus riesgos.
- **Uso excesivo del alcohol** Al parecer un poco de alcohol reduce el riesgo de apoplejía, pero beber demasiado lo aumenta mucho.
- **Mala dieta** Una dieta con mucha sal y grasas insaturadas y poca fibra (de frutas y verduras) aumenta la presión arterial y los niveles de colesterol.

¿Cómo se trata?

Medicamentos y terapia son el tratamiento más usual; cirugía si se requiere.

MEDICAMENTOS

El activador tisular de plasminógeno (ATP) es un medicamento potente que disuelve los coágulos que bloquean las arterias del cerebro. Para que sea efectivo, debe administrarse vía intravenosa dentro de las 3 horas luego que inicie el ataque: sus resultados pueden ser asombrosos. En un estudio de pacientes con apoplejía que recibieron ATP, 35% no tuvo síntomas duraderos, y otro 43% pudo irse a casa y atenderse de síntomas ligeros. El ATP es peligroso si se administra en caso de apoplejía hemorrágica: puede aumentar el sangrado o causar la muerte. Esta apoplejía se trata con fármacos para bajar la presión arterial y la inflamación del cerebro, y reposo en cama y aspirina. La terapia de lenguaje y la fisioterapia son la base de tratamientos posteriores.

CIRUGÍA

La gente que tuvo apoplejía hemorrágica suele necesitar cirugía para reparar el aneurisma y retirar la sangre acumulada en el cerebro. El trasplante de células de embriones en el cerebro de víctimas de apoplejía para reemplazar las células dañadas es prometedor, pero se necesitan más estudios.

Su plan de prevención

DIETA

• **Una dieta sana** Para controlar los factores de riesgo de apoplejía como colesterol alto, diabetes e hipertensión, lleve una dieta con poca grasa y colesterol y mucha fibra; incluya al menos cinco porciones al día de frutas y verduras. Reduzca el consumo de sal para controlar la hipertensión.

• **Opte por los omega-3** Los ácidos grasos omega-3 previenen los coágulos de sangre que producen apoplejía. Consuma alimentos que contengan estos ácidos grasos dos o tres veces por semana. Buenas fuentes: salmón, sardinas, trucha, macarela, germen de trigo y aceite de canola. Coma alimentos enriquecidos con omega-3, como huevos.

• **Beba dentro de los límites** Los expertos dicen que beber todos los días un poco de alcohol protege contra ataques isquémicos. Pero advierten contra la bebida excesiva. En un estudio de 20 años en 6,000 hombres, quien bebió en exceso tuvo el doble de probabilidades de morir de apoplejía que quien no bebió.

EJERCICIO

• **Queme calorías** El ejercicio aeróbico (actividad que lo deja un poco sin aliento) diario disminuye el riesgo de apoplejía. Un estudio reportó que la gente que quemó 2,000 calorías a la semana mediante ejercicio redujo 46% el riesgo de apoplejía. Una caminata rápida por una hora, cinco días a la semana, es ideal. La gente que caminó cinco días a la semana y quemó 1,000 calorías redujo 24% el riesgo de apoplejía.

OPCIONES MÉDICAS

• **Examen** Las lecturas de presión arterial arriba de 140/90 y las de colesterol arriba de 5.1 mmol/L o 200 mg/dl lo ponen en mayor riesgo. Es aconsejable que se haga una revisión anual.

• **Píldoras para la presión** Si su presión arterial no mejora con la dieta y el ejercicio, los medicamentos ayudan. Hasta 90% de las personas con apoplejía tuvieron hipertensión antes de los ataques. Los medicamentos antihipertensivos reducen 38% la incidencia de apoplejía y 40% el índice de muerte.

• **Control del colesterol** Si la dieta y el ejercicio no resultan, el médico recetará medicamentos de estatina que reducen el colesterol para disminuir el riesgo. Varios estudios indican que reducen el riesgo en un 30%.

• **Media aspirina al día** Una dosis baja de aspirina diaria ayuda a reducir el riesgo de coágulos en la sangre. Si no tolera la aspirina, el médico le recetará medicamentos para adelgazar la sangre. La warfarina ayuda a personas con alto riesgo, como aquellos con fibrilación auricular. La aspirina disminuye el riesgo de apoplejía isquémica, pero aumenta el riesgo de apoplejía hemorrágica. Hable con el médico para valorar los riesgos y los beneficios.

• **Pruebas de vista** Si tiene más de 40 años, deben examinarle los ojos con regularidad para detectar daño en las arterias de los ojos (riesgo de apoplejía).

• **Control de glucosa** Si tiene diabetes, controle el nivel de glucosa en sangre y visite al médico con regularidad.

COMPLEMENTOS

• **Tome antioxidantes** Las vitaminas C y E y el betacaroteno son antioxidantes que ayudan a reducir el daño arterial causado por los radicales libres, moléculas de oxígeno inestables. Algunos estudios recientes cuestionaron su beneficio para prevenir la apoplejía, pero existen pruebas de que pueden ayudar a minimizar el daño una vez que se presentó la apoplejía.

• **Aumente las defensas naturales** Algunos complementos ayudan al cuerpo a soportar el estrés. Las vitaminas del complejo B, la hierba de San Juan, el ginseng y la valeriana ayudan a calmarlo y a restablecer el bienestar.

ESTILO DE VIDA

• **No fume** El riesgo de apoplejía es 50% mayor para fumadores (más alto para mujeres) que para quien no fuma. Dejar de fumar reduce el riesgo; el mayor nivel de reducción ocurre de 2 a 4 años después.

• **Serénese** El manejo del estrés ayuda a reducir la hipertensión, que es un factor importante de riesgo de apoplejía. La oración, la biorretroalimentación y la visualización (vea pág. 202) disminuyen el ritmo cardíaco y la presión arterial. Yoga, tai chi y danza lo calman y mejoran su ánimo. Aprender a expresar en forma constructiva la ira o la frustración también reduce el estrés. Ser positivo y optimista le da beneficios reales de salud (vea ¡Cuídese! arriba, derecha).

• **Practique la meditación trascendental** Un estudio indica que al reducir el estrés se reduce la formación de placa en las arterias. Vea págs. 201-202 para tener más información acerca de cómo meditar.

Artritis

¿Qué es?

El término *artritis* significa literalmente "inflamación de una articulación" y cubre más de 100 enfermedades reumáticas diferentes que causan dolor, hinchazón, inflamación e incapacidad de movimiento en articulaciones y tejido conectivo en el cuerpo. La mayoría son crónicas (una vez que desarrolla artritis, la tiene de por vida) y sus genes pueden aumentar el riesgo. Un tratamiento drástico y una actitud positiva ayudan a tratar la artritis y reducir el dolor, la incapacidad y la deformidad. Por eso, mientras más pronto se diagnostique, mejor. Si tiene dolor en cualquier articulación o músculo, rigidez o hinchazón que duren más de unas semanas, visite al médico.

Se calcula que un gran número de personas padecen artritis. El tipo más común es la osteoartritis (OA), que afecta a más de un millón de personas. La OA, enfermedad degenerativa de las articulaciones, es más común en gente mayor. La enfermedad se desarrolla cuando el cartílago protector (el material acojinante que cubre los extremos de los huesos en la articulación) se desgasta en forma gradual. Al final, las superficies del hueso interior quedan expuestas y se frotan, lo que causa dolor y daño a la articulación.

La artritis reumatoide (AR) es una enfermedad más grave y afecta a personas de cualquier edad. Es una enfermedad autoinmune en la que el sistema inmunitario "enloquece" y ataca las articulaciones y el tejido conectivo, como si fueran invasores. Puede causar inflamación en todo el cuerpo.

¿Cómo se trata?

El tratamiento incluye una combinación de terapias. Quizá necesite varios medicamentos y ejercicios especiales, descanso, uso de calor y frío, cambios en la dieta y complementos nutricionales. La cirugía es una opción de último recurso para reparar o reemplazar las articulaciones dañadas.

MEDICAMENTOS

Los medicamentos más recientes (Synvisc y Hyalgan*) para la OA se derivan del ácido hialurónico, un componente del fluido de las articulaciones. Inyectados en forma directa en la rodilla una vez a la semana por varias semanas, quitan el dolor por un año o más. Ideados originalmente para el tratamiento de las rodillas, hoy se prueban en personas con artritis en cadera.

Los analgésicos simples, como el paracetamol, son suficientes para algunas personas con OA. Dolores e inflamación más fuertes requieren otros medicamentos antiinflamatorios no esteroides (AINES), como ibuprofeno o aspirina.

Use los AINES con precaución, porque presentan riesgo de úlceras y sangrado intestinal, más en adultos de edad. El médico puede usar las nuevas versiones llamadas inhibidores COX-2, como celecoxib (Celebrex) y rofecoxib (Vioxx). Son tan potentes como el ibuprofeno, pero más suaves para el estómago. Para mayor seguridad, los AINES se pueden aplicar tópicamente.

*Medicamento no disponible en México en el momento del cierre de la edición de este libro

Hay un gel con diclofenaco (Voltaren Emulgel) que alivia el dolor y la rigidez de la osteoartritis en la rodilla. Sólo causa irritación local menor y ningún problema estomacal.

Para la artritis reumatoide, además de los AINES, los medicamentos antirreumáticos que aminoren la enfermedad son útiles para mucha gente; ayudan a detener el daño a las articulaciones. Incluyen metotrexato, hidroxi-cloroquina (Plaquenil*), sulfasalazina (Salazopyrin*), azatioprina (Imuran), auranofina (Ridaura) y corticosteroides como prednisolona. Quizá pronto sean reemplazados por medicamentos más potentes con menos efectos secundarios, como leflunomida (Arava) o medicamentos inyectados.

Más interesantes son las inyecciones dirigidas sólo a ciertas sustancias químicas que provocan la inflamación y no a todo el sistema inmunitario. Puede autoinyectarse etanercept (Enbrel*) dos veces a la semana o recibir infliximab (Remicade*) como infusión intravenosa (procedimiento que dura dos horas) cada cuatro a ocho semanas. Sea paciente. Estos nuevos medicamentos pueden tardar semanas o meses para ayudarlo a sentirse mejor. Pero dan algo más que alivio al dolor, pues disminuyen o detienen el daño a las articulaciones. Y lo mejor es que el alivio continúa meses después de varias inyecciones, o quizá sólo necesite el medicamento una vez cada pocos meses.

FILTRACIÓN DE SANGRE

Un procedimiento que se realiza con un aparato llamado Columna Prosorba ayuda del 5 al 10% de los que padecen AR y que no responden a los medicamentos. Es una forma de limpieza de la sangre, similar a la diálisis renal, que filtra hacia el exterior los anticuerpos que agravan los síntomas de la AR. Luego de 12 semanas de tratamientos de 3 a 4 horas, la mitad de los pacientes experimentan una mejoría sustancial (al menos 20%) de los síntomas. Los beneficios duran nueve meses y a veces hasta un año y medio.

IMPLANTACIÓN AUTÓLOGA DE CONDROCITO

Este procedimiento, ya usado para lesiones pequeñas, pronto podrá usarse para reparar zonas más grandes dañadas por la OA. Los médicos quitan células de cartílago sanas de la rodilla, aceleran su desarrollo en el laboratorio para producir millones de células y luego las insertan unas semanas después en la zona dañada de la articulación.

CIRUGÍA

¿Cuándo es tiempo de una cirugía en la articulación? El médico tal vez recomiende una operación si el dolor es tan fuerte que lo despierta por la noche o le impide desempeñar cómodamente sus actividades cotidianas normales. Las opciones disponibles incluyen la reparación y el reemplazo de la articulación. El cirujano lo ayudará a decidir lo que sea mejor.

Vea en su plan de prevención (págs. 302 y 303) las formas prácticas para tratar los síntomas de la artritis y detener su desarrollo. Por más difícil que sea, es importante recordar que una actitud positiva para tratar la artritis es determinante para lograr un buen resultado.

> **DATO**
> Vigilar el peso ayuda a prevenir la artritis. Un estudio en varios gemelos en el que uno tenía OA y el otro no, todos los que padecían OA pesaban de 3 a 5 kg más que sus hermanos.

*Medicamento no disponible en México en el momento del cierre de la edición de este libro

Su plan de prevención

DIETA

• **Prefiera lo vegetariano** Como las grasas animales pueden exacerbar la inflamación, una dieta vegetariana ayuda a reducir el dolor en las articulaciones y la inflamación; a menudo permite a la gente con AR reducir la cantidad de medicamento para la artritis que necesita tomar. No debe excluir el pescado de su dieta, en especial el graso, porque proporciona ácidos grasos omega-3.

• **Tome vitamina C extra** En un estudio de diez años, los participantes con osteoartritis en la rodilla que consumieron más vitamina C (entre 150 y 450 mg al día) tuvieron tres veces menos probabilidades de empeorar su padecimiento que los que consumieron menos. Añadiendo 100 mg de vitamina C o una o dos naranjas a su dieta diaria puede lograr buenos resultados. Haga un esfuerzo por comer más brócoli y otras verduras de hoja verde oscuro, así como pimientos rojos, fresas y kiwi.

• **Pierda peso** Al perder 5 kg de peso excesivo ayuda a prevenir la OA o al menos detiene su avance. Aunque la pérdida de peso reduce la tensión en las articulaciones y calma el dolor en todo tipo de artritis, es específicamente importante para prevenir y aliviar las molestias de la OA.

EJERCICIO

• **Muévase** La gente con todo tipo de artritis que se ejercita con regularidad tiene menos dolor, deformidad en las articulaciones e incapacidad que la gente que no se ejercita. Inicie su programa de ejercicio poco a poco, con caminatas frecuentes de 10 minutos o nadando en una piscina de agua caliente. Aumente en forma gradual, hasta que se ejercite de 30 a 60 minutos diarios. Pida al médico que lo envíe con un fisioterapeuta para que le haga un programa que no presente riesgos. Elija actividades que en verdad disfrute, para que no se sienta tentado a faltar a su sesión diaria.

• **Queme grasa** El ejercicio aeróbico es bueno para todo el organismo porque aumenta el flujo de sangre que transporta oxígeno al cuerpo. No necesita ir a un gimnasio o tener un equipo costoso, sólo incluya más actividad en su vida diaria: suba las escaleras en lugar de usar el ascensor, camine o vaya en bicicleta a las tiendas en lugar de conducir, nade siempre que sea posible y salga al jardín y préstele un poco de su energía y atención.

OPCIONES MÉDICAS

• **Elimine el dolor** Un aparato portátil, el TENS, bloquea los mensajes de dolor al cerebro con estimulación eléctrica de bajo nivel y hace que el cuerpo produzca endorfinas, esas sustancias naturales que quitan el dolor. La ventaja del TENS es que puede ponérselo en casa. En pacientes con AR, reduce el dolor y mejora la flexibilidad. En pacientes con OA, los resultados varían: el alivio del dolor dura mientras siga el tratamiento o pocas horas después. No use el TENS si tiene un marcapasos.

COMPLEMENTOS

• **Tome vitaminas** Los estudios indican que la gente con algunos tipos de artritis tiene deficiencias de vitaminas o minerales, por lo que tomar una multivitamina ayuda. Si cree que entra en este grupo, pida al médico que le recomiende un nutriólogo para que lo oriente.

• **Tome calcio** Si sigue un tratamiento con esteroides a largo plazo, el médico le aconsejará que tome calcio. Quizá le sugiera un medicamento llamado Fosamax, para prevenir el riesgo de osteoporosis. A la gente mayor se le facilita más digerir el citrato de calcio que el carbonato de calcio, porque carece de ácido estomacal suficiente para absorberlo. Si toma calcio, es aconsejable tomar también un complemento de magnesio. Consejo: evite los complementos de calcio preparados con dolomita, conchas de ostiones o harina de huesos: contienen niveles más altos de plomo.

• **E para calmar el dolor** La gente con niveles altos de vitamina E en la sangre tiene menos riesgo de OA. Un estudio indicó que tomar dosis terapéuticas de vitamina E disminuyó el dolor y la rigidez matutina, y mejoró la fuerza de agarre en personas con AR en forma tan efectiva como el fármaco diclofenaco, sin dañar el estómago. Consejo: elija complementos de vitamina E que contengan alfa tocoferoles puros;

busque vitamina E natural, a veces etiquetada como d-alfa, pues se absorbe con más facilidad. Algunas etiquetas dan las dosis de vitamina E en unidades internacionales (UI); 1 UI de vitamina E equivale a 0.67 mg. La vitamina E es en particular efectiva si se toma con vitamina C.

• **Pruebe la glucosamina** Tomar un complemento de glucosamina y sulfatos de condroitina (los bloques que forman cartílago) es una de las mejores formas de prevenir la artritis y aliviar el dolor si ya lo tiene. Investigaciones recientes ofrecen pruebas rayos X de que los complementos detienen el daño. Para ver resultados, necesita tomar 1,500 mg de glucosamina y 1,200 mg de condroitina al día. Divida las dosis y tómelas con las comidas, tres veces al día. Los beneficios se notan 4-8 semanas después. La glucosamina se receta, con mucho éxito, en más de 70 países. Los complementos son la mejor forma de glucosamina, ya que no está muy presente en la comida; las mejores fuentes son cangrejo, ostiones y caparazón del camarón.

• **Añada ácidos grasos** La gente con AR suele tener niveles bajos de ácidos grasos y los complementos de ácido gamma linolénico (un ácido graso esencial), que se encuentra en los aceites de hierba de asno y de borraja, ayudan a reducir la inflamación. La mejoría se inicia luego de tomar dosis altas (1,000 mg de aceite de hierba de asno tres veces al día) por lo menos de 4 a 8 semanas. El ácido eicosapentaenoico y el ácido docosahexaenoico (ácidos grasos omega-3 presentes en el pescado graso) ayudan a reducir los síntomas de la AR. Tome 3,000 mg al día o coma más pescado graso, como salmón, sardinas y atún.

• **Tome cobre** Los complementos de cobre ayudan a reducir la inflamación. En un estudio, los adultos con OA en rodillas tomaron 0.3 mg de cobre (la misma cantidad que encuentra en la mayoría de los multivitamínicos), tres veces al día. En un mes, aunque la mejoría fue poca, la gente que tomó cobre tuvo menos dolor que la del grupo que tomó un placebo.

• **Considere el SAM** Investigaciones indican que parte del dolor de la OA se controla casi tan bien con complementos de SAM (S-adenosilmetionina,

un aminoácido que se halla en el cuerpo con efectos antiinflamatorios e importante para reparar cartílago) como con ibuprofeno, sin riesgo de malestar estomacal, úlceras y efectos secundarios del medicamento.

• **Pruebe el colágeno tipo II** Algunos estudios indican que pequeñas dosis orales (no más de 60 mg) alivian los síntomas de la AR. Hable con su médico de este complemento y pregúntele sobre posibles interacciones con otros medicamentos que tome.

SALUD NATURAL

• **Terapia con un punto** Los estudios indican que un mes de tratamiento de acupuntura dos veces a la semana alivia el dolor y ayuda al movimiento en la OA. Los beneficios duran semanas o meses después de la terapia.

• **Mire hacia la India** En un estudio, la gente con AR mostró menos dolor, rigidez, dolor en articulaciones, hinchazón e inflamación, y una mejoría en la fuerza de agarre, luego de cuatro meses de una combinación ayurvédica de cuatro extractos de plantas: boswellia, jengibre, curcumina (componente activo de la cúrcuma) y ashwagandha. Estos ingredientes se valoran por sus propiedades para aliviar el dolor y antiinflamatorias y están disponibles en tiendas de productos naturales. Discuta su padecimiento con un experto antes de iniciar un programa con este tratamiento.

• **Té verde** El té verde contiene compuestos llamados polifenoles que ayudan a aliviar la inflamación por AR. El té verde está disponible en cápsulas, o bébalo en la forma acostumbrada. No lo tome con leche, que bloquea los efectos de los polifenoles.

ESTILO DE VIDA

• **Relájese** Aprenda una técnica de relajación, como meditación, respiración profunda o relajación muscular progresiva (vea Aprenda a relajarse, pág. 200). Practíquela a diario, al menos 30 minutos. Experimente y halle la que le acomode.

• **Imagínese sano** Los factores psicológicos tienen un papel importante en los ataques de AR. Durante su relajación diaria, imagínese totalmente sano y que hace lo que le gusta hacer. Esté convencido de que puede volver a estar así; una actitud positiva hace maravillas en términos de enfrentar la enfermedad.

Cálculos biliares

¿Qué son?

Los cálculos biliares se forman en la vesícula, un órgano en forma de pera localizado detrás del hígado. La vesícula es un tanque de almacenamiento de la bilis, sustancia producida en el hígado y liberada para ayudar a digerir la grasa. La bilis contiene agua, sales, colesterol y el pigmento bilirrubina, que da a las heces su color café. Después de comer, la vesícula se contrae y libera bilis, a través de un ducto angosto como tubo, hacia el intestino delgado.

Los cálculos biliares contienen un material duro que se forma cuando la bilis tiene demasiado de un componente. Tres cuartas partes de los cálculos biliares se desarrollan porque la bilis contiene demasiado colesterol. También se forman los cálculos si la vesícula no se vacía por completo. Otros son piedras pigmentadas compuestas de bilirrubina. Los científicos no están seguros, pero creen que este tipo se desarrolla en personas con cirrosis del hígado, infección en la vesícula o enfermedad de la sangre hereditaria.

El 80% de la gente con cálculos biliares no tiene síntomas y no necesita tratamiento. El dolor se inicia cuando los cálculos inflaman la vesícula o quedan atrapados en uno de los ductos cercanos. Los ataques suelen ocurrir después de una comida con mucha grasa y, con frecuencia, por la noche.

Si el médico sospecha que tiene cálculos biliares, ordenará una de estas pruebas para confirmar el diagnóstico:

- **El ultrasonido** envía al abdomen ondas sonoras indoloras que rebotan en la vesícula y crean una imagen que muestra si hay cálculos.
- **El colecistograma** consiste en la toma, la noche anterior a la prueba, de varias píldoras que contienen un tinte, para que la vesícula (y cualquier obstrucción) pueda verse en rayos X al día siguiente.

AUTO EXAMEN

¿Tiene riesgo de cálculos biliares?

Tiene mayor riesgo de cálculos biliares si:

- tiene más de 40 años.
- es mujer. El estrógeno eleva los niveles de colesterol en la bilis. El estrógeno de la TRH y los anticonceptivos orales aumentan el riesgo.
- es mujer obesa. Las mujeres con sobrepeso tienen niveles bajos de sales biliares y colesterol elevado, lo que las pone en mayor riesgo.
- tiene diabetes. Los niveles altos de triglicéridos (ácidos grasos) en la sangre favorecen el desarrollo de cálculos biliares.
- sigue dietas intensivas o ayuna. El ayuno hace que el colesterol permanezca en la vesícula. Al perder peso con rapidez, el hígado responde liberando colesterol extra en la bilis. En ambos casos, el exceso de colesterol crea las condiciones ideales para la formación de cálculos.
- toma medicamentos para reducir el colesterol; algunos elevan la bilis y se forman cálculos.
- tiene colitis ulcerativa o enfermedad de Crohn o tuvo cirugía en los intestinos.
- está estreñido con frecuencia.

- **El análisis de sangre** detecta la infección y la bilirrubina elevada.
- **La colangiopancreatografía retrógrada endoscópica** usa un tubo flexible que se introduce por la garganta hasta el intestino delgado. El médico localiza el ducto de bilis, inyecta un tinte y busca bloqueos con rayos X. Se considera una cirugía ambulatoria, ya que no se permanece en el hospital.

¿Cómo se tratan?

CIRUGÍA

Extraer la vesícula es el tratamiento más común. Con la cirugía endoscópica, el cirujano hace varias incisiones pequeñas en el abdomen y, a través de una de ellas, inserta un tubo flexible iluminado con una pequeña cámara, para poder ver la operación. Los instrumentos se introducen a través de las otras incisiones para cortar alrededor de la vesícula y extraerla.

LITOTRIPSIA EXTRACORPORAL POR ONDAS DE CHOQUE (LEOCH)

Las ondas de choque se usan para romper en pedazos los cálculos, para que puedan pasar por los ductos de la bilis. La LEOCH no es tan efectiva como otros tratamientos similares usados para tratar cálculos renales.

MEDICAMENTOS

Los medicamentos disuelven los cálculos pequeños de 18 meses a 2 años. Sólo funcionan en 1 de 10 personas y los cálculos reaparecen en 50% de los casos.

SOLUCIÓN SENCILLA

Tome una cápsula de aceite de menta piperita con las comidas para ayudar a disolver los cálculos biliares. Tome píldoras recubiertas, que no se disuelven hasta llegar al intestino, donde actúan mejor.

Su plan de prevención

DIETA

- **Coma sanamente** Una dieta con poca grasa y mucha fibra ayuda a controlar el peso y evita el estreñimiento. (Coma al menos 25 a 30 g de fibra al día y aumente el consumo poco a poco.) Al reducir las grasas animales, disminuye los niveles de colesterol y el riesgo de un ataque.
- **Llene el tanque** Beba al menos ocho vasos de agua al día. Si aumenta el consumo de fibra, beber agua extra es esencial para evitar el estreñimiento.
- **Coma pescado** Las investigaciones indican que comer pescado y grasas monoinsaturadas de los aceites de oliva y canola reduce el riesgo de cálculos.
- **No a dietas intensivas** Las dietas intensivas y la pérdida rápida de peso aumentan el riesgo.
- **Más C** Coma frutas y verduras. Las investigaciones indican que las mujeres con nivel alto de vitamina C en la sangre tienen menos riesgo de cálculos biliares. El nivel de colesterol en bilis baja con vitamina C.

EJERCICIO

- **Ejercítese** El ejercicio en forma regular ayuda a controlar el peso y reduce el colesterol, que son dos factores de riesgo de cálculos biliares. Ayuda a corregir los niveles anormales de glucosa en sangre, otro factor de riesgo.

COMPLEMENTOS

- **Psyllium** Este complemento previene el estreñimiento, se une al colesterol en la bilis y evita la formación de cálculos biliares. La lecitina y el aceite de menta piperita son efectivos. Si no obtiene suficiente en la dieta, tome vitamina C extra.

SALUD NATURAL

- **Hierbas** Pruebe la arzolla y el amargón. Estas hierbas, en forma de píldora, cambian la composición de la bilis y reducen su contenido de colesterol.

Cálculos renales

SÍNTOMAS

- Los cálculos pequeños quizá no causen síntomas

- Los cálculos grandes causan dolor fuerte repentino en la espalda o el costado, que se extiende hacia la ingle y el interior del muslo

- Orina con mal olor, turbia, sanguinolenta y reducción de flujo

- Náusea, vómito, fiebre y escalofríos

¿Qué son?

En algún momento de su vida, 15% de los hombres y 5% de las mujeres desarrollan cálculos renales, que son masas similares a la grava que se forman cuando un desequilibrio químico hace que se cristalicen minerales y proteínas en la orina. Los cálculos pueden ser lisos o dentados, tan pequeños como un grano de arena o lo suficientemente grandes para causar dolor. Puede pasar cálculos pequeños en la orina sin saberlo. Los cálculos grandes producen dolor intenso al pasar por el uréter (el tubo que une la vejiga y el riñón) o si se atoran en el uréter, donde pueden bloquear el flujo de orina.

Casi todos los cálculos renales son causados por exceso de calcio en la orina. (Esto no suele estar relacionado con el consumo de calcio en la dieta.) A menudo se desconoce la causa, pero puede ser resultado de deshidratación, infección, obstrucción y algunas afecciones del riñón. Rara vez son causados por exceso de calcio en la sangre (hipercalcemia) o por bacterias pequeñas.

¿Cómo se tratan?

Casi todos los cálculos renales salen del cuerpo por la orina en seis semanas, sin ninguna intervención médica. Para ayudarlos a salir, beba de 2 a 3 litros de agua al día. Si no puede pasar un cálculo, el médico recomendará:

- **Ultrasonido** o rayos X especiales para el riñón para decidir el tratamiento.
- **Litotripsia,** un procedimiento no quirúrgico que usa ondas de sonido para romper los cálculos grandes en piezas pequeñas que salgan en la orina.

AUTO EXAMEN

¿Es alto su riesgo de cálculos renales?

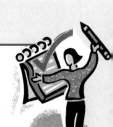

Los cálculos renales pequeños no se notan. Tiene más riesgo de cálculos renales si:

- tiene un pariente que los ha padecido
- es hombre (60% son hombres)
- ya tuvo un cálculo renal
- tiene entre 30 y 60 años
- no pasa mucha orina por un mal funcionamiento renal, enfermedad del intestino o cirugía, o si se deshidrató por vivir o trabajar en un sitio cálido
- tiene un solo riñón
- toma medicamentos que forman cálculos, como el diurético triamterene (Dyazide), indinavir (Crixivan) para el sida o los antibacterianos sulfonamidas. Los medicamentos para glaucoma inhibidores de anhidrasa carbónica forman cálculos

- tiene una enfermedad que aumente el calcio en la orina, como el hiperparatiroidismo
- consume mucha vitamina D o sal (cálculos de calcio) o proteína animal (cálculos de calcio y ácido úrico)
- está confinado en cama o tiene poca movilidad
- sigue dieta con mucha proteína y poca fibra
- tiene enfermedad intestinal, como la de Crohn, que aumenta la absorción de oxalato, o si tiene una ileostomía como resultado de la enfermedad
- no bebe suficientes líquidos
- tiene hipertensión.

- **Extracción ureteroscópica,** que se usa para cálculos en el uréter medio o bajo. Un instrumento angosto se pasa por la uretra hasta el uréter para localizar el cálculo y luego extraerlo o romperlo.
- **Cirugía del túnel,** en la que se hace una pequeña incisión en el costado y se crea un túnel hacia el riñón. Se inserta un instrumento delgado para localizar y extraer el cálculo. Este procedimiento se usa para cálculos grandes o para aquellos que la litotripsia no alcanza a romper.

Su plan de prevención

DIETA

- **Beba agua** Beba de 2 a 3 litros de agua al día para diluir la orina y expulsar los cálculos.
- **Infórmese sobre los oxalatos** Si tiene riesgo de cálculos o ya tuvo uno, pregunte al médico si debe limitar el consumo de alimentos con mucho oxalato, el cual contribuye a que se formen. Dichos alimentos son café, betabel, chocolate, frutos secos, espinacas, ruibarbo, cola, fresas, té y salvado de trigo.
- **Evite el jugo de toronja** Beber jugo de toronja aumenta 44% el riesgo de cálculos renales en gente susceptible a tenerlos. Nadie conoce el motivo.
- **Enamórese de las verduras** Un estudio indicó que comer muchas verduras reduce el riesgo de tener cálculos renales.
- **Controle el ácido úrico** Si tiene un cálculo de ácido úrico, coma menos carne, pescado y aves. La proteína animal aumenta el ácido en la orina.

OPCIONES MÉDICAS

- **Trate la causa** Atienda de inmediato las infecciones del tracto urinario, una glándula paratiroides sobreactiva, gota y otras enfermedades que aumentan el riesgo de desarrollar cálculos renales.
- **Evite nuevos cálculos** Orine en una coladera para atrapar un cálculo renal y llévelo al médico para que analicen su composición. El medicamento que le den para prevenir cálculos se basa en los componentes del cálculo que pase. Los diuréticos evitan los cálculos de calcio al reducir el calcio que liberan los riñones en la orina. El fosfato de celulosa de sodio fija el calcio en el intestino para que no se filtre en la orina y forme cálculos. El citrato de potasio eleva los niveles de citrato en la orina, la sal que previene que el calcio forme cálculos, y evita cálculos de ácido úrico al reducir la acidez de la orina. Allopurinol (Zyloprim) reduce el ácido úrico en gente con cálculos de ácido úrico y evita los de calcio.

SALUD NATURAL

- **Plantas acuaréticas** Estas plantas mejoran el flujo de sangre a los riñones y aumentan el volumen de orina, lo que expulsa las bacterias y diluye el calcio y los oxalatos. Se cree que protegen el tracto urinario de infecciones y ayudan a prevenir los cálculos renales. Pruebe infusiones hechas de hojas de vara de oro, hojas y raíces de perejil, hojas de abedul plateado, frambuesa o amargón, o beba jugo de arándanos sin endulzar.

Cáncer

SÍNTOMAS

La palabra clave es CUIDADO. Visite a su médico de inmediato si nota cualquiera de estos síntomas generales de cáncer:

- Cambio en hábitos de intestino o vejiga

- Dolor de garganta que no se cura

- Sangrado o supuración inusual

- Engrosamiento o nódulo en senos u otro sitio

- Indigestión a largo plazo o dificultad para tragar

- Cambio obvio en verruga o lunar

- Tos molesta o ronquera

Aunque algunos de estos síntomas son signos de cáncer, también están asociados con otras enfermedades. Vea Cáncer colorrectal, Cáncer de mama, Cáncer de ovario, Cáncer de piel, Cáncer de próstata y Cáncer pulmonar, para síntomas específicos

¿Qué es?

El cáncer es una multiplicación incontrolable de una sola célula anormal. Las células enfermas, al copiarse en forma continua, forman tumores que oprimen, invaden o destruyen el tejido normal. Si las células del tumor se separan, pueden viajar por la corriente sanguínea o el sistema linfático hacia otras zonas del cuerpo. En estos nuevos sitios pueden formar tumores "colonia" y continuar su desarrollo en un proceso llamado metástasis. Si la extensión no se controla, es fatal.

El cáncer puede ser resultado de factores genéticos, ambientales y estilo de vida. Casi 80% de los casos se diagnostica en personas de 55 años y mayores. A un gran número de personas le diagnostican cáncer cada semana; a una de cada tres personas le diagnosticarán cáncer durante su vida. Si su familia tiene un historial de cáncer, un gen defectuoso que pasa de generación en generación aumenta su probabilidad de desarrollar un cáncer particular. Sin embargo, la herencia es la causa central en sólo de 5 a 10% de los cánceres.

La gran mayoría de los casos (75%) son causados por factores que puede controlar, como tabaquismo, mala dieta, exceso de peso, abuso de alcohol, exposición a los rayos dañinos del sol y a varias sustancias que causan cáncer, llamadas carcinógenos, como los pesticidas. Algunos expertos creen que los malos hábitos alimentarios son responsables de una tercera parte de las muertes por cáncer. Si cambia sus hábitos alimentarios, disminuye las grasas animales y come más frutas y verduras, reduce su riesgo de cáncer.

¿Cómo se trata?

El tratamiento depende del tipo de cáncer, de cuánto se extendió y de la rapidez con la que se desarrolla. Las investigaciones médicas y la farmacológicas, así como la tecnología, han avanzado tanto y tan aprisa que cada vez más personas sobreviven al cáncer, gracias a atinadas intervenciones. Las opciones de tratamiento incluyen:

- **Cirugía,** a la que se somete 60% de la gente con cáncer, a menudo en combinación con otros tratamientos.
- **Terapia de radiación,** que mata o daña las células cancerosas al exponerlas a los rayos X o los rayos gamma.
- **Quimioterapia,** que usa medicamentos para envenenar las células cancerosas y bloquear su reproducción.
- **Terapia hormonal,** que actúa interrumpiendo la producción o la acción de las hormonas, los mensajeros químicos que llevan a cabo la reproducción de algunos tipos de células cancerosas. A veces, la terapia hormonal incluye la extirpación quirúrgica de las glándulas que producen hormonas, para matar las células cancerosas o detener su desarrollo.
- **Inmunoterapia,** que apoya la defensa del sistema inmunitario del cuerpo contra el cáncer.

Su plan de prevención

DIETA

• **Limite la grasa** Mantenga el consumo de grasa al 20% de su dieta. Evite las grasas saturadas (las que están sólidas a temperatura ambiente) y las grasas trans (en margarina y comidas procesadas, en especial refrigerios, pasteles y galletas y cualquier cosa con las palabras "parcialmente hidrogenado" en la etiqueta). Use aceites monoinsaturados, como el de oliva y el de canola.

• **Coma pescado** Reemplace la carne roja con carne blanca o pescado, en especial el rico en ácidos grasos omega-3 (salmón, sardinas, arenque y anchoas). Una porción a la semana disminuye su riego de cáncer colorrectal, de esófago y de estómago.

• **Elija lo verde** Coma al menos cinco porciones al día de frutas y verduras, que contienen sustancias que previenen el cáncer. Las verduras crucíferas (brócoli, col, coles de Bruselas y coliflor) son ricas en estos compuestos. Los tomates tienen propiedades contra el cáncer; para obtener el mayor beneficio, cómalos cocidos, en salsas, sopas, en salsa catsup y pizzas. El ajo y las cebollas tienen propiedades que combaten el cáncer.

• **Aumente la fibra** Al comer mucha fibra reemplaza el exceso de grasa en la dieta y ayuda a prevenir algunos cánceres. Cereales integrales, frijoles y otras legumbres son grandes fuentes de fibra.

• **Coma soya** La soya contiene sustancias que disminuyen el riesgo de cáncer. Consuma leche de soya, miso o frijoles de soya verdes. Use los productos en recetas o añada tofu a los platillos sofritos o a la sopa. No tome soya extra en forma de complementos, pues estimulan los tumores.

• **Evite carnes asadas**. La comida asada al carbón puede ser carcinogénica; elija otro método para cocinar. Si marina la carne antes de ponerla en el asador, disminuye los carcinógenos. Cocínela parcialmente en el microondas, para que esté menos tiempo en el asador. No queme la comida en el asador.

• **Cero nitritos** Estos aditivos de la comida, con una relación muy documentada con el cáncer, se encuentran en carnes y pescados ahumados, tocino, jamón y salchichas. Tenga el hábito de leer las etiquetas de los alimentos al comprarlos.

EJERCICIO

• **Esté en forma** Incluso la actividad física moderada ayuda a protegerlo contra el cáncer colorrectal y el de pulmón, mama, próstata y útero. El ejercicio lo ayuda a eliminar el peso extra, el cual aumenta su riesgo.

OPCIONES MÉDICAS

• **Detéctelo** Aprenda más sobre los síntomas de varios cánceres y discuta sus factores de riesgo con el médico. Él decidirá las pruebas apropiadas si su riesgo es alto. Revise con regularidad su piel en busca de tumores; si los encuentra, muéstrelos al médico lo antes posible.

COMPLEMENTOS

• **Protéjase con antioxidantes** La vitamina C y los flavonoides (sustancias vegetales protectoras) protegen contra los cánceres de útero, pulmón, boca, esófago, páncreas y estómago. La vitamina E y los compuestos en el aceite de semilla de linaza, llamados lignanos, protegen contra el cáncer de mama, colon y próstata. El selenio y el extracto de té verde tienen efecto protector. La coenzima Q_{10} y los carotenoides naturales mezclados complementan la acción de otros antioxidantes.

SALUD NATURAL

• **Té verde** Contiene un poderoso antioxidante llamado EGCG, que los científicos creen que ayuda a combatir el cáncer. Los estudios indican que al beber té verde se disminuye el riesgo de cáncer colorrectal, de mama, de estómago y piel.

ESTILO DE VIDA

• **Limite el alcohol** El consumo excesivo de alcohol aumenta el riesgo de algunos cánceres. No beba más de 14 unidades a la semana y nunca beba en exceso.

• **Deje de fumar** Innumerables estudios han confirmado los efectos dañinos de los productos del tabaco. Aumentan el riesgo no sólo de cáncer de pulmón, sino de cáncer de boca, garganta, esófago, vejiga, útero y páncreas.

Cáncer colorrectal

SÍNTOMAS

- Cualquier cambio en la forma o frecuencia de los movimientos intestinales, más de 2 semanas

- Evacuaciones sangrientas o sangrado rectal

- Pérdida de peso o de apetito

- Estreñimiento o diarrea continuos

- Dolor o gas abdominal inusual

- Fatiga inexplicable

- Heces del diámetro de un lápiz

- Dolor y sensibilidad en abdomen inferior.

¿Qué es?

El cáncer colorrectal es el cáncer del colon, el recto, (o ambos), las dos estructuras que forman el intestino grueso. Se forma a través de muchos años e inicia como un pólipo (pequeña protuberancia no cancerosa) que gradualmente muta a un tumor maligno en 5 a 10 años. El 25% de los pacientes con cáncer de colon (en específico los que desarrollan la enfermedad entre los 30 y 40 años) están genéticamente predispuestos a la enfermedad, pero la mayoría de los casos ocurren en personas que no están en ningún grupo de alto riesgo.

En México, el cáncer ocupa el segundo lugar como causa de mortalidad, y cada año se diagnostica un gran número de casos de cáncer colorrectal, principalmente entre hombres. Pero cuando se detectan los pólipos y el cáncer en su primera etapa y se extirpan antes de producir síntomas, el porcentaje de cura es de 90%. La causa de la mayoría de los casos es desconocida, pero una dieta con poca fibra y mucha carne roja contribuye al aumento de casos de cáncer colorrectal en el mundo occidental. Vea en Su plan de prevención (pág. 311) las recomendaciones preventivas.

Para diagnosticar este cáncer, se efectúa una sigmoidoscopia; un tubo flexible e iluminado, con una cámara en el extremo, se inserta en la parte inferior del colon. La mitad de los cánceres de colon se localizan en esta zona. Para buscar tumores en el resto del colon, se hace una colonoscopia, igual a la sigmoidoscopia, pero el instrumento recorre todo el intestino grueso.

Otro método de diagnóstico sería hacerle un examen del colon con rayos X después de recibir un enema de bario, el cual llena el recto y el colon con un líquido opaco, visible en una película de rayos X.

AUTO EXAMEN

¿Cuál es su riesgo de cáncer de colon?

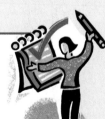

Tiene mayor riesgo si sus circunstancias incluyen uno o más de estos factores:

Lo que no puede controlar:
- **Edad** El riesgo aumenta después de los 50.
- **Historial familiar** Un historial de cáncer de colon en la familia inmediata triplica el riesgo. Sus probabilidades de desarrollar la enfermedad están arriba del promedio si algún otro pariente cercano (tías, tíos, primos) la ha tenido.
- **Predisposición** Usted tiene mayor riesgo si padece (o padeció) colitis ulcerativa o la enfermedad de Crohn.

Lo que puede controlar:
- **Dieta** Varias investigaciones indican que una dieta con poca grasa y mucha fibra ayuda a prevenir el cáncer de colon. Coma menos carne roja.
- **Exámenes** Si está en un grupo de alto riesgo, el médico recomendará un examen regular para detectar cáncer colorrectal, que incluye prueba anual de sangre oculta en heces y una sigmoidoscopia o colonoscopia cada 3 a 5 años.
- **Obesidad** El sobrepeso aumenta el riesgo.
- **Alcohol** Controle su consumo de alcohol.
- **Inactividad** El ejercicio habitual reduce el riesgo.

¿Cómo se trata?

Se usan medicamentos y cirugía para tratar el cáncer:

MEDICAMENTOS

Se recomienda la quimioterapia (medicamentos contra el cáncer) para personas con cánceres avanzados. Vea Cáncer, págs. 308 y 309.

CIRUGÍA

El médico extirpa cualquier pólipo durante la colonoscopia. Si se encuentra un tumor a tiempo, se corta la sección que lo contiene, se repara el colon y luego funciona en forma normal (cura total). No obstante si el cáncer ya penetró la pared del colon y llegó a los vasos linfáticos y sanguíneos, es necesaria la quimioterapia.

Si se extirpa un tumor grande, el cirujano quizá tenga que hacer una colostomía temporal o permanente, en la que se redirige el colon a través de una abertura en el abdomen. Las heces pasan por la abertura hacia una bolsa en el exterior del cuerpo. Hoy en día, y gracias a los avances tecnológicos, sólo 2% de los casos requieren colostomías, a diferencia de hace dos décadas, en donde 20% las necesitaba.

> **DATO**
>
> Un gran número de casos de cáncer colorrectal se diagnostica en México cada año, principalmente entre los hombres.

Su plan de prevención

DIETA

• **Alimentos que protegen** Los estudios indican que consumir brócoli, espinacas, zanahorias y jugo de naranja reduce el riesgo, quizá porque contienen un compuesto que neutraliza los radicales libres que causan cáncer. Incluya tomates cocidos o salsa de tomate en su dieta, por los antioxidantes que proporcionan. Evite los alimentos salados y quemados, como las carnes asadas que contienen carcinógenos.

• **Llénese de fibra** Una dieta rica en fibra reduce el riesgo de desarrollar cáncer de colon en 40%, según un estudio en 400,000 personas reclutadas en nueve países para registrar su consumo de fibra. Desde hace mucho, los científicos creen que una dieta con mucha fibra y poca grasa reduce el riesgo de cáncer colorrectal, al acelerar los desperdicios (toxinas que causan cáncer) a través del colon.

• **Beba más agua** El agua ayuda a diluir las toxinas que causan cáncer y acelera su expulsión del cuerpo. En un estudio, los hombres que bebieron al menos un litro de agua al día tuvieron un riesgo 92% menor que los que bebieron 300 ml o menos.

OPCIONES MÉDICAS

• **Examínese** Si alguien en su familia ha tenido cáncer colorrectal o colitis, pregunte al médico sobre la posibilidad de iniciar pruebas de detección a los 30 o 40 años. Si no, inícielas a los 50, con una prueba para detectar sangre oculta en heces. Hágase una sigmoidoscopia o colonoscopia cada cinco años o cuando el médico lo recomiende.

• **Pregunte sobre la aspirina** Los estudios indican que el uso a largo plazo de la aspirina y otros medicamentos antiinflamatorios no esteroides, en la misma dosis que para el dolor artrítico, disminuye el riesgo significativamente. Existen posibles efectos secundarios, así que primero hable con el médico.

COMPLEMENTOS

• **Vitaminas** Considere tomar 200 mcg de ácido fólico al día. En un estudio a 90,000 enfermeras, el ácido fólico disminuyó el riesgo 75% en 15 años. La vitamina E también es útil.

• **Tome un complemento de calcio** El calcio, de acuerdo con los investigadores, ayuda a reducir la formación de pólipos precancerosos.

Cáncer de mama

¿Qué es?

El cáncer de mama es una enfermedad tumoral maligna que se inicia como una célula anormal y se multiplica sin control. Se forma en los ductos que llevan la leche al pezón o en los pequeños sacos que la producen. Se desarrolla lenta o agresivamente hacia los nódulos linfáticos o zonas más distantes. Las mujeres tienen un riesgo de 1 en 12 en su vida. Se presenta en hombres, pero es raro.

¿Cómo se trata?

Más de 95% de los cánceres de mama en etapa temprana son curables. El tratamiento depende del tipo de cáncer, de la etapa en que esté, de las características de las células cancerosas y de que el otro seno se afecte. Edad, peso, salud, y si está o no en la menopausia influyen en la elección del tratamiento. El más común consiste en una combinación de cirugía -lumpectomía (extirpación sólo del nódulo), mastectomía (extirpación de todo el seno) o extirpación del nódulo linfático- con terapia de radiación o quimioterapia. El medicamento tamoxifeno se usa hasta por cinco años para ayudar a prevenir una recaída. Un nuevo medicamento letrozole (Femara) es aún más efectivo.

AUTO EXAMEN

¿Qué tan grande es su riesgo?

Si tiene varios factores en el primer grupo, sea diligente respecto a la mamografía y el autoexamen. Puede seguir una acción específica para eliminar los riesgos en el segundo grupo.

- **Historial reproductivo** Su riesgo aumenta si dio a luz a su primer hijo después de los 30 o si tiene pocos o ningún hijo.

Lo que no puede controlar:
- **Edad avanzada** El riesgo aumenta con la edad.
- **Historial familiar** Mientras más parientas cercanas hayan desarrollado cáncer de mama u ovarios, mayor es su riesgo.
- **Edad de menstruación o menopausia** Tiene mayor riesgo si empezó a menstruar antes de los 13 o si llegó a la menopausia luego de los 51.

Lo que puede controlar:
- **TRH** Su riesgo aumenta un poco, pero vuelve a su nivel previo cinco años después de suspenderla.
- **Su peso** El riesgo aumenta si tiene sobrepeso, en especial después de la menopausia.
- **Consumo de alcohol** Hay un aumento de 6% en el riesgo por cada unidad diaria de alcohol. Apéguese a menos de 14 unidades a la semana.

DATO

Sólo 5% de los cánceres de mama están relacionados con un gen de cáncer de mama conocido. Se calcula que 75% de los casos de cáncer de mama ocurren en mujeres sin factores de alto riesgo conocidos.

Su plan de prevención

DIETA

• **Seleccione las grasas** Algunos tipos de grasa aumentan los niveles de estrógenos e incrementan el riesgo de cáncer de mama. Evite comidas con grasa saturada y elija aceites insaturados (de oliva y de canola) y los ácidos grasos omega-3, presentes en salmón, sardinas y arenque. No consuma grasas trans, presentes en la margarina dura, comidas horneadas empacadas y refrigerios (dicen "parcialmente hidrogenados" en la etiqueta). Aunque un estudio indicó que las grasas poliinsaturadas aumentan el riesgo de cáncer de mama, esto no se ha encontrado en ninguna otra parte.

• **Consuma fibra** La fibra atrapa el exceso de estrógeno y lo elimina a través del tracto intestinal. Buenas fuentes de fibra: frijol, arroz integral, panes y cereales integrales, muchas frutas y verduras.

• **Coma más frutas y verduras** Coma muchas verduras crucíferas (brócoli, col y coliflor), ya que aumentan las enzimas que combaten el cáncer. **Saboree la soya** Los isoflavones de los alimentos de soya son compuestos similares al estrógeno que bloquean la acción del estrógeno, que contribuye al cáncer de mama. Use productos de soya en recetas, añada tofu a sopas o platillos principales y beba leche de soya en lugar de tomar complementos de soya, pues los investigadores no saben aún si las cantidades grandes son benéficas o dañinas.

• **Evite aditivos** Si es posible, compre carnes, aves y productos lácteos orgánicos libres de hormonas. Lave los productos frescos y, cuando sea posible, pélelos para desechar los residuos de pesticidas.

EJERCICIO

• **Esté activa** Los estudios indican que las mujeres que se ejercitan al menos 4 horas a la semana reducen el riesgo de cáncer de mama en 37%, comparado con las menos activas. El ejercicio disminuye la producción de estrógenos al quemar calorías y reducir la grasa.

• **Pierda peso** Perder esos kilos de más la ayuda a estar sana más tiempo. Se ha demostrado que el cáncer de mama es más común entre las mujeres con sobrepeso que entre las más delgadas.

OPCIONES MÉDICAS

• **Prevención** Las mamografías pueden detectar el cáncer de mama de 2 a 5 años antes de que sienta un nódulo. Si tiene más de 50 años, hágase una mamografía cada tres años. Y a cualquier edad, si se presenta algún síntoma sospechoso, investíguelo, en especial si tiene un historial familiar de cáncer de mama. Asimismo, después de los 70 años también es conveniente que se siga haciendo la mamografía cada tres años. Y si aún menstrúa, asegúrese de examinar sus senos con regularidad, entre siete y diez días después del inicio de su período. Si ya es posmenopáusica, lleve a cabo el autoexamen el mismo día cada mes.

• **Considere el tratamiento preventivo** El tamoxifeno (un tratamiento común para el cáncer de mama) ayuda también a prevenir la enfermedad. Muchos médicos creen que sus efectos secundarios (mayor riesgo de cáncer endometrial y coágulos de sangre) son mayores que los beneficios. Debe considerarse para mujeres con alto riesgo y seguirse por cinco años máximo. Un medicamento más nuevo, letrozole (Femara), es más efectivo para prevenir la recurrencia cuando ya no se puede tomar tamoxifeno.

COMPLEMENTOS

• **Tome vitamina E** En un estudio, las personas con un historial familiar de cáncer de mama que tomaron vitamina E tuvieron un riesgo 80% menor de cáncer de mama que las que no la tomaron. El consumo de vitamina E reduce el riesgo de este tipo de cáncer. Tome 500 mg dos veces al día. El aceite de hierba del asno es útil. Recuerde: un complemento podría causar reacciones con los medicamentos que toma. (Vea la guía de complementos en Cáncer, pág. 309.)

ESTILO DE VIDA

• **Reduzca el consumo de alcohol** Demasiado alcohol está vinculado con un mayor riesgo de cáncer de mama; manténgase dentro del límite recomendado para mujeres, 14 unidades a la semana. El riesgo de cáncer de mama aumenta si sigue la TRH y bebe más del límite.

Cáncer de ovario

¿Qué es?

El cáncer de ovario se desarrolla en uno de los ovarios, órgano reproductivo del tamaño de una almedra que está a cada lado del útero y que produce óvulos. Al ovular la mujer, un óvulo pasa a través de la pared del ovario. Para reparar el hueco, las células del ovario se dividen y reproducen. Y como en todo cáncer, si la división celular sale de control, se forma un tumor.

El cáncer de ovario es difícil de detectar porque no hay síntomas tempranos, y los posteriores son vagos y similares a trastornos comunes. El 90% de los casos ocurre en mujeres de más de 45 años, y es el quinto cáncer más común con más de 5,000 casos nuevos al año. Su riesgo es mayor si una parienta cercana tuvo cáncer de ovario o si tiene el gen BRCA1 (que también influye en el riesgo de cáncer de mama). Entre 5 y 10% de los cánceres de ovario se presentan en mujeres con el gen; las mujeres sin el gen tienen 1% de riesgo en su vida.

En 70% de los casos, el cáncer de ovario no se diagnostica hasta que se extendió a otras partes del cuerpo. En esta etapa, el índice de supervivencia es de 29%. Las mujeres tratadas antes de que el cáncer se extienda tienen de 85 a 90% de probabilidades de cura. En las etapas posteriores, el médico palpa un tumor durante el examen pélvico o lo ve en un ultrasonido y necesitará una biopsia para saber si es canceroso. Actualmente se están haciendo pruebas para encontrar un método de revisión que muestre la presencia de

AUTO EXAMEN

¿Cuál es su riesgo de cáncer de ovario?

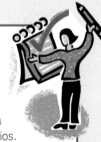

Lo que no puede controlar:

- **Edad** El riesgo aumenta con la edad. La paciente promedio con cáncer de ovario tiene 61 años.
- **Historial familiar** Casi todos los casos ocurren en mujeres sin historial familiar de la enfermedad, pero si tiene una parienta cercana con cáncer de ovario el riesgo se triplica.
- **Historial de la enfermedad** Si tiene cáncer de mama, es más susceptible a tener cáncer de ovario.
- **Grupo étnico** Tiene mayor riesgo si es europea occidental o descendiente de judíos y con historial familiar de cáncer de mama.

Lo que puede controlar:

- **Cirugía previa** Disminuye su riesgo si tuvo ligadura de trompas o histerectomía en los años

reproductivos. La extirpación de los ovarios reduce el riesgo, mas no lo elimina, pues el cáncer puede formarse en las células que recubren la cavidad pélvica donde están los ovarios.

- **Medicamentos** La terapia de reemplazo hormonal aumenta el riesgo de cáncer de ovario en mujeres posmenopáusicas.
- **Historial reproductivo** Cualquier cosa que evite que una mujer ovule parece que la protege contra el cáncer de ovario. Tomar píldoras anticonceptivas durante los años reproductivos reduce el riesgo, porque el medicamento detiene la ovulación. Una mujer que toma la píldora por diez años reduce su riesgo en 70%. Cada vez que una mujer tiene un hijo, su riesgo se reduce 10%. Amamantar también protege.

cáncer de ovario en una etapa más temprana. En junio de 2003, los investigadores reportaron la presencia de un gen que puede detener el crecimiento de un tumor de ovario. Los científicos que investigan el cáncer descubrieron que este gen estaba inactivo en casi 90% de los tumores examinados, pero tienen la esperanza de llegar a desarrollar un medicamento que imite los efectos de este gen supresor de tumores, OPCML, presente en ovarios sanos.

> **DATO**
>
> Más de la mitad de los cánceres de ovario se descubren en mujeres que tienen más de 65 años.

¿Cómo se trata?

El tratamiento depende de la extensión del cáncer y de su salud general.

CIRUGÍA

Se suele emplear la cirugía para extraer el ovario canceroso y otras zonas posiblemente afectadas, incluidas las trompas de Falopio, el útero y el otro ovario. Casi todos los cirujanos recomiendan un procedimiento drástico, ya que las probabilidades de sobrevivir aumentan cuando se quita más tejido.

MEDICAMENTOS CONTRA EL CÁNCER

Generalmente se necesita la quimioterapia.

RADIACIÓN

La terapia de radiación puede usarse con cirugía y quimioterapia.

DESARROLLOS EN EL TRATAMIENTO

Las nuevas combinaciones de medicamentos para el cáncer han mejorado los índices de supervivencia. Por años, el tratamiento común fue cisplatina y ciclofosfamida (Cytoxan). En 1995, las pruebas indicaron que la cisplatina y el paclitaxel (Taxol) aumentan el índice de supervivencia en cáncer de ovario.

Su plan de prevención

Siga las guías para Cáncer en las págs. 308 y 309, además de éstas.

DIETA

• **Coma bien** Siga las guías de dieta para Cáncer, en la pág. 308, y para Cáncer de mama, en la pág. 312.

OPCIONES MÉDICAS

• **Visite al médico** Como los tumores de ovario suelen ser detectados durante el examen pélvico, es conveniente hacerse una prueba de frotis cervical. Si tiene historial familiar de cáncer de mama o de ovario, pregunte al médico si debe hacerse la prueba de sangre CA125 para detectar cáncer. Esta prueba detecta una proteína producida por las células cancerosas. Aunque no es infalible, es un indicador temprano de cáncer.

• **Medidas médicas** Si su riesgo es alto, el médico podría sugerirle la extirpación de los ovarios, ya que esto la protege contra el cáncer de ovario.

• **Las hormonas** Si tiene riesgo de cáncer de ovario, pregunte al médico sobre los riesgos asociados con la terapia de reemplazo hormonal.

COMPLEMENTOS

• **Una aspirina al día** La aspirina podría prevenir el cáncer de ovario. Pregunte a su médico sobre una dosis diaria de 75 a 300 mg.

Cáncer de piel

SÍNTOMAS

- Carcinoma de células basales: tumor liso indoloro que crece en forma lenta, a menudo en cara, orejas o cuello

- Carcinoma de células escamosas: tumor rojo indoloro o zona que forma una superficie con costra o escamas en cara, orejas, cuello, manos o brazos

- Melanoma: tumor o punto oscuro indoloro o lunar irregular o úlcera en el cuerpo que no sana.

¿Qué es?

Hay tres tipos comunes de cáncer de piel. Detectados a tiempo, el tratamiento logra una cura en casi todos los casos. El 80% de los cánceres de piel son carcinomas de células basales o escamosas. Los carcinomas de células basales rara vez son fatales, pero si pueden desfigurar el área afectada si no se tratan. Es más probable que los carcinomas de células escamosas amenacen la vida.

El melanoma es la forma menos común, pero más letal, de cáncer de piel. Se extiende con rapidez hacia otras partes del cuerpo a través de la sangre o del sistema linfático. El índice de supervivencia de cinco años es de 90% si el melanoma se detecta a tiempo, pero en sus últimas etapas es difícil curar la enfermedad. Las mujeres tienen un mejor índice de supervivencia de cinco años que los hombres. Se diagnostican muchos casos de melanoma cada año y la enfermedad cobra muchas vidas, la mayoría en personas de más de 65.

El cáncer de piel se ha duplicado en los últimos 20 años. Un motivo puede ser la disminución de ocupaciones al aire libre desde inicios del siglo XX. Cuando la gente trabajaba al aire libre se exponía constantemente al sol y su piel estaba más acostumbrada a la luz UV y era menos susceptible a las quemaduras de sol. Ahora la gente pasa poco tiempo bajo el sol y cuando lo hace tiende a excederse y quemarse, lo que aumenta su riesgo de cáncer de piel. Otra teoría es que hoy llega a la Tierra más radiación solar perjudicial debido al daño a la capa de ozono de la atmósfera.

AUTO EXAMEN

¿Cuál es su riesgo de cáncer de piel?

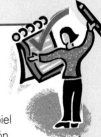

Está en mayor riesgo de cáncer de piel si tiene uno o más de estos factores de riesgo:

Lo que no puede controlar:

- **Tipo de piel y características corporales** Los riesgos más graves son tener cabello pelirrojo o rubio, ojos claros, piel clara con pecas o que se quema con facilidad y muchos lunares.
- **Grupo étnico** Los blancos tienen diez veces mayor riesgo de cáncer de piel que los negros.
- **Edad** Cuanta más edad tiene, mayor es el riesgo de desarrollar cáncer de piel. El riesgo de melanoma aumenta después de los 50 años.
- **Historial familiar** El riesgo aumenta si tiene historial familiar de la enfermedad o si vivió en un país muy cálido cuando niño o adolescente y a menudo exponía su piel al sol.

Lo que puede controlar:

- **Exposición a rayos ultravioleta (UV)** Más de 90% de los cánceres de piel ocurren en piel expuesta con intensidad a la radiación UV del sol o de luces bronceadoras.
- **Quemaduras** Tiene más riesgo si tuvo quemaduras fuertes o con ámpulas por luz solar, luz de bronceado, rayos X o radiación. Si de niño se quemó mucho con el sol más de una vez, su riesgo de desarrollar cáncer de adulto aumenta.
- **Vacaciones** Tiene mayor riesgo si va a menudo a sitios soleados y está en la playa todo el día.
- **Factores ambientales** El riesgo aumenta si estuvo expuesto a químicos como carbón, brea, alquitrán, creosota, compuestos de arsénico, radio y algunos herbicidas.

De acuerdo con ciertas investigaciónes, cuatro de cada cinco casos de cáncer de piel se pueden evitar. Si detecta cualquier cambio en la superficie de su piel, visite al médico. La detección temprana puede salvarle la vida.

¿Cómo se trata?

El tratamiento depende del tamaño, tipo, profundidad y ubicación del cáncer. La mayoría necesita cirugía (menor), para retirar cánceres de piel.

CIRUGÍA

Los tipos incluyen criocirugía (destrucción del tejido por congelamiento), terapia de láser (destrucción con luz láser) y electrodesecación (destrucción por calor). A algunos les quitan las glándulas linfáticas cercanas y áreas de piel.

TERAPIA DE RADIACIÓN

Dosis alta de rayos X localizados para matar células cancerosas.

QUIMIOTERAPIA Y TERAPIA BIOLÓGICA

Tratan el melanona avanzado con quimioterapia (medicamentos anticáncer) o con terapia biológica (se usa el sistema inmunitario para combatir el cáncer).

Su plan de prevención

Siga las guías de Cáncer en las págs. 308 y 309, además de éstas:

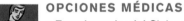

OPCIONES MÉDICAS

• **Examínese la piel** Si tiene un historial familiar de melanoma, si tiene muchos lunares o si se quemaba con el sol con regularidad cuando joven, visite a un dermatólogo.

ESTILO DE VIDA

• **Limite la exposición al sol** Permanezca fuera del sol entre las 10 a.m. y las 3 p.m., cuando los rayos UV son más fuertes.

• **Use protector solar** Cuando esté al aire libre, aplíquese un protector solar con factor de protección de por lo menos 15, que bloquea 93% de los rayos UV. Asegúrese de que el producto contenga avobenzona (o Parsol 1789) para protegerse contra ambos tipos de luz solar (UVA y UVB). Aplíqueselo cada dos horas en labios, puntos calvos, separación del cabello y parte superior de las orejas, que son los sitios más comunes donde se presenta el cáncer de piel.

• **Cúbrase** Mantenga su piel cubierta el mayor tiempo posible cuando esté bajo el sol. Un sombrero de ala ancha proporciona una excelente protección. Sea cuidadoso si está en la nieve, el agua o el hielo, que intensifican la exposición.

• **Examínese** Hágase un autoexamen mensual en busca de nuevos brotes o cambios en la piel en lunares, pecas o marcas de nacimiento. Pida a un amigo o a su pareja que le examine la espalda. (Para más detalles sobre cómo examinarse la piel, vea pág. 155.) Si nota un cambio sospechoso, vea al médico.

SOLUCIÓN SENCILLA

Esta guía en orden alfabético ayuda a describir lunares sospechosos:

• **Asimetría:** el lunar tiene una forma extraña, no simétrica.

• **Borde:** tiene bordes irregulares, con muescas, realzados o vagamente definidos.

• **Color:** unas zonas están más oscuras que otras y tienen más de un color.

• **Diámetro:** es más grande que el borrador de un lápiz o se nota claramente que se va agrandando con el tiempo.

¡CUÍDESE!

La hierba de San Juan, las cremas Retin A y Retinova y otros medicamentos vuelven su piel más sensible a los rayos UV. Use un protector solar y no se asolee cuando le sea posible.

Cáncer de próstata

¿Qué es?

El cáncer de próstata es un tumor que se desarrolla en la próstata, glándula del tamaño de una nuez situada bajo la vejiga, la cual produce la porción fluida del semen. Crece muy lento a lo largo de muchos años.

El 60% de los cánceres de próstata se descubren antes de extenderse al tejido de alrededor u otras partes del cuerpo. La detección temprana ofrece una mejor probabilidad de cura. Más del 93% de los hombres tratados en esta etapa se curan. Sin embargo, una vez que el cáncer empieza a extenderse, puede ser muy grave.

Los científicos saben que el cáncer de próstata está relacionado con las hormonas masculinas, pero no saben con seguridad qué lo desencadena. Se puede minimizar su impacto si se detecta a tiempo mediante un examen rectal. Si el médico lo considera necesario, hará un análisis de sangre para medir el antígeno prostático específico (APE), sustancia que es más abundante en hombres con cáncer de próstata. (Para más información sobre las pruebas de APE, vea la pág. 157.) Para un diagnóstico definitivo de este cáncer si las pruebas indican anormalidades, el médico ordenará rayos X, análisis de sangre y orina o un ultrasonido de próstata. También tomarán una pequeña muestra de tejido para analizarla en busca de células cancerosas.

¿Cómo se trata?

El tratamiento depende de su edad y del grado y etapa del cáncer. Antes de decidir, pida al médico que le explique cada opción y sus posibles efectos secundarios. Tome notas o pregunte si puede grabar la sesión, para recordar después la información. He aquí las opciones más comunes:

AUTO EXAMEN

¿Cuál es su riesgo de cáncer de próstata?

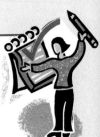

Su riesgo es mayor si tiene uno o más de estos factores de riesgo:

Lo que no puede controlar:
- **Edad** Su riesgo aumenta rápidamente luego de los 50. Más de 50% de los cánceres de próstata se diagnostican en hombres de más de 75.
- **Historial familiar** El cáncer de próstata se desarrolla en familias, en particular cuando se diagnostica antes de los 60 años. Su riesgo se duplica si se lo diagnosticaron a su padre o hermano. Si hay un historial importante de cáncer de mama en la familia, su riesgo aumenta más, en particular si ese cáncer fue diagnosticado antes de los 40 años.
- **Grupo étnico** Si es de ascendencia africana, el riesgo es mayor que si es de raza blanca o asiática.

Lo que puede controlar:
- **Alcohol y tabaco** Fumar y beber aumentan su riesgo.
- **Dieta** La dieta alta en grasa es factor de riesgo.

ESPERA VIGILANTE

Si le detectan el cáncer en etapa temprana, los efectos secundarios de un tratamiento radical superan los beneficios. Muchos hombres que vigilan su condición no necesitan tratamiento, pues el desarrollo de este cáncer es lento.

CIRUGÍA

Pueden extirpar la glándula prostática, en especial si el cáncer está limitado a la glándula. El riesgo de incontinencia e impotencia después de esta cirugía es sustancial. En algunos casos en los que el cáncer se ha extendido, se quitan los testículos para disminuir la producción de testosterona. Esto puede causar una disminución marcada de deseo sexual.

TERAPIA DE RADIACIÓN

Una dosis alta de rayos X, dirigidos a la próstata desde el exterior del cuerpo o incrustados como semillas cerca de la próstata, mata las células cancerosas.

TERAPIA DE PRIVACIÓN DE ANDRÓGENOS

Los medicamentos que inhiben la producción de testosterona o bloquean sus efectos incluyen flutamida (Eulexin) y leuprolida (Lucrin). La leuprolida se introduce bajo la piel y calma muchos de los síntomas de la enfermedad.

NUTRICIÓN

Un estudio indicó una reducción de 20% en riesgo de cáncer de próstata entre hombres que comieron tomates cocidos o salsa de tomate 4 veces a la semana, y una reducción de 35% entre los que comieron 10 raciones a la semana.

Su plan de prevención

DIETA

• **Menos grasa** Siga una dieta con poca grasa: pescado, aves sin piel, productos lácteos semidescremados y cinco porciones diarias de frutas y verduras. Limite la grasa saturada.

• **Verduras vitales** El licopeno, pigmento rojo de los tomates, tiene propiedades protectoras. Se absorbe mejor cocido. Está en la salsa de tomate y platillos preparados con tomate. Los chícharos, frijoles cocidos, brócoli y col también disminuyen el riesgo.

• **Coma fruta** Un estudio indicó que los hombres que comieron cinco o más porciones de fruta al día tuvieron menos riesgo de cáncer de próstata avanzado que los que comieron menos de una ración al día.

• **Soya** Los índices bajos de cáncer de próstata en Japón pueden estar asociados con una dieta rica en soya. Coma tofu, tempeh o hamburguesas de soya al menos dos veces a la semana. Beba leche de soya.

• **Cinc** Los alimentos con mucho cinc favorece la salud de la próstata. Buenas fuentes: granos integrales, mariscos, hongos, semillas de calabaza y de girasol, nueces del Brasil y almendras.

EJERCICIO

• **Ejercítese** El ejercitarse en forma regular y mantener un peso saludable ayudan a reducir el riesgo.

OPCIONES MÉDICAS

• **Seguridad** Los médicos difieren sobre el tipo y la frecuencia de los exámenes recomendados, pero es mejor estar del lado seguro. Los hombres de más de 40 años con historial familiar de la enfermedad deben hacerse el APE (pág. 157).

COMPLEMENTOS

• **C y E** Tomar vitamina C y 250 mg de vitamina E al día puede ayudar. Se recomiendan el cinc y los aceites de pescado (por los ácidos grasos omega-3). Consulte al médico antes de tomar cualquier complemento.

• **Considere el beta-sitosterol** Éste es un complemento que contiene los componentes activos del sabal y la raíz de ortiga, ambos útiles para controlar y reducir los problemas de próstata.

Cáncer pulmonar

¿Qué es?

Hay dos tipos principales de cáncer pulmonar: de células pequeñas y de células no pequeñas. El de células pequeñas se desarrolla pronto y se extiende a otros órganos. Se presenta casi exclusivamente en fumadores y representa 20% de los cánceres pulmonares. En casi 60% de la gente que lo padece, el cáncer de células pequeñas ya se extendió cuando lo diagnostican.

El cáncer pulmonar de células no pequeñas (escamocelular y adenocarcinoma) está vinculado con tabaquismo, tabaquismo pasivo o exposición al radón. Se extiende lentamente, pero no es curable cuando se diagnostica.

Únicamente 14% de la gente con cáncer pulmonar vive cinco años tras el diagnóstico. Si se detecta antes de extenderse, el índice de supervivencia es de 49%, pero sólo 15% de los cánceres pulmonares se descubren pronto.

¿Cómo se trata?

El tratamiento depende del tamaño, localización y tipo de cáncer y de la salud general. Se necesita una biopsia antes de decidir el tratamiento. Las terapias comunes (radiación, quimioterapia y cirugía) no curan a mucha gente y los efectos secundarios se toleran con dificultad. Como resultado, a algunas personas se les pide participar en pruebas clínicas de nuevos tratamientos y protocolos de tratamientos. Si le interesa, hable con su médico para más detalles

AUTO EXAMEN

¿Tiene riesgo de cáncer pulmonar?

Es más factible que desarrolle cáncer pulmonar si tiene uno o más factores de riesgo:

Factores que no puede controlar:
- **Género** Las mujeres son más vulnerables. En un estudio, un gen vinculado con el desarrollo anormal de células pulmonares estuvo más activo en mujeres que en hombres, sin importar si ellas fumaban. Las investigaciones indican que las fumadoras son más sensibles a las sustancias químicas del cigarro que causan cáncer.

Factores que puede controlar:
- **Tabaquismo** Nueve de cada diez casos de cáncer pulmonar son causados por fumar. Cuanto más fume y por más tiempo, mayor será su riesgo.

- **Tabaquismo pasivo** Aunque no fume, su riesgo aumenta 30% por la exposición diaria al humo de segunda mano.
- **Radón** Este gas inodoro se encuentra en el suelo y en el agua, y es una segunda causa de cáncer pulmonar.
- **Carcinógenos en el lugar de trabajo** El 4% de las muertes por cáncer cada año son por exposición en el sitio de trabajo a carcinógenos, tales como asbestos, arsénico, metil clorometil éter y compuestos de cromo. El riesgo es mucho mayor entre los fumadores.
- **Reemplazo de estrógenos** Según un estudio, el reemplazo de estrógenos puede favorecer el desarrollo de cáncer pulmonar de células no pequeñas.

sobre las pruebas actuales. El cáncer pulmonar de células pequeñas se trata con quimioterapia para matar las células cancerosas. Si está confinado a una zona limitada, el cirujano extrae una porción del pulmón o todo el pulmón. La cirugía no es una opción si ya se extendió. El cáncer de células no pequeñas se trata con terapia de radiación o quimioterapia, a veces con cirugía.

Su plan de prevención

DIETA

• **Una manzana al día** El riesgo de cáncer pulmonar es menor entre fumadores y no fumadores que comen cinco porciones de verduras y frutas al día, incluidas manzanas y cebollas, ricas en flavonoides que combaten el cáncer. El tabaquismo reduce el apetito; esfuércese por lograr su meta.

• **Salsa de tomate** Las investigaciones indican que los tomates (principalmente cocidos) protegen contra el cáncer pulmonar.

• **Consuma carotenoides** Si fuma, un gran consumo de compuestos carotenoides (en duraznos, melones, mangos y verduras de hoja oscura) reduce el riesgo de cáncer pulmonar. Evite dosis altas de complementos de betacaroteno. Los estudios reportaron un aumento de casos de cáncer pulmonar entre fumadores que tomaron altas dosis de complementos de betacaroteno.

OPCIONES MÉDICAS

• **Rayos X** Algunos médicos creen que los fumadores (en especial los de 50 años o mayores) deben tomarse rayos X del pecho cada año, en busca de cáncer pulmonar.

• **Aspirina** El tomar de 75 a 300 mg de aspirina al día es útil para prevenir el cáncer pulmonar, pero pregunte al médico antes de iniciar la terapia con aspirina, porque tiene efectos secundarios.

COMPLEMENTOS

• **Selenio** El selenio (presente en muchos complementos de multivitaminas y minerales) ayuda a prevenir el cáncer si se toma a largo plazo. En un estudio, la gente que tomó de 55 a 200 mcg del mineral al día tuvo 46% menos riesgo de cáncer pulmonar.

• **La C previene el cáncer** Algunos estudios indican que la gente que toma menos de 90 mg de vitamina C al día puede tener un riesgo 90% mayor de cáncer pulmonar que la que toma 140 mg o más.

ESTILO DE VIDA

• **No fume** Al dejar de fumar, el riesgo de cáncer pulmonar se reduce a la mitad en 10 años. Aunque las propiedades adictivas de la nicotina dificultan el dejar de fumar, muchos programas y productos ayudan (vea en las págs. 166 a 173 más información para dejar de fumar).

• **Radón** Use un equipo (disponible vía Internet) para examinar su casa en busca de radón o contrate a un profesional. Asegúrese de que su casa esté segura.

DATO

El riesgo de cáncer pulmonar de una persona que no fuma es de 1 en 100. El riesgo de un fumador se reduce a 1 en 12.

Cataratas

¿Qué son?

Una catarata afecta su visión al hacer que el cristalino del ojo, normalmente claro, se opaque. El cristalino dirige la luz hacia la retina, pero si hay una catarata, ésta obstaculiza la luz. Muchas personas de 50 años tienen cataratas. La mayoría las padece después de los 75. Las cataratas son indoloras y se desarrollan con lentitud; quizá no note los cambios en la visión hasta los 60 años y, para entonces, las cataratas pueden ser bastante graves.

Tiene más probabilidad de desarrollar cataratas si:

- tiene un historial familiar de cataratas
- se expone mucho a la luz del sol
- fuma
- tiene diabetes
- se lesionó el ojo
- usa corticosteroides
- su dieta tiene mucha grasa
- bebe alcohol en exceso
- es mujer
- es afrocaribeño.

¿Cómo se trata?

Al principio, quizá lo único que necesite son lentes más potentes, luz más brillante en casa, usar lentes para sol en el exterior y evitar conducir de noche. Una catarata empeora y tal vez necesite que se la extirpen. El cirujano hace una pequeña incisión en el ojo, retira el cristalino afectado y lo reemplaza con un implante permanente de plástico o silicón. El procedimiento dura menos de una hora y se hace sin hospitalización, con anestesia local. Mejora la visión al menos en 90%.

Cataratas: preguntas y respuestas

¿Se usa el láser para retirar una catarata?

No. La catarata se retira por medio de una incisión quirúrgica. El láser se usa semanas o años después de la cirugía para abrir la membrana detrás del lente implantado si llegara a opacarse.

¿Las cataratas en ambos ojos se retiran a la vez?

No. Operan cada ojo por separado, con una diferencia de seis semanas. Así, si tiene complicaciones durante o después de la cirugía, el médico puede analizar y planear un enfoque distinto. Además es más práctico, porque necesitará usar un parche en el ojo 24 horas luego de la cirugía, y es probable que la visión del ojo afectado tarde un tiempo en mejorar.

¿Mi visión será 20/20?

No necesariamente, pero será mucho mejor que antes. Para leer o ver bien a distancia, casi toda la gente necesita anteojos o lentes de contacto.

Su plan de prevención

DIETA

• **Controle el daño** Las investigaciones indican que los antioxidantes evitan que los radicales libres (moléculas de oxígeno inestables) se acumulen en los ojos, donde causan cataratas. Buenas fuentes: frutas cítricas, fresas, uvas negras, arándanos, brócoli, tomates, melón, pimientos rojos y verdes, elote, zanahorias y verduras de hojas verde oscuro. Los alimentos que contienen selenio, hierro, cinc, niacina, tiamina (vitamina B_1) y riboflavina (vitamina B_2) protegen contra el daño de los radicales libres. Buenas fuentes: carne, aves, mariscos, frijol de soya, cereales fortificados, legumbres, papas, huevos, leche y queso. Alimentos ricos en vitamina A (que favorece la visión normal): res, hígado, yema de huevo y verduras amarillas y de hojas verde oscuro.

• **Tome un tazón** Muchos cereales hoy en día están fortificados con vitaminas. Busque aquellos cuyo contenido se acerque a las dosis mínimas recomendadas de los nutrientes que quizá no obtenga en forma suficiente a través de la dieta.

OPCIONES MÉDICAS

• **Examen de la vista** Todas las personas adultas deben examinarse la vista con un oculista cada dos años. Las revisiones deberán ser más a menudo si así lo aconseja el oculista.

COMPLEMENTOS

• **Tome un multivitamínico** Esto ayuda, en especial si no come las cinco porciones recomendadas de frutas y verduras al día.

• **Tome vitamina C** Varios estudios indican que la vitamina C protege los ojos contra el daño causado por la luz UV y el humo del cigarro.

• **Tome A y E** La vitamina A ayuda a mantener una visión sana. La vitamina E, como otros antioxidantes, ayuda a prevenir las cataratas. Los investigadores dicen que la vitamina E disminuye en 50% el riesgo de desarrollar cataratas.

ESTILO DE VIDA

• **Proteja sus ojos** La luz ultravioleta causa formación de radicales libres. Use lentes para sol y una gorra o sombrero de ala ancha en días soleados. Compre lentes para sol que filtren al menos 99% de los dañinos rayos UVA y UVB, característica disponible tanto en modelos caros como en más económicos. Si trabaja al aire libre o participa en deportes como esquiar, donde el resplandor es común, asegúrese de usar anteojos de buena calidad.

• **Controle la diabetes** La diabetes no controlada es causa de varias enfermedades en los ojos, incluyendo cataratas y ceguera.

• **Deje de fumar** Otro motivo para dejar de fumar es que la gente que fuma tiene mayor incidencia de cataratas y las desarrolla diez años antes, en promedio, que la gente que no fuma.

• **Manténgase libre de toxinas** No exponga los ojos a sustancias tóxicas ni a la radiación de los rayos X o de la luz infrarroja, que están asociadas con la formación de cataratas.

NUTRICIÓN

Dos estudios indican que comer col rizada, brócoli, espinacas y otras verduras de color verde oscuro disminuye el riesgo de cataratas. Los investigadores observaron a más de 77,000 mujeres y hombres por 8 a 12 años. El grupo tuvo 2,311 cirugías de cataratas. Las mujeres que comieron espinacas y otras verduras verdes cada semana tuvieron 18% menos cataratas que las que las comieron una vez al mes. Los hombres que comieron brócoli dos veces por semana tuvieron 23% menos cataratas que los que las comieron menos de una vez al mes.

Degeneración macular

SÍNTOMAS

- Molestias comunes: puntos ciegos en el centro del campo visual, visión borrosa (al leer o al mirar caras), las líneas delgadas y rectas se ven onduladas.

¿Qué es?

Situada en la retina, la mácula sensible a la luz proporciona detalles e imágenes en el centro del campo visual. La degeneración macular relacionada con la edad (DMRE) es una enfermedad progresiva e indolora, que hace que pierda la visión central. Cuando la mácula empieza a fallar, la visión central se vuelve borrosa y distorsionada y aparecen pequeños puntos ciegos. La visión periférica permanece intacta. La DMRE afecta a un gran número de personas y representa 35% de todos los casos de ceguera "legal". (Se le considera legalmente ciego si su visión es de 20/200 con la mejor corrección, lo que significa que puede ver formas y sombras, pero no puede leer, conducir o moverse sin ayuda.) Cierto grado de degeneración macular afecta a entre 30 y 40% de la gente de más de 90 años y se calculan 16 millones de casos en el mundo.

Entre la gente de más de 65 años, la DMRE es la causa más común de ceguera legal. Hay dos tipos de DMRE:

- **DMRE seca** Es la forma más frecuente y representa 80% de todos los casos. Pequeños puntos amarillos, llamados drusen, se forman en la mácula y luego se unen y forman puntos más grandes que atrofian la mácula. Sólo un pequeño porcentaje de gente con drusen pierde la vista por DMRE.
- **DMRE húmeda** Se llama así porque en la mácula se filtra fluido o sangre de los vasos sanguíneos anormales. Esto hace que la mácula se separe y forme tejido cicatricial en lugar de células maculares. Esta DMRE causa un deterioro visual rápido y puede presentarse además de la DMRE seca.

Tendrán que examinarle la vista si tuvo pérdida de visión central acompañada de puntos ciegos o visión borrosa. El médico puede detectar el drusen y la atrofia macular con el uso de un oftalmoscopio (un aparato iluminado que se usa para ver el interior del ojo). Tal vez lo envíe con un oftalmólogo (médico especializado en la vista) para que le revise su agudeza visual y le haga la prueba del diagrama de Amsler (vea Capítulo 5, pág. 151).

Si tiene DMRE húmeda, el oftalmólogo le hará una prueba llamada angiografía con fluoresceína (ANGF) para ver si es candidato para terapia con láser. En la prueba ANGF le inyectan un tinte que ayuda a observar el patrón del filtrado en los vasos anormales.

¿Cómo se trata?

No hay cura para la DMRE. Aunque la visión disminuye en forma progresiva, la vista parcial permanece por períodos prolongados. Para ayudar a detener la pérdida de la visión, hay varias opciones:

- **Ayudas para la poca visión** Existen muchos medios disponibles para la DMRE seca que mejoran bastante su visión. La luz brillante ayuda mucho, así como software para computadora, libros, periódicos, juegos y cartas con letra grande. Hay anteojos para leer o lupas disponibles en varias

SOLUCIÓN SENCILLA

Cuando esté bajo el sol, es aconsejable usar anteojos con protección UV, para que los ojos no se encuentren expuestos a los rayos dañinos.

graduaciones para agrandar palabras u objetos, así como audiolibros, relojes parlantes, calculadoras que ayudan en la vida diaria, sistemas amplificados para computadora como videoamplificadores, material con impresión grande en televisión.

- **Terapia fotodinámica,** para DMRE húmeda, usa tintes fuertes para tapar los vasos sanguíneos que gotean. Un nuevo medicamento, Visudyne, ha sido aprobado recientemente. Es un tinte que se inyecta en los vasos sanguíneos y se activa con láser, para prevenir el desarrollo de vasos sanguíneos anormales. Generalmente se necesitan tratamientos múltiples.
- **Fotocoagulación con láser** Destruye los vasos sanguíneos anormales y ayuda a un pequeño porcentaje de gente con DMRE húmeda. Hay un alto índice de recurrencia. La visión se pierde de nuevo en un lapso de tres a cinco años y los tratamientos adicionales quizá no tengan éxito.

El riesgo de degeneración macular es alto si tiene mucha miopía o si en su familia ha habido personas con esta enfermedad.

> **¡CUÍDESE!**
> Si tiene DMRE seca y nota un cambio repentino en la visión, reciba tratamiento de emergencia; su enfermedad quizá ya progresó a DMRE húmeda. Se puede seguir el tratamiento con láser para detener la filtración y limitar la lesión en la retina. De lo contrario, la retina puede sufrir un daño de consideración y permanente.

Su plan de prevención

DIETA

• **Verduras y más** Algunos alimentos contienen cantidades grandes de luteína y zeaxantina, dos antioxidantes muy buenos para la salud de los ojos. Los investigadores encontraron que la gente que comió una vez al día col rizada, espinacas y brócoli, ricos en antioxidantes, disminuyó 43% el riesgo de DMRE. Otras buenas fuentes de luteína y zeaxantina son acelgas, yema de huevo, elote, pimientos anaranjados, kiwi, jugo de naranja y calabacitas.

• **Coma pescado** Los investigadores que estudiaron a más de 3,500 adultos mayores de 40 años encontraron que los que comieron pescado al menos una vez al mes tuvieron la mitad de riesgo de DMRE. La gente que comió pescado una vez a la semana se benefició más. Los ácidos grasos omega-3 del pescado (presentes en la retina) explican este fenómeno.

• **Cinc** También importante para la salud de la retina, el cinc ayuda a retrasar el desarrollo de la degeneración macular. Se encuentra en semillas de calabaza y girasol, cebada, pollo, carne de cangrejo y ostiones.

OPCIONES MÉDICAS

• **Cuídese** Si tiene más de 50 años, deben examinarle los ojos anualmente (más seguido si tiene historial familiar de la enfermedad o si de pronto experimenta cambios en la visión). El diagnóstico temprano permite la posibilidad de intervenir para retardar el avance de la enfermedad. La DMRE húmeda progresa rápidamente y pronto se convierte en emergencia. Su doctor puede ayudarlo.

• **Tome su presión** La hipertensión aumenta el riesgo de DMRE. Los investigadores estudiaron a 1,200 personas y encontraron que las que tenían DMRE húmeda tuvieron una probabilidad cuatro veces mayor de tener hipertensión que las que no la tenían.

COMPLEMENTOS

• **Tome en cuenta los antioxidantes** La luteína y zeaxantina adicional le ofrecen protección. Si cree que no obtiene suficiente de estos antioxidantes en su dieta diaria (vea Verduras y más, arr. izq.), mejore primero la dieta y luego pregunte al médico si puede tomar complementos.

ESTILO DE VIDA

• **Deje el hábito de fumar** Éste es otro motivo para dejar el cigarro: como parte de un estudio a gran escala, los investigadores encontraron que los fumadores tuvieron un riesgo dos veces mayor de desarrollar DMRE.

Depresión

SÍNTOMAS

- Preocupación diaria, pensamientos tristes; llanto frecuente
- Falta de interés en actividades gratas
- Pérdida de energía
- Sentimientos de culpa e inutilidad
- Insomnio o sueño excesivo
- Reacciones lentas
- Aumento o pérdida de peso (no por dieta)
- Dificultad para concentrarse o tomar decisiones
- Ideas de suicidio

¿Qué es?

La depresión es una enfermedad de intensidad variable. La aflicción es sólo un desencadenante de la depresión; otros incluyen problemas financieros, maritales y del hogar, y padecimientos como hipertensión, enfermedades cardíacas, apoplejía, hipotiroidismo y enfermedad de Parkinson. Si persiste más tiempo que el normal, puede definirse como depresión reactiva. La depresión crónica de nivel bajo, que no evita que funcione pero que le roba la alegría de la vida diaria, se llama distimia. La depresión mayor o clínica tiene síntomas debilitantes que interfieren con las actividades normales. Los sentimientos suicidas indican una depresión grave. El trastorno bipolar (llamado depresión maniaca), en el que accesos de depresión son seguidos por episodios de excitabilidad y delirio, es otra forma de depresión y afecta a 10% de quienes padecen depresión.

Los investigadores creen que la depresión ocurre cuando la serotonina, la dopamina y la noradrenalina, las sustancias químicas del cerebro que regulan el humor (neurotransmisores), sufren un desequilibrio. Esto puede ser resultado de desencadenantes biológicos o ambientales. Algunas enfermedades están vinculadas con la depresión. Los síntomas incluyen dolor de cabeza, dolor general en el cuerpo, palpitaciones, dolor en el pecho o problemas digestivos. La depresión puede ser un factor que contribuye a padecimientos poco comprendidos, como el síndrome de fatiga crónica y el síndrome de colon irritable o fibromialgia.

Para saber si está deprimido, lea los síntomas anotados a la izquierda. Si experimenta alguno de los dos primeros, más otros cuatro, casi a diario (la mayor parte del día), al menos dos semanas, quizá padece depresión.

Se calcula que 1 persona de cada 5, mayor de 60 años, ha tenido síntomas notables de depresión, y que 1 de cada 30 personas tiene un trastorno depresivo.

AUTO EXAMEN

¿Cuál es su riesgo de depresión?

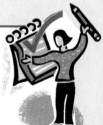

Alrededor de 15% de la gente mayor sufre de depresión. Puede ser más susceptible si:

- es mujer
- ha estado deprimido antes
- carece de un sistema adecuado de apoyo social
- tiene tensiones en su vida, como enfermedad en la familia o cargas financieras
- tiene una enfermedad asociada con depresión
- tiene un historial familiar de depresión
- bebe demasiado alcohol
- tuvo una infección viral, como la fiebre glandular
- toma medicamentos que pueden causar depresión; por ejemplo: bloqueadores beta, medicamentos que inducen el sueño, narcóticos, benzodiazepinas, corticosteroides, antihistaminas sedantes y tranquilizantes.

¿Cómo se trata?

El tratamiento depende de los factores que lo deprimieron y de la gravedad de los síntomas. Antes de iniciar la terapia, el médico investigará si hay una causa física para la depresión. Entre 10 y 15% de los casos están vinculados con una enfermedad, como una pérdida del oído no detectada, diabetes, cáncer o una tiroides poco activa. Aunque tratar el padecimiento es esencial, la depresión "secundaria" suele también requerir tratamiento. El médico revisará sus medicamentos para ver si uno de ellos es la causa.

Para sentimientos de tristeza sin una depresión aguda diagnosticada, puede beneficiarse con la terapia psicológica o asesoramiento o con el complemento hierba de San Juan. El ejercicio, la acupuntura y la biorretroalimentación a veces son efectivos. Mantener vínculos familiares y sociales fuertes, un culto o explorar su espiritualidad también ayudan. Si su depresión coincide con la disminución de luz del día durante el invierno (vea Trastorno afectivo estacional, pág. 329), la terapia con luz podría reanimarlo. Si ocurre una depresión importante, el médico le sugerirá uno o dos de lo siguiente:

- **Medicamentos antidepresivos** Casi toda la gente toma estos medicamentos nueve meses, un año o más, pero algunos los toman indefinidamente. (Vea Elija el antidepresivo indicado, abajo.)
- **Terapia psicológica** Discutir los problemas con un consejero ha ayudado a millones de personas a superar la depresión. La terapia conductual es efectiva. El objetivo es ayudarlo a identificar y a cambiar en forma consciente patrones de "monólogo interno" negativo o contraproductivo, y reemplazarlos con patrones de pensamiento y comportamiento positivos. El asesoramiento en la aflicción o la guía marital también sirven.
- **Tratamiento psiquiátrico** Si tiene síntomas fuertes, como tendencias psicóticas, maníacas o suicidas, o si no responde a los tratamientos iniciales, el médico puede sugerir que vea a un psiquiatra. Después de valorarlo, el psiquiatra quizá recomiende más tratamiento con medicamentos, tratamiento psicológico o, en casos extremos, terapia electroconvulsiva (TEC), en la que un tratamiento con choques eléctricos al cerebro puede aliviar la depresión profunda. No se ha entendido bien cómo la TEC cura la depresión, pero los resultados son excelentes.

ELIJA EL ANTIDEPRESIVO INDICADO

Más de 20 medicamentos diferentes están disponibles para tratar la depresión. Aunque encajan en cuatro categorías generales, cada medicamento tiene una estructura química única, y hay diferencias sutiles entre sus efectos y los efectos secundarios. Algunos medicamentos tienden a dar energía a la gente cuya depresión la deja inactiva y soñolienta, mientras que otros son buenos para calmar la ansiedad y la agitación que suelen acompañar a la depresión. Y diferentes personas, debido a su química corporal única, pueden tener distintas respuestas al mismo medicamento, por lo que tendrá que trabajar con el médico para encontrar el mejor tratamiento para sus síntomas.

Los inhibidores selectivos de la recapturación de serotonina (ISRS), como fluoxetina (Prozac), paroxetina (Paxil) y sertralina (Altruline), tardan unas semanas en hacer su efecto y pueden causar boca seca, estreñimiento, mareo,

DATO
Las investigaciones sugieren que los medicamentos antidepresivos y la psicoterapia alivian la depresión crónica con más efectividad en combinación que alguno de los tratamientos solo. Un estudio reciente, que combinó la psicoterapia estructurada con un antidepresivo típico, mostró un aumento de 30% en respuesta al tratamiento, en un grupo de pacientes deprimidos.

aumento o pérdida de peso y disfunción sexual. Estos medicamentos (en especial la fluoxetina) interfieren en la habilidad del hígado para metabolizar otros medicamentos; el médico debe revisar los medicamentos que toma.

Los antidepresivos tricíclicos, como amitriptilina (Tryptanol), imipramina (Tofranil) y dotiepina (Prothiaden*), son medicamentos "antiguos" y los efectos secundarios incluyen somnolencia, boca seca, visión borrosa y estreñimiento. La gente mayor puede experimentar confusión como efecto secundario, y estos medicamentos no deben darse a gente con demencia.

Los inhibidores de la monoamino oxidasa tienen efectos secundarios importantes, como presión arterial muy alta, si come alimentos que contengan tiramina (como vino tinto o arenque encurtido). Las nuevas versiones de estos medicamentos eliminan la posibilidad de que haya interacciones con la comida, pero pueden causar impotencia e insomnio. El médico recomendará que los pruebe si no ha tenido éxito con otros antidepresivos.

ALTERNATIVA HERBARIA

La hierba de San Juan, complemento herbaria que se adquiere sin prescripción, levanta el ánimo en forma natural. Disminuye el ritmo en el que las células cerebrales absorben serotonina, dejando más de la sustancia química que mejora el humor en las sinapsis entre las células. Esto es similar a la acción de los ISRS. Quizá necesite tomar la hierba entre tres y seis semanas antes de que dé resultado. Compre píldoras que tengan 0.3% de hipericina (el ingrediente activo) y tome de 200 a 300 mg tres veces al día.

Advertencia: no tome la hierba de San Juan en combinación con ISRS ni tranquilizantes; puede elevar peligrosamente la presión arterial. También bloquea los efectos de medicamentos contra el VIH, de los que evitan el rechazo de trasplantes de órganos, los adelgazantes de la sangre y la píldora anticon-

Depresión en los ancianos

Mucha gente piensa que la depresión es una parte natural del envejecimiento. Eso no es verdad. A pesar de que la gente mayor enfrenta muchos cambios y pérdidas, las habilidades para salir adelante mejoran con la edad. Menos de 1 de cada 6 personas mayores se siente tan deprimida que ella o sus amigos lo notan, y sólo 1 de cada 30 tiene una enfermedad depresiva reconocida.

Muchos médicos no están capacitados para atender la depresión en gente mayor. Sin embargo, existen especialistas llamados psicogeriatras o gerontopsiquiatras que son expertos en tratar a la gente mayor con depresión. Suelen trabajar como parte de un equipo, así que tal vez primero vea a una enfermera o trabajadora social.

La depresión puede acompañar a muchas de las enfermedades crónicas que padece la gente mayor. La pérdida de independencia por incapacidad o enfermedad contribuye a la depresión de una persona mayor. La soledad y el aislamiento aumentan cuando amigos y seres queridos se mudan o mueren.

Otro factor que contribuye es la ingesta de medicamentos múltiples (polifarmacia). Algunos fármacos (vea ¿Cuál es su riesgo de depresión? en la pág. 326) causan o empeoran la depresión.

Sabe que es tiempo de pedir ayuda cuando su depresión interfiere en su vida y dura más de lo esperado, lo que significa que sencillamente ya no soporta estar con la gente, y lo hace sentir que ya no vale la pena vivir.

*Medicamento no disponible en México en el momento del cierre de la edición de este libro

ceptiva. En Alemania, los médicos recetan remedios herbarios y la hierba de San Juan es la forma más común de antidepresivo. Aunque se usa para depresión ligera o moderada, un estudio en más de 200 personas con depresión profunda indicó que es tan eficaz como los antidepresivos convencionales.

Otro complemento, llamado SAM (S-adenosil-metionina), es útil, pero se necesitan más estudios antes de poder recomendarlo.

TRASTORNO AFECTIVO ESTACIONAL (TAE)

El TAE es una depresión que ocurre en invierno, cuando hay pocas horas con luz de día. El TAE refleja un mal funcionamiento en la forma en que el cerebro maneja la hormona melatonina, que ayuda a regular el estado de vigilia y el sueño. Minimice los síntomas recibiendo la mayor cantidad posible de luz del sol, en especial por la mañana. Mantenga su recámara oscura, pero pinte las paredes de otros cuartos de blanco, abra las cortinas, siéntese cerca de las ventanas y camine por la tarde. Puede ayudarse de la fototerapia (exposición a la luz brillante no ultravioleta de una caja de luz, por varias horas al día).

Su plan de prevención

DIETA

• **Coma saludable** Coma una dieta balanceada con verduras, frutas e hidratos de carbono complejos (pan integral, cereal, pasta y arroz integral), que aumentan los niveles de serotonina en el cerebro. Obtenga proteína en forma de productos lácteos, tofu, carnes magras y pescado. La proteína es esencial para crear neurotransmisores.

• **Pescado en la comida** Los investigadores señalan que la gente que comió pescado menos de una vez a la semana tuvo un riesgo 31% mayor de depresión fuerte que la que lo comió con más frecuencia. Sus componentes benéficos son los ácidos grasos poliinsaturados omega-3 del pescado.

EJERCICIO

• **Ejercítese** El ejercicio aeróbico mejora su humor estimulando la liberación de endorfinas, sustancias químicas que producen un "ánimo" natural y reducen el estrés. Los estudios indican que el ejercicio aeróbico habitual sirve tanto como los antidepresivos para aliviar la depresión ligera. Incluso ayuda a prevenir la depresión en primer grado. Ejercítese entre 45 minutos y una hora, cinco veces a la semana o más. Opciones: caminar rápido, nadar, correr, bailar y andar en bicicleta.

COMPLEMENTOS

• **Vitamina B_{12}** Un estudio indicó que las mujeres mayores con deficiencia de vitamina B_{12} tuvieron mayor riesgo de depresión fuerte. Para obtener suficiente B_{12}, consuma leche, huevos, pescado y carne. Si su dieta es restringida o tiene más de 70, tome un complemento de complejo B.

SALUD NATURAL

• **Permanezca concentrado** Yoga, tai chi o meditación ayudan a relajarse, concentrar los pensamientos, regular la respiración y mejorar la flexibilidad. Haga algo de esto de 30 a 60 minutos al día, para levantarse el ánimo. Tome una clase cerca de casa para aumentar su entusiasmo.

ESTILO DE VIDA

• **Duerma bien** Duerma lo suficiente. Evite las siestas durante el día y mantenga horas fijas para irse a la cama y levantarse.

• **Interactúe** Interactuar con otras personas ayuda a alejar la depresión. Permanezca activo socialmente relacionándose con viejos amigos, haciendo trabajo voluntario o uniéndose a un grupo.

• **Adopte una mascota** Atender a un perro, gato o ave le da otro interés, además de compañía.

Diabetes

¿Qué es?

En México hay muchas personas con diabetes, un grupo de enfermedades caracterizadas por niveles altos de glucosa en sangre (11.1 mmol/L o 110 mg/dl o más). Al comer, el cuerpo metaboliza los hidratos de carbono en glucosa, que es transportada fuera de la sangre, hacia las células del cuerpo, por la insulina, una hormona producida por el páncreas. Si tiene un trastorno de insulina, la glucosa permanece en la sangre y no está disponible para abastecer las actividades de las células. El resultado son niveles elevados de glucosa en sangre.

La forma más común de diabetes (75% de los casos) es la que se presenta en adultos, o diabetes tipo 2 (llamada diabetes no insulinodependiente). Es causada por resistencia a la insulina y en ella las células del cuerpo no responden a la insulina producida por el páncreas. Puede involucrar una producción baja de insulina, pero no la ausencia total que se presenta en la diabetes tipo 1 o juvenil (llamada diabetes insulinodependiente).

La diabetes causa complicaciones como ceguera, nefropatías, enfermedades cardíacas y apoplejía. Los diabéticos tienen un riesgo entre dos y cuatro veces mayor de sufrir apoplejía o enfermedad cardíaca. Hasta 50% de los diabéticos desarrolla daño en los nervios, que puede causar amputación de piernas o pies. La diabetes es una de las amenazas a la salud que crecen con más rapidez; se cree que en 2010 el número de diabéticos se habrá duplicado.

¿Cómo se trata?

Las complicaciones graves se previenen si el tratamiento disminuye en forma consistente los niveles de glucosa en sangre a normales o casi normales. Una dieta saludable y el ejercicio habitual son la base del cuidado de la diabetes y

AUTO EXAMEN

¿Cuál es su riesgo de diabetes?

Los niveles altos de glucosa en sangre pueden dañar en silencio los órganos del cuerpo. Mucha gente tiene diabetes sin saberlo. Su probabilidad de tener la de tipo 2 aumenta si:

- tiene más de 45 años
- tiene sobrepeso, en especial alrededor de la cintura
- se ejercita poco o no se ejercita
- tiene niveles de glucosa en sangre más altos de lo normal
- tiene padres o hermanos que han sido diagnosticados con diabetes

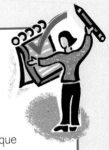

- es afrocaribeño o surasiático: su probabilidad es de 3 a 5 veces mayor de tener diabetes que la gente de raza blanca
- es una mujer que dio a luz un bebé que pesó más de 4 kg o desarrolló diabetes durante uno o más embarazos
- tiene niveles bajos de colesterol LAD o niveles altos de triglicéridos (vea en la pág. 40 más detalles sobre los niveles de colesterol LAD y LBD y su importancia)
- tiene hipertensión arterial.

puede ser todo lo que necesite, en especial si se mantiene en su peso ideal o cerca de éste. Tal vez necesite tomar uno o más medicamentos para ayudar al cuerpo a metabolizar mejor el azúcar.

Si los medicamentos no son suficientes, el médico recetará inyecciones de insulina. (Si llega a necesitarlas, no se preocupe. Las nuevas agujas super-delgadas las hacen casi indoloras.) Una o más inyecciones diarias de insulina, solas o en combinación con medicamentos orales, controlan la diabetes. El médico quizá recete medicamentos para controlar presión arterial, niveles de colesterol y triglicéridos, y para complicaciones en nervios, riñones o vista.

OPCIONES DE MEDICAMENTOS

Hay disponibles cuatro tipos de medicamentos orales. Los que necesite de-penderá de la gravedad de su diabetes, su estilo de vida y de si tiene otros problemas de salud. Sulfonilureas y repaglinida (NovoNorm*) ayudan al cuer-po a secretar más insulina. Las sulfonilureas incluyen tolbutamida, clorpropa-mida, glipizida (Minodiab) y gliclazida (Diamicron). Son los medicamentos más comunes recetados para la diabetes tipo 2. Si alguno no le funciona bien o le provoca náusea u otros efectos secundarios, el médico le sugerirá otro.

Otros medicamentos mejoran los efectos de la insulina. Metformina (Glucophage) reduce la producción de glucosa del hígado. Acarbosa (Glucobay) bloquea las enzimas que descomponen la comida en azúcares simples. Tomado antes de las comidas, retrasa la absorción de hidratos de carbono y evita el aumento mayor de glucosa después de la comida. Puede causar flatulencia, abotagamiento y diarrea. Las glitazonas, incluidas rosigli-tazona (Avandia) y pioglitazona (Actos*), reducen la resistencia a la insulina.

Si usa medicamentos orales o inyecciones de insulina para controlar su glucosa en sangre, tenga cuidado en tomar la dosis indicada. Si la baja dema-siado, puede desmayarse. La hipoglucemia (poca glucosa en sangre) ocurre si usa demasiada insulina, come muy poco, se salta una comida, bebe alcohol con el estómago vacío o se ejercita en exceso. Puede sentirse tembloroso, can-sado, hambriento, turbado o nervioso. Si le sucede esto, tome de inmediato su nivel de glucosa en sangre. Si está muy bajo o no puede tomarlo, consuma algo dulce, como media taza de jugo de fruta o unas cucharaditas de azúcar.

Si tiene diabetes, recuerde que los medicamentos no sustituyen una dieta saludable y el ejercicio. Se usan sólo cuando con sus cuidados no logra que los niveles de glucosa se acerquen a lo normal.

GUÍAS PARA CUIDARSE

Las siguientes medidas para el estilo de vida ayudan a controlar la diabetes y mejoran la calidad de vida de los diabéticos.

- **Aprenda a cuidarse bien** Usted está a cargo de cuidarse a sí mismo. Así que asegúrese de pedir al médico o al dietista que le enseñen las técnicas adecuadas para controlar la diabetes.
- **Analícese** Revise a diario sus niveles de glucosa en sangre con un piquete en el dedo y un glucómetro. Según lo serio de su enfermedad y si usa o no insulina, quizá necesite hacerse esta prueba varias veces al día. Vigile sus fluctuaciones de glucosa para que pueda modificar su programa de dieta,

DATO
A medida que hay más gente con sobre-peso, la diabetes tipo 2 se ve en personas más jóvenes, incluso adolescentes. La edad promedio de los que ahora rondan los 50 años cuando fueron diagnosticados con diabetes tipo 2 era de 37 años, contra 54 para la generación de sus padres.

¡CUÍDESE!
Si tiene diabetes, su riesgo de enfermedad cardíaca es mayor que el promedio por tres razones. Primero, es más factible que se formen depósitos de grasa en sus arterias. Segundo, su sangre se coagula más fácil-mente. Tercero, es más probable que tenga hipertensión arterial. Para prevenir una enfermedad car-díaca, asegúrese de que su nivel total de colesterol se manten-ga abajo de 5.1 mmol/L o 200 mg/dl, la presión arterial aba-jo de 130/85 y su pe-so en un nivel ade-cuado. Lo más importante: si fuma, deje el tabaco. (Vea págs. 168 a 173 para dejar de fumar.)

*Medicamento no disponible en México en el momento del cierre de la edición de este libro

ejercicio y medicamentos, con el fin de mantener un nivel de glucosa lo más normal posible.

- **Beba mucha agua** Como la diabetes causa exceso de orina, puede deshidratarlo. Beba al menos ocho vasos de agua al día, o más si está enfermo o tiene altos los niveles de glucosa.

- **Vigile su consumo de azúcar** Los médicos creían que los diabéticos debían evitar los hidratos de carbono simples (azúcares) y reemplazarlos con hidratos de carbono complejos (verduras, panes, cereales y pastas.) Investigaciones recientes indican que los diabéticos pueden comer azúcar. Si el valor total de los hidratos de carbono es el mismo, el puré de papa tiene el mismo efecto en los niveles de glucosa en sangre que una galleta. Necesita vigilar su consumo de hidratos de carbono, no sólo su fuente.

- **Investigue el índice glucémico** El debate continúa sobre el uso del índice glucémico, una clasificación de la rapidez con la que ciertos alimentos se descomponen en glucosa y elevan su glucosa en sangre. Los hidratos de carbono con almidón, como las papas, y las frutas tropicales, como los plátanos, tienen una clasificación de índice glucémico más alta que alimentos como manzanas, peras, panes integrales y avena. Los expertos, incluso la Organización Mundial de la Salud, dicen que comer alimentos con un índice glucémico bajo ayuda a prevenir la diabetes tipo 2. Otros expertos opinan que el índice glucémico es útil para algunas personas, pero señalan que puede complicar más la planeación de las comidas, en especial porque el valor de la comida cambia de acuerdo con lo que va ya acompañada. Pregunte al médico o al dietista sobre el índice glucémico.

- **Visite a un dietista** Un plan personal de comidas lo ayuda a tratar otras cuestiones de salud, como el nivel de colesterol. Hable con un dietista para que le haga un plan que tome en consideración su edad, peso, horario de trabajo, estilo de vida, medicamentos y gustos. Asegúrese de que incluya sus comidas favoritas o se le dificultará apegarse al plan.

- **Consienta sus pies** Lave, seque y talquee sus pies cada noche. Como los vasos sanguíneos de las piernas diabéticas se estrechan, las lesiones en pies u otras infecciones pueden convertirse en úlceras que causan gangrena si no tiene bien controlada la diabetes. El daño en los nervios de los pies lo hace insensible a las heridas, que quizá no sanen en forma adecuada. Use zapatos cómodos para prevenir ampollas, callos, uñas enterradas y otros problemas de los pies. Vea a un pedicurista si surgen problemas.

- **Revisiones anuales** Visite al oculista o al médico cada año para una revisión de los ojos. Obtenga ayuda si tiene algún síntoma visual. Una vigilancia cuidadosa puede detectar signos de retinopatía diabética, en la que muchos de los numerosos vasos sanguíneos de la retina (en el fondo del ojo) se dañan y mueren. El tratamiento inmediato previene la ceguera.

- **Ejercítese bien** Si es diabético, hable con su médico sobre las precauciones necesarias durante el ejercicio. Quizá le aconseje evitar ciertos tipos de ejercicio. La gente con complicaciones en la vista debe evitar actividades de salto y levantamiento de pesas. Si sus niveles de glucosa tienden a subir y bajar de pronto, tal vez tenga que comer antes de ejercitarse, y tomarse el nivel de glucosa durante el ejercicio, para mantenerlo controlado.

Su plan de prevención

DIETA

• **Vigile su dieta** Para casi toda la gente, los hidratos de carbono (en especial los complejos con mucha fibra) deben formar el volumen de la dieta. Los alimentos con proteína (carne, comidas con soya y productos lácteos) deben representar de 10 a 20% de las calorías diarias. Elija alimentos con proteína y poca grasa, en especial saturada. Prefiera pescado, aves, frijoles y productos lácteos semidescremados o descremados.

• **Apéguese a un horario** Evite retrasar comidas o saltárselas o comer en exceso, ya que esto afecta los niveles de glucosa en sangre.

• **Pierda unos kilos** Al menos 80% de la gente que desarrolla diabetes tipo 2 tiene sobrepeso. Adelgace y quizá evite la enfermedad. Aunque no pueda tener su peso ideal, 5 kg menos bajan considerablemente los niveles de glucosa en sangre. (Vea en el Capítulo 2 consejos para perder peso.)

EJERCICIO

• **Ejercítese** El ejercicio mejora la sensibilidad del cuerpo a la insulina, ayuda a controlar la glucosa y a perder peso. Si camina rápido una hora al día, puede reducir a la mitad el riesgo de desarrollar diabetes.

OPCIONES MÉDICAS

• **¿Necesita una prueba de diabetes?** Si tiene riesgo de padecer diabetes (pág. 330), el médico le hará análisis de orina para verificar la glucosa o análisis de sangre (prueba de glucosa en plasma al azar) que se puede hacer incluso luego de comer. Si el resultado es 11.1 mmol/L o 200 mg/dl, o más alto, quizá tenga diabetes y el médico pedirá otras pruebas. Si su nivel de glucosa en sangre no es tan alto para considerarlo diabético, sea precavido si tiene niveles más altos que lo normal: tolerancia dañada de la glucosa en ayuno si los resultados del análisis de sangre luego de 8 horas de ayuno son más altos de 6 mmol/L o 110 mg/dl pero menores de 7 mmol/L o 127 mg/dl, o tolerancia dañada de la glucosa si los resultados de una prueba oral de dos horas de tolerancia de la glucosa son de 6 mmol/L o 110 mg/dl a 11 mmol/L o 200 mg/dl. Estas lecturas indican que el cuerpo no usa o secreta insulina adecuadamente y aumenta el riesgo de diabetes, enfermedad cardiovascular y muerte prematura. Siga las indicaciones de dieta y ejercicio para diabéticos.

SALUD NATURAL

• **Tome E** En un estudio, los hombres con niveles más bajos de vitamina E en sangre tuvieron un riesgo cuatro veces mayor de diabetes que los de niveles más altos. Algunos expertos recomiendan un complemento diario de E.

ESTILO DE VIDA

• **Reduzca el estrés** El exceso de estrés y poca habilidad para manejarlo pueden elevar los niveles de glucosa. Vea págs. 200 a 203.

SOLUCIÓN SENCILLA

Si está en riesgo, considere tomar complementos de cromo, oligoelemento con un papel importante en la sensibilidad de las células a la insulina. Si toma insulina, hable con su médico: podría alterar su dosis de insulina.

Diarrea

¿Qué es?

La diarrea es genrealmente provocada por una infección viral o bacteriana en el intestino delgado, así como por algunos fármacos (antibióticos, medicamentos para la presión arterial y antiácidos con magnesio), algunas enfermedades y envenenamiento por comida.

El envenenamiento por comida ocurre cuando ingiere comida contaminada con bacterias (a menudo salmonela) o parásitos. Los mariscos mal cocidos y la comida que estuvo a temperatura ambiente son las causas comunes. Tal vez conozca a alguien que haya tenido la diarrea del viajero por beber agua impura o consumir comida contaminada.

Otra causa es la intolerancia al trigo, la lactosa (azúcar en la leche) o la fructosa (azúcar en frutas). La diarrea puede darse con la enfermedad inflamatoria del intestino y el síndrome de colon irritable.

La diarrea suele durar uno o dos días y se cura con tratamiento en casa. Visite al médico si tiene fiebre de 39°C o más alta, si tiene heces oscuras y con sangre, o si la diarrea dura más de cuatro días. Es importante llamar al médico si se siente aturdido, débil, apático, con dolor en el estómago o el recto, o si tiene síntomas de deshidratación, como mucha sed, boca y piel secas o si no orina con frecuencia.

Como las causas de la diarrea son muchas y muy diversas, probablemente su médico le haga una serie de preguntas, que incluirán lo que comió y bebió, si ha viajado últimamente al extranjero y cuáles son los medicamentos que toma con regularidad. Es probable que le aconseje evitar ciertas comidas por una semana o seguir una dieta blanda, para ver si el problema desaparece. Si ha tenido diarrea por más de tres semanas y se descartaron las causas comunes, el médico le pedirá un examen microscópico de las heces para detectar la presencia de parásitos.

¿Cómo se trata?

La medida más importante que puede tomar mientras tenga diarrea es reponer los fluidos que pierde. Beba bastante agua, jugo de manzana, y bebidas que reemplacen los electrolitos, como Gatorade, o caldo de pollo o de res. Manténgase alejado de la leche, los jugos de fruta ácidos y cualquier comida que sospeche que no puede digerir en forma adecuada. Cuando la diarrea cese, añada volumen a las evacuaciones siguiendo esta dieta: plátanos, arroz, puré de manzana, té y pan tostado.

MEDICAMENTOS

Los medicamentos ayudan a aliviar la diarrea; sin embargo, no se recomiendan para una diarrea por bacterias o parásitos. Los medicamentos que detienen la diarrea evitan también que los intestinos expulsen los organismos que la causan, lo que prolonga el problema. Los antibióticos pueden ayudar en estos casos. A la diarrea causada por un virus suele permitírsele que siga su curso, o quizá deba tomar loperamida (Imodium) que hace lento el movimiento de las evacuaciones por el intestino.

REMEDIOS NATURALES

El té astringente, como el preparado con agrimonia, hoja de frambuesa o de zarzamora, reduce la inflamación intestinal. La semilla de psyllium, disponible en tiendas de productos naturistas, proporciona fibra soluble que añade volumen a las evacuaciones; para no estreñirse, beba agua extra durante el día. Los probióticos en forma de cápsula (Acidophilus) y los bioyogures o bebidas como Yakult y Actimel ayudan a restaurar los niveles adecuados de bacterias saludables para el intestino. Para que sea efectivo, tómelos a diario.

NUEVO REMEDIO

Buena noticia para los viajeros: Microscience, una compañía de Berkshire, está desarrollando una nueva vacuna para proteger contra la enterotoxina de la *E. coli*, la bacteria que causa casi todos los casos de diarrea del viajero.

Su plan de prevención

DIETA

• **Lave los productos frescos** Lave todas las frutas y verduras antes de comerlas, para eliminar cualquier bacteria.

• **Cueza bien** La carne cruda puede causar envenenamiento. Use un termómetro para carne.

• **Precaución en la cocina** Mantenga la comida caliente, caliente, y la fría, fría. Deseche huevos quebrados y latas infladas o abolladas en el borde o unión. Descongele los alimentos en el refrigerador, y asegúrese de que el pollo congelado esté bien descongelado antes de cocinarlo. Cuide que los jugos de la carne cruda no estén en contacto con otra comida en el refrigerador o en la tabla para picar.

• **Edulcorantes** Algunos edulcorantes libres de calorías, como sorbitol, pueden provocar diarrea.

• **Diga "sí" al yogur** El yogur que contiene cultivos vivos ayuda a restaurar la bacteria benéfica del intestino evitando que se reproduzca la bacteria "mala".

COMPLEMENTOS

• **Tome lactasa** Si tiene intolerancia a la lactosa, evite problemas digestivos tomando lactasa (Lactaid) antes de comer alimentos que contengan productos lácteos.

• **Considere los acidófilos** Si toma antibióticos por una infección bacteriana, tome complementos acidófilos para restaurar en el tracto digestivo las bacterias benéficas que los antibióticos matan.

ESTILO DE VIDA

• **La higiene ayuda** Lávese siempre las manos antes de cocinar o de comer, luego de ir al baño y entre el manejo de la comida cruda y la cocida, en especial carnes. Lávese las manos luego de jugar con mascotas. Si tiene diarrea, evite contaminar a la familia: desinfecte el asiento del escusado y la manija, y no comparta toallas.

• **Viaje bien** Al visitar otros países, evite la diarrea del viajero. No beba agua de la llave ni se lave los dientes con ella; también evite el hielo preparado con esta agua. No coma frutas ni verduras crudas (incluida la lechuga), a no ser que puedan pelarse y usted las pele. Evite leche no pasteurizada y productos lácteos; no coma carne ni pescado crudos o mal cocidos. No compre comida en la calle.

• **Mantenga a raya el estrés** El estrés intenso afecta el sistema digestivo y provoca diarrea. Vea en el Capítulo 7, Rechace el estrés, sugerencias para mantenerse tranquilo.

Dolor de espalda

¿Qué es?

Debido a nuestra postura erguida y la compleja estructura de vértebras, discos, nervios y numerosos músculos y ligamentos de la columna, el dolor de espalda es muy común. Casi dos terceras partes de los adultos han tenido dolor de espalda y un gran número de personas lo padecen cada día del año. El dolor se puede presentar en cualquier punto de la columna, a veces sin motivo aparente. El sitio más común es la espalda baja, porque soporta la mayor parte del peso. El dolor de espalda puede ser causado por:

- **Estrés o lesión** de los músculos de la espalda, ligamentos y tendones débiles o tensos. Los músculos de la espalda pueden doler debido a la tensión de soportar el peso de un vientre débil.

- **Daño** en uno o más de los pequeños discos que absorben el choque entre las vértebras de la columna. Cuando un disco se hernia, su centro suave se sale a través de un punto débil en la capa externa dura, creando una protuberancia que oprime los nervios cercanos y causa un fuerte dolor. Pueden desarrollarse protuberancias óseas (espolones) en las articulaciones vertebrales, lo que aumenta el dolor.

- **Envejecimiento normal,** que puede hacer que los fluidos en los discos de la columna se sequen, por lo que se encogen y debilitan.

- **Artritis, osteoporosis** u otros padecimientos que afecten los nervios de la columna o las vértebras.

La ciática (dolor penetrante en el nervio ciático que se extiende por cada pierna desde la cadera hasta los talones) afecta a 10% de la gente con dolor de espalda. Puede producir hormigueo, entumecimiento o debilidad muscular en la pierna afectada. La tos, los estornudos o determinadas actividades que ejerzan presión sobre la columna pueden empeorarla.

El médico quizá le pregunte si el dolor se presenta de pronto o paulatinamente, si ocurre con ciertas actividades, qué hace para sentirse mejor o peor y desde cuándo lo padece. Puede preguntarle sobre otros síntomas, como entumecimiento u hormigueo, irritación en la pierna, fiebre, fatiga e incontinencia urinaria o intestinal. Le examinará los músculos de la espalda y la columna y probará su fuerza muscular y los reflejos en brazos y piernas.

El dolor de espalda agudo suele deberse a torcedura o rasgamiento menor de los músculos y ligamentos que sostienen la espalda baja. Esas torceduras nunca aparecen en los rayos X y rara vez se detectan con imágenes de resonancia magnética (IRM). Así que es poco probable que el médico le sugiera rayos X, y no es recomendable que se exponga a ellos sin necesidad.

Sin embargo, es conveniente hacerse una o más pruebas cuando el dolor de espalda es resultado de un accidente o se acompaña de fiebre, pérdida repentina de peso o debilidad progresiva en las piernas, y no mejora con los analgésicos ni ejercicios recetados por el médico. Se usan los rayos X para descartar una fractura, un tumor óseo, una infección y artritis. Un escáner tomográfico computarizado proporciona una imagen de rayos X computarizada de su columna en detalle y puede indicar artritis vertebral o estenosis vertebral (protuberancias óseas que oprimen el conducto espinal). La IRM usa un campo magnético para producir una imagen similar y es útil para ver discos y nervios. La electromiografía mide la actividad eléctrica en los músculos, útil para ver la función neuromuscular. Si se cree que existe un problema de disco, el médico ordena un mielograma, que son rayos X especiales tomados luego de inyectar un tinte que actúa como medio de contraste.

¿Cómo se trata?

En general, el dolor por torceduras desaparece en una semana con una combinación de analgésicos, hielo y calor y ejercicio suave. La ciática y las lesiones menores en discos tardan de 4 a 6 semanas. Es importante el descanso adecuado, pero no demasiado. Los médicos saben que más de dos días de descanso en cama debilitan los músculos y empeoran el problema. Si tiene un disco herniado, quizá se sienta mejor luego de varios días de dormir en el piso, sobre la espalda, con una almohada bajo las rodillas, o en una cama extrafirme con una tabla bajo el colchón. Al disminuir el dolor, el médico le sugerirá fisioterapia y un programa de ejercicios para estirar y fortalecer los músculos de la espalda baja, para así ayudar a prevenir futuros problemas.

Dependiendo del dolor, se usará relajantes musculares, medicamentos antiinflamatorios o analgésicos, como la aspirina (con o sin codeína). La estimulación eléctrica percutánea de los nervios alivia el dolor a corto plazo: consiste en insertar sondas con agujas eléctricas en el tejido blando de la espalda baja. Otro procedimiento, llamado estimulación eléctrica transcutánea de los nervios (TENS), consiste en colocar electrodos en la piel y enviar impulsos eléctricos ligeros a los nervios. La ventaja de este procedimiento es que el paciente lo puede hacer en casa. También se inyectan esteroides en el espacio cercano a un disco herniado, para controlar el dolor y la inflamación. Rara vez es necesaria la cirugía y está considerada como un último recurso.

Para cuidado en casa, aplíquese a menudo una compresa fría los dos primeros días, para aliviar el dolor y reducir la inflamación, y luego con calor suave (use una compresa húmeda caliente o un cojín eléctrico) para aumentar el flujo de sangre a la zona lesionada. Los baños de sal sirven y algunos sienten alivio con cremas que producen calor; no las use con el cojín eléctrico.

En algunos países como Estados Unidos se está probando un nuevo tratamiento. El programa MSL MicroAce se basa en estimulación eléctrica con bajo voltaje que imita las corrientes eléctricas naturales en el tejido dañado, para estimular la reparación y la regeneración.

Aunque los estudios científicos son limitados, mucha gente con dolor de espalda reporta buenos resultados con diversos tratamientos, que incluyen manipulación osteopática o quiropráctica y masaje en el tejido profundo por un terapeuta experto. Se reportó un estudio de 12 semanas en el que 155 personas con dolor crónico de espalda recibieron terapia manual por un osteópata: necesitaron menos medicamentos para aliviar el dolor y requirieron menos fisioterapia que las tratadas con medios convencionales.

> **¡CUÍDESE!**
> Puede hacer que su problema en la espalda empeore o causarse un daño permanente si regresa a su nivel de actividad anterior demasiado pronto. No estará totalmente curado hasta que haga todos los ejercicios de rehabilitación sin dolor. Debe tener amplitud total de movimiento en la espalda y no tener dolor en piernas ni brazos. También debe poder correr, saltar y girar sin molestia.

Su plan de prevención

DIETA

• **Pierda peso** El exceso de peso, en especial alrededor de la cintura, pone presión en los músculos y discos de la espalda, lo que provoca tensión, desalineamiento vertebral y dolor. (Vea en el Capítulo 2, Vigile su peso, consejos útiles para perder peso.)

• **Poder verde** Los estudios indican que los índices más bajos de problemas de espalda ocurren en poblaciones que consumen cantidades mayores de vegetales. ¿Por qué? Quizá porque los vegetales contienen vitaminas (incluyendo C, E y complejo B), minerales (calcio y magnesio), fibra, agua, carbohidratos y proteína (esenciales para mantener sanos los músculos y fuertes los huesos).

EJERCICIO

• **Únase a un grupo de ejercicio** Un estudio indicó que la gente de entre 18 y 60 años que había padecido dolor en la espalda baja por períodos de cuatro semanas a seis meses, y que asistió a clases de ejercicio con un fisioterapeuta durante seis meses, experimentó mucho menos dolor de espalda que la que no asistió a las clases.

• **Abdomen fuerte** Los músculos abdominales fuertes estabilizan la columna y la protegen de lesiones. Mantenga fuertes músculos usando un rodillo abdominal o haciendo ejercicios para fortalecer el vientre, como flexiones. (Vea la mejor forma de hacer flexiones en el Capítulo 4, pág. 133.)

• **Aumente sus límites** Tenga más flexibilidad en la columna con ejercicios de estiramiento, como la espalda de gato, descrita en la pág. 137.

• **Llegue hasta el final** El ciclismo y la natación ayudan a fortalecer y proteger la columna sin causar tensión excesiva en las vértebras.

OTRAS OPCIONES

• **Vea a un osteópata** El osteópata manipula el tejido blando alrededor de la columna para mejorar la circulación sanguínea y mantener o restaurar la salud. Esto ayuda a quienes padecen dolor de espalda.

• **Piense en un quiropráctico** Un quiropráctico aplica fuerza suave en la columna con las manos, para ajustar y alinear las vértebras. Los quiroprácticos dicen que la manipulación espinal ayuda a la gente con dolor en la espalda baja no tenga otras complicaciones. La gente con ciática o discos herniados se beneficia con la manipulación espinal, pero se debe tener cuidado para evitar mayor daño neurológico. La quiropráctica es uno de los métodos más efectivos para curar el dolor agudo en la espalda baja en adultos. Un grupo de expertos médicos la ha aprobado como una forma para aliviar el dolor, y los estudios indican que los quiroprácticos tratan mejor el dolor de espalda que los médicos.

• **Técnica Alexander** Es un método muy suave para corregir la postura perjudicial. Fomenta, en quien padece dolor de espalda, formas para estar de pie, sentado y acostado que mejoren la fuerza natural de la columna y eviten tensiones y torceduras. Mediante una manipulación manual suave, el maestro corrige posturas y enseña nuevas formas de estar de pie y moverse.

DATO

Aunque su dolor de espalda sea crónico, debe probar un programa de ejercicio a largo plazo antes de considerar la cirugía. En un estudio de candidatos a cirugía de columna, 80% de los que completaron un programa de fortalecimiento de espalda de 10 semanas seguían sin necesitar la cirugía luego de 16 meses.

SALUD NATURAL

• **Dése masaje** Sea su propio masajista. Extienda los brazos hacia atrás y oprima con los dedos de ambas manos los músculos de la espalda baja, a 2.5 cm de la columna. Trabaje formando círculos pequeños y profundos y mueva los dedos despacio hacia arriba, hasta donde alcance. Si tiene alguien que haga esto por usted, es más efectivo.

• **Frótelos** Los bálsamos para el dolor alivian los músculos cansados creando una sensación de calor, que dilata los vasos sanguíneos y mejora el flujo de sangre donde se aplican. Busque marcas que contengan capsaicina (la sustancia que hace que piquen los chiles) y mentol. No es aconsejable usar un cojín eléctrico al mismo tiempo.

• **Pruebe la acupuntura** Muchos médicos están a favor de la acupuntura como una forma de aliviar el dolor. Es efectiva para aliviar el dolor de espalda y se hacen estudios sobre su seguridad y efectividad. Visite a un acupunturista, pero si no ve mejoría en seis a ocho sesiones, este tipo de terapia quizá no lo ayudará.

• **Busque complementos naturales** Los aceites esenciales de enebro, romero y nuez moscada se usan en friegas para el dolor de espalda. Para uso interno, pruebe la garra del diablo; en algunas pruebas se ha demostrado que es un antiinflamatorio y un analgésico útil. Otras ayudas naturales: bromelain, sulfato de glucosamina, corteza de sauce blanco y aceites de pescado. Para el dolor de espalda son efectivos calcio con magnesio, vitaminas C y D y manganeso.

ESTILO DE VIDA

• **Manténgase erguido** Mantenga los hombros hacia atrás y el abdomen hacia delante. Cuando esté de pie por períodos prolongados, muévase con frecuencia y cambie el peso de un pie al otro. O divida su peso de manera uniforme parándose con los pies separados. Si está de pie mucho tiempo en un sitio (lavando los platos), coloque un pie en el travesaño de un taburete o en un escalón pequeño para quitar presión a la espalda baja.

• **Siéntese bien** Elija una silla con buen soporte en la espalda y asiento firme; los brazos ayudan. Coloque una almohada o cojín en la espalda o use un rodillo lumbar o toalla enrollada. En lugar de permanecer sentado mucho tiempo en la misma posición, levántese cada 20 minutos para estirarse y caminar.

• **Levantamientos** Al levantar objetos, no se doble desde la cintura. Arrodíllese o póngase en cuclillas junto al objeto y use los músculos de los muslos para levantarlo mientras mantiene tensos los músculos del abdomen. Cuando levante el objeto, no tuerza la espalda para colocarlo en su sitio; gire todo el cuerpo.

• **Duerma bien** Duerma en un colchón firme o coloque una tabla debajo de éste. Acuéstese sobre el costado, nunca sobre el estómago, con las piernas dobladas y una almohada pequeña entre las rodillas o sobre la espalda, con una almohada grande bajo las rodillas.

• **Relájese** El estrés excesivo puede producir un daño físico e incluso causar un espasmo en los músculos de la espalda. Siga técnicas para reducir el estrés (yoga, ejercicios de respiración profunda y meditación) como parte de su plan de salud. Dedique tiempo a relajarse y calmar su mente y su cuerpo.

Enfermedades cardíacas

¿Qué es?

La enfermedad arterial coronaria o enfermedad de las arterias coronarias es causa principal de muerte e incapacidad. Afecta a un gran número de personas y mata a mucha gente cada año.

El mecanismo básico de la enfermedad cardíaca es la formación de placa cargada de colesterol (depósito de grasa) en el interior de las arterias coronarias, los vasos sanguíneos que llevan sangre rica en oxígeno al corazón. La placa estrecha el canal interior de los vasos y los hace menos flexibles. Este proceso se llama aterosclerosis o endurecimiento de las arterias.

Si disminuye el flujo normal de sangre al corazón, puede tener angina (dolor en el pecho). Si se forma un coágulo o se fija dentro de una arteria estrecha, puede impedir el flujo de sangre y causar un ataque cardíaco. La enfermedad cardíaca puede ser "silenciosa", sin síntomas, hasta causar un ataque.

Más del 85% de la gente que muere por ataques cardíacos tiene 65 años o más. El riesgo de un ataque cardíaco es mayor entre algunos grupos étnicos y también intervienen otros factores de riesgo.

El diagnóstico de enfermedad cardíaca se basa en los síntomas, el historial médico y la presencia de factores de riesgo (vea Autoexamen, abajo). El médico quizá quiera hacerle también algunas pruebas:

AUTO EXAMEN

¿Cuál es su riesgo de enfermedades cardíacas?

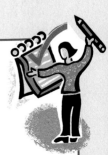

Sus genes y estilo de vida contribuyen a las enfermedades cardíacas. Para calcular su riesgo, dése un punto por cada factor de riesgo:

Lo que no puede controlar:

- Edad: hombres, más de 45; mujeres, más de 55
- Género: el hombre, más vulnerable que la mujer
- Estado posmenopáusico: el riesgo aumenta abruptamente después de la menopausia
- Historial familiar de enfermedades cardíacas
- Historial personal de ataque cardíaco
- Grupo étnico: afroamericano, asiático, hispano

Lo que puede controlar:

- El cigarro
- Lipoproteínas de baja densidad o LBD (colesterol "malo") arriba de 160 mg/dl
- Lipoproteínas de alta densidad o LAD (colesterol "bueno") abajo de 35 mg/dl
- Presión arterial alta (arriba de 140/90 mmHg)

- Nivel alto de triglicéridos (más de 200 mg/dl)
- Diabetes
- Estrés o depresión crónicos
- Inactividad física
- Obesidad
- Mucho consumo de grasa saturada
- Poco consumo de alimentos buenos para el corazón (vea Su plan de prevención, pág. 342).

Reste un punto si tiene niveles altos de colesterol LAD (más de 35 mg/dl). Sume su calificación total. Una calificación de 0 a 2 puntos lo coloca en riesgo bajo o moderado de enfermedad cardíaca. Vea en pág. 342 cómo mantener bajo su riesgo. Una calificación de 3 o más puntos indica que tiene riesgo alto. Vea al médico para que lo evalúe, y continúe leyendo para descubrir cómo unos simples cambios de vida reducen su riesgo de cardiopatías.

- **La electrocardiografía (ECG)** registra la actividad eléctrica del corazón e indica cualquier anomalía que se presente, como alteraciones en su ritmo cardíaco. Un ECG ayuda a determinar si el corazón recibe suficiente sangre y oxígeno. Indica también si tuvo un ataque cardíaco antes (el tejido cicatrizado interrumpe la conducción eléctrica).
- **Una prueba de tolerancia al ejercicio** registra cómo funciona el corazón mientras se ejercita (caminar en una caminadora) para ayudar a detectar cualquier cambio anormal que ocurra cuando el corazón late fuerte.
- **La angiografía coronaria** se usa si el médico sospecha que hay estrechamiento o bloqueo de las arterias coronarias. En la angiografía, se inyecta en la corriente sanguínea un tinte que se ve con rayos X, a través de un tubo delgado que se coloca en una arteria del brazo o de la ingle. Se toman rayos X luego que el tinte recorre las arterias coronarias. Si alguna arteria está bloqueada o estrecha, el flujo de la sangre tratada con el tinte se restringe visiblemente.

¿Cómo se trata?

Mucha gente puede controlar una etapa temprana de enfermedad cardíaca haciendo cambios en el estilo de vida (vea Su plan de prevención, pág. 342) y tomando ciertos medicamentos. A veces es necesaria la cirugía.

MEDICAMENTOS

Los medicamentos que reducen el colesterol, como las estatinas, ayudan. Bajan considerablemente los niveles de colesterol en sangre y en una tercera parte el riesgo de ataque cardíaco al bloquear una enzima que el cuerpo necesita para producir colesterol. Las más recetadas son simvastatina (Zocor), pravastatina (Pravacol), atorvastatina (Lipitor) y fluvastatina (Lescol XL).

Para los síntomas de angina hay tres clases de medicamentos que, solos o combinados, alivian el dolor. Los bloqueadores beta, como atenolol (Tenormin) y metoprolol (Seloken o Lopresor), bajan el ritmo cardíaco y la presión arterial reduciendo el trabajo del corazón. Los nitratos (gliceril trinitrato, GTN) abren los vasos sanguíneos y aumentan el flujo de sangre al corazón. Los bloqueadores de los canales de calcio, diltiazem (Angiotrofin o Tilazem) y verapamil (Dilacoran o Cronovera), dilatan los vasos sanguíneos y reducen la presión arterial.

Luego de un ataque cardíaco, pueden recetarle medicamentos para disolver coágulos o hacerle una cirugía inmediata.

CIRUGÍA

En la cirugía de *bypass* coronario, se quita un vaso sanguíneo sano (en general de la pierna) y se coloca en el corazón para desviar la arteria (o arterias) enferma.

En la angioplastia coronaria, insertan en una arteria un catéter (un tubo delgado y flexible) con un globo en la punta y lo guían hacia la arteria bloqueada cerca del corazón. Inflan el globo para abrir el vaso sanguíneo y lo sacan. En algunas formas de angioplastia, colocan un *stent* (tubo de malla de acero) en el interior de la arteria para mantenerla abierta luego de la cirugía.

DATO
Casi todos los ataques cardíacos ocurren por la mañana. Si despierta con algún síntoma de la pág. 352, pida ayuda.

¡CUIDADO!
Si tiene síntomas de ataque cardíaco, llame al médico enseguida. Mastique una aspirina (si no es alérgico) y beba un vaso de agua mientras llega ayuda; no coma ni beba nada más. Las propiedades adelgazantes de la sangre de la aspirina pueden salvarle la vida.

Su plan de prevención

DIETA

• **Sea internacional** La gente que come una dieta tradicional asiática o mediterránea tiene índices más bajos de enfermedad cardíaca que la que lleva otro tipo de dietas. Incluya elementos de estas dietas en su plan de comidas (Capítulo 1, Coma para envejecer bien, pág. 30).

• **Coma saludable** Elija alimentos que reduzcan el colesterol y mejoren la salud cardíaca, como frutas (manzana, aguacate, frutas secas, toronja, naranja, fresas), verduras (brócoli, zanahoria, frijol de media luna, cebolla, elote), mariscos, pescado con ácidos grasos omega-3 (macarela, salmón, atún), productos de soya, frutos secos, panes y cereales integrales.

• **Reduzca la grasa** Para mantener bajo el nivel de colesterol, limite la cantidad de grasa saturada que come. Elija opciones con poca grasa, como pollo o pavo sin piel, en lugar de carne roja y reduzca el consumo de grasas lácteas cambiando a productos lácteos semidescremados. Pruebe la leche de soya (la proteína de soya reduce el colesterol). Las grasas insaturadas reducen el riesgo de enfermedad cardíaca; si come pescado graso varios días a la semana, reduce el riesgo de ataque cardíaco a la mitad. El consumo total de grasa no debe ser mayor que el 30% de sus calorías diarias.

• **Sazone** Si tiene hipertensión, disminuya el consumo de sal. Los investigadores creen que incluso la gente con presión arterial normal debe reducir su consumo. Evite la comida procesada, que contiene mucho sodio, y use menos sal en la comida. Ésta no tiene que ser desabrida: añada sabor con salsa, curry, pimientos o ajo. Se demostró que si come de 1 a 3 dientes de ajo al día, reduce la presión arterial y posiblemente el colesterol.

• **Añada fibra** La fibra soluble, abundante en frutas y verduras frescas, legumbres y granos integrales, evita la formación de placa en las arterias. Los estudios indican que al comer tres o más raciones de frutas y verduras al día disminuye el riesgo de ataque cardíaco y apoplejía 25% o más. Otra investigación indicó que una dieta con muchos granos integrales reduce 15% el riesgo de una mujer de morir de alguna enfermedad cardíaca. Muchos otros estudios confirman que comer avena ayuda a disminuir los niveles de colesterol. Prepare un tazón de avena con leche y fruta para el desayuno.

• **Vino tinto** Beber alcohol con moderación eleva las LAD o colesterol "bueno" y "adelgaza" la sangre, lo que reduce la probabilidad de coágulos que causan ataque cardíaco y apoplejía. El vino tinto tiene otros beneficios: sus pigmentos oscuros contienen bioflavonoides, que evitan la oxidación del colesterol "malo" (LBD) haciendo menos probable que se pegue a las paredes de las arterias. Las investigaciones indicaron que quien bebió dos copas de vino tinto al día tuvo 40% menos riesgo de ataque cardíaco. No se exceda; mucho alcohol eleva el nivel de triglicéridos. Si tiene problemas con el alcohol, el daño rebase cualquier beneficio. Puede obtener los bioflavonoides del té negro y verde, cebolla, col rizada y manzana.

EJERCICIO

• **Ejercite el corazón** La mejor medicina preventiva para el corazón es el ejercicio aeróbico. Reduce la presión arterial y la arteriosclerosis al ensanchar los vasos sanguíneos. Además, eleva los niveles de colesterol "bueno". Se creía que cualquier tipo de ejercicio ayudaba a prevenir un ataque cardíaco, pero las investigaciones imostraron que aunque la mayoría de las actividades deportivas ayudan a reducir los niveles de colesterol, la caminata recreativa o jugar golf no son lo suficientemente potentes para proteger el corazón. Andar en bicicleta, correr, nadar, jugar tenis, el remo y el bádminton son las mejores elecciones.

• **Mantenga su condición** Los expertos recomiendan que tenga un nivel constante de condición física, lo que se logra con ejercicio en forma regular. Dedique 30 minutos diarios, cinco días a la semana, a hacer el suficiente ejercicio para producir una ligera falta de aliento. Aumentar el ritmo cardíaco y la circulación es una buena forma de ejercicio cardiovascular. Elija un ejercicio que disfrute: es más fácil apegarse al plan.

• **Sea flexible** Ejercicios como el yoga mantienen bien las articulaciones y reducen las hormonas del estrés que influyen en las enfermedades cardíacas.

OPCIONES MÉDICAS

• **Revisiones regulares** Hasta los 65 años, el médico debe tomarle la presión arterial al menos cada dos años. Después deberá hacerlo cada año. Muchos médicos recomiendan un análisis de colesterol anual si los niveles son altos o tiene otros factores de riesgo de cardiopatías. Quizá le recomiende una electrocardiografía (ECG) para evaluar la salud del corazón. Aunque aún no está ampliamente disponible, en el futuro será posible hacer un análisis de sangre para detectar una sustancia llamada proteína C-reactiva. Según los investigadores que estudiaron a 28,000 mujeres sanas, esta prueba ayudó a predecir mejor el riesgo de ataque cardíaco que las de colesterol.

• **¿Una aspirina al día?** La gente con alguna enfermedad cardíaca se beneficia con una dosis baja de aspirina, que puede prevenir ataques cardíacos. La dosis varía de un cuarto de aspirina (75 mg) a una aspirina (300 mg) al día. Pregunte al médico lo que es adecuado para usted.

• **Controle la presión** La hipertensión puede provocar un ataque cardíaco. Si la dieta y el ejercicio no la controlan, los medicamentos pueden ayudar.

• **Trate la diabetes** La gente con diabetes, la mayoría adultos con diabetes tipo 2, tiene una probabilidad de 2 a 4 veces mayor de enfermedad cardíaca o apoplejía. El control de la enfermedad a veces sólo consiste en perder peso, ejercitarse con regularidad y seguir una dieta saludable para el corazón.

• **No ignore la depresión** Un estudio indicó que la gente deprimida tuvo una probabilidad 1.7 veces mayor de tener enfermedad cardíaca y que los hombres deprimidos tuvieron un riesgo casi tres veces mayor de morir por esto. Pida ayuda a su médico.

• **Visite al dentista** Vea al dentista con regularidad. Las enfermedades de las encías, que envían bacterias a la corriente sanguínea, están entre las principales causas de problemas cardíacos. En un esfuerzo por destruir las bacterias, la sangre forma coágulos, que pueden bloquear las arterias y causar problemas graves. Que le examinen dientes y encías al menos una vez al año, de preferencia cada seis meses. Aprenda a cepillarse los dientes y a usar hilo dental para que no se le forme placa.

COMPLEMENTOS

• **Ácido fólico y vitamina B_6** Estas vitaminas reducen los niveles elevados de homocisteína, sustancia en la sangre que puede aumentar el riesgo de enfermedades cardíacas. Un consumo diario de 400 mcg de ácido fólico y 3 mg de B_6 reduce el riesgo de enfermedad cardíaca en la mujer.

• **Pescado** Las cápsulas de aceite de pescado tienen ácidos grasos omega-3, que protegen corazón y vasos sanguíneos. Vea al médico antes de tomarlas, para evitar interacciones con otros medicamentos.

• **Ajo** Las cápsulas de ajo ofrecen los beneficios del ajo para la salud, pero sin el olor. Elija píldoras con 4,000 mcg de alicina y tome de 400 a 600 mg al día.

SALUD NATURAL

• **Descanse** Reduzca el estrés, factor de riesgo de enfermedades cardíacas. Pruebe la meditación o la visualización (vea págs. 201 y 202) o el yoga. La oración puede ayudar. Dé una caminata rápida con un amigo; la charla añade alivio al estrés.

ESTILO DE VIDA

• **Domine la ira** Trate de no enfadarse: no es bueno para el corazón. Un estudio en casi 13,000 personas indicó que las que se enojaban fácilmente tuvieron un riesgo tres veces mayor de ataques cardíacos que las calmadas.

• **Manténgase delgado** Tener aunque sea un poco de sobrepeso aumenta la presión arterial y el riesgo de enfermedad cardíaca. Siga una dieta adecuada basada en alimentos buenos para el corazón, y que el ejercicio habitual sea una prioridad en usted.

• **No hay "es que" ni "peros" que valgan** Según los expertos, dejar el hábito de fumar disminuye 50% el riesgo de muerte relacionada con las cardiopatías. Luego de cinco años de no fumar, su riesgo será el mismo que el de un no fumador.

• **Vacaciones** Los investigadores encontraron que los hombres de entre 35 y 57 años que tomaban vacaciones anuales tuvieron la tercera parte del riesgo de morir por enfermedad cardíaca que sus colegas que seguían trabajando. Un cambio de escenario descansa el cuerpo y recarga las "baterías".

Enfermedad de Alzheimer

¿Qué es?

La enfermedad de Alzheimer es un mal del cerebro que afecta la memoria, el pensamiento, el lenguaje y el razonamiento. A medida que las células cerebrales se destruyen en forma progresiva, la enfermedad lo inhabilita cada vez más y, con el tiempo, le quita la capacidad de pensar o hablar con coherencia. En el cerebro se forman placas y marañas de neurofibrillas. Las placas son grupos de una proteína llamada amiloide beta que se forma en las neuronas (células nerviosas). Los científicos creen que el amiloide beta libera radicales libres que atacan a las neuronas. Las marañas ocurren cuando los hilos de proteína que sostienen las neuronas se enredan y las dañan.

La enfermedad de Alzheimer no tiene cura ni se contrarrestan los síntomas, sólo se aminoran. Muchas personas son afectadas por demencia de algún tipo y el 55% tienen Alzheimer, la forma más común de demencia.

La edad y la herencia son factores de riesgo. Los mayores de 65 tienen el riesgo más alto y éste aumenta con cada década. El riesgo aumenta si un pariente cercano tiene Alzheimer. Hay más mujeres que hombres afectados, tal vez porque ellas viven más tiempo. Un estudio indicó que la gente que viene de familias grandes (cinco o más hermanos) tiene un riesgo mayor. Una herida en la cabeza con pérdida de la conciencia también lo pone en riesgo.

Es difícil diagnosticar la enfermedad de Alzheimer, pues muchos de sus síntomas pueden asociarse con otros trastornos. El médico le pedirá su historial médico, hará un examen físico y examinará su memoria, atención y habilidad para solucionar problemas. Con análisis de sangre y orina y un escáner del cerebro se descartan padecimientos como deficiencia de vitaminas, apoplejía, problemas de la tiroides o tumor cerebral. El diagnóstico clínico es 90% preciso, pero la enfermedad sólo se confirma después de una autopsia.

AUTO EXAMEN

¿Es o no es Alzheimer?

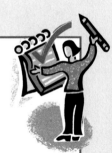

Consulte al médico si usted o un miembro de su familia tiene tres o más de los siguientes síntomas que indican Alzheimer. Observe cambios en el comportamiento normal, como:

- pérdida de memoria para trabajar
- dificultad en tareas familiares
- mal juicio
- tendencia a perder cosas
- problemas del lenguaje (no recordar palabras adecuadas)
- desorientación de tiempo y lugar
- problemas con el pensamiento abstracto
- cambios de humor, comportamiento o personalidad
- pérdida de la iniciativa.

¿Qué causa la enfermedad de Alzheimer?

Las investigaciones continúan respecto a los factores que determinan por qué algunas personas desarrollan la enfermedad de Alzheimer y otras no. Hay tres vías actuales de investigación:

- **¿Es hereditaria?** Hay un vínculo genético en 15% de los casos de Alzheimer. Si uno de los padres está afectado, existe un riesgo triple de desarrollar la enfermedad. Si ambos padres están afectados, el riesgo es cinco veces mayor. Está asociado con la presencia del gen ApoE4. La gente con este gen tiene doble riesgo de desarrollar Alzheimer. Pero la mayoría de los que lo tienen no desarrollan Alzheimer y muchos de los que padecen la enfermedad no tienen el gen. Los investigadores creen que aunque los genes tienen algo que ver con la enfermedad, el perfil médico (hipertensión arterial o trauma craneal) es también un factor. Los medicamentos para hipertensión arterial pueden reducir el riesgo.

- **¿Es ambiental?** Se creía que el aluminio, mineral presente en aditivos de la comida, antitranspirantes y algunos antiácidos y productos del hogar, como cacerolas y papel de aluminio, podía causar Alzheimer. Pero las investigaciones no han arrojado pruebas de este vínculo. Esto es válido para el cinc, cobre y hierro. Algunos científicos creen que el exceso de metal en el cerebro forma placas. Hoy se hacen pruebas para crear un medicamento que se adhiera a los metales para extraerlos y revertir los cambios en el cerebro.

- **¿Es viral?** Algunas enfermedades del cerebro son causadas por un virus. La teoría de que un virus infeccioso se incuba en el cuerpo varias décadas antes de que haya síntomas no ha sido probada.

Los investigadores están desarrollando mejores herramientas de diagnóstico, como técnicas de imágenes cerebrales y una prueba que mide los niveles de proteínas en el fluido vertebral que están asociados con el Alzheimer.

¿Cómo se trata?

Se prueban medicamentos nuevos, pero sólo cuatro están ya disponibles. Rivastigmina (Exelon), galantamina (Reminyl*), donepecilo (Eranz) y uno reciente, memantina (Ebixa*), reducen la descomposición de acetilcolina, sustancia química del cerebro que ayuda a transmitir señales nerviosas. Mejoran un poco la memoria y la habilidad del lenguaje en personas con Alzheimer ligero o moderado. No dan resultado para todos. La rivastigueína puede causar vómito y, más común en mujeres, otros efectos secundarios gastrointestinales. Como el donepecilo tiene menos efectos secundarios, lo recetan más. Hay otros tratamientos dirigidos a algunos síntomas conductuales de las personas con Alzheimer. Muchos no saben de los posibles tratamientos.

DATO
A no ser que se encuentre una cura, se espera que el número de personas con la enfermedad de Alzheimer se haya duplicado en 2050. Hoy, su prevalencia es de 1 en 1,000 personas entre 40 y 65 años, pero se eleva a 1 en 5 en gente mayor de 80.

*Medicamento no disponible en México en el momento del cierre de la edición de este libro

Los tratamientos comunes con medicamentos incluyen los siguientes:
- La ansiedad y la agitación se calman con los agentes ansiolíticos clordiaze-póxido (Librium), diazepam (Valium), lorazepam (Ativan) u oxazepam, o con sedantes como hidrato de cloral. Todos estos tratamientos se recomiendan sólo para uso a corto plazo.
- La depresión se trata con inhibidores selectivos de recaptación de serotonina (ISRS), que incluyen fluoxetina (Prozac), fluvoxamina* (Faverin), paroxetina (Paxil) y sertralina (Altruline).

Los tratamientos sin fármacos incluyen masaje, aromaterapia (uso de aceites esenciales que afectan el humor), terapia con música y con mascotas.

MEDICAMENTOS

Las investigaciones recientes en animales son una promesa para una vacuna humana contra la enfermedad de Alzheimer. Los científicos indujeron genéticamente a ratones para que produjeran amiloide beta en exceso, la proteína que forma placas en el cerebro. Inyectaron a los ratones una vacuna experimental, que no sólo evitó que se desarrollaran placas en los ratones, sino que redujo las placas en ratones que ya tenían algunas.

DATO

Aunque los gemelos idénticos tienen los mismos genes, en la mitad de los casos en los que uno de ellos desarrolló Alzheimer, el otro no.

Si atiende a una persona con Alzheimer

Como las incapacidades del Alzheimer progresan lentamente, casi todos los pacientes pueden permanecer en casa con ayuda familiar. Enfermeros especializados ofrecen estos consejos:

- **Aceptar la realidad de la persona** La gente con Alzheimer se siente ansiosa y desmoralizada y es muy probable que se aparte si continuamente se le corrigen sus lapsos de memoria o le hacen ver sus errores. Eleve su autoestima apoyando su versión de la realidad. Acciones sencillas como arrullar una muñeca o jugar un juego infantil dan placer a la persona con Alzheimer. Si reconoce que los cambios de personalidad no son voluntarios sino resultado del daño al cerebro, será más fácil enfrentar en forma creativa el padecimiento.
- **Camine con ellos** Deambular, uno de los síntomas de Alzheimer, puede significar un intento de escapar de lo que les parece un ambiente no familiar. Muchos asilos tienen pistas circulares para los pacientes con Alzheimer. Si alguien con Alzheimer vive con usted, ofrézcale oportunidades de ejercitarse y acompáñelo a caminar por la colonia o barrio.

- **Ofrézcales calma** La terapia con música, la aromaterapia y el masaje mejoran el comportamiento y producen un sueño reparador en una persona con Alzheimer.
- **Reminiscencias** Aunque la memoria a corto plazo de la persona falla, la memoria a largo plazo permanece intacta por un período más largo y puede ser fuente de consuelo para el paciente y quien lo atiende. Dedique tiempo a ver álbumes de fotografías o recortes, y películas o videos familiares. O ayúdelo a elaborar un montaje fotográfico de miembros de la familia o sucesos pasados. Esto reduce su ansiedad y su frustración al validar su vida y sus logros.
- **Escuche** A las personas con Alzheimer suele dificultárseles el hacerse entender. Mantenga contacto visual con ellos y preste atención. No apresure la charla ni complete las frases de la persona, no contradiga ni critique. Hable suave, lento y con claridad.

*Medicamento no disponible en México en el momento del cierre de la edición de este libro

Su plan de prevención

DIETA

• **Elija comida nutritiva** Incluya en su dieta muchos alimentos ricos en vitaminas antioxidantes C, E y A y el mineral selenio para combatir los radicales libres. Las elecciones principales incluyen ciruela, pasas, arándano, zarzamora, fresa, frambuesa, col rizada, espinaca y col de Bruselas.

• **Evite la grasa** Disminuya el consumo de grasa animal y reducirá el riesgo de desarrollar Alzheimer. A nivel mundial, esta enfermedad es menos frecuente en países donde el consumo de grasa es bajo.

• **Coma pescado** Aumente la cantidad de pescado de alta mar en su dieta y obtendrá el beneficio de los ácidos grasos omega-3. Sus propiedades antiinflamatorias ayudan a prevenir la formación de placas y marañas en el cerebro. Coma una porción de atún, halibut, sardinas o macarela a la semana.

EJERCICIO

• **Ejercítese** Un estudio en 1998 indicó que el ejercicio habitual reduce el riesgo de desarrollar Alzheimer. Los investigadores analizaron los hábitos de ejercicio a largo plazo de 373 personas, 126 de las cuales tenían Alzheimer y las demás estaban sanas. El estudio indicó que las que mantuvieron niveles más altos de actividad física en su vida tuvieron menos riesgo de la enfermedad.

OPCIONES MÉDICAS

• **Protéjase con AINES** La investigación sugiere que una dosis terapéutica de un medicamento antiinflamatorio no esteroide (AINES), como ibuprofeno (Advil), ayuda a detener el progreso el Alzheimer. En un estudio, la gente que tomó una dosis de 400 mg tres veces al día, al menos por dos años, tuvo de 30 a 60% menos probabilidades de desarrollar la enfermedad. Los que padecían artritis severa y tomaron AINES con regularidad tuvieron un riesgo menor. Otros AINES incluyen aspirina, naproxeno (Naxen) e Indocid. El paracetamol no tuvo efecto sobre la enfermedad. Tenga cuidado, pues el uso a largo plazo de AINES puede causar sangrado gastrointestinal y problemas renales; consulte al médico antes de tomarlos.

COMPLEMENTOS

• **Tome vitaminas** Las deficiencias en vitamina B_{12} o ácido fólico lo hacen más susceptible a desarrollar Alzheimer. La vitamina E es útil en casos de demencia, quizá porque es un antioxidante potente. Tome el aceite de hígado de bacalao y el de hierba del asno. Una dieta saludable debe proporcionar todo lo que necesita de estas vitaminas, pero un complemento es útil como parte de un plan de prevención. Consulte al médico.

SALUD NATURAL

• **Tome ginkgo** Estudios europeos indican que el ginkgo ayuda a prevenir la pérdida de memoria en gente mayor. Un estudio de 1996 en 154 personas con Alzheimer u otra forma de demencia indicó mejorías significativas en la función mental luego de 24 semanas de terapia herbaria. Más de 40 proyectos de investigación en todo el mundo han demostrado efectos benéficos del ginkgo en la memoria. Hable con el médico antes de tomar ginkgo, porque puede interactuar en forma peligrosa con otros medicamentos que tome.

• **Otras hierbas útiles** Las infusiones de grosella negra o té verde son útiles como tratamiento preventivo, así como la salvia, disponible en forma de cápsulas. Para mejorar la circulación sanguínea, tome ginseng. Para reducir la ansiedad son útiles la melisa, la pasionaria y la amapola de California. No tome más de uno de estos tratamientos herbarios al mismo tiempo; consulte al médico antes de iniciar cualquier tratamiento con hierbas.

ESTILO DE VIDA

• **Úselo o piérdalo** Mantener activo y alerta el cerebro ayuda a salvarlo del Alzheimer. Los estudios indican que la actividad intelectual ayuda a reducir el riesgo de incapacidad mental ya avanzada la vida. La educación formal o la estimulación mental de viajar, leer libros, aprenda a hacer algo nuevo, armar rompecabezas, tomar clases de educación para adultos, dedicarse a pasatiempos o sólo encontrar formas nuevas de hacer actividades en familia, aumentan las vías neurales en el cerebro.

Enfermedad de las encías

¿Qué es?

Las enfermedades de las encías o periodontales ocurren cuando la placa (sustancia pegajosa compuesta por bacterias y otras materias) se acumula en los espacios entre dientes y encías. Afecta sensiblemente a mucha gente, y a otra en menor grado. La enfermedad de las encías es la segunda causa de cardiopatías, sólo después del tabaquismo. (vea ¡Cuídese!, abajo).

La enfermedad de las encías ligera, llamada gingivitis, es una infección común que causa inflamación en la línea de las encías. Se desarrolla a cualquier edad y causa periodontitis (enfermedad de las encías avanzada). La periodontitis ocurre cuando la placa acumulada crea pequeñas bolsas en el borde de la encía, lo que separa el tejido de la encía de los dientes. Puede llegar a dañar el hueso de la mandíbula y aflojar los dientes.

La enfermedad de las encías avanzada es causa principal de pérdida de dientes en gente mayor. Al envejecer, hay menos producción de saliva y el riesgo de enfermedades de las encías aumenta. Las encías sanas se separan de los dientes en forma gradual y dejan expuestas las raíces, que son dañadas por la placa con más facilidad. Los fármacos que toma la gente mayor, como los diuréticos y los que controlan la presión arterial, reducen la producción de saliva, que tiene un papel clave en la protección de los dientes al barrer con la comida y neutralizar los ácidos de la placa.

Algunas enfermedades afectan la salud dental. La artritis dificulta el cepillado y el uso del hilo dental adecuados y la diabetes afecta la curación de heridas, lo que provoca infección. La gente mayor que no lleva una dieta balanceada disminuye la capacidad de su cuerpo para combatir infecciones. Seguir una dieta saludable es de gran ayuda para mantener unas encías y dientes sanos. Dejar de fumar es una acción preventiva importante.

Los estudios indican que la bacteria que se extiende desde las bolsas infectadas en las encías se transmite de una persona a otra al besarse.

¿Cómo se trata?

La gingivitis se elimina con cepillado escrupuloso, hilo dental y visitas al dentista. Si tiene mala salud, hay más riesgo de enfermedades de las encías; siga las estrategias indicadas en Su plan de prevención (pág. opuesta). Pregunte al dentista sobre los tratamientos con fluoruro. A diferencia de la gingivitis, la periodontitis requiere medicamentos y atención del dentista.

MEDICAMENTOS

Hay medicamentos que ayudan a combatir la periodontitis, pero no la curan. Casi todos los tratamientos se usan junto con los cuidados del dentista, pero no los sustituyen. El más común es Periostat (una forma del antibiótico doxiciclina). Es una píldora que se toma dos veces al día, por tres meses. Cura y fortalece el tejido de las encías y ayuda a mantener los dientes unidos al hueso. Se usa sólo junto con el tratamiento de raíces y sarro. Los enjuagues bucales que contienen el medicamento antibacteriano clorexidina ayudan a reducir la formación de placa, origen del problema en la mayoría de los casos.

ODONTOLOGÍA Y CIRUGÍA

En la remoción de sarro y alisamiento de la raíz se retira la placa y se alisa la superficie de la raíz, para que las encías puedan unirse de nuevo. Es el tratamiento más común y suele ser todo lo que se necesite. Si las bolsas son muy profundas, se usa la cirugía para cortar las encías hasta el hueso, con el fin de raspar y alisar toda la raíz. Luego se cosen las encías en su sitio. Si la enfermedad periodontal se extendió hasta el hueso de la mandíbula, la regeneración del tejido o el injerto óseo pueden salvarle los dientes.

> **DATO**
> La gente con perio-dontitis tiene riesgo doble de tener un ataque cardíaco fatal y una probabilidad 4.5 veces mayor de enfermedad pulmonar crónica que la que tiene encías sanas.

Su plan de prevención

DIETA

• **Deje el azúcar** Esta sustancia favorece la reproducción de bacterias. Evite las bebidas gaseosas. Si las toma, cepíllese los dientes luego o enjuáguese la boca con agua.

• **Elija frutas y verduras duras** Contienen antioxidantes que ayudan a reparar los tejidos. Además, comerlas crudas ayuda a limpiar los dientes.

OPCIONES MÉDICAS

• **Visite al dentista** Hágase una revisión cada seis meses (cada tres meses si es propenso las enfermedades de las encías). Visite al higienista dental al mismo tiempo.

COMPLEMENTOS

• **Sano con C** Tomar vitamina C todos los días ayuda a mantener las encías sanas, ya que da apoyo al sistema inmunitario haciendo que las encías sean más resistentes a las bacterias y fortaleciendo el tejido débil de las encías.

• **Tome calcio** El calcio ayuda en la formación de huesos y dientes. Para hombres y mujeres de menos de 50 años, se recomienda que tomen 800 mg de calcio al día. Al envejecer, a su cuerpo se le dificulta más absorber el calcio, así que puede aumentar el consumo diario. Si toma corticosteroides, quizá necesite incluso más, así que hable con el médico.

• **Coenzima Q10** Se encuentra en todas las células humanas. Esta sustancia mejora la oxigenación de

los tejidos; 50 mg dos veces al día ayuda a disminuir dolor, sangrado e inflamación y acelera la recuperación después de la cirugía. Tómela con la comida.

• **Multivitamínicos** Tome uno que contenga vitamina C y calcio. Quizá necesite tomar una píldora de calcio aparte si se lo recomienda el médico.

• **Otras ayudas** Son útiles los complementos de ácido fólico, niacina y vitamina C con bioflavonoides.

SALUD NATURAL

• **Ortodoncia diferente** Los dentistas holísticos tienen la misma capacitación que los tradicionales, pero usan la acupuntura para aliviar el dolor y recomiendan complementos y técnicas para reducir el estrés (el estrés debilita el sistema inmunitario y aumenta el riesgo de enfermedades de las encías).

ESTILO DE VIDA

• **Deje de fumar** Un estudio en 12,000 adultos indicó que fumar cuadruplica el riesgo de enfermedad periodontal. Los fumadores no sanan con rapidez luego de la cirugía en las encías.

• **Cepíllese** Cepíllese los dientes tres veces al día con un cepillo de cerdas suaves. Dedique 2 o 3 minutos a esta tarea, no de 45 a 60 segundos, que es el promedio. Cepíllese la lengua, que es otra zona donde se desarrollan las bacterias.

• **No olvide el hilo dental** Úselo a diario. Pídale al dentista que le enseñe a usarlo.

Enfermedad de Parkinson

¿Qué es?

La enfermedad de Parkinson, trastorno del sistema nervioso, se debe a que disminuye en el cerebro la producción de dopamina, sustancia química esencial que transporta señales de una célula cerebral a otra para producir movimientos musculares suaves y coordinados. En esta enfermedad, las células que generan dopamina en la pequeña zona del cerebro donde se producen (la sustancia negra) empiezan a morir. En sus primeras etapas, los síntomas son leves y suelen atribuirse al proceso de envejecimiento. Para cuando se diagnostica, la mayoría de las personas ya perdió la mitad de sus células productoras de dopamina y los síntomas se hacen más obvios.

Con el tiempo, el desarrollo de la enfermedad de Parkinson empeora, razón por la cual los médicos la llaman "enfermedad degenerativa". Es más común en personas mayores de 55 años, pero también afecta a personas más jóvenes.

Los investigadores no saben lo que provoca que las células cerebrales dejen de producir dopamina y mueran, pero factores ambientales y predisposición genética son las posibles causas. No hay cura para la enfermedad de Parkinson y no hay forma de detectarla antes de que se presenten los síntomas.

Si tiene síntomas, vea al médico: quizá necesite hacerle una prueba CT o MRI para descartar otras enfermedades, como tumor cerebral, que podrían causar síntomas similares. Él revisará los medicamentos que toma para asegurarse de que los síntomas no sean causados por un efecto secundario de los fármacos. Un padecimiento no peligroso llamado "temblor esencial benigno" causa temblores, pero no se relaciona con la enfermedad de Parkinson.

¿Cómo se trata?

Las modificaciones en el estilo de vida (vea Su plan de prevención, pág. opuesta) son esenciales para controlar los síntomas de esta enfermedad. Pero al progresar, casi todos requieren medicamentos y algunos eligen la cirugía.

MEDICAMENTOS

La enfermedad de Parkinson se trata con levodopa (L-dopa), medicamento que ayuda a las células cerebrales a crear dopamina. La L-dopa reduce los síntomas al menos en 75% de la gente, pero causa efectos secundarios como náusea, vómito, presión arterial baja e inquietud. Con el tiempo, el cuerpo se acostumbra a la L-dopa, por lo que sus efectos benéficos disminuyen. Al suceder esto, el médico quizá le recomiende que deje de tomar el medicamento por un tiempo específico. Al volver a tomarlo, sentirá más fuertes sus efectos.

La mayoría de las personas que toman L-dopa sienten alivio por cinco años antes de que su efectividad empiece a disminuir. Otros medicamentos para tratar esta enfermedad incluyen bromocriptina y pergolida, que imitan el papel de la dopamina en el cerebro, y selegilina, que protege las neuronas que producen dopamina y retrasa la necesidad de la terapia con levodopa.

CIRUGÍA

Cuando los medicamentos no alivian los síntomas, mucha gente recurre a la cirugía. La palidotomía consiste en destruir algunas células del cerebro con una sonda de calor, para detener los temblores y reducir la rigidez.

Los científicos prueban el trasplante de células productoras de dopamina en el cerebro de gente con Parkinson, y un tratamiento pionero usa terapia de genes para convertir otras células cerebrales en productoras de dopamina. Otra opción es la estimulación eléctrica de ciertas partes del cerebro.

Su plan de prevención

DIETA

• **Limite la proteína** Evite comidas con mucha proteína, como carnes y pescado, si sigue la terapia con L-dopa. La proteína disminuye la efectividad de la L-dopa. Es aconsejable tomar el medicamento entre comidas, a no ser que específicamente le indiquen que no lo haga.

• **Aumente la fibra** Añadir fibra a su dieta ayuda a controlar el estreñimiento que suele acompañar a esta enfermedad. Coma cinco o más porciones de frutas y verduras al día. Elija higos, ciruelas, papaya y piña, porque tienen un efecto laxante natural y aceleran el paso de la comida por el organismo. No es recomendable comer mucho salvado para obtener fibra extra, porque tiene pocos nutrientes y afecta la absorción del cuerpo de algunos minerales.

• **Comidas** En las últimas etapas de la enfermedad, se dificulta masticar los alimentos. Elija comidas blandas, como pasta, yogur y manzana cocida.

• **Poco, pero a menudo** Si no tiene apetito, trate de comer menos pero con mayor frecuencia (cada 2 o 3 horas). Esto hace que la hora de la comida sea menos desalentadora.

• **Omega-3** Los ácidos grasos omega-3 ayudan a reducir los temblores. Coma mucho pescado graso.

EJERCICIO

• **Ejercítese** Haga ejercicios de estiramiento y camine como parte de su rutina diaria. Esto mejorará su fortaleza, equilibrio y coordinación muscular.

• **La terapia ayuda** Un terapeuta físico le enseñará a mover el cuerpo, así usted podría reducir las probabilidades de caerse.

COMPLEMENTOS

• **Nutrición, la clave** Los investigadores creen que la vitamina E (250 mg al día) retrasa que avance el mal. La vitamina C sirve en las primeras etapas (500 mg, 2 veces al día). La vitamina B_6 (25 mg, 2 veces al día) acelera la transmisión de mensajes entre células cerebrales. También sirven el ácido fólico, los aceites de pescado y el ginkgo biloba.

SALUD NATURAL

• **Ayuda herbaria** Varios tratamientos herbarios ayudan a aliviar la depresión: hierba de San Juan, pasionaria, lavanda y valeriana. Advertencia: avise al médico si toma la hierba de San Juan, porque puede afectar a otros medicamentos.

ESTILO DE VIDA

• **Pruebe otras opciones** La acupuntura se usa para controlar los temblores y calmar la rigidez y la depresión.

• **Ropa** Elija ropa que pueda ponerse y quitarse con facilidad. Es más fácil usar cierres y velcro que botones y lazos. Elija suéteres abiertos y no cerrados, y use ropa holgada.

• **Seguridad** Instale pasamanos en su casa, en especial en la regadera y junto al escusado. Quite tapetes y cables sueltos para evitar tropezarse. La alfombra es mejor en caso de una caída.

• **Sopese sus riesgos** La exposición a pesticidas y herbicidas (en zonas rurales) es un factor de riesgo que podría ser motivo para mudarse de casa, en particular si están presentes otros factores de riesgo, como haber tenido una herida en la cabeza o sufrir estrés, o tener un historial familiar de la enfermedad.

Enfermedad diverticular

¿Qué es?

La enfermedad diverticular tiene dos formas: diverticulosis y diverticulitis. En la primera, bolsas del tamaño de una uva llamadas divertículos salen por los puntos débiles de las paredes del colon (intestino grueso). Una de cada tres personas de más de 60 años la padece como resultado de una dieta con poca fibra. La diverticulosis rara vez se encuentra en Asia y África, donde la gente come principalmente alimentos con mucha fibra y poca carne. La fibra ablanda las heces y facilita su paso, lo que reduce la presión en el colon. Los médicos creen que el esfuerzo para tener un movimiento intestinal fomenta la formación de divertículos; el estreñimiento puede causar diverticulosis.

En la diverticulitis, las bolsas se inflaman o infectan, quizá porque las heces o la comida quedan atrapadas ahí. De 10 a 25% de la gente con diverticulosis desarrolla diverticulitis, que puede causar desgarre, bloqueo o sangrado del colon. Si se forma un absceso (formación localizada de pus), puede causar inflamación, daño al tejido y extender la infección a otras partes del cuerpo. A veces, el pus sale del colon hacia la cavidad abdominal. Esto causa una infección llamada peritonitis, que requiere cirugía para limpiar y desinfectar la cavidad y retirar las porciones dañadas del colon.

Casi toda la gente con diverticulosis no tiene síntomas. La enfermedad suele diagnosticarse durante pruebas efectuadas por otro motivo. A veces, los médicos la descubren durante la toma de rayos X del colon en la que se usa bario (para destacar el colon). Si el médico cree que hay diverticulosis, solicitará una muestra de excremento para analizarlo en busca de sangre.

El médico podrá diagnosticar diverticulitis por los síntomas. Examinará la sensibilidad del abdomen y tomará muestras de sangre para ver si hay infección. Para esto usará un endoscopio (tubo flexible e iluminado con una pequeña cámara en el extremo) para ver el interior del colon.

¿Cómo se trata?

La mayoría de la gente puede controlar la enfermedad diverticular ligera con las recomendaciones de Su plan de prevención (pág. opuesta). Para una enfermedad más grave, el objetivo del médico será tratar cualquier infección, reducir la inflamación, hacer descansar el colon y evitar complicaciones, como sangrado o perforación. A veces son necesarios medicamentos y cirugía.

MEDICAMENTOS

Los medicamentos antiinflamatorios (como ibuprofeno) causan retortijones, inflamación y estreñimiento en la diverticulosis. Para que el colon descanse, el médico recetará una dieta líquida y el medicamento bromuro de propantelina (Pro-Banthine), que ayuda a controlar los espasmos intestinales. Si usted ha presentado sangrado rectal, quizá le inyecte en la zona afectada un medicamento que contrae las arterias, como la vasopresina, para detener el sangrado y aliviar los síntomas. Un absceso requiere tratamiento con antibióticos. Si los medicamentos no dan resultado, quizá necesiten drenarle el absceso. El médico insertará una aguja y un catéter (tubo pequeño) en el absceso para extraer el fluido.

CIRUGÍA

Para diverticulitis grave, el médico recomendará la cirugía para quitar la porción dañada del colon. Las secciones sanas del colon se reconectan.

MEDICINA NATURAL

En una tienda naturista puede comprar raíz de acalia, corteza de olmo resbaladizo, raíz de orozuz y jugo de aloe vera, que calman y protegen el intestino inflamado. Un té de manzanilla o de una combinación de ñame silvestre, hierbabuena y valeriana también ayuda debido a sus propiedades calmantes y antiinflamatorias. Los complementos de fibra, en forma de psyllium o semillas de linaza, ayudan a calmar los ataques. Los bioyogures también son de mucha utilidad, en especial si elige cultivos acidófilos y bífidos o una combinación. Asimismo, la melisa y la filipéndula ayudan a calmar el tracto digestivo.

> ## DATO
> Un nuevo tratamiento puede evitar la cirugía diverticular. Un endoscopio (tubo flexible iluminado con una cámara en el extremo) es guiado por el intestino grueso para introducir medicamentos y hacer pequeñas reparaciones en los divertículos que sangran, sin necesidad de una cirugía de gran envergadura.

Su plan de prevención

DIETA

• **Busque volumen** Al aumentar la cantidad de fibra en su dieta reduce los síntomas de la diverticulosis y evita que se desarrolle diverticulitis. Coma al menos 30 g de fibra cada día, pero aumente el consumo poco a poco. Buenas fuentes: frutas y verduras frescas, frijoles, legumbres, panes integrales y cereales. Trate de obtener la fibra extra de los alimentos, en lugar de añadir salvado a su comida, para que no se estriña.

• **Beba agua** Asegúrese de beber ocho vasos de agua (de 300 ml) al día. Esto ayuda a evitar el estreñimiento que puede presentarse al aumentar el consumo de fibra.

• **Coma yogur** Las bacterias benéficas viven en el colon, donde combaten a las bacterias que provocan enfermedades. Si toma un antibiótico (que mata las bacterias buenas junto con las malas), tome a diario bioyogur, que contiene cultivos activos, para restaurar las bacterias benéficas.

• **Utilice el ajo** Use mucho ajo al cocinar, para combatir las bacterias dañinas. Si no le gusta el olor, tome cápsulas inodoras de ajo.

EJERCICIO

• **Ejércítese** El ejercicio ayuda a prevenir el estreñimiento manteniendo en movimiento las heces en el intestino. Haga 30 minutos de actividad moderada cada día, como caminar aprisa, correr, nadar o andar en bicicleta.

COMPLEMENTOS

• **Bacterias "buenas"** Tome un complemento acidófilo para ayudar a restaurar las bacterias "amistosas" en el colon, en especial si toma antibióticos.

• **Tome vitaminas** Mantenga en forma su sistema inmunitario tomando a diario un multivitamínico y un complemento mineral con vitaminas E y C y cinc, que refuerzan dicho sistema y combaten la infección.

• **Uña de gato** Esta hierba, de la corteza de la enredadera uña de gato, se utiliza por su capacidad para mejorar la inmunidad y calmar la inflamación.

• **Psyllium y linaza** El psyllium proporciona una fibra que forma volumen. La linaza también forma volumen y evita la infección manteniendo limpios los sacos intestinales. Tómelos juntos por la mañana.

Enfermedades de la tiroides

¿Qué son?

La tiroides es una glándula en forma de mariposa ubicada al frente de la garganta, alrededor de la caja de voz. Produce y libera hormonas que regulan el metabolismo e influyen en fuerza, ritmo cardíaco, nivel de energía, función intestinal, descomposición de grasa, crecimiento del cabello y humor. La liberación de las hormonas tiroideas está controlada en parte por la hormona estimulante de la tiroides (HET, o STH por sus siglas en inglés), que se forma en la glándula pituitaria, que libera más o menos HET según la necesite el cuerpo.

En el hipotiroidismo (tiroides poco activa), no se libera suficiente hormona tiroidea y el metabolismo se hace lento, lo que produce cansancio. Los niveles bajos de hormona tiroidea aumentan los niveles de colesterol. Las mujeres tienen un riesgo cuatro veces mayor de hipotiroidismo que los hombres; las mujeres de más de 50 son en especial vulnerables. El hipotiroidismo lo causa la enfermedad autoinmune tiroiditis de Hashimoto, en la que las células tiroideas se destruyen por un ataque mal dirigido del sistema inmunitario.

En el hipertiroidismo (tiroides hiperactiva), la tiroides libera mucha hormona tiroidea y el metabolismo se acelera, lo que hace que se sienta nervioso. El hipertiroidismo también es más común en mujeres; suele desarrollarse entre los 30 y los 40 años. En muchos casos, lo causa un trastorno autoinmune, la enfermedad de Graves, que desencadena la producción excesiva de la hormona tiroidea. A veces se desarrollan uno o más nódulos en la glándula tiroides. Suelen no ser cancerosos pero el médico los examina periódicamente para ver si no producen hormona tiroidea, que puede causar hipertiroidismo.

El bocio es la glándula tiroides agrandada. Ocurre con el hipo o el hipertiroidismo. El algunos casos el bocio aumenta mucho e interfiere con la acción de tragar o respirar, aunque generalmente no causa problemas y a veces desaparece solo. En ocasiones el bocio es causado por insuficiencia de yodo. La glándula tiroides absorbe el yodo, que se usa para crear la hormona tiroidea. Un estudio de médicos escoceses encontró que 40% de las mujeres obtienen menos de la cantidad recomendada de yodo. Demasiado yodo causa una función inapropiada de la tiroides, en especial si la glándula ya fue atacada por el sistema inmunitario. En este caso, el yodo extra hace que los niveles de hormonas tiroideas en la sangre se eleven más.

Estas pruebas ayudan al médico a diagnosticar un problema en la tiroides.

- **Análisis de sangre** Miden la cantidad de HET en la sangre y las hormonas tiroideas T3 y T4. (Más información en la pág. 161.)
- **Pruebas de yodo radiactivo** Le administran yodo radiactivo en forma de píldora o líquida, que absorbe la tiroides como yodo. En 24 horas, miden la radiactividad para ver cuánto yodo absorbió la glándula. Una mayor absorción indica la presencia de la enfermedad de Graves.
- **Biopsia** El médico retira unas células con una aguja delgada, las cuales son examinadas en el laboratorio en busca de cáncer.
- **Ultrasonido** Indica si un nódulo está lleno de líquido o es sólido.

¿Cómo se tratan?

El tipo de enfermedad indica si se requieren medicamentos, cirugía o ambos.

MEDICAMENTOS

Para el hipotiroidismo, el médico recetará un reemplazo de hormona tiroidea sintética y ajustará la dosis según se necesite. Para el hipertiroidismo, el médico quizá recomiende un medicamento antitiroides, que tomará todos los días para evitar que la glándula produzca hormonas. Otra opción es tomar una dosis única de yodo radiactivo, el cual destruye las células tiroideas que producen demasiadas hormonas. La sustancia la absorbe sólo la tiroides y no lesiona ninguna otra parte del cuerpo. La radiactividad suele causar hipotiroidismo y necesitará usted tomar un reemplazo de tiroides.

CIRUGÍA

Si los medicamentos no mejoran el hipertiroidismo, se retira quirúrgicamente parte de la glándula para limitar la producción de hormonas; luego de esta operación, mucha gente tiene que tomar medicamentos para la tiroides de por vida. En caso de nódulo tiroideo, el médico le extrae el fluido con una aguja muy delgada. Si el nódulo es canceroso, la glándula tiroides es extirpada.

DATO

En la gente mayor, los síntomas de hipertiroidismo pueden incluir debilidad muscular y reducción del apetito. Una persona más joven puede tener exceso de energía, hasta el punto de la hiperactividad.

Su plan de prevención

DIETA

• **Vigile su dieta** Para hipotiroidismo, obtenga suficiente yodo (mariscos y sal yodada) y limite el consumo de grasa, porque la enfermedad eleva el nivel de colesterol. Para hipertiroidismo, evite comidas ricas en yodo y coma muchos alimentos ricos en calcio, para contrarrestar la pérdida de calcio de los huesos por exceso de la hormona tiroidea. Incluya verduras crucíferas como el brócoli, pues controlan la producción tiroidea en forma natural.
• **Verduras** Los científicos creen que el hierro es necesario para la producción de la hormona tiroidea, así que coma alimentos con hierro (hígado, pescado y verduras de hojas verdes). El exceso de hierro interfiere en la absorción del medicamento para la tiroides; hable con el médico antes de tomar un complemento.

EJERCICIO

• **Ejercítese** El ejercicio ayuda a controlar los niveles de colesterol, el cual tiende a elevar el hipotiroidismo. Camine media hora, si es posible todos los días, para normalizar el nivel de colesterol.

COMPLEMENTOS

• **Tome vitaminas** Para cualquier problema de tiroides, asegúrese de que su multivitamínico diario contenga todas las vitaminas B y las C y E, que mejoran el sistema inmunitario y ayudan a la tiroides a actuar como debe hacerlo. Si tiene una tiroides lenta, lo ayudarán cinc extra (tomado con cobre) y selenio. Y si tiene deficiencia de yodo, el kelp la compensará.

¡CUÍDESE!

Antes de usar complementos de algas o kelp, pregunte al médico. Contienen yodo, que puede empeorar ciertos padecimientos de la tiroides.

Enfisema

¿Qué es?

El enfisema es una enfermedad irreversible en la que las paredes entre los alveolos (pequeños sacos de aire) de los pulmones se destruyen. La enfermedad hace que los alveolos individuales se unan con los sacos de aire vecinos, lo que deja a los sacos de aire más grandes con menos área de superficie; esto hace que a los sacos de aire les cueste más trabajo intercambiar el bióxido de carbono por el oxígeno. Los sacos se vuelven menos elásticos y no pueden desinflarse por completo para expulsar el bióxido de carbono de los pulmones. Esto dificulta la respiración, en especial al exhalar.

El tabaquismo a largo plazo es la causa más común de enfisema, pero la contaminación del aire y la exposición en el sitio de trabajo a emanaciones y polvo también contribuyen (antes se conocía como enfermedad de los mineros). El riesgo aumenta con un historial familiar de enfermedad pulmonar obstructiva crónica, que incluye enfisema y bronquitis crónica. En 2 de cada 1,000 personas, una deficiencia heredada de proteína alfa-1-antitripsina provoca la enfermedad. Aunque el enfisema suele presentarse después de los 50 años de edad, la forma heredada se presenta 20 años antes.

El enfisema es 22% más común en hombres que en mujeres, pero las cifras cambian a medida que más mujeres fuman. Si tiene enfisema, corre un riesgo mayor de padecer otras enfermedades, incluyendo infecciones pulmonares repetidas, la hipertensión pulmonar (hipertensión en las arterias de los pulmones) y fallas cardíacas.

Para diagnosticar el enfisema, el médico usará un estetoscopio para escuchar su respiración y le golpeará el pecho en varios sitios. Un sonido hueco indica enfisema. Tal vez también le tome rayos X del pecho.

En una prueba llamada espirometría, se mide la cantidad de aire que puede exhalar. Le harán un análisis de sangre para determinar la cantidad de oxígeno en ella, lo que ayuda al médico a saber cuánto oxígeno pasa a través de los pulmones dañados.

¿Cómo se trata?

El enfisema es incurable. Si fuma (la mayoría de la gente con enfisema fuma), dejar de fumar es el más importante de los tratamientos. Para consejos sobre cómo dejar el hábito de la nicotina, vea el Capítulo 6, Evite las trampas de salud comunes. El médico también podrá recomendarle que siga uno o más de estos tratamientos.

OXÍGENO

Inhalar oxígeno extra ayuda a la respiración y mejora la función del corazón. El oxígeno viene en tanques portátiles y lo inhala a través de un tubo de plástico con aberturas que encajan en las fosas nasales. Aunque algunas personas con enfisema usan el oxígeno sólo por la noche, es más efectivo si se usa las 24 horas del día. Pero esto limita seriamente su movilidad, porque necesita permanecer cerca del tanque. Nunca fume mientras esté usando oxígeno y mantenga el tanque alejado de las llamas.

MEDICAMENTOS

Se usan antibióticos para tratar las infecciones pulmonares crónicas, como bronquitis o neumonía. Los broncodilatadores, como salbutamol (Ventolin), relajan los músculos de las vías respiratorias, lo que ayuda a abrir las vías para respirar. Si inhala estos medicamentos por la boca o la nariz, actúan en minutos. Los medicamentos corticosteroides inhalados, como beclometasona (Becotide), ayudan a curar el recubrimiento de las vías respiratorias. A algunos pacientes les recetan esteroides orales, en forma de tabletas.

CIRUGÍA

La cirugía de reducción pulmonar (aún en etapas experimentales) retira las secciones enfermas del pulmón y da a las partes sanas más espacio para expandirse. Rara vez se usa y en general se reserva para casos muy graves.

¡CUÍDESE!

Piénselo dos veces antes de tomar Ephedra sinica (Ma huang), que es una hierba china que se usa para tratar problemas respiratorios. Uno de sus ingredientes es similar a la anfetamina (un estimulante) y puede elevar la presión arterial y el ritmo cardíaco. Si se usa mal, causa convulsiones, psicosis e incluso la muerte.

Su plan de prevención

DIETA

- **Coma antioxidantes** Los investigadores que estudiaron a más de 18,000 personas encontraron que las que consumieron muchos antioxidantes tuvieron una mejor función pulmonar. Asegúrese de comer alimentos ricos en vitaminas A, C y E, selenio y betacaroteno. Buenas fuentes: verdura y fruta de hojas oscuras, granos integrales, frutos secos, germen de trigo y aceites vegetales.

EJERCICIO

- **Ejercítese** El ejercicio aeróbico habitual (caminar) limpia el moco de los pulmones, mejora la capacidad pulmonar, aumenta la resistencia y reduce la falta de aliento. Ejercítese al menos 20 minutos diarios.

OPCIONES MÉDICAS

- **Aumente sus defensas** Aproveche la vacuna contra la gripe. Pídale al médico que se la ponga si considera que está en riesgo.

COMPLEMENTOS

- **Considere N-acetil cisteína** Este antioxidante adelgaza el moco y protege el tejido pulmonar. Tome 200 mg dos veces al día; asegúrese de informar al médico que lo toma.
- **Tome vitamina C** La vitamina C adelgaza el moco, ayuda a prevenir la bronquitis y aumenta la cantidad de aire que exhala de los pulmones.

ESTILO DE VIDA

- **Deje de fumar** Dejar de fumar es el paso más importante en el tratamiento del enfisema y evita que empeore. Hable con el médico sobre la terapia de reemplazo de nicotina o el medicamento anfebutamona (Wellbutrin), que quita el deseo de fumar. Hay muchos parches, aerosoles, chicles e inhaladores que puede usar para ayudarse a dejar de fumar. El médico le puede informar sobre grupos de apoyo para dejar el cigarro. La acupuntura y el hipnotismo ayudan. Busque más información en el periódico.
- **Vigile lo que respira** Evite el humo de segunda mano, las emanaciones de los automóviles, las emanaciones en general, el polvo y las sustancias químicas irritantes. Mantenga su casa bien ventilada, use un humidificador si el aire está demasiado seco, y libérese del moho haciendo regularmente una limpieza escrupulosa.

Estreñimiento

¿Qué es?

El estreñimiento es un padecimiento en el que los intestinos no se mueven con normalidad, lo que deriva en evacuaciones secas y duras, difíciles de eliminar. Los hábitos intestinales normales difieren entre las personas sanas. Algunas evacúan una o más veces al día y otras sólo dos o tres a la semana. Cualquier cambio en sus hábitos intestinales es motivo de preocupación y debe ser examinado.

Un cambio en su dieta regular puede hacer que sus evacuaciones pierdan agua y se sequen al moverse por el intestino grueso (colon). Otros desencadenantes del estreñimiento incluyen cambios en los hábitos de ejercicio o estilo de vida, falta de fibra en la dieta o estrés acumulado y también se presenta en personas que suelen retrasar sus deposiciones.

Si por cualquier causa no come en forma normal unos días, su aparato digestivo toma tiempo para regularizarse cuando usted vuelve a la normalidad y quizá no evacúe de inmediato. No se preocupe. Una vez que su organismo capture los nutrientes faltantes, desechará el exceso.

Algunos medicamentos, incluidos complementos de hierro, bloqueadores de los canales de calcio, analgésicos narcóticos que contienen codeína, antiácidos con aluminio y fármacos para la presión arterial, producen estreñimiento, pues extraen la humedad del colon. Los trastornos endocrinos, como diabetes o enfermedad de la tiroides, afectan los hábitos intestinales.

El médico le preguntará desde cuándo está estreñido, cuándo fue su última evacuación, qué consistencia tuvo y si hubo sangrado.

¿Cómo se trata?

Como los hábitos alimentarios suelen ser la causa del estreñimiento, coma más frutas y verduras, que no sólo son nutritivas, sino que protegen al cuerpo de enfermedades. Quizá sólo tenga que añadir laxantes naturales y ligeros a su dieta para corregir el problema. Pruebe la col en salmuera, el ruibarbo o las coles de Bruselas. Cuando tenga un antojo, coma ciruelas y otras frutas secas, como higos y chabacanos. Unas pocas cada noche ayudarán a que su intestino trabaje. En nuestra cultura occidental, tendemos a comer muy poca fibra. Debe comer de 25 a 35 g al día y siempre trate de obtener la fibra primero de la comida. El salvado es una fuente excelente y muchos cereales para el desayuno ayudan en la digestión. Beba mucha agua si come mucho salvado. (Vea Su plan de prevención, a la derecha.)

Un supositorio o un enema suave ofrecen alivio inmediato. Si compra un laxante, empiece con el producto más ligero que encuentre y no convierta en hábito su uso. (Vea el Capítulo 6, Evite las trampas de salud comunes.)

El médico puede recetarle un ablandador de heces. Si el estreñimiento es un efecto secundario de una medicina que toma, podría sugerirle un cambio en la dosis o recetarle otro medicamento.

Su plan de prevención

DIETA

• **Coma mucha fibra** La fibra es la parte no digerible de los alimentos vegetales. Al ayudar a que las evacuaciones retengan agua, añade volumen. Esto estimula la contracción natural de los intestinos y provoca que se muevan. La fibra insoluble de los granos integrales acelera el paso de las evacuaciones por el colon. Frutas, verduras, frijoles y granos integrales son fuentes excelentes de fibra, así como el salvado. Cambie a un cereal de salvado o compre la forma no procesada (disponible en tiendas naturistas) y añada un poco a los guisos y a lo que hornea. Sustituya el arroz blanco por arroz integral, pues tiene tres veces más fibra. Aumente el consumo de fibra en forma gradual; si no, tendrá gases, inflamación y dolor abdominal.

• **Fuentes de fibra**

COMIDA	PORCIÓN	FIBRA
Frambuesas	75 g	2 0g
Pera con piel	1 mediana	3.5 g
Manzana con piel	1 mediana	1.8 g
Calabacitas (horneadas)	75 g	2.5 g
Coles de Bruselas	90 g	2.8 g
Lentejas	100 g	3.8 g
Arroz integral	180 g	1.4 g
Tazón de avena mediano	200 g	1.6 g
Cereal alto en fibra (Bran Flakes)	tazón mediano	3.4 g
Papa al horno con piel	175 g	1.6 g

• **Beba líquidos** Tome mucho líquido, por lo menos ocho vasos de agua al día, para ablandar las evacuaciones. Si aumenta el consumo de fibra sin beber suficiente agua, el volumen extra hace lenta la función intestinal o la bloquea.

EJERCICIO

• **Muévase** El ejercicio habitual favorece un buen funcionamiento del intestino. Los estudios indican que el ejercicio acelera el tiempo de tránsito de las evacuaciones por el intestino grueso. Eso significa menos tiempo para que la evacuación pierda agua, y por lo tanto pasa con más facilidad.

COMPLEMENTOS

• **Fortifíquese** En lo que cambia sus hábitos alimentarios e incluye más fibra, considere un complemento de fibra, pues puede serle útil. Pero, a diferencia de la fibra natural que obtiene de los alimentos integrales, los complementos de fibra no contienen nutrientes. Si decide tomar uno, háblelo primero con el médico, porque es peligroso que tome demasiado.

ESTILO DE VIDA

• **Sea constante** Mantenga una rutina regular lo más que pueda. Un cambio repentino en el nivel de actividad o en los hábitos alimentarios, como durante una enfermedad o en vacaciones, puede causar estreñimiento.

¡CUÍDESE!

Nunca tome un laxante estimulante (como Califig o Ex-Lax) por más de tres días consecutivos. El uso excesivo puede causar daño intestinal y el "síndrome de intestino flojo", en el que el intestino no funciona bien sin un laxante.

Fatiga

¿Qué es?

La fatiga a corto plazo, esa sensación de cansancio luego de un día estresante o de un viaje largo, es normal. Sin embargo, la fatiga constante a largo plazo, la que siente cada día sin importar lo que haga, no es normal.

La fatiga es uno de los principales padecimientos de la gente que visita a un médico. Puede ser un efecto secundario de un medicamento o causada por enfermedades como depresión, diabetes, esclerosis múltiple, reflujo gastroeso-fágico, úlceras o apnea del sueño (trastorno de la respiración que lo despierta con frecuencia durante la noche). La enfermedad de la tiroides afecta a 15% o más de los adultos y es causa común de cansancio. Un porcentaje de mujeres tiene anemia por deficiencia de hierro, que causa fatiga. (Las causas de anemia por deficiencia de hierro incluyen un flujo menstrual abundante o pérdida de sangre por una úlcera sangrante.) Un análisis de sangre ayuda al médico a diagnosticar estas enfermedades. Algunos adultos mayores pierden la capacidad de absorber la vitamina B_{12} de la comida, lo que causa anemia. La deficiencia de vitamina B_{12} se detecta con un análisis de sangre y se trata con inyecciones o dosis orales altas de la vitamina.

En la mayoría de los casos, la fatiga es causada por el estilo de vida (tabaco, alcohol, mala dieta, poco ejercicio, exceso de comida y falta de sueño). Una encuesta indicó que 18% de los hombres admitieron haberse quedado dormidos al volante y 5% sintieron que la somnolencia afectó sus actividades. La fatiga puede estar acompañada de soledad y aburrimiento.

¿Cómo se trata?

Si a menudo está cansado por razones que no puede explicar, visite al doctor, quien determinará si hay alguna explicación médica y sugerirá un tratamiento apropiado. Si su fatiga no se debe a una enfermedad, logrará un cambio sustancial al adoptar ciertos cambios en su estilo de vida, dieta y hábitos de ejercicio. Vea algunos consejos en la siguiente página.

Reconozca el síndrome de fatiga crónica

El síndrome de fatiga crónica está marcado por cansancio intenso y síntomas como los de la gripe. La fatiga a largo plazo podría ser este síndrome si dura seis meses y está acompañada de algunos de estos síntomas: intensa fatiga sin causa médica, pérdida de memoria y concentración a corto plazo, dolor de garganta, glándulas linfáticas sensibles, fiebre, dolor muscular, dolor en articulaciones sin inflamación ni enrojecimiento, fuerte dolor de cabeza y problemas del sueño. Vea al médico. No hay cura para el síndrome, pero sí existen maneras de manejar los síntomas para hacer la vida más soportable.

Su plan de prevención

DIETA

• **Hidratos de carbono** Los hidratos de carbono complejos, como alimentos integrales, frutas y verduras, proporcionan energía duradera porque tardan en digerirse. Muchos proporcionan las vitaminas B necesarias para la energía.

• **Coma todo el día** Si hace varias comidas pequeñas en el día, ayudará a estabilizar los niveles de glucosa en sangre, y evitará las bajas que hacen que algunas personas se sientan cansadas.

• **No coma dulces** El azúcar da energía rápida, pero esa explosión de energía suele ir seguida de una baja que lo deja sintiéndose más cansado que antes.

• **Reduzca la cafeína** Si es adicto a la cafeína, tiene que consumir cada vez más para obtener un efecto estimulante. Al disminuirla, reducirá su tolerancia y una taza lo animará de nuevo. Note que, en especial en la gente mayor, los efectos de la cafeína duran hasta 10 horas, por lo que su taza de café a la hora de la comida debe ser la última del día.

• **Tome suficiente magnesio** Mucha gente no toma suficiente magnesio, un mineral esencial para la producción de energía. Buenas fuentes: granos integrales, verduras verdes, aguacates, plátanos, legumbres, frutos secos y semillas.

EJERCICIO

• **Haga del ejercicio un hábito** Cuando se ejercita, el cuerpo libera neurotransmisores energizantes llamados endorfinas. El ejercicio aumenta la cantidad de sangre rica en oxígeno que llega al cerebro y los músculos, así como el número de células sanguíneas en el cuerpo. Lo hace dormir mejor. Si está en forma, las actividades cotidianas como cargar comestibles resultan menos cansadas.

• **Estimule su yo interior** Practique yoga, meditación o qi gong (antiguos ejercicios chinos de respiración y meditación) para revitalizarse.

OPCIONES MÉDICAS

• **Revise sus medicamentos** Algunos fármacos incluyendo ciertos bloqueadores beta, los antidepresivos paroxetina (Paxol) y sertralina (Altruline) y el medicamento contra la ansiedad

alprazolam (Tafil) pueden provocar fatiga como efecto secundario. Algunos analgésicos pueden interferir con el sueño porque contienen cafeína (más de lo que hay en una taza de café). Consulte con el médico si sus medicamentos hacen que se sienta cansado.

• **Cambie su medicamento para la alergia** Hay disponibles nuevos antihistamínicos no sedantes. Es más probable que lo hagan sentirse menos soñoliento.

COMPLEMENTOS

• **Tómelo a diario** Tome un multivitamínico con minerales cada día para obtener suficientes vitaminas B (ayudan al metabolismo de los hidratos de carbono y las proteínas, y a la formación de células sanguíneas), magnesio (útil para la producción de energía) y otros nutrientes importantes.

• **Energía con ginseng** Considere tomar Sanjin G Royal (americano) ginseng (de 100 a 250 mg) dos veces al día. Esta hierba ayuda a combatir la fatiga.

SALUD NATURAL

• **Estimule sus sentidos** A algunas personas les da vigor el aroma de los aceites esenciales, como el de sándalo y el de limón. Úselos en un difusor o ponga unas gotas en un pañuelo. Añada un par de gotas de aceite de lavanda al baño antes de irse a la cama, para que lo ayude a dormir.

ESTILO DE VIDA

• **Descanse lo suficiente** Sólo 35% de los adultos duermen las 8 horas recomendadas por noche, durante la semana. Haga del tiempo para dormir una prioridad. No puede "recuperar" el sueño perdido los fines de semana. Vea en el Capítulo 11, Duerma lo suficiente, consejos para lograr un sueño más descansado.

• **Permanezca relacionado** Evite el aislamiento: provoca aburrimiento y depresión, y causa fatiga. Únase a un club o a una asociación, o sea voluntario.

• **Deje la nicotina** Fumar reduce los niveles de oxígeno en la sangre, y como los músculos y los tejidos necesitan oxígeno para la energía, el resultado es la fatiga luego que el estímulo inicial desaparece.

Fibromialgia

¿Qué es?

La fibromialgia es un padecimiento reumático doloroso de músculos, tendones y ligamentos (no de articulaciones) que representa 20% de todas las visitas a los reumatólogos. Las molestias, que van desde dolores semejantes a los de la gripe hasta dolor agudo, varían según la hora del día o en respuesta al estrés, cantidad de sueño o niveles de actividad. La fibromialgia, más común en las mujeres que en los hombres, se presenta sola o se desarrolla como resultado de otra enfermedad reumática, como artritis reumatoide, osteoartritis o lupus. Puede desaparecer sola, recurrir a intervalos o volverse crónica.

¿Cómo se trata?

Ninguna prueba médica confirma la fibromialgia, pero descarta otras enfermedades que causan síntomas similares. Aunque aún no hay una terapia plenamente satisfactoria, el tratamiento calma los síntomas. El mayor beneficio se logra con una combinación de ejercicio y técnicas psicológicas, como relajación, hipnoterapia, biorretroalimentación y terapia cognitiva.

Aunque algunos medicamentos son útiles, los analgésicos tradicionales (aspirina, antiinflamatorios no esteroides, como el ibuprofeno y los opiáceos) no ayudan a todos los que padece fibromialgia. Inyectar lignocaína en los puntos sensibles da alivio temporal. El médico quizá recomiende antidepresivos, no porque mejore el humor, sino por su capacidad de inducir el sueño y modificar la percepción del dolor. Los antidepresivos tricíclicos, como amitriptilina (Tryptanol) o imipramina (Tofranil), dan alivio.

Si se presentan efectos secundarios (somnolencia, estreñimiento, boca seca, aumento de apetito), el médico recetará otro tipo de antidepresivos: inhibidores selectivos de la recaptación de serotonina (ISRC), como paroxetina (Paxil), sertralina (Altruline) o fluoxetina (Prozac). Los ISRC sirven, porque la gente con fibromialgia tiene niveles más bajos de serotonina, sustancia química del cerebro relacionada con el sueño, el humor y la sensibilidad al dolor. Los ISRC interfieren con la respuesta sexual. Si esto es un problema, pregunte al médico si puede dejar el medicamento los fines de semana.

Su plan de prevención

EJERCICIO

• **Alivie el dolor** El ejercicio habitual produce gran alivio. Camine, nade o haga ejercicio aeróbico moderado. El ejercicio tonifica los músculos y mejora la condición física, por lo que requerirá menos energía para las tareas cotidianas. También mejora la circulación y desencadena la liberación de endorfinas (hormonas que producen bienestar). Las primeras tres semanas quizá se sienta peor, mientras los músculos aprenden de nuevo a trabajar.

COMPLEMENTOS

• **Considere el magnesio** El magnesio relaja los músculos y es útil para la fibromialgia. Si lo toma, asegúrese de tomar calcio, porque el desequilibrio entre ambos reduce los efectos benéficos. Compre citrato de magnesio, que se absorbe mejor que el óxido de magnesio. Consulte primero a su médico y no tome magnesio extra si tiene problemas renales o si está tomando medicamento para la presión arterial. Pruebe con 150 mg de magnesio, dos veces al día, pero disminuya la dosis si le da diarrea.

• **Mejore su sueño** Es esencial dormir bien por la noche para sobrellevar el dolor de la fibromialgia. Tome un complemento de hierba de San Juan. Está disponible en forma de extracto líquido. Tome de 2 a 4 ml tres veces al día.

SALUD NATURAL

• **Un masaje** En un estudio, un masaje sueco, dos veces a la semana, proporcionó más alivio que un estimulador nervioso transcutáneo eléctrico contra el dolor. Los participantes no sólo se sintieron mejor y más relajados después del tratamiento, sino que tuvieron menos dolor, rigidez, depresión, insomnio y fatiga luego de cinco semanas. El masaje ayuda a elevar los niveles de serotonina, el analgésico natural del cuerpo, en el cerebro. Si no puede recibir un masaje sueco, pida a su pareja o a un amigo que le dé masaje con su crema humectante favorita, o déselo usted mismo.

• **Acupuntura** En un estudio, seis tratamientos semanales de acupuntura quitaron el dolor a casi la mitad y redujeron una tercera parte los puntos sensibles.

• **Calor** Compresas calientes, duchas y baños relajan los músculos resentidos.

• **Tome té** El té de manzanilla o de valeriana antes de ir a dormir ayuda a relajarse y lo tranquiliza para que entre en un sueño profundo.

ESTILO DE VIDA

• **Aprenda a relajarse** Tome una clase o vea a un asesor en entrenamiento de relajación para reducir la ansiedad. Otras técnicas útiles: hipnoterapia, biorretroalimentación, terapia cognitivo-conductual, oración y meditación. Si le gusta la música, ¡únase a un coro y cante!

• **Monólogo interno positivo** Da consuelo saber que la fibromialgia es una enfermedad benigna y que usted no se deformará ni incapacitará. Casi todos mejoran, así que trate de no preocuparse. El pensamiento positivo (creer que se sentirá mejor) aumenta la probabilidad de que así sea, indican los estudios.

¡CUÍDESE!

No crea lo que dicen sobre la guaifenesina (ingrediente común en medicinas para la tos) a través de Internet. Un estudio de un año indicó que no es mejor que un placebo para calmar los síntomas.

Glaucoma

¿Qué es?

El glaucoma es una de las principales causas de ceguera, que se puede evitar, en el mundo. Ocurre cuando la presión intraocular alta (presión líquida dentro del globo ocular) corta el flujo de sangre hacia el nervio óptico, lo que daña el nervio óptico. Se presentan puntos ciegos, visión borrosa, visión periférica mala y dolor de cabeza a medida que el daño progresa.

El ojo tiene dos cámaras llenas de fluido. El nervio óptico está detrás de la retina, atrás de la cámara posterior, la cual está llena de un fluido gelatinoso llamado humor vítreo. La cámara anterior está llena de un líquido llamado humor acuoso. Normalmente, el ojo produce en forma continua humor acuoso y lo drena a través de una salida o ángulo, entre el iris y la córnea. Si tiene glaucoma, el humor acuoso se acumula en el interior de la cámara anterior y presiona la cámara posterior y el nervio óptico. La acumulación de fluido se debe a que hay demasiada producción de fluido o a un drenaje inadecuado del fluido. Hay dos tipos principales de glaucoma:

● **Glaucoma de ángulo abierto,** que ocurre cuando el ángulo de drenaje se queda abierto y la producción excesiva de fluido aumenta la presión. Tal vez no se note, pues el daño es lento. Representa 90% de todos los casos.

● **Glaucoma de ángulo cerrado,** que ocurre cuando el ángulo de drenaje se bloquea y evita la salida de suficiente fluido. Puede ser gradual o repentino (glaucoma agudo), con dolor y pérdida de la visión. La aparición repentina indica una emergencia (debe liberarse la presión de inmediato para evitar la ceguera). Si esto sucede, obtenga ayuda médica en seguida.

El oftalmólogo le medirá la presión intraocular con un tonómetro, un aparato pequeño que usa un chorro de aire comprimido para presionar el exterior del globo ocular. La prueba (incluida en el examen rutinario del ojo en pacientes de más de 40 años) es indolora y sólo tarda unos segundos. El glaucoma se diagnostica cuando la presión intraocular es superior a 21 mmHg.

AUTO EXAMEN

¿Tiene riesgo de glaucoma?

La causa precisa de glaucoma se desconoce, pero varios factores aumentan el riesgo. Es más propenso si:

• tiene más de 40 años
• es afrocaribeño
• tiene diabetes
• tiene un historial familiar de la enfermedad

• toma corticosteroides
• tiene estrés
• tuvo lesión o inflamación en ojos
• tiene enfermedad de vasos sanguíneos

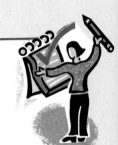

Al mismo tiempo, podrán examinarle la retina y el nervio óptico, y llevarán a cabo una prueba de campo visual, con la cual se examina tanto la visión periférica como la central.

¿Cómo se trata?

El glaucoma no puede curarse, pero el tratamiento disminuye la presión intraocular para prevenir el daño en el nervio óptico. Las gotas que se recetan para los ojos disminuyen la cantidad de humor acuoso producido o aumentan su flujo al exterior. Los medicamentos más usados son los bloqueadores beta levobunolol (Betagan), metipranolol (Minims Metipranolol) y timolol (Timoptol, Nyogel). A veces recetan análogos de la prostaglandina, como latanoprost (Xalatan) o simpatomiméticos, como dipivefrina (Propine) o inhibidores de anhidrasa carbónica, como dorzolamida (Trusopt).

Así es como debe ponerse las gotas en los ojos: primero, lávese bien las manos. Incline la cabeza hacia atrás y baje el párpado inferior. Sostenga el gotero y deje caer una gota en el ojo. (Evite tocar el ojo con el gotero para que no se contamine.) Suelte el párpado inferior y cierre el ojo. Presione el dedo contra el extremo interior por un minuto, para mantener cerrado el ducto del lagrimal. Esto evita los efectos secundarios que pueden darse cuando las gotas son absorbidas en la corriente sanguínea demasiado pronto.

Si es necesaria la cirugía para el glaucoma de ángulo abierto, puede efectuarse una trabeculectomía (se extrae una cantidad pequeña de tejido para permitir que el fluido se filtre fuera del ojo y así reducir la presión.) Con menos frecuencia se usa el tratamiento con láser (trabeculoplastia con láser) para lograr el mismo efecto. Para el glaucoma de ángulo cerrado, se usa la iridectomía para disminuir la presión del globo ocular.

Su plan de prevención

DIETA
• **Evite la cafeína** La cafeína contribuye al exceso de presión del fluido en el ojo. Evite beber más de dos tazas de café, cuatro tazas de té o cuatro de bebidas cafeinadas al día.

EJERCICIO
• **Ejercítese** Los ejercicios aeróbicos y de levantamiento de pesas ayudan a disminuir la presión intraocular. Los estudios indican que la gente con glaucoma que se ejercita tres veces a la semana o más disminuye su presión 20%. Pero aun así necesitará tomar medicamentos para el glaucoma. Pida al médico que le recomiende un plan de ejercicios a largo plazo adecuado para usted.

OPCIONES MÉDICAS
• **Vea por sus ojos** Si tiene más de 40 años y un historial familiar de glaucoma, debe examinarse los ojos. El oculista le tomará la presión intraocular, pero nunca pase por alto algún indicio de que su visión se deteriora. Después de los 45 años, examínese los ojos cada dos años. El glaucoma no tratado conduce a la ceguera, pero como tarda años en causarla, el diagnóstico y el tratamiento tempranos pueden salvarle la vista.

ESTILO DE VIDA
• **No fume** La nicotina contrae los vasos sanguíneos y el tabaquismo aumenta la presión intraocular. (Vea las págs. 166 a 173.)

Gota

¿Qué es?

La gota, una de las formas más dolorosas de artritis, se presenta en articulaciones ya afectadas por osteoartritis. Está asociada a una predisposición genética que reduce la capacidad de los riñones para excretar ácido úrico (producto derivado de la digestión y la regeneración celular) o que hace que el cuerpo produzca demasiado ácido. El exceso se acumula en forma de cristales en una o más articulaciones, lo que con el tiempo causa inflamación intensa. Otras enfermedades, trauma o medicamentos (diuréticos y aspirina) pueden provocarla. La gota se diagnostica por sus síntomas dolorosos y se confirma con un análisis de sangre que indique los niveles de ácido úrico, así como con rayos X o análisis del fluido extraído de la articulación. La enfermedad es más común en hombres que en mujeres y afecta con más frecuencia a hombres mayores de 45, con sobrepeso y que beben mucho. Puede tomar tres formas:

- **Gota aguda:** se desarrolla cuando se forman cristales de ácido úrico en el fluido de la articulación. Si no se trata, los ataques duran días o semanas y aumentan en frecuencia y dolor.

- **Gota crónica:** crea depósitos nodulosos de ácido úrico, llamados tofi, cerca de las articulaciones afectadas, en codos y bajo la piel de las orejas. Algunas personas nunca tienen un ataque agudo, pero llegan a desarrollar problemas renales, como cálculos en riñones, por el exceso de ácido úrico.

- **La "pseudogota"** incluye también depósitos de cristales, pero formados por dihidrato de pirofosfato de calcio (DPC), no por ácido úrico.

¿Cómo se trata?

La gota no se cura, pero la terapia con medicamentos ofrece alivio, calma los ataques agudos y previene los accesos. La pseudogota es difícil de tratar porque no hay medicamentos que eviten la formación de cristales de DPC.

El medicamento colchicina detiene un ataque agudo de gota en 12 horas, aunque suele causar náusea y diarrea. Los medicamentos antiinflamatorios no esteroides (AINES), como ibuprofeno o naproxeno, también calman el dolor.

Para reducir los niveles de ácido úrico, el médico receta alopurinol (Zyloprim), que bloquea la producción de ácido úrico, y otros medicamentos que favorecen su excreción, como probenecid y sulfinpirazona (Anturan*). Aunque la colchicina ayuda a prevenir ataques de pseudogota, es más efectiva contra la verdadera gota. Sólo se usa ocasionalmente y por corto tiempo. Los AINES y las inyecciones de cortisona en la articulación afectada suelen calmar el dolor.

Una dieta adecuada es la base del cuidado, en especial si padece otras enfermedades (cardiopatías, diabetes e hipertensión arterial) que alteran sus hábitos alimentarios. Estudie el plan de prevención de la página opuesta, pero obtenga la ayuda y el consejo de un dietista.

*Medicamento no disponible en México en el momento del cierre de la edición de este libro

Su plan de prevención

DIETA

• **Adelgace** Al menos 50% de los enfermos de gota tienen sobrepeso. Puede normalizar los niveles de ácido úrico y calmar o hacer desaparecer la gota perdiendo kilos. Pero váyase despacio; nunca se salte comidas ni siga dietas intensivas, pues podría desencadenar un ataque.

• **Observe sus purinas** Los alimentos ricos en purinas contribuyen a la gota, porque la purina se descompone en ácido úrico. Si tiene gota y no toma medicamento para disminuir el ácido úrico, evite alimentos ricos en purina, como aves y carne (en especial menudencias, como hígado), carnes y pescados salados o ahumados; otros mariscos, como vieiras, sardinas, anchoas, arenque y macarela; chocolate; algunas verduras, como espárragos, coliflor, espinacas, hongos, frijoles y chícharos secos; cereales y comidas preparados con polvos de hornear. Aunque tenga controlada la gota, necesita ser precavido y limitarse a un solo alimento con mucha purina al día. Lea siempre las etiquetas.

OPCIONES MÉDICAS

• **Análisis** El médico le ordenará un análisis de sangre para conocer los niveles de ácido úrico si tiene riesgo alto o historial familiar de gota. Los niveles altos no siempre causan gota, pero son una señal de aviso de este y otros problemas. Otros medicamentos (aspirina diaria o diuréticos para la hipertensión) afectan la capacidad de los riñones para excretar ácido úrico.

• **Glucosa en sangre y salud cardíaca** Diabetes, niveles altos de triglicéridos y aterosclerosis de vasos sanguíneos que abastecen corazón y cerebro ocurren más a menudo en personas con gota. El médico los revisará si está usted en riesgo.

COMPLEMENTOS

• **Debe evitar** los complementos que contengan niacina y nicotinamida. Las dosis altas pueden aumentar los niveles de ácido úrico.

SALUD NATURAL

• **Bayas** Cerezas, arándanos y otras bayas de color rojo azulado tienen sustancias que ayudan a reducir los niveles de ácido úrico. Si no encuentra cerezas frescas, la variedad enlatada es buena. Se calcula que con 225 g de cerezas al día se reducen los niveles de ácido úrico en la sangre.

ESTILO DE VIDA

• **Beba poco alcohol** El vino blanco, la cerveza y los licores en gran cantidad reducen la capacidad de los riñones para desechar el ácido úrico, lo que inicia un ataque de gota. El vino y la cerveza contienen muchas purinas. Si tiene gota, beba con moderación (las mujeres, no más de una copa al día; los hombres, dos), sobre todo si toma medicamentos para reducir el ácido úrico.

• **Beba mucha agua** Dos o tres litros de agua al día ayudan a excretar el ácido úrico y a diluir la orina para que no se formen cálculos en los riñones.

¡CUÍDESE!

Si tiene gota, que le examinen la tiroides. El hipotiroidismo es más común entre la gente con gota, porque los niveles bajos de la hormona tiroides reducen la excreción de ácido úrico. El médico puede recetar tiroxina para solucionar el problema.

Hepatitis

SÍNTOMAS

- A menudo no hay síntomas

- A veces, síntomas similares a los de la gripe con pérdida del apetito, náusea, vómito, diarrea, fiebre, dolor de cabeza, fatiga, debilidad, y dolor en músculos o articulaciones

- En casos graves, ictericia (decoloración amarilla de la piel y parte blanca de los ojos), orina café oscuro, heces color barro, dolor en el abdomen superior derecho, donde está el hígado

¿Qué es?

La hepatitis es una inflamación del hígado, órgano que desempeña varias funciones vitales. El hígado no sólo produce bilis para ayudar a digerir las grasas, también almacena nutrientes y filtra las sustancias tóxicas (como el alcohol y otras drogas y los productos secundarios digestivos) fuera de la sangre. El hígado produce las proteínas en la sangre que permiten la coagulación normal.

La hepatitis daña las células del hígado. Como resultado, el hígado no puede hacer su trabajo de filtración en forma adecuada y las toxinas se acumulan. La enfermedad puede presentarse de pronto y durar unas semanas (hepatitis aguda) o persistir varios meses o incluso años (hepatitis crónica). Quizá no sepa que está infectado, porque los síntomas pueden no aparecer en años.

CAUSAS VIRALES

La hepatitis suele ser causada por un virus. Hay cinco virus diferentes de la hepatitis, pero los más comunes son hepatitis A, B y C.

La hepatitis A (el tipo más común) se desarrolla cuando come alimentos o bebe agua contaminados con heces. Esto ocurre cuando quien prepara la comida no sigue las prácticas sanitarias adecuadas, como lavarse las manos luego de ir al baño y antes de preparar la comida. La infección también es causada por comer mariscos contaminados crudos o mal cocidos, frutas y verduras contaminadas, y agua o cubos de hielo contaminados.

Una vez infectado con hepatitis A, puede transmitirla a los demás por un período que varía de una semana a más de un mes. Si está infectado, debe ser escrupuloso con la higiene, porque puede contagiar a los demás si están al

AUTO EXAMEN

¿Tiene riesgo de hepatitis?

Su riesgo de contraer hepatitis aumenta mucho si:

- tuvo una transfusión de sangre antes de 1991
- tuvo sexo vaginal o anal sin protección con alguien infectado
- usa drogas intravenosas
- tiene tatuajes o perforaciones
- comparte rastrillo o cepillo de dientes con una persona infectada
- algún miembro de la familia ha tenido enfermedad hepática

- abusa del alcohol
- toma grandes dosis de paracetamol
- viaja a zonas de alto riesgo en México, América Central, América del Sur, el Caribe, Asia (excepto Japón), África, el sur o el este de Europa, o a sitios donde la sanidad no sea rigurosa.

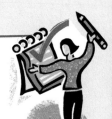

contacto con su sangre o heces. Mucha gente se contagia de hepatitis A al viajar al extranjero. La recuperación suele ser rápida; la mayoría de la gente se cura en una semana y no tiene daño permanente en el hígado.

La hepatitis B se transmite a través de la sangre y otros fluidos del cuerpo infectados, incluyendo el semen. Puede contraerla a través del sexo sin protección y agujas o transfusiones de sangre infectadas. A diferencia de la hepatitis A, este virus puede convertirse en una infección crónica (en el 10% de la gente), lo que causa enfermedad hepática y cáncer de hígado.

La hepatitis C se contagia a través de sangre infectada, por transfusiones efectuadas antes de 1991 (cuando se empezó a analizar la sangre para hepatitis C) o por agujas contaminadas. Los médicos no están seguros de si la hepatitis C puede transmitirse durante la relación sexual, pero recomiendan el uso del condón para mayor seguridad. Este virus afecta en una variedad de formas. Algunos desarrollan una forma aguda de hepatitis, pero se recuperan en varios meses, sin insuficiencia hepática. Hasta 60% de los infectados con hepatitis C llegan a tener hepatitis crónica. Algunos desarrollan insuficiencia hepática y cáncer de hígado.

CAUSAS NO VIRALES

La hepatitis puede ser también por causas no virales, como algunas enfermedades autoinmunes, consumo excesivo de alcohol, ciertos medicamentos, toxinas (arsénico u hongos venenosos) y algunos remedios herbarios (sinfito).

El alcohol envenena el hígado y, con el tiempo, provoca cirrosis (cicatrización), que es irreversible. Los medicamentos que pueden causar insuficiencia hepática incluyen el antibiótico co-trimoxazola (Septrin y Bactrim), el medicamento para el corazón amiodarona (Cordarone), el medicamento para la tuberculosis isoniazida y esteroides anabólicos (en sobredosis). Sin embargo, hable con el médico antes de dejar de tomar cualquier fármaco.

Otra causa de hepatitis es el analgésico paracetamol. Si se toma en sobredosis (más de 20 píldoras) con alcohol, el paracetamol puede causar hepatitis repentina y provocar muerte súbita si no se trata de inmediato.

Si tiene síntomas de hepatitis, el doctor le preguntará sobre su historial médico y le hará un examen físico para revisar la sensibilidad de la zona cercana al hígado y la piel en busca del color amarillo de la ictericia. El

SOLUCIÓN SENCILLA
Como los ingredientes de los remedios herbarios no están regulados, pueden incluir sustancias tóxicas que dañen el hígado. Elija productos herbarios fabricados por compañías conocidas, para evitar este tipo de problema.

Alcohol e insuficiencia hepática

El alcohol es una conocida toxina del hígado. Hay quienes beben alcohol sin daño aparente mientras que otros, especialmente mujeres, sufren un daño permanente en el hígado, incluso con cantidades moderadas.

Los expertos no saben la causa, pero al parecer la genética influye. Usted es más susceptible a sufrir insuficiencia hepática si alguien de su familia tuvo enfermedad del hígado (causada o no por el alcohol).

DATO
La hepatitis C afecta a 170 millones de personas en el mundo; de entre ellas, 5 millones son europeas.

médico puede sugerir una de las siguientes pruebas para confirmar el diagnóstico de hepatitis:

- **Análisis de sangre,** que indica marcadores específicos que revelan si tuvo la enfermedad en el pasado y si ahora tiene una infección aguda o crónica.
- **Pruebas de funcionamiento hepático (PFH)** en las que se confirma la presencia de bilirrubina en la sangre, causa de la ictericia. Las PFH no se hacen rutinariamente como parte de un examen físico. Si tiene algún factor de riesgo de hepatitis, el médico ordenará que se las hagan.
- **Tomografía computarizada,** que examina la zona abdominal y permite que el médico vea una imagen del hígado.
- **Biopsia del hígado,** procedimiento en el cual extirpan una pequeña parte del hígado y la estudian bajo el microscopio. Para una biopsia de este órgano, anestesian la piel para introducir una aguja en el hígado y tomar una muestra de tejido.

¿Cómo se trata?

No hay medicamento que cure la hepatitis viral; el sistema inmunitario tiene que combatirla por su cuenta. Si la hepatitis no fue causada por un virus, el médico recomendará que deje de usar lo que la originó, para acelerar la recuperación. Le ofrecerán pruebas o un tratamiento para buscar otras posibles causas. Rara vez es necesaria la hospitalización para tratar la hepatitis, pero varios meses después del diagnóstico, le harán análisis de sangre periódicos para examinar el funcionamiento del hígado. Es posible que el médico le recomiende algunos cambios en su estilo de vida y medicamentos.

MODIFICACIONES EN EL ESTILO DE VIDA
Beber muchos líquidos, descansar lo suficiente y limitar las actividades hasta sentirse mejor. No beber alcohol ni usar paracetamol mientras no se recupere por completo. Para prevenir que contagie la enfermedad, sea escrupuloso con la higiene y use siempre un condón durante el sexo.

MEDICAMENTOS
La terapia con dosis altas de interferón y ribavirina (Rebetol, Virazole) ha ayudado a algunas personas con hepatitis C. El médico discutirá esto con usted si lo considera apropiado en sus circunstancias.

¿Son seguras las transfusiones de sangre?

Después de los primeros años del decenio de 1990, la amenaza de hepatitis por transfusión disminuyó rápido. Hoy en día, el riesgo de tener hepatitis C por una transfusión es de sólo 0.001%. Pero antes de 1991, no se analizaba la sangre para transfusión en busca de hepatitis B o C. Si tuvo una transfusión antes de 1990, avise al médico. Él decidirá si es necesario hacerle pruebas para evaluar la función de su hígado.

Su plan de prevención

DIETA

• **Cocine adecuadamente** Cueza muy bien todos los alimentos, en especial los mariscos, para matar el virus de la hepatitis.

• **Sin piel** Pele todas las frutas y verduras importadas de otros países donde las condiciones sanitarias sean malas. Con sólo lavarlas no retira el virus de la hepatitis A, así que es mejor quitar la cáscara. Por seguridad, evite las ensaladas.

• **Agua** Cuando viaje al extranjero, compre agua embotellada o asegúrese de que el agua de la llave esté hervida antes de beberla o de usarla para lavarse los dientes. Es mejor pedir las bebidas sin hielo.

OPCIONES MÉDICAS

• **Vacúnese** Hay vacunas contra la hepatitis A y B. Tres dosis proporcionan protección total y duradera. Si viaja a zonas de alto riesgo, empiece con la vacuna para la hepatitis A al menos un mes antes del viaje. Vacúnese contra la hepatitis B si va a estar expuesto a sangre infectada o a fluidos corporales, o si el riesgo es alto (trabajadores de la salud, artistas del tatuaje, acupunturistas y personas con varias parejas sexuales).

• **Mejore su inmunidad** Si cree haber comido alimentos contaminados o si a alguien en su casa le diagnosticaron hepatitis, el médico le sugerirá una inyección de inmunoglobulina (si no está vacunado contra la hepatitis), que ofrece protección a corto plazo contra el virus.

COMPLEMENTOS

• **Hierba útil** La arzolla (*Silybum marianum*) mejora la capacidad del hígado para funcionar en gente con hepatitis, aunque no revierte el daño al hígado. Se cree que favorece el desarrollo de nuevas células en el hígado. Suelen combinarla con otras hierbas, como el amargón, y esta combinación, disponible en cápsulas, tabletas y como tintura, puede estar etiquetada como "complejo para hígado". Tome 200 mg dos o tres veces al día.

ESTILO DE VIDA

• **Limite la bebida** Beba alcohol con moderación. Es mejor evitarlo por completo si alguien de su familia ha tenido enfermedad del hígado, pues usted podría estar en riesgo.

• **Actúe seguro** Practique el sexo seguro y use siempre un condón. Sea especialmente cuidadoso si a su pareja le han diagnosticado la enfermedad.

• **Limpieza** Lávese las manos con jabón y agua caliente antes de preparar la comida y después de ir al baño y de cambiar pañales, para ayudar a prevenir la propagación de la infección.

• **Las agujas** contaminadas contagian la hepatitis A y B. Los tatuajes y perforaciones corporales sólo deben hacerse con agujas esterilizadas y desechables.

• **No los preste** No comparta su rastrillo ni su cepillo de dientes con alguien infectado con hepatitis B o C, porque el virus se contagia a través de la sangre y los fluidos corporales, y se transmite con mucha facilidad.

¡CUÍDESE!
Tomar aun 12 píldoras de paracetamol diarias aumenta el riesgo de daño al hígado. Si bebe alcohol mientras las toma, incluso 4 píldoras pueden ser tóxicas.

Herpes zóster

¿Qué es?

El herpes zóster es una repetición del ataque de varicela que tuvo en la infancia. Esta enfermedad nerviosa muy dolorosa es causada por el mismo virus varicela zóster que causa la varicela. Si tuvo varicela, es probable que el virus varicela zóster hiberne en sus células nerviosas. El virus permanece latente en la mayoría de la gente; el herpes zóster se presenta cuando el virus se reactiva en los conductos nerviosos. El herpes zóster es más común en la gente de más de 50 años, pero puede brotar en gente joven. La mayoría sólo tendrá un ataque, pero puede reaparecer regularmente de manera dolorosa.

Los científicos no saben exactamente lo que "despierta" al virus del herpes zóster que hiberna, pero creen que la edad avanzada, un sistema inmunitario debilitado, algunos medicamentos (como cortisona o inmunosupresores), el estrés emocional o la recuperación de una cirugía pueden desencadenarlo. El herpes zóster afecta a gente con cáncer o sida. Las lesiones en la piel y las quemaduras de sol pueden desencadenarlo. En algunas personas que tuvieron herpes zóster la erupción desaparece, pero el hormigueo o el dolor continúan en los conductos nerviosos afectados. A esto se le llama neuralgia postherpética (NP). (Neuralgia significa "dolor en el nervio".) La NP es más común en personas de más de 50 años que tuvieron herpes zóster. La dolorosa enfermedad dura meses o incluso años.

El médico puede diagnosticar herpes zóster por el patrón de las ampollas. Para confirmarlo, ordenará análisis de sangre o del fluido de las ampollas.

Alguien con herpes zóster puede contagiar de varicela (no de herpes zóster) a alguna persona que no la haya padecido.

¿Cómo se trata?

Como casi todos los virus, el herpes zóster sigue su ciclo. El objetivo del médico es impedir la formación de ampollas, apresurar el final del ataque de herpes zóster, aliviar el dolor y prevenir el dolor crónico. Algunos cambios en el estilo de vida (vea Su plan de prevención, pág. opuesta) aceleran la recuperación. La mayoría toma algún tipo de medicamento para el herpes.

MEDICAMENTOS

Los analgésicos, como aspirina o paracetamol, ayudan a calmar el dolor del herpes. Para el dolor intenso, el médico receta analgésicos extrafuertes. Pregunte al médico sobre los ungüentos o lociones antibióticos que ayudan a prevenir la infección causada por las ampollas que supuran. A veces recetan medicamentos antiinflamatorios corticosteroides (prednisolona, hidrocortisona) a gente mayor de 50 años. Los estudios indican que tomar un medicamento antiviral como aciclovir (Zovirax) dentro de las 72 horas luego de la aparición de la erupción reduce 50% la incidencia de NP seis meses después de la erupción inicial. Un nuevo medicamento antiviral, famciclovir

*Medicamento no disponible en México en el momento del cierre de la edición de este libro

(Famvir*), acorta la duración de los síntomas y limita el riesgo de tener NP. Para quien sufre de herpes zóster a menudo, tomar Famvir a la primera señal de dolor ayudará a detener el ataque y evitar la formación de ámpulas dolorosas. Algunos estudios indican que la combinación de la terapia antiviral con antidepresivos acorta la duración del dolor del herpes zóster.

Su plan de prevención

DIETA

• **Coma bien** Las dietas con pocas vitaminas, minerales y antioxidantes debilitan el sistema inmunitario y lo hacen más vulnerable a la infección. Siga una dieta con poca grasa y muchas frutas, verduras y granos integrales.

EJERCICIO

• **Atiéndase el estrés** El estrés puede desencadenar el herpes zóster y el ejercicio ayuda a reducir el estrés. Camine aprisa media hora al día o nade, haga bicicleta o yoga.

OPCIONES MÉDICAS

• **Evite la varicela** La mejor forma de prevenir el herpes zóster es evitar la varicela. Existe una vacuna contra la varicela (Varilix). En la actualidad, se usa para casos de alto riesgo, como en niños con leucemia.

COMPLEMENTOS

• **Complementos B** Para aliviar el dolor de NP, el complejo de vitamina B nutre los folículos que cubren y protegen los nervios. Tómelo con ácido fólico. Las vitaminas C y E y la hierba de San Juan son útiles. La lisina y el selenio ayudan a acelerar el proceso de curación luego de un ataque.

SALUD NATURAL

• **Frótese un gel** Aplíquese una crema con capsaicina (picante del chile) tres o cuatro veces al día cuando las ampollas hayan sanado por completo. Ayuda al dolor nervioso a largo plazo.
• **Frótese geles** Los geles con glicirrizina, componente activo del orozuz, alivian el dolor del herpes zóster al frotarlos en las zonas afectadas tres o cuatro veces al día.

• **Cálmese** Se recomienda reposo en cama en las primeras etapas del herpes zóster, en especial si tiene fiebre. Como las ámpulas abiertas contagian de varicela a quien no la ha padecido, cambie la ropa de cama a menudo.
• **Cuide su piel** Para la curación y la relajación, añada unas gotas de aceite de rosa, lavanda, bergamota o aceite del árbol del té al baño caliente. Mézclelos con un aceite base, como el aceite vegetal.
• **Calme el dolor** Loción o ungüento de caléndula, aplicados varias veces al día a las ámpulas, calman el dolor. Aplíquese una pasta hecha con dos tabletas de aspirina y dos cucharadas de alcohol tres veces al día para el dolor en las terminaciones nerviosas.
• **Alivio del prurito** Añada a su baño avena coloidal (avena finamente molida que venden en farmacias) para aliviar el prurito. Tenga cuidado al entrar y salir de la tina, pues la avena la deja resbalosa. Otros remedios: aceite de vitamina E o gel de aloe vera.
• **Refrésquese** Aplíquese compresas de hielo por 10 minutos a la vez en las zonas afectadas. Retire el hielo al menos durante 5 minutos entre aplicaciones.
• **Talco** Evite que la ropa roce las ámpulas poniéndoles talco de avena coloidal (vea Alivio del prurito, arriba).

ESTILO DE VIDA

• **Agujas** Hay informes que reportan que la acupuntura es un tratamiento efectivo para el herpes zóster. Es especialmente útil para calmar el dolor de la neuralgia postherpética.
• **Estrés** Pruebe el tai chi, la meditación y las técnicas de autohipnosis para que lo ayuden a reducir el estrés y controlar el dolor. Incluso después de que desaparezcan los síntomas, estas técnicas lo ayudarán a manejar el estrés cotidiano que puede causar los accesos de herpes zóster.

*Medicamento no disponible en México en el momento del cierre de la edición de este libro

Hipertensión

¿Qué es?

La presión arterial es la fuerza que ejerce la sangre contra las paredes de los vasos cuando el corazón se contrae (presión sistólica) y se expande al llenarse de sangre (presión diastólica). Se mide en milímetros (mm) de mercurio (Hg), y la cifra sistólica se da antes que la diastólica. La presión arterial óptima es 120/80 mmHg. Un nivel más alto sostenido por mucho tiempo puede dañar los vasos sanguíneos del cuerpo y causar varias complicaciones, como ataque cardíaco, apoplejía e insuficiencia renal. Cerca de 90% de la gente con la enfermedad tiene hipertensión primaria o esencial, cuya causa es desconocida. El resto tiene hipertensión secundaria, la cual es provocada por alguna enfermedad, como las retinopatías (afecciones de los riñones).

¿Cómo se trata?

Los casos no graves se tratan con cambios en el estilo de vida, como reducir la cantidad de sal y grasa en la dieta y perder peso. Si estas medidas no ayudan, el doctor recetará medicina antihipertensiva, cuya elección depende de su edad, raza e historial médico; para encontrar el mejor medicamento o combinación de medicamentos puede ser necesario recurrir al "ensayo y el error". Éstos son los principales tipos de medicamentos antihipertensivos:

- **Inhibidores de la enzima convertidora de angiotensina (ACE)** Afectan la angiotensina I, sustancia que en forma indirecta eleva la presión arterial. Un catalizador, la enzima convertidora de angiotensina, convierte la angiotensina I en angiotensina II, sustancia relacionada que actúa directamente en los vasos sanguíneos, los estrecha y pone rígidos, empujando así la presión arterial hacia arriba. La angiotensina II aumenta la retención de sal y agua en el cuerpo. Los cuatro inhibidores ACE más usados son ramipril (Tritace o Ramace), enalapril (Renitec), lisinopril (Prinivil o Zestril) y captopril

AUTO EXAMEN

¿Tiene riesgo de hipertensión?

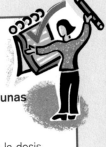

La presión arterial suele elevarse con la edad. La presión diastólica aumenta hasta los 60; la sistólica puede seguir en aumento hasta los 80. Los médicos no saben por qué algunas personas se vuelven hipertensas. Puede tener alto riesgo si:

- hay hipertensos en su familia
- tiene diabetes
- está crónicamente estresado
- es sedentario o tiene sobrepeso
- come con mucha sal
- bebe más alcohol que la dosis diaria recomendada
- fuma.

¿Qué tan alto es demasiado alto?

Una lectura de la presión arterial alta no es suficiente para diagnosticar la hipertensión. Necesita al menos dos lecturas en diferentes días. Quizá necesite incluso tomas en casa para descartar la "hipertensión de bata blanca", una lectura alta causada por el estrés que siente al ver al médico.

Ideal	120 o menos	80 o menos
Normal	hasta 130	hasta 85
Normal alta	130 a 139	85 a 89
Hipertensión etapa 1 (ligera)	140 a 159	90 a 99
Hipertensión etapa 2 (moderada)	160 a 179	100 a 109
Hipertensión etapa 3 (severa)	180 o más	110 o más

DATO

El estudio más grande sobre hipertensión se publicó en 2002. Cubrió a 30,000 personas con hipertensión y se centró en descubrir si había alguna diferencia en el éxito de la primera línea de tratamiento que dieron los médicos. Encontraron que no importó el tratamiento con el que iniciaba la gente; lo que importó fue tener bajo control su presión arterial y mantenerla en el nivel indicado.

(Capotena o Captral). Muchos médicos recetan uno de estos medicamentos como terapia inicial. Los expertos señalan que el ramipril (Ramace o Tritace) puede reducir 22% la amenaza de muerte cardiovascular, ataques cardíacos no fatales y apoplejía en gente con alto riesgo, como los hipertensos.

- **Bloqueadores de los receptores de angiotensina II** Son similares a los inhibidores ACE, pero no causan tos, efecto secundario de esos medicamentos. Los bloqueadores de los receptores de angiotensina II reducen la presión arterial y no se sabe si protegen corazón y riñones igual que los inhibidores ACE. Incluyen losartán (Cozaar) y valsartán (Diovan).
- **Diuréticos o píldoras de agua** Eliminan el exceso de fluido y sal del cuerpo y disminuyen el volumen total de sangre, por lo que se ejerce menos presión en las arterias. Las tiazidas, como hidroclorotiazida (Diclotride), aumentan la cantidad de potasio que excreta el cuerpo, y quizá necesite un complemento de potasio, aunque hay diuréticos que no afectan éste mineral, como espironolactona (Aldactone) y triamterene (Dyazide). Los diuréticos asa, como frusemida (Lasix), son los más populares; los recetan a hipertensos que retienen fluido por falla cardíaca o enfermedad renal. Para la hipertensión etapa I, los diuréticos son la primera elección.
- **Bloqueadores beta** Hacen lento el corazón y reducen su fuerza y carga de trabajo. Incluyen propranalol (Inderal), metoprolol (Lopresor o Seloken) y atenolol (Tenormin).
- **Bloqueadores de los canales de calcio** Evitan que el calcio (que contrae los vasos sanguíneos) entre en los músculos que rodean a las arterias. Incluyen diltiazem (Angiotroxin o Tilazem) y verapamil (Dilacoran o Cronovera). Pueden desencadenar problemas cardíacos y rara vez se usan como la terapia de base.

SOLUCIÓN SENCILLA

Si toma un inhibidor ACE y le da tos (el efecto secundario más común), revise sus otros medicamentos. ¿Usa una pomada contra la artritis que contenga capsaicina? Suspéndala y la tos puede desaparecer.

- **Bloqueadores alfa** Actúan en el sistema nervioso y relajan los vasos sanguíneos: prazosina (Minipres), terazosina (Hytrin) y doxazocina (Cardura). No elevan el nivel de colesterol, como los diuréticos y bloqueadores beta.
- **Vasodilatadores** Relajan el músculo de las paredes de los vasos sanguíneos. Incluyen hidralazina (Apresoline) y minoxidil (Loniten*).
- **Medicamentos de acción central** Actúan en el sistema nervioso y afectan en forma indirecta el sistema circulatorio. Incluyen antagonistas alfadrenérgicos, como la clonidina (Catapresan) y la metildopa (Aldomet), y antagonistas neuroadrenérgicos periféricos, como la guanetidina (Ismelin) y la debrisoquina*.

Su plan de prevención

DIETA

• **Si tiene sobrepeso,** la obesidad estresa el corazón, lo que eleva la presión arterial. Al mantenerse en su peso ideal, sin otro cambio, su presión arterial puede volver a la normalidad. Incluso una ligera pérdida de peso ayuda. Según los expertos, si hubiera un millón menos de personas obesas, habría 99,000 casos menos de hipertensión arterial.

• **Coma menos sal** Disminuir la sal a una cucharadita al día (la mitad de lo que la mayoría come) reduce el riesgo de hipertensión, de ataque cardíaco y de apoplejía. La prueba de sodio DASH indicó que la dieta DASH (vea Nutrición, izq.) o una dieta con poca sal redujeron la presión arterial en personas sin hipertensión. Una combinación de la dieta DASH y una dieta con poca sal reduce sustancialmente la presión arterial. El contenido de sal de muchas comidas populares se duplicó en los últimos 25 años. Hoy, por ejemplo, las papas fritas contienen el doble de sal.

• **Coma fresco** Además de no tener sal añadida, las frutas y las verduras frescas contienen sustancias que mejoran la salud, como los fitoquímicos. Cuando el producto fresco que desee no esté disponible, elíjalo congelado mejor que enlatado, pues es menos probable que esté repleto de sal o de azúcar. Los expertos recomiendan elevar el consumo de frutas y verduras de 7 a 9 porciones al día.

• **Evite la grasa** Las dietas con poca grasa total y una relación entre grasa insaturada y saturada más alta ayudan a reducir la presión arterial. El aceite de oliva es su mejor opción y ayuda a reducir la presión sistólica.

• **Coma más ajo, cebolla y apio** Se ha demostrado que ayudan a reducir la presión arterial. Coma menos orozuz, que eleva la presión arterial.

• **Coma pescado de agua fría** Los ácidos grasos omega-3 en salmón, macarela, arenque, sardinas y atún ayudan a reducir la presión arterial.

EJERCICIO

• **Ejercítese** Un estilo de vida sedentario está asociado con la hipertensión. El ejercicio en forma regular acondiciona el corazón para que bombee más sangre por latido y funcione mejor, lo que ayuda a reducir la presión arterial. Haga al menos 30 minutos de ejercicio aeróbico (caminar aprisa, correr, nadar, tenis, bicicleta), tres veces a la semana.

NUTRICIÓN

Una dieta que sí funciona. La dieta DASH (que significa "procedimientos dietéticos para detener la hipertensión") reduce la presión sistólica hasta 11.4 mmHg y la diastólica 5.5 mmHg. Contiene poca grasa saturada y muchas frutas y verduras, granos integrales y productos lácteos semidescremados. Busque la dieta en www.nhlbi.nih. gov/health/public/ heart/hbp/dash/

*Medicamento no disponible en México en el momento del cierre de la edición de este libro

377

OPCIONES MÉDICAS

• **Presión arterial** Conozca su presión arterial habitual y pida al médico que se la tome cada año si sospecha que está alta. Puede comprar un aparato para tomársela en casa con regularidad.

• **Cuidado con los medicamentos** Los corticosteroides (para artritis, asma y otros problemas inflamatorios), los descongestionantes para resfriados y alergias, las píldoras para la dieta con fenilpropanolamina y otros medicamentos elevan la presión arterial. Consulte al médico antes de tomar algo nuevo.

• **Revise su colesterol** Si tiene hipertensión, el médico le analizará el colesterol con regularidad para poder prevenir la formación de la placa aterosclerótica, la cual, con el tiempo, puede derivar en una enfermedad coronaria.

• **Controle la diabetes (si tiene)** Los niveles altos de glucosa en sangre llegan a dañar los vasos sanguíneos y aumentan el riesgo de enfermedades cardíacas.

COMPLEMENTOS

• **Tome C** La investigación señala la posibilidad de que la vitamina C tomada a diario reduzca la presión arterial hasta 9% en pacientes hipertensos. Hable con el médico acerca de tomar vitamina C extra.

• **Considere el calcio** Algunas personas con hipertensión tienen deficiencia de calcio. Si no tiene el hábito de consumir dos o tres porciones de productos lácteos semidescremados al día, piense en tomar complementos.

• **El potasio** Es un electrolito que ayuda a mantener el equilibrio de sal y fluidos, el cual afecta la presión arterial. Si no obtiene suficiente potasio en la dieta, coma un plátano al día y elija una sal que contenga potasio.

ESTILO DE VIDA

• **No fume** La nicotina contrae los vasos sanguíneos y eleva la presión arterial. Dejar de fumar baja la presión diastólica 10 mmHg.

• **Cálmese** El estrés causa elevación temporal de la presión arterial; el estrés crónico contribuye a la hipertensión. Su respuesta al estrés puede ser la clave. Si siempre tiene una actitud hostil, su presión arterial puede elevarse incluso en situaciones donde no exista peligro. Aprenda a relajarse y a ser más optimista. Pruebe la meditación, el yoga y la respiración profunda.

• **No pierda la esperanza** Un estudio reciente indicó que los hombres maduros que se sentían muy desesperanzados respecto a su futuro tuvieron un riesgo tres veces mayor de desarrollar hipertensión que los que experimentaban esos sentimientos sólo un poco o no los tuvieron. Si esto lo describe, busque ayuda para que pueda desarrollar un sentimiento de control personal y de autoestima.

• **Evite el exceso de alcohol** Los altos niveles de bebida alcohólica aumentan la presión arterial; evite beber en exceso. Beba con la comida y no con el estómago vacío; así es menos probable que se le eleve la presión arterial.

• **Adopte una mascota** La gente con mascotas tiene presión arterial más baja, quizá porque las mascotas ayudan a relajarse. Los hipertensos que toman medicamentos para la presión y tienen una mascota sufren sólo la mitad del aumento en la presión relacionada con el estrés que quienes no tienen mascota.

SOLUCIÓN SENCILLA

Los nuevos aparatos digitales facilitan la toma de la presión arterial en casa. Conozca sus variaciones normales. La presión arterial suele estar más alta por la mañana, más baja en la tarde y muy baja durante el sueño. Comida, bebida y ejercicio bajan temporalmente la presión diastólica y elevan la sistólica. Registre su presión dos veces al día y detecte así cualquier cambio.

Incontinencia

¿Qué es?

La incontinencia urinaria afecta a un gran número de personas: a 1 de cada 3 mujeres y a 1 de cada 10 hombres. Al menos 30% de las mujeres de más de 60 años admiten que sufren de incontinencia. Una buena noticia: más de 90% de los casos son curables si se tratan rápido. La incontinencia puede ocurrir súbitamente, lo cual indica un padecimiento agudo como cistitis o inflamación de la próstata, uretra o vagina, o desarrollarse con el tiempo. Los tipos más comunes son incontinencia por estrés e incontinencia de urgencia.

La incontinencia por estrés incluye un escape ligero y repentino de orina cuando la presión en la vejiga aumenta de pronto. Puede ser por tos, estornudos, levantar un objeto pesado o ejercitarse. En las mujeres, suele deberse a músculos debilitados en el piso pélvico que soportan la vejiga y la uretra. Este debilitamiento puede ser causado por embarazo, parto o deficiencia de estrógenos posmenopáusica. En los hombres, es resultado de una lesión en la vejiga o la uretra durante la cirugía de próstata.

La incontinencia de urgencia, llamada vejiga sobreactiva, ocurre cuando siente una gran necesidad de orinar y de inmediato la orina se sale. Está asociada con infección del tracto urinario, diabetes, apoplejía, demencia, enfermedad de Parkinson, esclerosis múltiple y agrandamiento de próstata.

Los síntomas suelen indicar el tipo de incontinencia que tiene. Quizá necesite un examen físico y análisis para buscar infección, retención de orina, problemas de presión en la vejiga o un flujo de orina reducido.

¿Cómo se trata?

Las opciones de tratamiento dependen del tipo de incontinencia y abarcan un rango que va desde cambios ligeros de comportamiento hasta cirugía.

CAMBIOS DE COMPORTAMIENTO

Para las mujeres, los ejercicios Kegel fortalecen los músculos del piso pélvico que sostienen el útero y la vejiga. Tense despacio los músculos pélvicos, como si detuviera el chorro de orina, sosténgalos tensos 10 segundos y reléjelos. Haga 10 repeticiones, 10 veces al día. Puede hacerlo mientras orina.

El entrenamiento de la vejiga (orinar en un tiempo determinado) da buen resultado en hombres y mujeres con incontinencia de urgencia. Orine de 20 a 30 minutos después de cada comida, por lo menos dos veces entre comidas y antes de irse a la cama. La idea es enseñar a la vejiga a no enviar señales inapropiadas, así que debe orinar con un horario y aumentar los intervalos.

MEDICAMENTOS

Si la incontinencia es causada por una infección, se recetan antibióticos. La tolterodina (Detrusitol) es efectiva para tratar la incontinencia de urgencia. La oxibutinina (Nefril o Tavor) relaja los músculos de la vejiga y bloquea las contracciones de la incontinencia de urgencia. La imipramina (Tofranil) es un antidepresivo tricíclico que reduce las contracciones y aumenta la resistencia de la uretra al escape de orina.

APARATOS MÉDICOS

Un pesario (colocado en el cuello de la matriz como el anillo externo de un diafragma) se inserta en la vagina para sostener los músculos pélvicos y evitar la incontinencia por estrés. Si otros tratamientos no resultan, se usa un catéter (tubo pequeño) fijo para transferir la orina de la vejiga a un recipiente externo; este último también se usa en hombres con problemas de próstata.

CIRUGÍA

Se usa la cirugía para corregir una vejiga desalineada, agrandar una pequeña o extraer la próstata agrandada. En mujeres, otro tratamiento para sostener los músculos pélvicos son las inyecciones de colágeno en el cuello de la vejiga.

SOLUCIÓN SENCILLA

Las mujeres activas que sufren de incontinencia por estrés deben usar un tampón cuando hagan ejercicio. Esto ayuda a sostener la uretra para evitar que haya fuga de orina.

Su plan de prevención

DIETA

• **Beba** Si redujo el consumo de líquidos para evitar orinar, sólo empeorará las cosas. La orina se vuelve más ácida cuando no se expulsa y el ácido causa espasmos e incluso más fuga. Beba más de lo usual, en especial agua, pero no las tres horas antes de irse a la cama. Evite alcohol, cafeína, bebidas carbonatadas y jugos de fruta ácidos, pues irritan la vejiga.

• **Evite comidas condimentadas** Irritan la vejiga y pueden ocasionar una fuga mayor.

• **Pierda kilos** El peso extra aumenta la presión en la vejiga.

• **Coma fibra** El estreñimiento causa distensión que debilita más los músculos de la vejiga. Coma muchas frutas y verduras ricas en fibra.

EJERCICIO

• **Ejercicios Kegel** Haga los ejercicios Kegel en cualquier momento (sentado en una junta, de pie en una fila, recostado mientras lee). Vea más detalles en Cambios de comportamiento, en la página anterior.

OPCIONES MÉDICAS

• **Lea etiquetas** La incontinencia es un posible efecto secundario de medicamentos como los usados para tratar enfermedades cardíacas, hipertensión, depresión e insomnio. Un cambio de medicamento evita más problemas. Hable con el médico si sospecha que el medicamento lo afecta.

ESTILO DE VIDA

• **No fume** La tos de fumador pone presión en la vejiga y puede causar fuga. La nicotina tiene otros efectos adversos en la vejiga: hasta 40% de los cánceres de vejiga están relacionados con el tabaco.

Infección del tracto urinario

¿Qué es?

Una infección del tracto urinario (ITU) ocurre cuando bacterias de la parte baja del intestino colonizan la vejiga (donde está la orina) y la uretra (la salida para la orina). Una infección que se extiende a los riñones se llama pielonefritis y requiere atención médica urgente.

La infección es 20 veces más frecuente en las mujeres porque ellas tienen una uretra más corta (mide 5 cm en comparación con los 25 cm que mide la de los hombres). Esto significa que las bacterias tienen un acceso más fácil al tracto urinario de la mujer. Las mujeres menopáusicas y las jóvenes sexualmente activas son propensas a la ITU. La infección es más común en la gente mayor y muchos padecen ITU como resultado de una estancia en el hospital. Es la enfermedad infecciosa más común adquirida en hospitales, con 100,000 casos al año.

Cuando las bacterias (en general la *E. coli)* entran en la uretra, se mueven por el tracto urinario hacia la vejiga y causan infección en el trayecto. La *E. coli* se transmite por las manos, de la zona anal luego de una evacuación intestinal o de la piel de los genitales. En las mujeres, las bacterias que viven en y alrededor de la vagina pueden subir hasta la uretra durante la actividad sexual. Las mujeres que usan diafragma tienen un riesgo un poco mayor.

Tener cálculos renales o próstata agrandada aumenta el riesgo de ITU. Si ya ha tenido ITU, es más susceptible de contraer otra vez la infección.

La mayoría de los médicos pueden diagnosticar ITU sólo por los síntomas. En algunas ocasiones, requieren una muestra de orina para analizarla en busca de bacterias. Esto ayuda a determinar qué antibiótico es más útil para matar las bacterias que causan la infección.

¿Cómo se trata?

Puede prevenir la ITU haciendo ciertos cambios en su estilo de vida (vea Su plan de prevención, pág. opuesta). Tome aspirina o paracetamol para calmar el dolor de la infección; recuerde que sólo los antibióticos matan las bacterias que causan la ITU.

MEDICAMENTOS

En el pasado, solían recetar el antibiótico ampicilina. Como resultado, más de una tercera parte de las bacterias *E. coli* que causan infecciones en el tracto urinario son resistentes a ese medicamento.

A una mujer sexualmente activa con ITU recurrente, el médico le recetará una dosis de antibióticos por tres días para tomarlos en cuanto se presentan los primeros síntomas. Para infecciones resistentes y recurrentes, los médicos recetan una dosis baja de antibiótico para tomarlo de 3 a 6 meses.

Los analgésicos ayudan a calmar los síntomas. Tome potasio o citrato de sodio en polvo (disponible en farmacias) para alterar la acidez de la orina y aliviar los síntomas durante un ataque.

Su plan de prevención

DIETA

• **Líquidos** Beba por lo menos ocho vasos de agua al día, incluso si no tiene ITU. El agua es buena para muchos aspectos de su salud y mantiene el organismo funcionando como es debido.

• **Beba arándano** Si tiene infecciones repetidas, beba hasta un litro de jugo de arándano sin endulzar todos los días, para que su orina sea más ácida y cree un medio hostil para las bacterias.

• **Evite la alcalinidad** Manténgase alejado de alcohol, comidas picantes, café, jugos cítricos, bebidas carbonatadas y productos lácteos, que hacen que la orina sea más alcalina, lo que crea un ambiente propicio para las bacterias.

COMPLEMENTOS

• **Aumente la acidez** Tomar un complemento diario de vitamina C ayuda a que la orina sea inhóspita para las bacterias al hacerla más ácida. Además, la vitamina C aumenta su inmunidad a la infección.

SALUD NATURAL

• **Té** Beba té Java, un diurético natural que ayuda a expulsar las bacterias. Ponga 2 cucharaditas en un litro de agua hirviendo y deje reposar la infusión 5 minutos. Beba de 1 a 3 tazas al día; la última debe tomarla varias horas antes de irse a la cama.

• **Prevención herbaria** La equinácea, que favorece un sistema inmunitario sano, ayuda a prevenir infecciones recurrentes del tracto urinario. Tómela hasta por ocho semanas y descanse dos semanas. El hidrastis ayuda a combatir la infección cuando se presenta. Beba varias tazas de té de hidrastis al día a la primera señal de una ITU. Advertencia: el hidrastis no se recomienda si tiene hipertensión arterial o está embarazada. Las dosis altas pueden ser tóxicas.

• **Aromaterapia** Mezcle aceites esenciales de bergamoto y lavanda o manzanilla con un aceite base, como el aceite de cártamo; dé masaje a la parte baja del abdomen para aliviar las molestias de un ataque de ITU.

ESTILO DE VIDA

• **Higiene antes que nada** Mantenga limpia la zona genital y siempre límpiese de adelante hacia atrás después de una evacuación. Esto evita que las bacterias contaminen la vagina y la uretra.

• **Vacíe** Debe vaciar la vejiga por completo cada vez que orine, para que las bacterias no tengan oportunidad de multiplicarse en la orina que quedó.

• **Algodón** Use ropa interior de algodón. "Respira" y no proporciona un ambiente propicio a las bacterias, que se reproducen en ambientes cálidos y húmedos.

• **No use duchas** No use aerosoles para la higiene femenina ni duchas vaginales. Afectan el equilibrio del pH de la vagina y atraen a las bacterias. También evite usar un diafragma o espermicida como anticonceptivo.

• **Luego del sexo** Beba un vaso grande de agua y orine de inmediato luego del sexo, para expulsar cualquier bacteria de la uretra y evitar que cause infección.

DATO
Cuando una ITU afecta la uretra, se llama uretritis. Si es la vejiga la que se infecta, se llama cistitis.

Insuficiencia cardíaca por congestión venosa

SÍNTOMAS

- Falta de aliento, en especial al estar acostado o al tratar de dormir

- Habilidad reducida para ejercitarse (da causa de falta de aliento, fatiga, ritmo cardíaco acelerado o desmayo)

- Inflamación en pies, tobillos, piernas o abdomen

- Fatiga

- Tos seca y persistente

- Accesos de tos que producen espuma rosada, acompañados de sudoración

- Dolor en el pecho

¿Qué es?

La insuficiencia cardíaca por congestión venosa (ICCV) es una complicación de otras enfermedades en las que el corazón pierde su capacidad de bombear con eficacia. Se desarrolla cuando se debilita el músculo del corazón o se cierran las válvulas que controlan el flujo de sangre del corazón. Cada latido bombea menos sangre, y la sangre privada de oxígeno que regresa al corazón se acumula en los pulmones y se filtra en los tejidos. Los síntomas son el resultado de esta acumulación de fluido. Pero la causa subyacente es generalmente enfermedad coronaria, hipertensión, ritmo cardíaco anormal y otras afecciones cardíacas. El riesgo aumenta con diabetes, alcoholismo, anemia y enfermedades de la tiroides.

La ICCV es más común en el lado izquierdo del corazón, que recibe sangre recién oxigenada de los pulmones y hace la mayor parte del trabajo para bombearla hacia los órganos, pero también ocurre en el lado derecho, que recibe la sangre carente de oxígeno y la envía a los pulmones a que vuelva a oxigenarse. La insuficiencia en un lado suele ocasionar insuficiencia en el otro.

El número de personas con ICCV aumenta porque la gente vive más y sobrevive a otras afecciones cardíacas que aumentan el riesgo de ICCV. Para diagnosticar la ICCV, el médico hace un examen físico y ordena rayos X en el pecho, ECG, análisis de sangre, IRM, angiografía o cateterismo cardíaco.

¿Cómo se trata?

MEDICAMENTOS

Los medicamentos ayudan al corazón a bombear mejor y evitan más daño. Se usan cuatro tipos. Los vasodilatadores ensanchan los vasos sanguíneos y

AUTO EXAMEN

¿Cuál es su riesgo de ICCV?

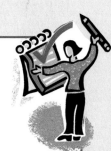

Tiene mayor riesgo si:

- es mayor de 80 años. La gente de más de 80 tiene 10% de probabilidades de tener ICCV.
- es de raza negra. Su riesgo es 25% más alto que el de las personas de raza blanca.
- tuvo un ataque cardíaco. Su riesgo es 5 veces mayor que el de la gente que no ha tenido uno.

- tiene hipertensión arterial. Esto duplica su riesgo.
- tiene un historial familiar de ICCV causada por enfermedad cardíaca.
- fuma.
- es sedentario.
- bebe demasiado alcohol.

permiten que la sangre fluya mejor desde el corazón. Los más comunes son los inhibidores de la enzima convertidora de angiotensina (ACE), como ramipril (Tritace), que puede causar tos irritante. Los inhibidores ACE fueron los primeros medicamentos que prolongaron la vida y redujeron la hospitalización en gente con ICCV. Los diuréticos, como frusemida (Lasix), lo hacen orinar más, lo que ayuda a prevenir que el fluido se acumule en los pulmones y le permite respirar mejor. La digoxina (Lanoxin), un digitálico, aumenta la fuerza de las contracciones del corazón. Los bloqueadores beta, como propranolol (Inderal), mejoran el flujo de sangre y evitan problemas del ritmo cardíaco. En algunos casos, añadir un bloqueador beta a un inhibidor ACE, un diurético y digoxina aumenta la supervivencia y se detiene la enfermedad.

CIRUGÍA

Si la terapia con medicamentos para la hipertensión no ayuda, necesitará cirugía para reparar o reemplazar las válvulas cardíacas dañadas o un *bypass* coronario. Un trasplante es el último recurso. El índice de supervivencia y la calidad de vida después de la operación son excelentes, pero faltan donantes.

Su plan de prevención

DIETA
• **Reduzca la sal** Hace que el cuerpo retenga fluidos; limite su consumo a menos de 4 a 6 g al día.
• **Limite el alcohol** El consumo excesivo de alcohol reduce el bombeo del corazón. Limite el consumo a 14 unidades por semana (mujer) o 21 (hombre). No beba si ya tuvo insuficiencia cardíaca por beber en exceso.

EJERCICIO
• **Ejercítese** El ejercicio ayuda a prevenir la ICCV. Alguna vez se prohibió a personas con ICCV, pero los estudios indican que en forma moderada fortalece el corazón. Hable con el médico antes de empezar.

SALUD NATURAL
• **No se estrese** Al reducir el estrés disminuyen los niveles de ciertas hormonas que tienen un efecto negativo en el sistema inmunitario y en el corazón. Practique yoga, tai chi, visualización guiada o meditación.

ESTILO DE VIDA
• **Pésese** Si ya toma medicamentos para la ICCV, pésese todos los días antes del desayuno (después de haber orinado). Si de pronto aumenta 1 kilo, es probable que esté acumulando fluidos. Llame al médico de inmediato.
• **Pida ayuda** Si vive solo o le falta apoyo en casa, está en grave riesgo de ingresar en el hospital o de morir por ICCV no controlada.
• **Deje de fumar** Fumar es muy dañino para la salud del corazón.

Osteoporosis

¿Qué es?

La osteoporosis es una enfermedad progresiva que reduce la masa o contenido mineral de los huesos y debilita su estructura, lo que los hace más susceptibles a fracturas, en especial en espalda y caderas. La osteoporosis es causa de un gran número de fracturas al año, 90% de las cuales son en personas de más de 50 años; 80% de esos casos son mujeres. Hay también muchas fracturas de muñeca al año causadas por la osteoporosis.

Las células óseas mueren constantemente y se forman nuevas en un proceso llamado remodelación. Al empezar a perder hueso más rápido de lo que se forma, como pasa con la edad, los huesos se adelgazan y son más frágiles. La masa ósea es mayor entre los 20 y los 40 años y luego declina. Después de los 50, los huesos delgados suelen presentar problemas graves, sobre todo en las mujeres posmenopáusicas, por el papel central de los estrógenos en la densidad ósea.

¿Cómo se trata?

El tratamiento se inicia con un estilo de vida saludable para los huesos e incluye complementos de calcio y vitamina D. Las mujeres posmenopáusicas pueden considerar la terapia de reemplazo de estrógenos, aunque tiene efectos secundarios que deben tomar en cuenta (vea TRH y otras opciones, pág. 232). Pueden añadirse uno o más medicamentos, o sustituirse, para detener la pérdida ósea, aunque no son tan efectivos como los estrógenos. No hay medicamentos disponibles para desarrollar hueso, aunque varios están en estudio. Uno de éstos, la hormona paratiroides, se prueba en seres humanos.

MEDICAMENTOS

- **Estrógenos** El porcentaje de pérdida ósea es mayor en las mujeres de 5 a 10 años después de la menopausia y entonces ocurre hasta 50% de la pérdida ósea total. Al reducir la pérdida ósea, la terapia de reemplazo de estrógenos (TRE) es la mejor forma de prevenir o detener esta pérdida. Está disponible como píldora de estrógenos sintéticos (Premarin) o como parche para la piel (Fematrix y Estraderm). Un inconveniente: la TRH aumenta 30% el riesgo de cáncer de mama cuando se toma por más de cinco años. No es aconsejable para mujeres con un historial familiar o personal de cáncer de mama o de endometrio o con fibroides, endometriosis, trastornos tromboembólicos o enfermedad del hígado. Puede presentar problemas para mujeres con enfermedad en la vesícula y migrañas graves.

A no ser que haya tenido una histerectomía, añadir una progesterona sintética a su TRE es esencial para reducir el riesgo de cáncer uterino. La progesterona combinada con estrógenos está vinculada con un riesgo mayor de cáncer de mama. Para las mujeres que sufren efectos secundarios por la progesterona sintética, como síntomas similares a la posmenopausia, está disponible en forma natural (Premique, Estracombi, Femapak).

- **Moduladores selectivos del receptor de estrógeno (MSRE)** El raloxifeno (Evista) aumenta la densidad mineral ósea en columna y cadera y reduce el riesgo de fractura vertebral. Otro MSRE, tamoxifeno (Nolvadex), protege los huesos, pero se usa sólo en pacientes con cáncer de mama.
- **Testosterona** En hombres que no producen testosterona adecuada, la terapia de reemplazo tiene un papel en el tratamiento de la osteoporosis. La testosterona está disponible como píldora (Restandol), parche para la piel (Andropatch) y una inyección (Sustanon o Virormone).
- **Bisfosfonatos** Son las opciones no hormonales para tratar la osteoporosis en hombres y mujeres. Se receta el alendronato (Fosamax). También se recetan a menudo etindronato (Didronel) y risedronato (Actonel) para la osteoporosis. Todos estos medicamentos pueden tener efectos secundarios gastrointestinales.
- **Calcitonina** Es una hormona sintética que regula el metabolismo del calcio e inhibe la pérdida de éste de los huesos. Entre los medicamentos para la osteoporosis, tiene los menores efectos secundarios (posible irritación nasal), pero es el menos potente. Está disponible como aerosol nasal (Miacalcic) o inyección (Forcaltonin). Ayuda a aliviar el dolor en huesos.
- **Calcitrol** Es un medicamento tipo vitamina D que puede usarse si la osteoporosis es el resultado del uso de esteroides.

NUEVO DESARROLLO

Un proceso para tratar la osteoporosis vertebral se llama vertebroplastia. Se inyecta "cemento" líquido en una vértebra recién fracturada para lograr una curación más rápida. Los efectos a largo plazo no se conocen, pero el pegamento se ha usado en reemplazos de cadera durante décadas.

> ## SOLUCIÓN SENCILLA
> Tener un esqueleto pequeño aumenta el riesgo de osteoporosis. Una forma fácil de medirse: con el dedo pulgar y el anular, rodéese la muñeca de la otra mano. Si sus dedos se sobreponen, su esqueleto es pequeño.

AUTO EXAMEN

¿Tiene riesgo de osteoporosis?

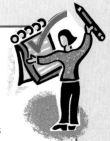

Tiene mayor riesgo si tiene uno o más de los siguientes factores:

Para hombres y mujeres si:
- tiene un historial familiar de la enfermedad
- es delgado o pequeño
- tiene más de 50 años
- come una dieta con poco calcio
- es sedentario
- fuma
- bebe alcohol en exceso
- tiene problema de mala absorción o enfermedad que pueda interferir con la formación de hueso, como insuficiencia renal o algunos cánceres
- usa medicamentos que promueven la pérdida ósea, como corticosteroides, anticonvulsivos, heparina, complementos para la tiroides y algunos medicamentos contra el cáncer e inmunosupresores
- es de raza blanca o asiática.

Para mujeres si:
- es posmenopáusica
- le extirparon los ovarios quirúrgicamente
- ha tenido períodos largos sin menstruar debido a varios factores: ejercicio extremo, trastorno alimentario u otras causas.

Para hombres si:
- tiene un nivel bajo de testosterona.

Su plan de prevención

DIETA

• **Beba leche** La leche descremada y la semidescremada, el yogur sin grasa y los quesos con poca grasa (excepto el cottage) proporcionan el calcio que necesita para tener huesos fuertes. El calcio necesita vitamina D para ser absorbido adecuadamente; asegúrese de asolearse cada día al menos 15 minutos.

• **Pescado** Las sardinas enlatadas y el salmón, con todo y los huesos, son ricos en calcio. La macarela y otros pescados grasos son ricos en vitamina D.

• **Verduras** Las verduras de hojas verdes tienen mucho calcio, potasio y vitamina K, que necesita para detener la pérdida de calcio de los huesos. El brócoli es una buena fuente vegetal de calcio. Coma plátanos para aumentar el potasio.

• **Coma soya** La soya contiene no sólo calcio, sino estrógenos vegetales; ayuda a mantener la densidad ósea. Sustituya la harina normal por harina de soya en recetas cuando hornee. Coma "nueces" de frijol de soya asadas en lugar de cacahuates, y use la proteína de soya en platillos sofritos. Prepare bebidas con leche de soya (vea recetas en págs. 39 y 53).

• **No se exceda en la proteína** Un consumo alto de proteína aumenta la excreción de calcio. Limítese a la dosis recomendada de 45 g al día para mujeres y 55 g para hombres. Muchos comemos el doble.

• **Limite la cafeína** Limite su consumo de cafeína al equivalente de tres tazas de café al día, pues la cafeína hace que el cuerpo excrete más rápido el calcio.

• **Coma cebollas** En ratas macho, las alimentadas con 1 g de cebolla seca al día tuvieron una reducción de 20% en el proceso de descomposición ósea que conduce a la osteoporosis (un poco más que con el medicamento calcitonina).

• **Comida fortificada** Hay jugos de naranja y arándano, cereales para el desayuno y barras de cereal fortificados con calcio. Explore las tiendas.

• **Reduzca la sal** Un nivel alto de sal en la dieta aumenta la cantidad de calcio que pierde el cuerpo. Muchas comidas procesadas tienen mucha sal; trate de no añadir más al cocinarlas o en la mesa.

• **Coma menos de esto** Algunas comidas tienen mucho ácido oxálico y reducen la absorción de calcio: espinacas, ruibarbo, almendras y chocolate. Otras contienen ácido fítico y bloquean la absorción de calcio: salvado de trigo, frutos secos, semillas y legumbres. Reduzca el consumo de todos estos alimentos.

EJERCICIO

• **Más fuerte con el ejercicio** Una rutina en forma regular de levantamiento de pesas ayuda a detener la pérdida ósea y es una de las pocas formas de desarrollar hueso al envejecer. Al mejorar su postura, equilibrio y flexibilidad, reduce el riesgo de caídas que pueden causar fracturas en los huesos frágiles. Ejercítese al menos 30 minutos, tres veces a la semana. Camine, corra, suba escaleras, juegue tenis o squash. Para efectos del desarrollo óseo, nadar no es tan útil, porque los huesos y los músculos deben trabajar contra la gravedad.

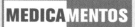

MEDICAMENTOS

Los medicamentos que reducen el colesterol, llamados estatinas, le ofrecen otro beneficio, aumentan la densidad ósea.

OPCIONES MÉDICAS

• **Examine sus huesos** Las pruebas de densidad ósea son la única forma de predecir el riesgo de fracturas y determinar un diagnóstico de osteoporosis. Si tiene más de 65 años y un golpe o una caída menor le fractura un hueso, o si es una mujer posmenopáusica más joven con más factores de riesgo de osteoporosis, el médico sugerirá estas pruebas. Con repeticiones en intervalos de un año o más, los escáneres determinan el porcentaje de pérdida ósea y ayudan en la prevención y el tratamiento. Los expertos recomiendan una prueba de absorciometría de rayos X de energía dual. Más información sobre estas pruebas en la pág. 160.

• **Mídase** Mida su estatura cada año. Una pérdida de 2.5 a 5 cm es una señal temprana de fracturas vertebrales no diagnosticadas y osteoporosis.

• **Busque tratamiento** Si cree estar en riesgo de osteoporosis, hable con el médico sobre las enfermedades que amenazan la densidad ósea y las medidas que puede tomar. Las enfermedades son ciertos cánceres, hiperparatiroidismo, hipertiroidismo, hipogonadismo y algunos padecimientos intestinales y renales.

• **Protéjase** Si tiene riesgo, use protectores acojinados sobre las protuberancias de los huesos de las caderas, para reducir el riesgo de fracturas al caerse.

COMPLEMENTOS

• **Tome calcio** Los hombres y las mujeres sanos necesitan de 700 a 800 mg de calcio elemental al día durante la madurez. Se aconseja tomar más después de la menopausia en las mujeres y después de los 65 años en los hombres. Si no obtiene suficiente calcio en su dieta, necesitará complementos. Como el cuerpo absorbe sólo una cantidad limitada de calcio a la vez, tome los complementos en dos o tres dosis al día, de preferencia con las comidas. Asegúrese de que el complemento contenga vitamina D, que facilita la absorción de calcio, o asoléese al menos 15 minutos al día para ayudar al cuerpo a absorber el calcio. Vea pág. 94 para elegir un complemento de calcio.

ESTILO DE VIDA

• **No fume** Entre la gente de 80 años, los fumadores tienen una densidad ósea mineral 10% menor, lo que se traduce en un riesgo doble de fracturas vertebrales y un aumento de 50% en el riesgo de fractura de cadera. Una de cada ocho fracturas de cadera en mujeres está asociada con el uso del cigarro a largo plazo. Además, las fracturas de los fumadores sanan con mayor lentitud y son más propensas a sanar en forma incorrecta.

• **Evite el exceso de alcohol** Demasiado alcohol evita que el cuerpo absorba bien el calcio. Limítese a tres copas al día (mujer) y cuatro copas al día (hombre).

• **No a la depresión** La depresión hace que el cuerpo produzca cortisol, hormona del estrés que retira minerales de los huesos. Un estudio indicó que las mujeres con depresión clínica tienen menos densidad ósea en caderas y columna. Vea al médico para un tratamiento. Hay grupos de autoayuda; para combatir la depresión ayude a otros; esto mejorará su autoimagen.

¡CUÍDESE!

La osteoporosis no es una forma de artritis, pero si tiene artritis inflamatoria (como artritis reumatoide o lupus), está en mayor riesgo de tener osteoporosis, incluso a edad temprana. He aquí por qué:

• Puede tomar medicamentos corticosteroides, que aumentan la pérdida ósea. El médico le sugerirá una prueba de densidad ósea antes de recetarle el uso a largo plazo de estos medicamentos. Use la dosis más baja posible el menor tiempo posible, y que le examinen los huesos cada 6 a 12 meses.

• El dolor y la incapacidad quizá lo desanimen a hacer ejercicio. Pero el ejercicio ayuda a calmar la artritis y previene la pérdida ósea. Pregunte al médico sobre una rutina de ejercicio segura para usted.

Pérdida del oído

¿Qué es?

La pérdida del oído relacionada con la edad, o presbiacusia, afecta al 30% de la gente de más de 70 años. Es un problema progresivo que se inicia a los 20 y se acelera luego de los 50. Al principio, se dificulta escuchar sonidos muy agudos; luego, sonidos menos agudos. Esta pérdida ocurre cuando las pequeñas células ciliadas que actúan como receptores del sonido en el oído interno se destruyen en forma gradual. Otros factores: exposición repetida a sonidos fuertes, herencia y cambios en el abastecimiento de sangre al oído, por enfermedades cardíacas u otros problemas circulatorios. La presbiacusia afecta a ambos oídos y no causa sordera total.

La gente con pérdida del oído puede padecer tinnitus (o acúfeno), que es silbido, rugido o zumbido en los oídos. Puede ser constante, frecuente u ocasional. Si la ha sufrido (o cualquier otra señal de pérdida del oído) o si la pérdida del oído se acompaña de dolor o secreción del oído, visite al médico.

¿Cómo se trata?

El médico lo examina y hace varias pruebas para descartar problemas que puedan ser tratados, como el exceso de cerilla; luego lo envía con un especialista para una prueba de audición. Según los resultados, le recetarán un aparato para oír o alguna otra ayuda. No espere demasiado de la ayuda auditiva, ya que no hará que vuelva a oír en forma normal. Sin embargo,

Guía de aparatos auditivos

Con frecuencia, aparecen nuevos modelos en el mercado; infórmese sobre lo que hay disponible, antes de elegir lo adecuado para usted. Necesita saber esto sobre los aparatos auditivos comunes:

- **Detrás de la oreja** En este aparato, el micrófono se localiza en la abertura del oído, mientras que la batería, el amplificador y el receptor están atrás. Funciona en todos los grados de padecimiento. Si la pieza del oído no encaja o está dañada, el aparato empezará a chillar; mande rehacer la pieza de manera periódica.

- **En el oído** Fabricado de plástico duro, este aditamento encaja completamente en el oído externo. Es atractivo porque está oculto y simula una recepción con sonido natural, pero puede obstruirse con la cerilla y necesitar limpieza; es más difícil ajustar el volumen.

- **En el canal** Este aparato es tan pequeño que encaja en el conducto auditivo. Se usa sólo en casos de pérdida del oído ligera y necesita repararse con más frecuencia que los otros aparatos, debido al sitio donde se usa. Se requiere buena destreza manual para insertarlo.

- **Estilo corporal** Se usa en el cuerpo bajo la ropa. Unido a una pieza en el oído, este aparato proporciona una amplificación poderosa. Los controles se usan con facilidad, pero debido a que el micrófono no está en el oído, la recepción del sonido no es natural y el micrófono capta también el sonido de la ropa cuando se mueve.

mejorará bastante la calidad de su audición. Otros aparatos útiles que pueden recomendarse incluyen:

- **Aparatos amplificadores** Se usan para mirar la TV o escuchar la radio. Un amplificador transmite el sonido a los audífonos que usted usa. Puede ajustar el volumen a su gusto sin afectar a otras personas en la habitación.
- **Aparatos que alertan** Estos aparatos utilizan sonidos fuertes, luces parpadeantes o un vibrador para alertarlo de ciertos sonidos. Muchos son portátiles y puede utilizarlos cuando esté fuera de su casa.
- **Subtítulos de teletexto** Están disponibles en algunos aparatos de TV. Lo ayudan a seguir los programas con más facilidad.
- **Un sistema Minicom** Este sistema amplifica el sonido de un teléfono. Investigue si su teléfono puede adaptarse. También hay disponibles teléfonos de textos para mensajes escritos.
- **Los sistemas de circuito cerrado** están disponibles y pueden colocarse en una habitación para ayudarlo a oír mejor; muchos se usan en sitios públicos, como en los bancos.

Su plan de prevención

DIETA

- **Disminuya la sal** Reducir el consumo de sal ayuda a mejorar la audición. La sal hace que el cuerpo retenga líquidos, lo que inflama los órganos funcionales del oído. Las sopas enlatadas y otros alimentos procesados suelen contener grandes cantidades de sal; lea las etiquetas.

OPCIONES MÉDICAS

- **Ayuda del especialista** Si el médico cree que hay pérdida del oído, lo enviará con un especialista en oídos, nariz y garganta. Si tiene más de 65 años, quizá necesiten examinar su audición cada tres años o, si tiene historial familiar de pérdida del oído, cada 6 a 12 meses. Hay muchas cosas que se pueden hacer para mejorar su audición, así que no se desespere.

SALUD NATURAL

- **Tome ginkgo** Al mejorar el flujo de sangre al cerebro y aumentar así el abastecimiento de oxígeno, esta hierba ayuda con el zumbido en los oídos (tinnitus), aunque los beneficios se notan después de semanas o meses de uso. Algunos estudios indican que el ginkgo puede ser útil para tratar cierto tipo de pérdida del oído. Tome hasta 240 mg de extracto de ginkgo biloba al día. Consulte al médico, pues puede interactuar con otros medicamentos.

ESTILO DE VIDA

- **Cuídese** Trate de evitar situaciones que lo expongan a ruidos fuertes. Si no es posible, use tapones o protectores en los oídos cuando trabaje, por ejemplo, con herramientas de jardín ruidosas, como las podadoras, o cuando use herramientas eléctricas, como sierras y taladros.

Reflujo gastroesofágico

¿Qué es?

La enfermedad de reflujo gastroesofágico (ERGE) ocurre cuando el ácido estomacal (a veces comida y líquidos) sube por el esófago, el tubo muscular que conecta la garganta y el estómago. Se conoce como acidez. Normalmente, el esfínter esofágico inferior, una válvula muscular como anillo localizada en la parte inferior del esófago, mantiene el ácido y otras sustancias en el estómago. El esfínter se relaja sólo cuando traga, para permitir que la comida y los líquidos pasen al estómago, pero no debe permitir que regresen.

Con la ERGE, el esfínter tiene un mal funcionamiento, pues se relaja cuando no debería y permite que el ácido suba por el esófago. Como el recubrimiento del esófago no protege contra el ácido estomacal, usted padece acidez o indigestión.

Una complicación importante de la ERGE es el esófago de Barrett, un padecimiento precanceroso en el que el tejido de color rosa grisáceo del esófago se inflama y toma un color salmón, como el del recubrimiento del estómago. La ERGE persistente produce cicatrización en el esófago. Es posible que se desarrolle neumonía o bronquitis cuando el ácido estomacal tiene un reflujo y llega a los pulmones a través de la tráquea, casi siempre mientras duerme. También la ERGE destruye el esmalte de los dientes cuando el ácido estomacal llega a la boca.

Algunas personas padecen la ERGE debido a que tienen hernia hiatal. Con este padecimiento, la porción superior del estómago se mueve hacia el pecho a través de una abertura en el diafragma, la banda muscular que separa el pecho y el estómago. Una hernia hiatal afecta el funcionamiento del esfínter esofágico inferior y permite que el ácido y otros contenidos del estómago suban por el esófago, lo que causa los molestos síntomas de la ERGE.

PRUEBAS DE DIAGNÓSTICO

La enfermedad de reflujo gastroesofágico se identifica por sus síntomas, pero algunas pruebas ayudan al médico a confirmar el diagnóstico o a buscar posibles complicaciones.

- **La endoscopia** (gastroscopia) consiste en insertar un pequeño tubo flexible iluminado a través de la boca, hasta el esófago y el estómago, para buscar anomalías. Es la prueba más común para este padecimiento.
- **El pH esofágico** descarta o confirma la presencia de reflujo ácido excesivo y mide la cantidad de secreción ácida.
- **La manometría esofágica** examina la presión del esófago y del esfínter esofágico inferior.
- **Otras pruebas** que incluyen toma de bario, rayos X y ECG, se llevan a cabo para descartar otros padecimientos. Tomar bario ayuda al médico a ver la parte superior del tracto digestivo. Le pedirán que beba una solución de bario (un líquido espeso y grumoso que se ve con los rayos X) antes de este procedimiento, para poder ver sus órganos con claridad.

¿Cómo se trata?

La mayoría de la gente controla el reflujo gastroesofágico evitando las comidas que la desencadenan, modificando su estilo de vida (vea Su plan de prevención, pág. 392) y tomando medicamentos. Si estos pasos no son suficientes, visite al médico. Tal vez necesite que le recete otro medicamento. Los casos graves requieren cirugía.

MEDICAMENTOS

Se usan medicamentos para tratar el reflujo gastroesofágico. Los antiácidos neutralizan el ácido estomacal y calman un ataque ya iniciado. Éstos incluyen Melox, Rap-eze*, Remegel* y Tums.

Los bloqueadores H_2, disponibles sin receta, bloquean la acción de la histamina, sustancia química que favorece la producción de ácido estomacal. Ayudan a prevenir un ataque si los toma antes de comer (qué tanto antes varía según el medicamento). Los bloqueadores H_2 que se venden sin receta incluyen famotidina (Pepsidine); los que se venden con receta incluyen cimetidina (Tagamet) y nizatidina (Axid).

Los medicamentos llamados inhibidores de la bomba de protón están disponibles sólo con receta. Impiden el bombeo a nivel celular que mueve el ácido al estómago. Incluyen lansoprazola (Ogastro), omeprazol (Losec) y rabeprazol (Pariet). Otro medicamento controlado, la metoclopramida (Carnotprim), aumenta la capacidad del esfínter esofágico inferior para cerrarse firmemente, lo que ayuda a disminuir el reflujo ácido. También ayuda a sacar la comida del estómago, lo que disminuye la presión.

CIRUGÍA

Si los cambios en el estilo de vida y la terapia con medicamentos no son efectivos, puede recurrir a la cirugía (llamada funduplicación) para fijar el esfínter esofágico inferior entre el estómago y el esófago.

En este procedimiento, el cirujano dobla y fija una porción del estómago para crear un esfínter más estrecho. En un tipo de funduplicación endoscópica menos invasora, el cirujano usa instrumentos miniatura y una cámara (insertados a través de pequeñas incisiones en el abdomen) para realizar la cirugía.

Se sigue investigando y experimentando para encontrar mejores formas de tratar la ERGE y se han hallado algunas posibilidades para el futuro.

Uno de estos procedimientos, que aún está en prueba, consiste en insertar una prótesis de hidrogel en el extremo inferior del esófago mediante un endoscopio (un tubo delgado, flexible e iluminado). La prótesis es de un material suave y esponjoso, algo parecido al que se usa para fabricar lentes de contacto. Se coloca en la pared del esófago y, gracias a su flexibilidad, permite que la comida pase por el tracto, al mismo tiempo que impide que el reflujo ácido suba.

Las pruebas se encuentran en etapas muy tempranas, pero los científicos tienen esperanzas en esta técnica porque no deja cicatriz en el tracto esofágico como otras cirugías más invasoras, y el procedimiento es potencialmente reversible, esto es, pueden retirar la prótesis si el paciente tiene algún problema en una etapa posterior.

MEDICAMENTOS

¿Qué medicamento da mejor resultado? Los inhibidores de la bomba de protón curan la esofagitis erosiva, una forma grave de ERGE, más rápidamente que los bloqueadores H_2.

*Medicamento no disponible en México en el momento del cierre de la edición de este libro

Su plan de prevención

DIETA

• **Evite comidas desencadenantes** Algunas comidas y bebidas desencadenan el reflujo gastroesofágico favoreciendo la secreción del ácido estomacal o relajando el esfínter esofágico inferior. No consuma bebidas alcohólicas, café, chocolate, frutas ni jugos cítricos, bebidas cafeinadas, bebidas carbonatadas, alimentos grasosos y fritos (papas a la francesa, hamburguesas, huevos, leche entera, donas), hierbabuena ni menta verde (ni siquiera mentas para el aliento y pasta dental con sabor a menta), comidas picantes, ajo, cebolla, pimientos, tomates ni comidas a base de tomate (jugo de tomate, catsup, salsa para espagueti, chile y pizza).

• **No empiece con almidones** Al sentarse a comer, no empiece con un bocado de pan o papas (puede causarle una sensación dolorosa de estar "lleno" e iniciar el hipo). Mejor primero coma unos bocados de verduras o de carne.

• **Adelgace** El peso extra le dificulta al esfínter esofágico inferior permanecer cerrado, lo que contribuye al reflujo ácido. Inicie una dieta adecuada y un programa de ejercicio para perder los kilos de más.

• **Coma a menudo** Coma menos y con más frecuencia (cinco veces al día); coma despacio para evitar la inflamación estomacal y la presión. Siéntese y relájese en cada comida. Evite comidas abundantes y grasosas por la noche.

• **El tiempo es todo** Coma y beba al menos 3 horas antes de irse a la cama y no coma refrigerios a la hora de acostarse.

• **No beba licor** El alcohol agrava los síntomas de la ERGE; la cerveza puede abotagar el estómago y hacer que el ácido estomacal llegue al esófago.

• **Esté erguido** Tiene mayor riesgo de ERGE si se acuesta de espaldas luego de comer; permanezca sentado varias horas después de haber comido.

• **Beba agua** Beba mucha agua (ocho vasos al día) para llevar el ácido estomacal al estómago, a donde pertenece.

EJERCICIO

• **Muévase** El ejercicio mantiene el funcionamiento normal del sistema gastrointestinal. Un ejercicio ligero y en forma regular ayuda a calmar la ERGE, pues reduce el estrés. Evite ejercicios en los que tenga que doblarse, porque esto puede agravar la acidez.

• **Espere** Nunca debe ejercitarse inmediatamente después de comer. Si hace ejercicio con el estómago lleno, lo más probable es que aumente la posibilidad de tener acidez y molestias.

OPCIONES MÉDICAS

• **Evite ciertos medicamentos** Algunos medicamentos, incluyendo ibuprofeno y aspirina, causan el ardor del reflujo gastroesofágico. Los medicamentos prescritos que causan acidez incluyen algunos antidepresivos tricíclicos, algunos bloqueadores de los canales de calcio y algunos broncodilatadores (como teofilina). Pregunte al médico si alguno de los medicamentos que usted toma contribuye a la ERGE.

SOLUCIÓN SENCILLA

Para evitar el reflujo ácido mientras duerme, coloque un ladrillo bajo cada pata de la cama en la cabecera, para elevarla. No use almohadas de más, pues hacen que doble el cuello o la cintura, lo que aumenta la presión en el abdomen, que puede desencadenar el reflujo ácido.

SALUD NATURAL

• **Pruebe el té** Beber té de manzanilla tres o cuatro veces al día alivia las membranas mucosas inflamadas o irritadas en el tracto digestivo y favorece la digestión normal. Si elige la manzanilla alemana, bébala tres veces al día, antes de las comidas; la manzanilla romana debe tomarse después de las comidas. El té de jengibre también alivia. Hierva 1½ cucharaditas de jengibre fresco (o ½ cucharadita de jengibre en polvo) en una taza de agua, 10 minutos antes de beberla. Pruebe una tintura de jengibre (busque una que sea 1:4, en una base de alcohol al 25%) y tome hasta 30 gotas al día, en un vaso de agua.

• **Tome orozuz** El orozuz protege el esófago al aumentar la producción de mucina, sustancia que forma una barrera protectora contra el ácido estomacal. Antes de las comidas, mastique tabletas de raíz de orozuz en forma deglicirricinada (no eleva la presión arterial ni causa retención de agua como el orozuz). No tome orozuz si tiene hipertensión, enfermedad renal o cardíaca que requieran el uso de digitálicos. Cualquier uso del orozuz debe estar acompañado de una dieta con poca sal y no debe durar más de cuatro a seis semanas.

• **Alivio herbario** A la primera señal de acidez, mezcle ½ cucharadita de extracto de hidrastis con 3 cucharadas de agua y beba la mezcla para desinflamar las membranas que cubren el tracto gastrointestinal. Si la indigestión es el problema principal, hay varias hierbas que ayudan, como hinojo, milenrama y bérbero. El bérbero sólo debe tomarlo si se lo receta un médico herbolario.

• **Beba jugo de col** Visite una tienda de productos naturistas para saber si venden jugo de col (su contenido de glutamina calma el ardor de la ERGE).

• **Tome un coctel de bicarbonato de sodio** Para neutralizar el ácido estomacal, mezcle 1 cucharadita de bicarbonato de sodio en un vaso de agua a temperatura ambiente y bébalo a la primera señal de dolor ardiente. El bicarbonato de sodio contiene mucha sal; consulte al médico antes de usarlo si usted está controlando su consumo de sal.

• **Chicle** Un estudio indicó que 70% de los participantes que masticaron chicle sin azúcar tuvieron alivio en la acidez. La acción de masticar estimula la producción de saliva, lo que ayuda a transportar el ácido estomacal a través del esófago.

ESTILO DE VIDA

• **No se ciña** Use ropa floja. Los cinturones, las pantimedias, los calzoncillos y los pantalones ceñidos presionan el estómago y hacen que el ácido estomacal suba. Si su ropa está muy ceñida, considere ese hecho como un incentivo para perder peso.

• **Apague la llama** No fume. La nicotina estimula la producción de ácido estomacal y relaja los músculos entre el esófago y el estómago, lo que da pie al reflujo del ácido y a que los síntomas empeoren.

• **Diga no al estrés** La reducción del estrés ayuda a algunas personas que tienen ERGE. Practique la meditación, el yoga o la respiración profunda, y haga ejercicio con regularidad, como caminar aprisa, nadar o andar en bicicleta.

¡CUÍDESE!

La acidez o indigestión pueden ser síntomas de un padecimiento más grave (úlceras o sangrado en el esófago) que puede empeorar si no se diagnostica y trata a tiempo. Si controla los síntomas con medicamentos más de dos veces a la semana, vea al médico.

Síndrome de colon irritable

¿Qué es?

Los intestinos mueven la comida por el tracto digestivo normalmente con contracciones suaves y continuas. En el síndrome de colon irritable (SCI) o colon espástico los intestinos sufren espasmos que causan hábitos intestinales irregulares. El SCI es un padecimiento digestivo muy común. Entre 10 y 20% de los adultos buscan ayuda médica cuando presentan los síntomas, que duran días o meses. Algunos tienen períodos de recrudecimiento a lo largo de su vida. Las mujeres (con una probabilidad tres veces mayor de padecer SCI que los hombres) reportan que los síntomas empeoran antes o durante los períodos menstruales. El SCI es incómodo e impredecible, pero no daña en forma permanente los intestinos ni causa enfermedades graves como cáncer.

El estrés, comidas o medicamentos y cambios hormonales hacen que el tracto digestivo se contraiga más seguido, pero no se consideran causa exacta del SCI. Algunos médicos creen que es resultado de un trastorno del sistema nervioso que afecta las contracciones del intestino, opinión apoyada por la investigación que señala la actividad de la serotonina en el tracto digestivo.

Ninguna prueba diagnostica el SCI. Para descartar otros padecimientos, el médico ordena análisis de sangre, análisis de excremento (parásitos), rayos X, sigmoidoscopia o manometría anorrectal (examen de esfínter anal).

¿Cómo se trata?

Los síntomas del síndrome de colon irritable varían y el tratamiento puede requerir una combinación de algunas de las opciones posibles:

CAMBIOS EN LA DIETA

Añadir alimentos con mucha fibra a la dieta favorece la función normal del intestino, que calma el estreñimiento y la diarrea. No se exceda, en especial si su síntoma principal es la diarrea. Aumente en forma gradual el consumo de fibra a 30 g al día. Buenas fuentes: panes y cereales integrales y muchas frutas y verduras. Beba de 8 a 10 vasos de agua al día y evite comer en exceso, saltarse comidas o comer demasiado rápido.

CAMBIOS EN EL ESTILO DE VIDA

Como el colon está controlado en parte por el sistema nervioso, reducir el estrés y relajarse ayuda. Evite medicamentos con efectos secundarios en el aparato digestivo, como algunos antibióticos (que causan diarrea) y antihistamínicos y antiácidos con sales de aluminio (que causan estreñimiento).

MEDICAMENTOS

- **Antiespasmódicos** Se usan para tratar espasmos intestinales, retortijones, estreñimiento y diarrea. Incluyen mebeverina*, dicicloverina (Bentyl) y hioscina (Buscapina).

*Medicamento no disponible en México en el momento del cierre de la edición de este libro

- **Antidepresivos** Ayudan a los enfermos de SCI, quienes son muy sensibles a las contracciones digestivas normales. El médico recetará dosis bajas de antidepresivos tricíclicos como imipramilina (Tofranil), o ISRS como fluoxetina (Prozac), paroxetina (Paxil o Aropax) o sertralina (Altruline).
- **Medicamentos antimotilidad** como loperamida (Immodium o Pramidal) alivian la diarrea fuerte, y agentes de volumen como metilcelulosa (Celevac*) ayudan en el estreñimiento, pero sólo deben usarse ocasionalmente.

Un nuevo medicamento ayuda a las mujeres con SCI que padecen diarrea. En el estudio, 41% de las que tomaron 1 mg de alosetrona (Lotronex*) dos veces al día reportaron alivio de dolor y síntomas comparado con 29% que tomaron un placebo. El medicamento ahora se prueba en hombres. Otros dos medicamentos experimentales, tegaserod* (Zelmac*) y prucaloprida*, son prometedores para quien padece SCI con estreñimiento como síntoma principal. Los tres actúan bloqueando los receptores celulares intestinales de serotonina.

Su plan de prevención

DIETA

- **Vigile lo que come** Evitar algunas comidas ayuda a limitar los ataques de SCI. Elimine estos desencadenantes potenciales: alcohol, cafeína, bebidas carbonatadas (excepto ginger ale), productos lácteos, comida que produce gases, comida muy grasosa o condimentada, leche, azúcares de fruta (lactosa y fructosa) y edulcorantes artificiales (sorbitol y aspartame).

EJERCICIO

- **Ejercítese** El ejercicio ayuda a mantener sano el aparato digestivo, porque libera las sustancias químicas del cerebro llamadas endorfinas. Las endorfinas ayudan a liberar el cuerpo de los efectos del estrés, lo que reduce los síntomas de SCI. Haga sesiones de 30 minutos de caminata, nado, bicicleta u otras actividades aeróbicas, de 3 a 5 veces a la semana.

COMPLEMENTOS

- **Fibra** Si se le dificulta añadir fibra natural a su dieta, tome un complemento de psyllium, pero beba agua extra mientras lo toma. Esto ayuda a ablandar las heces y limpiar el tracto intestinal.

SALUD NATURAL

- **Menta piperita** Un estudio indicó que 4 de cada 5 personas que padecen SCI mejoraron después de tomar cápsulas de hierbabuena. Otras hierbas que reducen los espasmos o relajan los músculos del tracto digestivo son jengibre, manzanilla, raíz de valeriana, romero y mundillo.
- **Relájese** Trate de disminuir el estrés mediante el masaje, la meditación, el yoga o el tai chi (una técnica coordinada de respiración y movimiento). La biorretroalimentación y la hipnosis también ayudan.

*Medicamento no disponible en México en el momento del cierre de la edición de este libro

Úlceras

¿Qué son?

Una úlcera es una zona erosionada en la membrana mucosa que recubre el esófago, estómago o duodeno (sección superior del intestino delgado). Las úlceras en el estómago y en el duodeno se llaman úlceras pépticas. Como el recubrimiento debe soportar el contacto constante con los jugos digestivos y el ácido estomacal, en general es resistente a la lesión. Pero a veces la membrana mucosa se rompe y se desarrolla la erosión. La mayoría de las úlceras no son más grandes que la goma de un lápiz, pero pueden ser muy dolorosas y causar un sangrado grave que pone en peligro la vida.

El 90% de las úlceras son causadas por una infección de bacterias llamadas helicobacteria pilori *(H. pylori)*. Pero como estos organismos existen también en el estómago de gente que no desarrolla úlceras, los científicos creen que la infección de *H. pylori* provoca la formación de úlceras sólo en la gente que está predispuesta genéticamente a ellas.

Otra causa de úlceras es el uso de aspirina y medicamentos para el dolor llamados antiinflamatorios no esteroides, como naproxeno o ibuprofeno. Estos medicamentos debilitan la membrana de la mucosa que recubre el estómago y causan desarrollo de úlcera y sangrado intestinal masivo.

En el pasado, los expertos médicos creían que el estrés provocaba úlceras. Hoy los médicos rechazan esa teoría y están convencidos de que el estrés no causa úlcera, sino que el aumento del ácido estomacal generado por el estrés empeora la úlcera si ya la tiene.

Para calmar el dolor, el médico le recomendará que durante dos semanas tome un medicamento que bloquee el ácido (vea abajo). Si eso no lo ayuda, le sugerirá que se haga una o más de las pruebas siguientes:

- **Endoscopia** en la que le insertan, a través de la boca, un tubo flexible angosto y con una pequeña cámara en el extremo hasta el esófago y el estómago, para buscar anomalías y tomar una biopsia de la úlcera, si hay.
- **Análisis de sangre o prueba de aliento** para saber si tiene *H. pylori*.
- **Muestra de excremento** para buscar sangre en evacuaciones intestinales.
- **Toma de bario** en la que bebe un líquido de bario y luego le toman rayos X que mostrarán otras posibles causas de sus síntomas.

¿Cómo se tratan?

El tratamiento depende del tipo de úlcera. El control del ácido se logra con antiácidos y bloqueadores H_2 como famotidina (Pepcid) y cimetidina (Tagamet). Para las *H. pylori* se usan dos antibióticos y un medicamento antiácido. Los antibióticos recetados para combatir la infección curan del 80 al 90% de las úlceras. Si el daño lo causó un antiinflamatorio no esteroide, el consejo sería dejar de tomar el medicamento responsable y tomar antiácidos. El bismuto (Pepto Bismol) lo recetan para formar una capa protectora sobre la úlcera mientras la tratan.

Su plan de prevención

DIETA

• **Coma durante el día** Reduzca sus comidas habituales a la mitad para hacer seis minicomidas y cómalas a intervalos de dos horas, para tener siempre comida en el estómago.

• **Los desencadenantes** En el pasado, los médicos aconsejaban a los pacientes con úlcera evitar comidas picantes y grasosas. Ahora saben que la dieta influye poco en la curación de la úlcera. Evite sólo las comidas que empeoren sus síntomas. Para algunos, esto incluye leche de vaca, sal, chocolate o menta.

• **Ácido** Limite el consumo de alcohol, café, té y bebidas cafeinadas, ya que irritan el recubrimiento del estómago.

• **Pruebe la col** El jugo de col protege el recubrimiento gastrointestinal del ácido estomacal y acelera la curación de las úlceras. Si tiene extractor de jugos, usted mismo puede prepararlo. Beba 1 litro al día.

• **Coma plátano** Los plátanos fortalecen la barrera protectora entre el recubrimiento del estómago y el ácido estomacal corrosivo. Coma por lo menos un plátano al día o prepare un delicioso licuado de fruta con leche de soya.

OPCIONES MÉDICAS

• **Evite** los medicamentos antiinflamatorios no esteroides que causan úlcera, como aspirina e ibuprofeno. Sustitúyalos por otros para evitar riesgos. El médico le indicará otras formas de tratar el dolor intenso.

COMPLEMENTOS

• **A y cinc** Se cree que la vitamina A y el cinc ayudan a curar las úlceras, aunque no existen pruebas fehacientes de ello. Tome un multivitamínico que contenga ambos.

SALUD NATURAL

• **Orozuz** Pregunte al médico si es adecuado que mastique una tableta de 380 mg de orozuz deglicirricinado 20 minutos antes de comer (4 veces al día) para calmar y ayudar a sanar las membranas mucosas rotas.

• **Ayuda herbaria** Algunas plantas inhiben la H. pylori. Incluyen ajo, canela, manzanilla, caléndula y una mezcla de menta y alcaravea. Informe al médico sobre los tratamientos herbarios que toma, para saber si puden interactuar con otros medicamentos. El té de hierbas, como el de olmo resbaloso, altea y filipéndula, ayuda a calmar el recubrimiento de la mucosa irritada.

ESTILO DE VIDA

• **No fume** Las personas con úlceras no deben fumar, pues esto inhibe la curación y está vinculado con la recurrencia de úlceras.

• **Alivie el estrés** El estrés empeora las úlceras y afecta su sistema inmunitario haciéndolo más susceptible a éstas. Practique técnicas para reducir el estrés, como la respiración profunda, la meditación y el yoga. Dedique un tiempo a relajarse. El ejercicio ayuda a reducir el estrés.

MEDICAMENTOS

Los antiácidos funcionan mejor con el estómago lleno y, con el tiempo, las dosis pequeñas son más efectivas que una dosis grande. Los antiácidos líquidos actúan con mayor rapidez.

Venas varicosas

¿Qué son?

Las venas varicosas son venas torcidas e inflamadas en las piernas. Se desarrollan si las válvulas de un sentido, que dejan fluir la sangre desde las venas de las piernas hacia el corazón, no se cierran por completo y permiten que parte de la sangre se estanque en las venas de las piernas y las inflame.

Si tiene venas varicosas, no está solo. Aunque es más probable que las mujeres las tengan más que los hombres, 3 de 10 adultos tienen probabilidades de padecerlas. Luego de los 50, la piel que sostiene las venas y las venas mismas pierden su elasticidad, lo que contribuye al padecimiento.

Para la mayoría, las venas varicosas son más una preocupación cosmética que un problema médico grave. En otra gente, la debilidad de las paredes de los vasos sanguíneos, además de las válvulas dañadas, hace que la sangre pase al tejido cercano. Si la piel próxima a una vena varicosa se decolora o si tiene una lesión que no sana cerca de alguna, vea al médico de inmediato.

Cualquier complicación que cause presión adicional en las venas de las piernas, incluso obesidad, estreñimiento (que hace que se esfuerce al tener una evacuación), embarazo o estar de pie mucho tiempo, contribuye a las venas varicosas. Los médicos no están seguros de lo que las causa, pero creen que en algunas personas el padecimiento es genético. Tener un historial de trombosis profunda (se forma un coágulo de sangre en una vena grande de la pierna) en las venas puede ser una causa de venas varicosas graves.

¿Cómo se tratan?

Muchas personas con venas varicosas cambian su estilo de vida (vea Su plan de prevención, pág. sig.) para calmar la molestia. Otras eligen la cirugía.

CIRUGÍA

Hay varias formas de tratar quirúrgicamente las venas varicosas. Luego de estos procedimientos, la sangre de la vena tratada encuentra una vena más sana por la cual fluir. En la escleroterapia (usada para venas araña y venas varicosas chicas), el médico inyecta una solución salina en la vena afectada y hace que se encoja y el cuerpo la absorba. La escleroterapia es un procedimiento que no requiere hospitalización.

Para venas más afectadas, el cirujano hace cortadas cerca de las venas afectadas y las ata (ligación) o las retira (denudación). Un nuevo procedimiento incluye insertar una sonda en la vena y destruirla con calor o láser. Estos tratamiento se hacen en el hospital.

ADVERTENCIA

Las venas varicosas avanzadas causan úlceras en las piernas, inflamación peligrosa en las venas y problemas de coágulos. Cualquier contacto áspero, como un golpe o un raspón, causa un fuerte sangrado en la vena afectada.

Su plan de prevención

DIETA

• **No coma sal** Evite las comidas saladas, ya que hacen que el cuerpo retenga agua y esto inflama las piernas.

• **Coma fibra** Coma diariamente alimentos con mucha fibra, como panes integrales y frutas y verduras para reducir la probabilidad de estreñimiento, lo cual contribuye a la formación de venas varicosas.

• **Esté delgado** La obesidad aumenta la presión en las venas de las piernas y hace lento el flujo de sangre de las piernas hacia el corazón. Vigile su peso.

EJERCICIO

• **Camine, nade o ande en bicicleta** Estos ejercicios, 30 minutos al día, varios días a la semana, mejoran la fuerza de las piernas y de las venas. También mantienen la sangre bombeando hacia el coralzón.

• **Párese y muévase** Si está sentado por tiempo prolongado, levántese cada 45 mintuos y camine aprisa durante 5 minutos.

COMPLEMENTOS

• **Vitaminas** Las vitaminas E y C favorecen la circulación de la sangre y fortalecen las paredes de los vasos sanguíneos. Tome diariamente complementos de ambas vitaminas.

SALUD NATURAL

• **Alivio** El hamamelis aplicado en las venas varicosas alivia el dolor. Manténgalo en el refrigerador para contar con un alivio fresco.

• **Ayuda herbaria** Compre un complemento con arándano y gotu kola, que mantienen el flujo de sangre y refuerzan la flexibilidad y fuerza de las venas. Otra opción es la castaña de Indias, que reduce la inflamación.

• **Masaje** Un masaje en las piernas alivia las molestias de las venas inflamadas.

ESTILO DE VIDA

• **Hidroterapia** Frótese o rocíese las piernas con agua fría para sentir alivio. Alterne baños de esponja calientes y fríos. Sumerja los pies en agua caliente un minuto y frótese las piernas. Luego, cambie a agua fría y mantenga los pies sumergidos 30 segundos y vuelva a frotarlos con la esponja. Vuelva al agua caliente 1 o 2 minutos. Repita cinco veces.

• **Soporte** Use siempre medias de soporte o compresión; dan más soporte a las venas de las piernas y evitan que se inflamen. Evite las tobimedias, ya que cortan la circulación justo abajo de la rodilla.

• **Eleve para tener alivio** Eleve los pies siempre que pueda para reducir la carga de trabajo en las venas de las piernas. Al elevar los pies disminuye el trabajo de bombeo de las venas de las piernas.

• **Tobillos, no rodillas** Al cruzar las piernas en las rodillas impide la circulación de la sangre por las venas. Si se sienta con las piernas cruzadas, crúcelas a la altura de los tobillos, no de las rodillas.

DATO

Las hemorroides son venas varicosas localizadas en el ano. Hay medicamentos que ayudan a calmar las molestias que causan.

Guía de ayuda

¿Quiere averiguar más acerca de un tema en particular?
Estas organizaciones pueden ayudarlo. Visite sus sitios en
Internet o llame o escriba para solicitar información por correo.

Medicina complementaria

**Área Centro de Creatividad y
Desarrollo de la Conciencia**
Paseo de la Reforma 199, pisos 2, 3 y 4
Cuauhtémoc
México, D.F., 07800
Tels.: (01 55) 5535 2509, 5535 2827
www.centroarea.com
*Integración de la vida física, espiritual y energética,
acupuntura, homeopatía, aromoterapia, fitoterapia,
reiki, musicoterapia, etc.*

Centro Académico de Medicina Alternativa, A.C.
Acoxpa 494, Villa Lázaro Cárdenas
México, D.F., 14370
Tels.: (01 55) 5671 0329, 5594 5678
*Gran variedad de terapias complementarias,
que van desde la herbolaria, la magnetoterapia
y la terapia celular hasta la relajación.*

Centro de Homeopatía Flores
Montes Rocallosos 417
Residencial San Agustín
Garza García, Nuevo León
Tels.: (01 8) 356 3318, 356 3358
www.homeopatiaflores.com
*Servicios acerca de alternativas naturales que
favorezcan la salud.*

Centro Médico Tradicional Chino
Carolina 4, Industrial
México, D.F., 07800
Tel.: (01 55) 5577 5524
www.the-cma.org.uk
*Todo lo relacionado con la medicina tradicional
china: acupuntura, masaje y relajación.*

**Colegio Mexicano de Terapeutas Florales y
Naturales, A.C.**
Sierra Mojada 517-A, Lomas de Chapultepec
México, D.F.
Tels.: (01 55) 5202 6777, 5520 7776
e-mail: terapiafloral@elixiresaztecas.com
www.elixiresaztecas.com
Aromoterapia y sistema floral de Bach.

Asistencia social

**Albergue Vicentino de la Ciudad de México, A.C.
Divina Providencia**
Tlacotalpan 107, Roma Sur
México, D.F., 06760
Tel.: (01 55) 5564 0170
*Albergue y asistencia a adultos mayores necesitados
y autosuficientes.*

Asilo San Camilo de Leli, I.A.P.
Triunfo de la Libertad 6, Tlalpan
México, D.F., 14000
Tels.: (01 55) 5655 4950, 5673 2376
*Atención a ancianas de escasos recursos con
enfermedades crónicas.*

**Asociación Mexicana para Atención Integral en
la Tercera Edad, I.A.P.**
20 de Noviembre 82, piso 2, Centro
México, D.F., 06740
Tels.: (01 55) 5573 1550, 5573 1500
*Tratamiento para trastornos psiquiátricos y
asistencia médica.*

**Asociación Nacional de Damas Voluntarias del
Instituto Nacional de Pediatría, I.A.P.**
Insurgentes Sur 3700-C PB, Insurgentes Cuicuilco

México, D.F., 04530
Tel.: (01 55) 5606 6606, 5606 0002
Donación de medicamentos oncológicos, sillas de ruedas, muletas y aparatos ortopédicos y auditivos.

Drogas, cigarrillo y alcohol

Alcohólicos Anónimos Grupo 24 Horas
Zamora 159, Condesa
México, D.F., 06140
Tels.: (01 55) 5286 1756, 5286 2046
Oficina de Servicios Generales
Huatabampo 18, Roma Sur, México, D.F. 06760
Tels.: (01 55) 5264 2406, 5264 2588
www.alcoholicos-anonimos.org.mx
Reuniones, ayuda y consejos gratuitos para personas alcohólicas que quieren alcanzar la sobriedad.

Clínica de Tabaquismo del Instituto Nacional de Enfermedades Respiratorias (INER)
Tlalpan 4502, Sección XVII
México, D.F., 14080
Tel.: (01 55) 5666 4539
www.iner.gob.mx
Información, estadísticas y tratamiento para las personas adictas al tabaco.

Consejo Nacional contra las Adicciones (CONADIC)
Paseo de la Reforma 450, Juárez
México, D.F., 06600
Tels.: (01 55) 5208 1040, 5208 2426, 01 800 911 2000
www.conadic.gob.mx
Programas para alcohólicos, fumadores y farmacodependientes, y datos acerca de los derechos de los no fumadores.

Drogadictos Anónimos
Eje 1 Poniente 58, Guerrero
México, D.F., 06300
Tel.: (01 55) 5592 2517
www.conadic.gob.mx
Organismo que imparte pláticas y proporciona información y asesoría gratuitas a las personas que dependen del consumo de drogas.

Monte Fénix
Las Flores 229, San Ángel Inn
México, D.F., 01060
Tels.: (01 55) 5681 3011, 01 800 007 0200
www.montefenix.com.mx
Programas de apoyo y rehabilitación de pacientes con problemas de alcoholismo o drogadicción y de sus familiares.

OCEÁNICA
Amsterdam 229, piso 3
Hipódromo Condesa
México, D.F., 06170
Tel.: (01 55) 5246 4899
www.oceanica.com.mx
Prevención y tratamiento de adicciones y trastornos emocionales y de conducta.

Ejercicio y deporte

Comisión Nacional del Deporte (CONADE)
Camino a Santa Teresa 482, Peña Pobre
México, D.F., 14000
Tel.: (01 55) 5927 5200
www.conade.gob.mx
Fomento y ayuda a la práctica de deporte.

Asociación Mexicana de Actividad Física y Deporte para Adultos y Ancianos, A.C.
Av. Río Churubusco Puerta 9 s/n
Ciudad Deportiva Magdalena Mixhuca
México, D.F., C.P. 08010
Tel.: (01 55) 5803 0100, fax: 5803 0182
Capacitación a quienes se dedican a ejercitar a personas adultas mayores.

Comida y nutrición

DASH Diet (Dieta Dash)
www.dash.bwh.harvard.edu
Régimen alimentario para comer saludablemente.

Instituto Nacional de Ciencias Médicas y Nutrición Salvador Zubirán
Vasco de Quiroga 15, Tlalpan

México, D.F.
Tel.: (01 55) 5573-1200
www.innsz.mx
Atención de enfermedades digestivas, hepáticas, renales, endocrinas y metabólicas, principalmente.

Sociedad Mexicana de Nutrición y Endocrinología

Ohio 27, El Rosedal
México, D.F.
Tels.: (01 55) 5213 3767, 5213 1352
sociedad@smne.org.mx
Información acerca de cómo una buena nutrición puede ayudar a mantener una buena salud.

Weight Watchers

Barranca del Muerto 210, planta baja
Guadalupe Inn
México, D.F., 01020
Tel.: (01 55) 5611 8303
www.cuida-kilos.com.mx
Sistema de pérdida de peso, que ofrece una mejor salud para las personas que lo llevan a cabo.

Instituciones

Asociación Mexicana de Diabetes

Topógrafos 7, planta baja, Escandón,
México, D.F.
Tels.: (01 55) 5516 8700, 5516 8729
www.geocities.com/diabetesac
Apoyo, información y atención a personas con diabetes. Cuenta con una tienda de alimentos especiales.

Asociación Mexicana de Diabetes en Jalisco, A.C.

Mexicaltzingo 2176,
Las Américas, Guadalajara, México, 44150,
Tel. y fax: (01 33) 3563 6182
Apoyo, información y atención a personas con diabetes.

Asociación Mexicana de Diabetes en Querétaro, A.C.

Fray Pedro de Gante 41, Cimatario, 1ª Sección,
Querétaro, México, 76030

Tel.: (01 442) 213 6976, fax 212 1495
Apoyo, información y atención a personas con diabetes.

Hospital Cardiológica de Aguascalientes

Ecuador 200, Fracc. Las Américas,
Aguascalientes, México, 20230
Tel.: (01 449) 915 4000
info@cardiologica.com.mx
www.cardiologica.com.mx
Cuenta con todas las subespecialidades de la cardiología, además de intervenciones quirúrgicas.

Instituto Cardiovascular de Guadalajara

Hidalgo 930, Artesanos,
Guadalajara, México, 44290
Tels.: (01 33) 3827 1668, 3827 1669
www.icg-mex.com
info@allergyfoundation.com
Cardiólogos clínicos, electrofisiólogos y cirujanos cardiovasculares.

National Hypertension Association (Asociación Nacional de Hipertensión)

324 East 30th St.
Nueva York, NY 10016, Estados Unidos
Tel.: (001 212) 889 3557
www.nathypertension.org
Asociación dedicada a la difusión de servicios para la prevención de la presión arterial alta.

National Stroke Association (Asociación Nacional de Apoplejía)

9707 East Easter Lane
Englewood, CO (001 303) 112 3747
800-STROKES (001 800 787 6537)
www.stroke.org
Prestación de servicios para la prevención, el tratamiento y la rehabilitación.

National Osteoporosis Society (NOS)

PO Box 10 Radstock
Bath BA3 3YB, Reino Unido
Tel.: (00) 01761 471771
www.nos.org.uk
Consejo, apoyo y cuidado a las personas con problemas óseos.

Servicios Médicos Urológicos
Durango 290-201, Roma, México, D.F., 06700
Tel.: (01 55) 5553 8604
www.smuro.com
*Atención de enfermedades relacionadas con: uréter,
vejiga, próstata, uretra, pene, testículos y escroto.*

Salud mental

Asociación Psicoanalítica Mexicana, A.C.
Bosque de Caobas 67, Bosques de las Lomas,
México, D.F., 11700
Tel.: 5596 0009, fax: 5596 4727
*Tratamiento psicoanalítico a personas de distintos
niveles socioeconómicos.*

**Centro de Investigación y
Tratamientos Depresivos**
Aristóteles 132, Polanco,
México, D.F., 11550
Tels.: (01 55) 5280 3072, 5280 3197
*Ayuda para combatir los trastornos que causa
depresión.*

Hospital Psiquiátrico Fray Bernardino Álvarez
San Fernando y Niño Jesús s/n, Tlalpan,
México, D.F., 14000
Tel.: (01 55) 5513 1184
*Apoyo a pacientes con problemas psicológicos y
terapia grupal.*

**Instituto Nacional de Neurología y
Neurocirugía Manuel Velasco Suárez**
Av. Insurgentes Sur 3877, La Fama
México, D.F., 14269
Tel.: (01 55) 5606 3822
www.innn.edu.mx/inicio.html
*Prestación de servicios a personas con problemas
neurológicos y psiquiátricos.*

**Instituto Nacional de Psiquiatría
Ramón de la Fuente**
Calz. México-Xochimilco 101, piso 1
San Lorenzo Huipulco, México, D.F., 14370
Tel.: (01 55) 5655 2811
www.inprf.org.mx

*Programas para combatir la depresión, la
drogadicción y el alcoholismo.*

Sueño

Clínica Especializada en Epilepsia y Sueño
Camino a Santa Teresa 1055, Héroes de Padierna
México, D.F., 10700
Tel.: (01 55) 5568 8733
www.epilepsia.com.mx
*Promoción del conocimiento acerca de las causas de
la epilepsia y los trastornos que afectan el sueño.*

Clínica de Sueño UAM
San Rafael Atlixco 186, Edificio "S", piso 3,
cubículo 335, Vicentina
México, D.F. 09340 (Dentro de la UAM Iztapalapa)
Tel.: (01 55) 58 04 46 00 ext. 2727
*Atención primaria en el diagnóstico y control de
trastornos del sueño.*

Salud de la mujer

Hospital de la Mujer
Salvador Díaz Mirón 374, Santo Tomás
México, D.F., 11340
Tel.: (01 55) 5341 1100
*Tratamiento para las enfermedades ginecológicas y
obstétricas de las mujeres.*

Hospital de la Mujer
Av. Siglo XXI 109
Ciudad Satélite Morelos
Aguascalientes, México
Tel.: (01 449) 977 3330, 977 3332
www.isea.gob.mx/heginobs.htm
*Displasias (cáncer de cérvix y de útero), clínica de
mama y embarazo de alto riesgo.*

Instituto Nacional de Perinatología
Montes Urales 800, Lomas Virreyes
México, D.F., 11000
www.inper.edu.mx/indexmp.html
*Detección y tratamiento integral de la mujer con
menopausia y climaterio.*

Índice alfabético

H

habilidades cognitivas *ver*
habilidades mentales
habilidades mentales 12-13
aprendiendo cosas
nuevas 16
envejecimiento y 25,
242-257
estrés y 191
mantenimiento 212-213
pérdida del sueño y 260
hábitos
cambiar 71-72
dejar de fumar 172
hamamelis 399
hambre 77, 82
HBP (hipertrofia benigna
prostática) 239
Helicobacteria pilori
396-397
hemorroides 157
hepatitis 368-371
herpes zóster 372-373
hervir los alimentos 78
hidroterapia 399
hidróxido de aluminio 90
hierbabuena *ver* menta
piperita
hierba de San Juan
105-106, 217, 235, 328-
329
hierro
anemia 90
complementos 92, 95
y trastornos tiroideos
355
hígado
cirrosis 176, 307
hepatitis 368-371
higiene
frutas y verduras 47
infecciones del tracto
urinario 381
y diarrea 335
y hepatitis 371
higienistas dentales 150
hilo dental 283, 348
hipericón 105-106
hiperpigmentación, piel
277
hipertensión (presión
arterial alta) 374-375
alcohol y 176, 178, 377
cafeína y 123

disfunción eréctil 237
exámenes 146
frutas y verduras y 46
plan de prevención 376-
377
revisión 152-153
sal y 342
tratamiento 374-375
vitamina C 89, 377
y apoplejía 299
y degeneración macular
373
y enfermedad cardíaca
24-25, 342-343
y habilidades mentales
256
hipertiroidismo 161-162,
354-355
hipertrofia prostática
benigna (HPB) 239
hipotensión 153
hipotiroidismo 161-162,
347, 354-355
hombres
calvicie 288-289
cambios de la mitad de
la vida 236-239
cáncer de mama 155, 308
cuidado de la piel 279
estrés 190
grasa abdominal 69
la esperanza de vida 20-
21
multivitamínicos 92
remedios naturales 107
teñirse el cabello 286
homocisteína 92, 219, 343
hongos 81
remedios naturales 103-
104
hongos maitake 103
hongos reishi 103
hongos shiitake 103
hora de la comida 60-61
hormona del crecimiento
humano (HCH) 99
hormona liberadora de
corticotropina 190
hormonas
complementos naturales
99
e insomnio 262-264
enfermedad tiroidea
160-162, 354
hormonas del estrés 188,
191, 198, 218-219,

260, 262-263
menopausia 228-229,
231
terapia para el cáncer
308
hornear los alimentos 76
huesos
ejercicio y 112
fracturas 25, 146, 160,
176, 232, 384, 387
fumar y 166
pérdida de densidad 25
pruebas de densidad
ósea 146-147, 160, 387
ver también osteoporosis
huevos 51
alimentos funcionales 59
humectantes 275
humor 199, 213

I

ibuprofeno 178-179, 255
implantación autóloga de
condrocito 301
impotencia 166, 237, 319
incienso indio 102
incontinencia 378-379
incontinencia por estrés
378-379
índice de masa corporal
(IMC) 69
índice glucémico 332
indigestión 390-393
indoles 51
infección, remedios
naturales 103-104
infección VIH 226
influenza 148-149, 189-190
inhibidores ACE 383,
374-375
inhibidores de la bomba
de protón 391
inhibidores de la
monoamino oxidasa 328
inhibidores de proteasa 51
inhibidores selectivos de
recapturación de
serotonina (ISRS) 327-
328, 362
inmunización contra los
neumococos 149
inmunizaciones 148-149
inmunoterapia 308
insomnio 262-265

insuficiencia cardíaca por
congestión venosa
382-383
insulina 74, 162, 260, 330-
331
Internet
compra de medicamen-
tos por 183
encontrar viejos amigos
211
intestinos
cáncer colorrectal
310-313
diarrea 334-335
enfermedad diverticular
352-353
estreñimiento 358-359
examen rectal digital
156-157
síndrome de colon
irritable 191, 394-395
invierno, desorden
afectivo estacional 217,
329
inyecciones de Botox
280-281
ipriflavonas 98
IRM 336-337, 297
irritación al afeitarse 279
isoflavones 50-51, 98, 235,
313
isotiocianatos 51, 54-55
ISRS (inhibidores
selectivos de la recapta-
ción de serotonina)
327-328, 362

J

jardinería 112, 195
jengibre 102-103, 257
joroba de viuda 160
Juegos Olímpicos 12
jugo de col 393, 397

K

kava kava 106

L

labios, filtro solar 276
lactasa 335

Ilustraciones

Calef Brown 11, 20, 22, 24, 25, 58, 69, 85, 146, 150-151, 166, 183, 191, 218, 231, 243, 261, 266
John Edwards & Associates 124-125
Joel y Sharon Harris 18, 19, 159, 162, 272
Becky Heavner 21, 26, 36, 37, 44, 48, 49, 53, 55, 56, 73, 74, 75, 81, 83, 88, 89, 101, 110, 116, 118, 123, 146, 147, 148, 154-155, 157, 163, 167, 171, 177, 178-179, 181, 182, 185, 189, 190, 192, 195, 196, 203, 206, 209, 223, 226-227, 229, 230, 244, 248-249, 253, 255, 262, 265, 268, 273, 274, 279, 285, 287, 288, 292-399
Lazlo Kubinyi 244

ar. = arriba; ab. = abajo; c. = centro; i. = izquierda; d.= derecha

Fotografías

Portada *ar.i.* Richard Dunoff; *ar.d.* Jon Feingersh/The Stock Market; *c.* Beth Bischoff; *c.i.* Mark Thomas; *ab.i.* Susan Goldman **Reverso** Beth Bischoff **2-3** Beth Bischoff **8** Zefa Visual Media **13** Peter Griffith/Masterfile **14** *ar.* PhotoDisc; *ab.* Michael A. Keller/The Stock Market **15** *ar.* Charles Thatcher/Tony Stone Images; *ab.* PhotoDisc **16** *ar.* C/B Productions/The Stock Market; *c.* PhotoDisc; *ab.* PhotoDisc **17** ROB & SAS/The Stock Market **23** Beth Bischoff **30** © RD/GID **33** © RD/GID **34** PhotoDisc **35** *todas* PhotoDisc **38** © RD/William Lingwood **39** Alquimia Ediciones **41-42** Mark Thomas **43** Alquimia Ediciones **47** Alquimia Ediciones **48-55** Mark Thomas **56** Susan Goldman **57** Mark Thomas **60** Digital Vision **61** Mark Thomas **62** *ar.i.* PhotoDisc; *c.i.* Digital Stock; *ab.d.* PhotoDisc **62-63** © RD/Sue Atkinson **63** *ar.d.* © RD; *c.i.* McNeil Consumer Nutritionals; *c.d.* Digital Stock; *ab.i.* © RD **64** *ar.i.* PhotoDisc; *c.i.* PhotoDisc; *c.d.* © RD/William Lingwood; *ab.i.* © RD **65** *ar.d.* PhotoDisc; *c.i.* PhotoDisc; *c.d.* Digital Stock; *ab.i.* PhotoDisc **66** GettyOne Photodisc **68** PhotoDisc **71** PhotoDisc **75** Mark Thomas **77** Alquimia Ediciones **78** Alquimia Ediciones **79-81** Mark Thomas **82** Stefan May/Tony Stone Images **84** Mark Thomas **86-7** Susan Goldman **90** Lisa Koenig **92** Corel **94** Lisa Koenig **95** Susan Goldman **96** *ar.* Lisa Koenig; *c.* Susan Goldman; *ab.* Susan Goldman **97** *ar.* Lisa Koenig; *c.* Lisa Koenig; *ab.* Susan Goldman **98** *ar.* Lisa Koenig; *ab.* © RD/GID **99** Lisa Koenig **100** © RD/GID **102** © RD/Gus Filgate **103** Susan Goldman **105** Lisa Koenig **106** Susan Goldman **108** PhotoDisc **111** PhotoDisc **112** PhotoDisc **113** Jack Star/PhotoLink/PhotoDisc **114** Beth Bischoff **117** Jon Feingersh/The Stock Market **119** *ar.* Jon Feingersh/The Stock Market; *ab.* Richard Dunoff Stock **120** Bubbles Photo Library/Loisjoy Thurston **121** Beth Bischoff **126** Beth Bischoff **128-140** Beth Bischoff **141** *ar.i.* Beth Bischoff; *ar.d.* Beth Bischoff; *c.i.* Beth Bischoff; *c.d.* Beth Bischoff; *ab.* Jack Gescheidt/Index Stock Imagery **144** Alamy Images **152** Simon Metz **153** ATC Productions/The Stock Market **160** SPL/Photo Researchers, Inc. **161** *todas* The Boots Company **164** Getty Images/Taxi/Antony Nagelmann **168** Bruce Ayers/Tony Stone Images **171** *todas* Richard Dunoff **173** David Madison/Tony Stone Images **174** Larry Williams/Masterfile **180** Photo Link/PhotoDisc **184** *c.* © RD/GID; *ab.* Richard Dunoff **185** *todas* Richard Dunoff **186** Getty Images/The Image Bank **188** Claudia Kunin/Tony Stone Images **193** PhotoDisc **194** Dynamic Graphics **197** Rob Lewine/The Stock Market **198** *ar.* S. Pearce/PhotoLink/PhotoDisc; *c.* John Dowland/PhotoAlto; *ab.* Richard Dunoff **199** *ar.* PhotoDisc; *ab.i.* Richard Dunoff; *ab.d.* Science Photo Library/Martin Reidl **200** Beth Bischoff **201** Maximilian Stock Ltd./SPL Photo Researchers, Inc. **203** *ar.* Aneal Vohra/Index Stock Imagery; *ab.* Richard Dunoff **204** Gettyone Stone **207** Lori Adamski Peek/Tony Stone Images **208** *ar.* Tony Stone Images/Michaelangelo Gratton; *ab.* GettyOne Photodisc **210** GettyOne Photodisc **212** Francois Gohier/ Photo Researchers, Inc. **214** The National Trust/Ian Shaw **216** Josh Pulman/Tony Stone Images **217** PhotoDisc **220** GettyOne Photodisc **222** Leo de Wys/Leo de Wys Stock Photo Agency/Germany IT International Ltd. **224** Michael A. Keller/The Stock Market **226** Christopher Bissell/Tony Stone Images **235** *ar.* Susan Goldman; *c.* Lisa Koenig; *ab.* Jack Star/Photo Link/PhotoDisc **236** PhotoDisc **237** Bill Aron/PhotoEdit **238** © RD/Martin Norris **239** Lisa Koenig **240** Getty Images/Taxi **242** Creatas **246** David Young-Wolff/Tony Stone Images **251** Lori Adamski Peek/Tony Stone Images **252** Lonnie Duka/Index Stock Imagery **254** NIH/Science Source/Photo Researchers, Inc. **256** PhotoDisc **258** Ariel Skelley/Stock Market **263** PhotoDisc **265** Susan Goldman **269** John Dowland/PhotoAlto **270** Louise Mazzoni/Austral International **273** James Darell/Tony Stone Images **275** James Darell/Tony Stone Images **278** Will y Demi McIntyre/Photo Researchers **282** LWA-Dan Tardif/The Stock Market **283** Susan Goldman **284-285** American Academy of Cosmetic Dentistry **286** Christian Peacock/Index Stock Imagery